新型军事医学人才培养创新教材

神经生物学

Neurobiology

第2版

主　编　武胜昔　邝　芳
副主编　王文挺　黄　静　徐　晖

第四军医大学出版社·西安

图书在版编目（CIP）数据

神经生物学／武胜昔，邝芳主编．—2版．—西安：
第四军医大学出版社，2023.3
ISBN 978－7－5662－0973－3

Ⅰ．①神…　Ⅱ．①武…②邝…　Ⅲ．①医学-神经生
物学-医学院校-教材　Ⅳ．①R338

中国国家版本馆CIP数据核字（2023）第037008号

SHENJINGSHENGWUXUE

神经生物学

出版人：朱德强　　责任编辑：土丽艳　赵吉倩

出版发行：第四军医大学出版社
地址：西安市长乐西路17号　邮编：710032
电话：029－84776765　传真：029－84776764
网址：https：//www.fmmu.edu.cn/press/

制版：西安聚创图文设计有限责任公司
印刷：陕西天意印务有限责任公司
版次：2015年9月第1版
2023年3月第2版　2023年3月第2版第1次印刷
开本：787×1092　1/16　印张：25.5　字数：520千字
书号：ISBN 978－7－5662－0973－3
定价：120.00元

编者名单

主　编　武胜昔　邝　芳

副主编　王文挺　黄　静　徐　晖

编　者　（按姓氏笔画排序）

王　曦	（空军军医大学）	武胜昔	（空军军医大学）
王文挺	（空军军医大学）	罗　层	（空军军医大学）
王亚周	（空军军医大学）	赵湘辉	（空军军医大学）
亢君君	（空军军医大学）	项　捷	（空军军医大学）
邝　芳	（空军军医大学）	段　丽	（空军军医大学）
任可可	（空军军医大学）	段建红	（空军军医大学）
刘　玲	（空军军医大学）	徐　晖	（空军军医大学）
刘芳芳	（空军军医大学）	高　方	（空军军医大学）
刘莹莹	（空军军医大学）	黄　静	（空军军医大学）
李佳蔚	（清华大学）	韩文娟	（空军军医大学）
张　丹	（清华大学）	解柔刚	（空军军医大学）
张　坤	（空军军医大学）	蔡国洪	（空军军医大学）
陈　晶	（空军军医大学）	缪燕子	（中国矿业大学）
武明媚	（空军军医大学）	薛　茜	（空军军医大学）

前言 PREFACE

在日新月异的自然科学研究领域中，脑科学无疑是最尖端、最前沿的领域之一。揭示脑的认知、意识与智能的本质与规律是彻底揭开人类大脑“黑匣子”的终极挑战。随着各国脑科学计划的实施，脑科学及相关研究领域的科技新赛道正在快速形成，必将涌现出一批颠覆性的理论和成果，孕育催生新一轮的科技革命，引领人类进入“脑时代”。神经生物学作为阐明人脑结构、功能及脑疾病的生物学基础的学科，成为神经解剖学与临床神经科学的桥梁，越来越多的医科大学及综合型大学在本科生及研究生课程中开设神经生物学。

作为前沿性和交叉性非常突出的学科，新的研究发现不断涌现，新的理论观点不断提出，故学生在学习神经生物学时，除了掌握完整的知识体系，更要注重训练自己的创新思维和创新能力。鞠躬院士在编写第一版《神经生物学》时特意强调把爱因斯坦的名言“想象力比知识更重要”作为教材编写的精神。这也是我们编写第二版《神经生物学》秉持的主导思想。第一版《神经生物学》自 2015 年出版后，在我校本科生及研究生的教学中发挥了重要作用，随着神经科学领域的飞速发展以及教学改革的不断深入，对教材进行修订再版已势在必行。

第二版《神经生物学》继续把知识学习与创新能力培养相结合、基本结构与功能意义相结合、传统理论与前沿进展相结合的思路作为编写原则，重点进行了知识模块的重新布局、章节内容的合理更新和前沿进展的有机补充等。

一是在知识模块的布局上，设置了“神经细胞基础”“感觉与运动调节”“高级脑功能”“神经系统疾病”“脑科学前沿与研究技术”等 5 个知识模块。既保持了神经生物学的基本知识体系，又突出了在脑功能、脑疾病、脑前沿等方面的新进展及新知识。同时，与神经解剖学等课程内容实现了充分的互补，避免了知识体系的重叠。

二是在章节内容的更新上，结合神经生物学领域的热点、重点方向，进行了合理的更新。删除或者整合了第一版中的部分章节，增加了“突触和突触传递”“神经环路”“奖赏与成瘾”“神经发育相关疾病”“神经免疫调节与疾病”“人工智能与神经网络”“脑机接口”等新章节，内容的系统性、前沿性及新颖性更加凸显，很好地对应了目前进行的教学改革和神经生物学的发展趋势。

三是在补充的前沿进展基础上，重点在每个章节中增加了相关领域的最新研究成果，例如在浅感觉相关的内容中，增加了痒觉机制的研究进展；在精神疾病机制章节中，扩充了抑郁症的相关内容；在脑功能知识模块中，增加了神经环路这一热点领域的主要进展等。另外，还特别补充了人工智能、脑机接口等前沿方向的新理论及新观点。这些新进展的补充，使得教材的知识内容更富有活力，对激发学生的学习兴趣和启迪思维起到积极的作用。

我们希望再版后的《神经生物学》教材更加适应脑科学蓬勃发展的趋势，更加科学地构建神经生物学的完整知识体系，更加符合学生的认知规律和培养高层次专门人才的时代需求。

本教材适用于基础医学、临床医学、口腔医学、航空航天医学、心理学、生物技术以及其他交叉专业的本科生及研究生教学，也适用于相关专业的继续教育培训和青年教师自学。

由于编者知识背景的局限性和编写时间仓促，在教材中难免存在一些错误或有待商榷之处，敬请同道批评指正。

目录 CONTENTS

第三篇　高级脑功能

第四篇 神经系统疾病

第五篇　脑科学前沿与研究技术

第一章 1 绪论

神经生物学是生命科学领域的前沿学科之一，是在不同水平研究神经系统的结构、功能、发生、发育、衰老、遗传等规律，以及疾病状态下神经系统的变化过程和机制的科学，涵盖神经解剖学、神经生理学、神经内分泌学、细胞和分子神经生物学、神经药理学、神经遗传学、临床神经病学及精神病学等学科，是现代生物学的重要组成部分。

第一节 神经生物学发展史

纵观自然科学的发展史，技术方法的进步对推进科学发展具有重要作用，然而，“世间一切事物中，人是第一宝贵的”。推动科学历史前进的是发明技术和方法的人，科学家的创造力是科学发展的原动力，这一点在神经生物学的发展历史中也得到了充分的体现。

一、神经生物学的发展历程

人类对脑的认识经历了曲折而漫长的过程，从对脑的一些简单认识，到对脑的结构和功能的深入实验研究，使我们现在能够更加科学地了解脑与智能。

在古代，人们对脑的看法和认识主要来源于自身的体验和猜测。到了中世纪，人们还在争论究竟是脑还是别的器官主管神智的问题。这段时期人们对脑的认识很笼统、很模糊，脑科学的发展非常缓慢。

欧洲文艺复兴运动对于自然科学的推动是无与伦比的，对神经科学的影响也是如此，它从思想和实践上直接或间接地推动了神经科学的发展。在天体物理学、建筑学、文学等领域突飞猛进的背景下，生命科学在认识上也有了质的进步。西班牙医生塞尔维特（Michael Servetus）发现了血液的小循环系统，证明血液从右心室流向肺部，通过曲折路线到达左心室；英国解剖学家哈维（William Harvey）通过大量的动物解剖实验，编写了《心血运动论》等论著，系统阐释了血液运动的规律和心脏的工作原理；而以达芬奇（Leonardo da Vinci）、维萨留斯（Andreas Vesalius）为代表的解剖学和生理学先驱更是对盖伦

(Claudius Galenus)的"三位一体"学说提出挑战,直接改变了人们对脑和神经的认识水平。直至17世纪中叶,英国解剖学家维利斯(Thomas Willis)完成了最早的、真正意义上的神经解剖,标志着神经生物学研究的开始(图1-1)。

18—19世纪之交出现的神智学提出了脑功能定位的理论;19世纪中叶,布洛卡(Paul Broca)和韦尔尼克(Carl Wernicke)结合临床病例又提出了与人的语言和脑的特定区域有关的理论。这个时期对脑的研究基本是采用对脑的刺激、损毁,生理、药理和化学的方法。

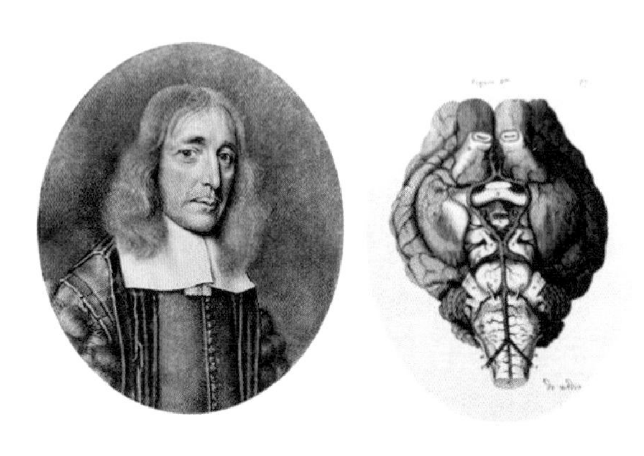

图1-1 英国解剖学家维利斯及他发现的脑底动脉环(Willis环)

19—20世纪,是神经科学发展的重要时期,脑的细微及显微构造逐步清晰,实验研究逐步开展,将脑的解剖推进到细胞水平。1873年,意大利神经解剖学家高尔基(Camillo Golgi)在一篇关于大脑皮质的短文中,介绍了一项其后经历百余年而不衰的神经元镀银染色技术,这一技术对日后神经科学尤其是形态学的发展做出了极其重要的贡献。神经原纤维是神经细胞中的嗜银成分,当神经细胞被还原剂还原后,银盐或氨银液的成分即在神经原纤维上发生沉淀,从而显示出神经元。据说,这一重大发现的过程具有传奇性:高尔基实验室的一名女清洁工在仓促收拾中,把一些经铬酸盐固定的组织块扔到了废硝酸银溶液里。数日后,高尔基捡回这些组织块做切片,意外地得到了一个历史性的发现——神经元被染出来了。

发明银染法的高尔基认为,神经元之间是有细胞原生质交通的,因而是一种合胞体,即所谓的"神经网络学说"。西班牙神经解剖学家卡哈尔(Santiago Ramóny Cajal)花了近三十年时间,运用银染法证明神经细胞是脑的基本单位,提出了"神经元学说(Neuron doctrine)"。他认为神经元间通过接触联系,且神经元有接收信息和传出信息的极性。两种学说一直争论不休,直至电镜技术应用于神经科学领域。尽管"神经网络学说"最终被证明是错误的,但由于它对神经科学做出的巨大贡献,高尔基在1906年与卡哈尔分享了诺贝尔生理学或医学奖(图1-2)。

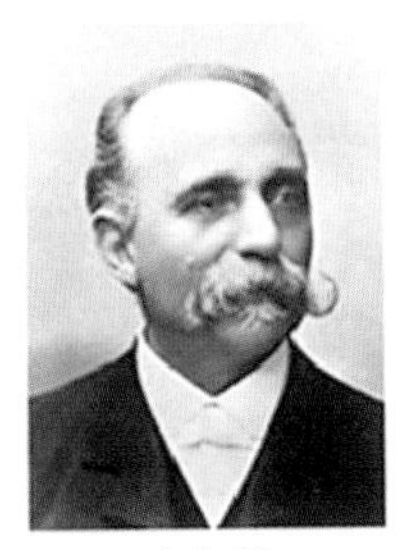

高尔基

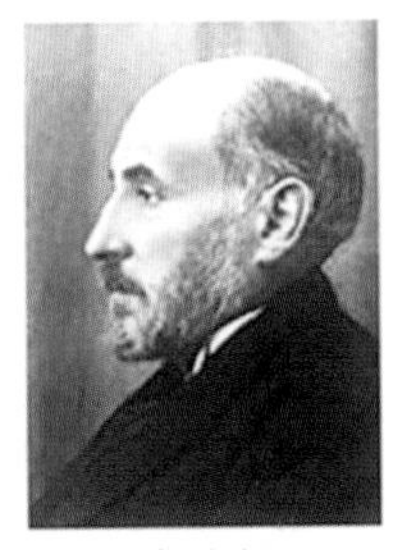

卡哈尔

图 1-2 分享 1906 年诺贝尔奖的高尔基和卡哈尔

20 世纪上半叶，在神经形态学发现的基础上，神经生理学得以极大发展。对于神经元的基本生理特性的研究，奠定了现代神经生理学的基础。从这一时期的诺贝尔生理学或医学奖获奖情况可以看出当时神经生理学的迅速发展：1932 年英国生理学家谢林顿（Charles Sherrington）因提出突触概念获奖，1939 年英国电生理学家阿德里安（Edgar Douglas Adrian）因发现“全或无”式的动作电位获奖，1940 年英国科学家戴尔（Henry Hallett Dale）和奥地利－德国－美国药理学家勒维（Otto Loewi）因发现突触的化学传递获奖，1944 年美国科学家厄兰格（Joseph Erlanger）和加塞尔（Herbert S. Gasser）因发现单根神经纤维的功能分化获奖，1963 年澳大利亚科学家艾克尔斯（Sir John Carew Eccles）和英国科学家霍奇金（Allan Lloyd Hodgkin）、霍克斯利（Andrew Fielding Huxley）因发现离子通道获奖。而卡哈尔之后的形态学研究迫切需要解决的问题是找到神经系统的纤维联系，但苦无方法学和技术的突破，与生理学的迅速发展相比处于明显滞后的状态。这种状态一直持续到 20 世纪 50—60 年代，当束路追踪和生物电子显微镜技术问世。

美国神经解剖学家纳塔（Walle J. H. Nauta）在 20 世纪 50 年代初设计出选择性更高的神经溃变纤维染色法。此后的 20 余年间，Nauta 法成为唯一的追踪溃变有髓纤维联系的方法，直到 70 年代又出现了更为有效的辣根过氧化物酶（HRP）追踪法，才宣告了 Nauta 法时代的结束。1971 年 Kristenson 等及 1972 年 Lavail 等先后将辣根过氧化物酶（从辣根中提取的一组同工酶的混合物）用于追踪周围神经及中枢神经系统的纤维联系，此法的问世大大推动了神经解剖学的发展。HRP 追踪法利用神经元轴突的轴浆运输的生理现象，将外源性 HRP 注射至神经元胞体或轴突末梢周围，HRP 可被胞体或轴突末梢以胞饮的方式摄入，再经顺行或逆行轴浆运输运送到轴突末梢或胞体，经一定时间后取相应部位固定、切片，再用组织化学方法呈色，从而显示神经元胞体或终末的位置或形态（图 1-3）。

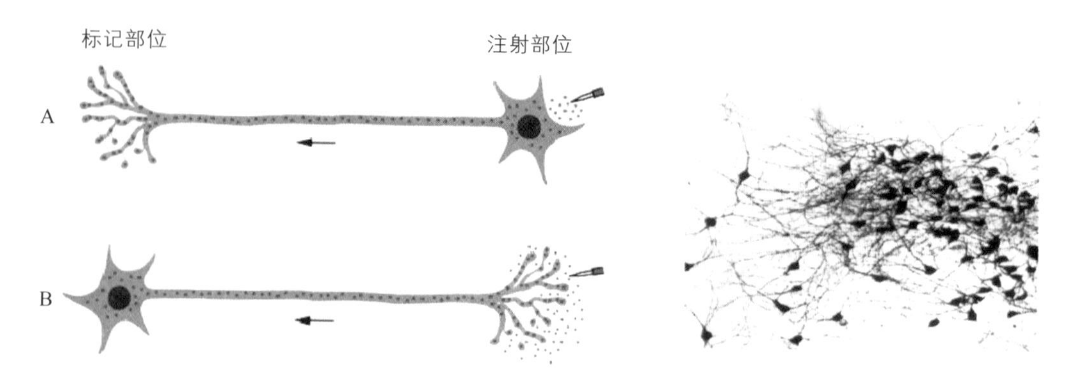

图 1－3　辣根过氧化物酶(HRP)追踪法

左图:A. 顺行追踪法;B. 逆行追踪法。右图:HRP 标记的神经元胞体和突起。

20 世纪 60 年代,电子显微镜开始应用于生物学研究。用透射和扫描电子显微镜观察生物学标本,使对神经系统超微结构的观察成为可能,也从形态学上证实了突触结构的存在(图 1－4)。

1962 年,瑞典的 Falck 和 Hillarp 采用热甲醛蒸汽与干燥脑组织内的单胺类物质反应,成功诱发出神经组织中的单胺荧光,使研究者在荧光显微镜下可直接观察到这些含单胺类递质神经元的形态和分布(图 1－5)。单胺类诱发荧光法和以前的形态学方法相比,其重要性在于第一次将某种化学物质引入到形态学,并由此出现化学基础上的形态学研究,标志着化学形态学研究的开始。

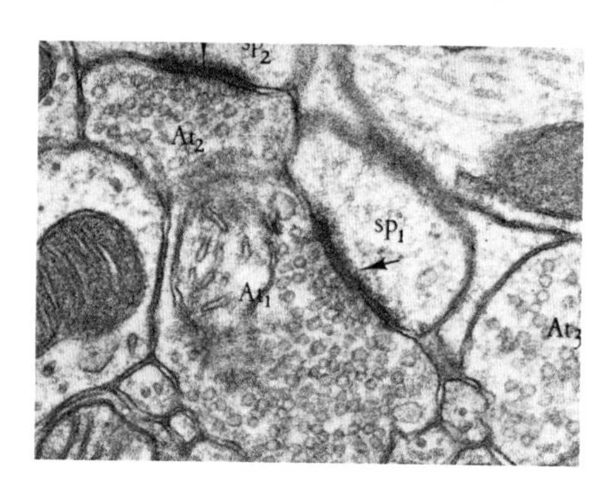

图 1－4　电子显微镜下的突触结构

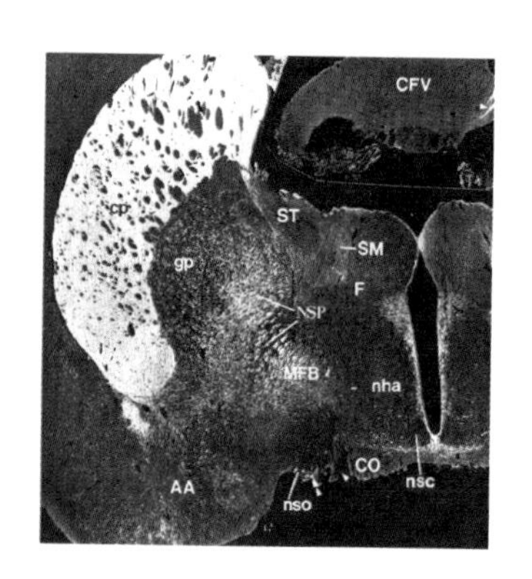

图 1－5　Falck-Hillarp 单胺类诱发荧光法

20 世纪 70 年代中期,神经系统免疫组织化学研究方法开始广泛应用于神经科学领域,使任何可以作为抗原的物质(如神经肽、蛋白等)都可以做出抗体而用于免疫组织化学形态学定位的研究。在生物化学家发现多种神经肽递(调)质的基础上,神经形态学家利用原位杂交及免疫组织化学技术,研究了脑内经典递质、神经肽的分布以及新的基因分子的表达模式(图 1－6),并发现了递质共存现象及特定的神经元类群。

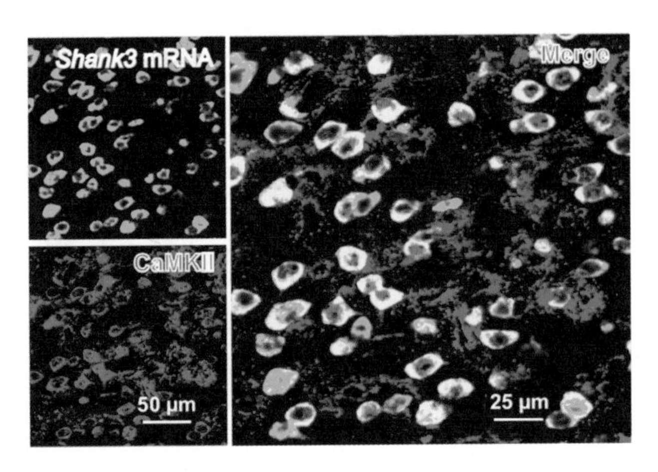

图 1－6 利用荧光原位杂交技术结合免疫荧光组织化学方法显示

Shank 3 mRNA(绿色)与 CaMKII(红色)在皮质神经元中的共存情况

(引自 *Nature Neuroscience*,见参考文献 5)

之后很快出现了神经肽的功能学研究、受体研究、神经药理学的激动剂和拮抗剂研究乃至神经系统疾病的研究,随着技术方法的飞速发展,神经生物学的综合研究时代开始了。从此,综合性与多学科交叉研究日益成为主流,成为现代神经生物学的发展趋势。

二、现代神经生物学的发展趋势

在对脑的结构和功能认识逐步深入的基础上,现代神经生物学不断得到发展。神经生物学的分野不断丰富,包括了分子神经生物学、细胞神经生物学、系统神经生物学、行为神经生物学、发育神经生物学、比较神经生物学等。神经生物学与其他相关学科相互交叉、相互协作,在认识脑、保护脑和创造脑等方面取得了迅猛的进展。

一是在细胞和分子水平的神经生物学研究将持续深入。对不少重要脑区神经环路的信号传递及其神经化学基础已形成相当清楚的脉络图;对神经信号发生、离子通道的结构和功能特性、突触部位发生的细胞和分子事件,如神经递质的合成、维持、释放,以及与相应受体的相互作用的研究进展令人瞩目;对学习记忆、情感等脑的高级功能的分子基础已有较丰富的认识;随着人类基因组计划的完成,对若干神经系统疾病的基因定位、在分子水平对发病原因进行分析已有惊人的进展,为神经系统疾病的诊断和个体化治疗带来了革命性改变,等等。在未来,细胞和分子水平的研究依然将是神经生物学研究的重要方式,在该水平的研究会不断拓展和推进,对神经活动的基本过程的研究将进一步深入,并逐渐形成更完整的认识。

二是用整合观点开展神经生物学研究更加受到重视。由于神经系统结构和功能的复杂性,单一方法、单一水平、单一学科的研究已不能满足揭示神经系统奥妙的需求,这就要求必须要从多层次开展研究,既要有细胞分子水平的微观研究,也要有从神经网络和行为水平的整体研究，不同层次研究成果的信息整合，才能真正了解感觉、运动的原理以及认知、情感等高级脑功能的机制。另外，整合的意义还体现在多学科的交叉研究，神经生物学方法与物理学、影像学、计算科学等的综合应用方面，才能深刻揭示神经网络的工作原理和神经功能的实现模式。随着不同学科技术的进步，神经生物学的整合研究将会出现突破性的进展。

三是神经连接及神经网络的研究不断拓展。神经环路是目前神经科学的重要研究领域，神经环路的形成、修饰和维持的规律和调控是当前神经科学最活跃的方向之一，也是攻克脑功能工作原理的主要手段。众多的神经环路组成了一个复杂的脑结构网络，而这一网络正是情感、学习、记忆、感觉和运动等复杂功能的生理基础，解析神经环路的结构和功能异常的机制，将为神经系统疾病诊断和治疗提供新的依据和新的思路。基于对神经网络研究的重视，国际上提出了人连接组（human connectome）的概念，力图从宏观到微观的各个层次上全面而精准地刻画人类从总体到个体水平的大脑结构网络和功能网络图谱，并进一步挖掘该网络的连接规律。脑连接组将从微尺度（microscale）、中尺度（mesoscale）和大尺度（macroscale）三个层次分别建立神经元－神经元之间的连接图谱、局部环路中神经元的解剖连接或功能连接图谱以及脑区的连接图谱，在此基础上加深对大脑内容工作机制的理解（图1－7）。目前，美国、欧盟及中国等国家或组织均建立了相应的人脑连接组计划，并取得了重要的进展。

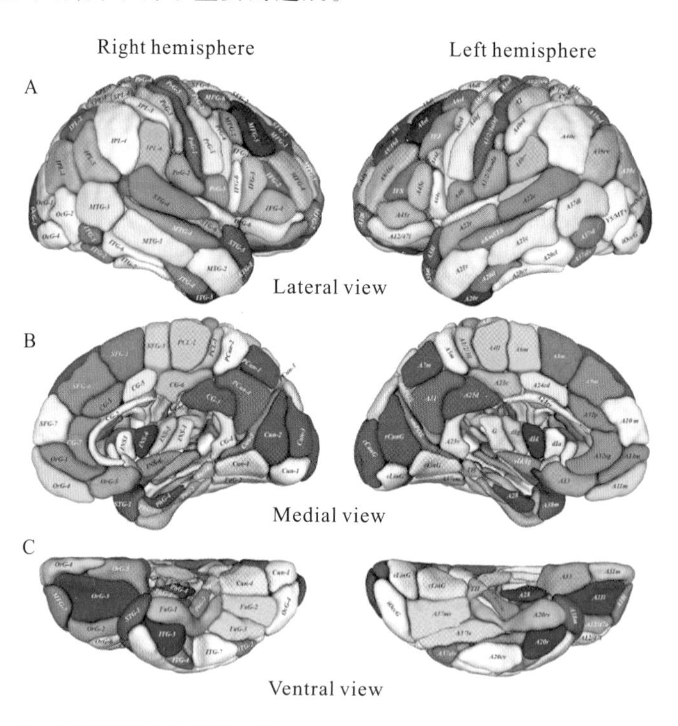

图1－7　中国科学院自动化所蒋田仔团队绘制的世界首个人类全脑连接图谱

（引自 *Cerebral Cortex*，见参考文献6）

四是神经生物学研究新技术的进步日新月异。近年来,神经生物学领域的诸多突破性技术不断诞生,使得神经生物学成为未来最有活力的学科之一。以嗜神经病毒为基础的神经环路示踪工具体系及其应用技术的建立,使科学家们能够更加精准地进行神经环路的非跨突触示踪、跨单级突触示踪和跨多级突触示踪,极大地拓展了神经环路和连接图谱的研究。光遗传学(optogenetics)技术的问世,使得科技人员可以通过光纤像开关一样高精度地激活或者抑制特定类型的神经元和神经环路,从而阐明它们与行为和特定脑功能的关系,在将来还可能发展出一系列神经系统疾病的新疗法。随着现代物理、电子与计算机技术的迅速发展,包括超高分辨高通量显微成像、整体透明脑结构成像、显微光学切片断层成像(fMOST)、高精度及大范围神经活动检测、无创性脑功能成像等一大批功能先进的成像技术相继问世,在解析脑结构与脑功能的关系、脑疾病的机制等方面发挥了重大作用。特别值得提出的是,我国学者在上述脑成像新技术的研发和研究中取得了具有国际影响的成果(图 1-8)。诱导多能干细胞(induced pluripotent stem cells, iPS)技术也是一项伟大的发现,科学家们已经成功将干细胞转化为人脑神经元,并培育出微型人类"大脑"。利用类脑器官技术,不仅可以分析人类大脑的发育及老化状况,还可以开发基于患者自身基因及细胞信息的个体化治疗方案,在神经系统损伤及疾病的治疗、新药的研发等方面发挥着巨大的应用价值。另外,计算神经科学技术、脑机接口技术、类脑芯片技术等多学科交叉技术发展迅速,推动着神经生物学迈上新的台阶。

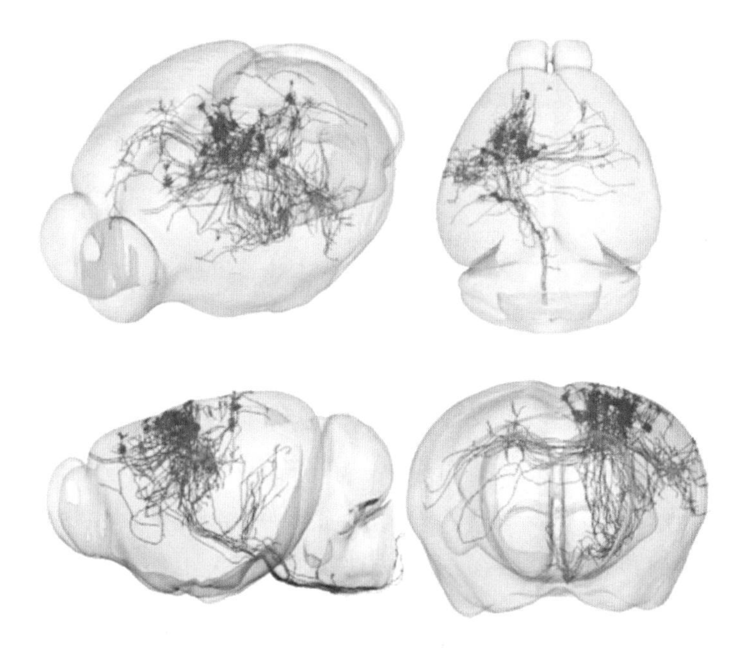

图 1-8　华中科技大学骆清铭团队利用 fMOST 技术绘制的小鼠前额叶皮质内 GABA 能神经元接受的传入纤维

(引自 *Nature Neuroscience*,见参考文献 7)

第二节　神经生物学课程的学习方法

神经生物学教学的任务和目的，是在学生前期学习并掌握神经系统基本结构和功能的基础上，学习脑功能和脑疾病的神经生物学基础，了解揭示脑功能奥秘和解决脑疾病防治的基本思路和方法，熟悉神经生物学领域的前沿进展，为推动脑科学研究的进步及提升神经系统疾病的防治水平奠定扎实的知识基础和创新思维。

一、课程的知识构成

本门课的知识体系分为五个模块：一是神经细胞基础，主要介绍神经元和兴奋性、神经递质和受体、突触和突触传递、神经胶质细胞和神经干细胞等的基本概念；二是感觉与运动调节，主要介绍视觉、听觉与本体觉、触觉、痛觉与痒觉、运动与运动调节等的感觉与运动功能的调控机制；三是高级脑功能知识，重点介绍神经环路与行为、学习与记忆、睡眠与觉醒、情绪与动机、奖赏与成瘾、语言与失语、注意与决策等脑的高级功能的神经生物学基础和研究进展；四是神经系统疾病知识，重点介绍神经发育相关疾病、神经退行性疾病、中枢神经损伤与修复、脑卒中、免疫调节与疾病、精神疾病、血脑屏障与疾病等神经系统疾病的神经生物学机制和进展；五是神经生物的前沿交叉知识，主要介绍人工智能与神经网络、脑－机接口及神经科学新技术等前沿交叉领域的知识和最新进展。

整个课程的内容涵盖了从神经系统的基本结构到基本功能，再过渡到高级脑功能和脑疾病的神经生物学基础，以及神经科学领域的交叉前沿进展，构成了循序渐进又相对完整的神经生物学知识链条。在课程知识中，融入了学习基本知识、了解功能意义、思考前沿发展的内在逻辑。同时，注重科学发现背后的故事以及蕴含的创新思维，把知识学习与能力培养的统一贯穿在整个课程中。

二、课程的学习方法

神经系统具有结构复杂、功能抽象等特点，在学习时常常存在诸多难以理解之处。同时，虽然神经生物学领域的研究取得了巨大的进展，但我们离真正理解脑功能和有效治疗脑疾病仍有很大差距，而对脑功能和脑疾病研究的新发现、新理论不断涌现。针对上述特点，在进行神经生物学课程的学习时应该把握好学习方法。

一是要运用结构和功能相结合的学习方法。神经系统生理功能的发挥是以神经系统的基本结构为物质基础。在进行神经结构，包括神经细胞、神经核团、神经环路、神经网络等的学习时，要密切联系这些结构的功能意义。在学习脑功能时，也要思考发挥或参与这些功能的结构有哪些。只有做到结构和功能相统一，才能更深刻地掌握相关的知识。

二是要运用基础与应用相结合的学习方法。神经系统的基本结构与功能的异常，是脑疾病发生的根本。因此在学习正常结构和功能时,要思考其发生异常时会导致何种脑疾病,也要善于针对某些脑疾病的症状,思考其对应的神经系统病理改变是什么,如何制定治疗策略,从而使基础知识的应用性更加鲜活。

三是要运用经典与进展相结合的学习方法。神经生物学所涉及的一些神经系统的基本概念、基本结构、基本功能、基本机制等知识,经过长期的研究已经比较明确,作为经典知识要进行充分的理解。同时由于神经科学研究的迅猛发展,不断出现的新发现,成为神经生物学已有知识的新补充。因此在学习时要有动态性、前瞻性的理念。

四是运用微观与宏观相结合的学习方法。我们在学习神经系统相关知识时,往往是从一个细胞、一个核团、一个环路,甚至一个分子、一个递质、一个信号通路等微观水平去进行理解,但由于神经系统的结构相互关联,一种脑功能往往与多个结构相关,因此在学习时要善于从宏观水平去理解和把握结构与功能的内在联系,形成系统观与整体观。

探索脑的奥秘充满乐趣和挑战,希望通过神经生物学课程的学习,让同学们感受到神经生物学的魅力,并激发出在该领域做出激动人心的新发现的动力。

(武胜昔)

参考文献

[1] Nicholls J G. 神经生物学:从神经元到脑. 杨雄里,译. 北京:科学出版社,2014.

[2] Bear M F, Conners B W, Paradise N A. 神经科学:探索脑. 王建军,译. 北京:高等教育出版社, 2004.

[3] 陈宜章. 神经科学的历史发展和思考. 上海:上海科学技术出版社, 2008.

[4] 鞠躬. 神经生物学. 北京:人民卫生出版社, 2004.

[5] Luo L Q. 神经生物学原理. 李沉简,李芃芃,高小井,等,译. 北京:高等教育出版社,2018.

[6] Guo B L, Chen J, Chen Q, et al. Anterior Cingulate Cortex Dysfunction Underlies Social Deficits in Shank3 Mutant Mice. Nat Neurosci. 2019, 22(8):1223 – 1234.

[7] Sun Q T, Li X N, Ren M, et al. A whole-brain map of long-range inputs to GABAergic interneurons in the mouse medial prefrontal cortex. Nat Neurosci. 2019, 22(8):1357 – 1370.

[8] Fan L Z, Li H, Zhuo J J, et al. The Human Brainnetome Atlas: A New Brain Atlas Based on Connectional Architecture. Cereb Cortex. 2016, 26(8):3508 – 3526.

附:

神经生物学教研室简介

空军军医大学基础医学院神经生物学教研室成立于1985年,是原第四军医大学当时建立的军队院校中的新兴学科和国内医科院校最早的神经生物学学科。1992年原总后勤部卫生部根据国际神经科学研究发展的趋势和需要,正式批准扩建为中国人民解放军神经科学研究所,成为学校基础医学及生物学博士后流动站的组成学科;1993 年批准为全军神经生物学重点实验室;1996 年成为国家“211”工程重点建设学科;在 1997 年国家研究生学位专业设置调整后,于 1998 年获神经生物学博士学位授予权,并成为国家首批“长江学者奖励计划”特聘教授设岗学科;2001 年成为神经生物学国家重点学科,2003 年获批军队医学专业重点实验室,2015 年成为军队后勤科研条件建设实验室,2018 年入选国家“双一流”和军队“双重”建设学科。教研室是国家创新人才推进计划重点领域创新团队、陕西省首批重点科技创新团队及陕西省脑功能与脑疾病研究科技资源共享服务平台和陕西省脑科学与类脑智能科技创新战略联盟理事长单位。

教研室由中科院院士鞠躬教授创建,鞠院士是我国现代神经解剖学的奠基人之一,在国内外享有崇高的声誉。他敢于开拓,勇于创新,提出了垂体前叶受神经－体液双重调节的假说,修正了国际上半个多世纪的“体液调节学说”理论,取得了令世界瞩目的研究成果。近年研究重点为脊髓损伤修复,提出了脊髓挫伤的早期神经外科干预新理念并取得了良好的临床效果。先后应邀赴 12 个国家(地区)36 所科研院校做专题报告四十余场,2002 年应邀赴瑞典出席诺贝尔颁奖典礼。获总后“一代名师”及学校教学终身成就奖。

教研室主要开展脑科学前沿及转化研究,聚焦中枢神经损伤与修复、高级脑功能机制与干预、感觉信息传递与调控等研究方向,同时积极开展神经精神疾病和军事脑科学等领域的应用基础研究。先后承担国家科技创新 2030—脑科学与类脑研究重大项目、国家重点研发计划课题、国家自然科学基金重点项目、创新研究群体、科技部重大国际合作项目、后勤科研重大项目等科研课题 200 余项,获国家科技进步一等奖、何梁何利基金科学与技术进步奖、军队科技进步一等奖、陕西省科学技术一等奖等成果奖励 12 项。共发表 SCI 收录论文 500 余篇,主要代表性论文刊于 *Nat Neurosci*、*Nat Commun*、*J Clin Invest*、*Brain*、*Mol Psychiat*、*J Neurosci*等权威期刊,论文被他引 4500 次以上。

教研室占地 4000 平方米,包括神经形态学、神经分子生物学、神经电生理学、神经显微成像、光遗传学、动物行为学等神经科学研究技术体系,拥有透射型电子显微镜、超灵敏超高速双光子共聚焦显微镜、全脑亚微米分辨率荧光成像系统(fMOST)、神经活动光电同步成像及记录系统、超分辨激光共聚焦显微镜、多功能全自动流式细胞分选仪、数字切片工作站、活细胞工作站、脑片膜片钳测量系统、全自动蛋白定量分析系统等大型仪器设备,并配备沉浸式虚拟实验室、SPF 转基因小鼠饲养室、高通量动物行为分析实验室、大数据分析实验室等通用实验平台,实验室仪器设备总价值 8000 余万元。

教研室拥有包括中科院院士,教育部“长江学者”特聘教授,国家“万人计划”科技领军人才,原总后勤部科技银星、科技新星,陕西省科技领军人才、陕西省杰出青年、陕西省科技新星等省部级人才、全国教学比赛一等奖获得者在内的师资队伍。高级职称全部及多数中级职称人员具有海外留学经历,形成了实力突出、结构合理的教学科研团队。

>> 第一篇

神经细胞基础

第二章 2 神经元的结构与功能

第一节 神经元的基本组成

神经元主要由胞体、轴突、树突组成。大部分神经元的胞体只占了整个神经元总体积的一小部分，少于十分之一，在胞体内含有合成 DNA 和蛋白质的细胞核以及各类细胞器。神经元的树突和轴突分别从胞体发出。

从胞体可以发出多根树突，与胞体相比其体积较纤薄，并且在其延伸过程中多次分叉，从而利于接受其他神经元广泛的信息传入。树突为神经元胞体不断分支的扩展，其内部含高尔基复合体、粗面内质网以及核糖体等细胞器。其主要的形态特征为树突相对较短，远端逐渐变细，有较多的分支，有些神经元具有小的特化结构——树突棘，并且含有大量的微管和神经丝，沿树突长轴排列(图 2－1)。

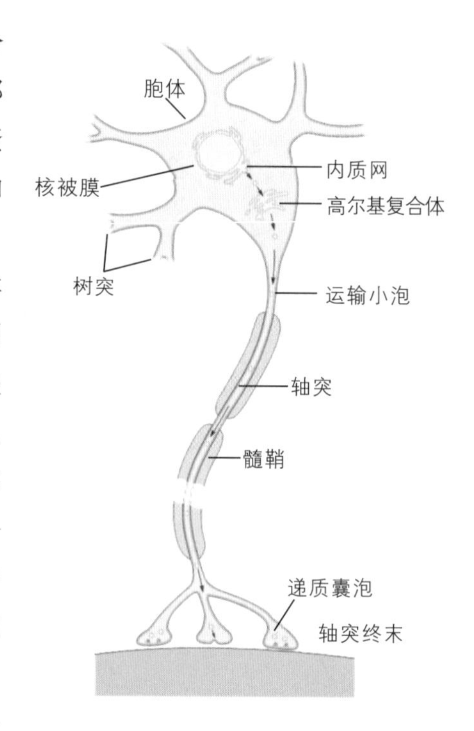

图 2－1 神经元的结构

(改自 *Principles of Neural Science* 5th，73 页)

神经元形状主要包括胞体的形状和突起的长度、排列和数目。根据神经元突起的数目分为单级、双极和多极神经元。

不同部位的神经元所行使功能是不一样的，据此将神经元分为感觉神经元、运动神经元和中间神经元等。

神经元在受到激动时要分泌神经递质，根据所分泌神经递质的情况将其分为：谷氨酸能神经元、胆碱能神经元、肾上腺素能神经元、去甲肾上腺素能神经元、多巴胺能神经元、γ 氨基丁酸(GABA)能神经元和各种肽能神经元等。

一、细胞体

神经元胞体的形状多种多样，可以呈圆形、锥体形和多角形，胞体大小也相差较大。典型的神经元胞体近似圆形，直径约 20 μm，含有细胞核、粗面内质网、滑面内质网、高尔基体和线粒体等细胞器。神经元的细胞膜是神经元行使其功能的重要结构，仅 5 nm 厚的胞膜上分布着各种离子通道和粘连分子的蛋白，它们对神经元的兴奋性、突触形成和突触可塑性都具有重要的作用。

细胞体中含有各种细胞器，细胞核内含有基因信息，生成的 mRNA 转运到神经元的胞浆内，胞体内含有蛋白质翻译和合成所需的底物和酶，这一过程要在蛋白质的合成装置中完成，这些合成装置是各种细胞器，包括核糖体、内质网和高尔基复合体等。

（一）细胞膜

神经元膜即细胞外表面的胞膜。此外，细胞膜中还含有少量水分、无机盐和金属离子等。神经元细胞膜除了具有防止细胞外物质自由进入细胞的屏障作用外，膜上各种离子通道是神经元产生兴奋性的基础。

膜脂分子主要由磷脂、糖质和胆固醇组成，在不同部位脂质的含量不同，如髓鞘膜中脂质含量高达 79%，蛋白质仅占 18%，这样膜的通透性很低，具有良好的绝缘性。而功能复杂的线粒体内膜，蛋白质约占膜成分的 75%，脂质含量则很低。

胞膜有重要的生理功能，它既保证了维持细胞稳定代谢的胞内环境，又能调节和选择物质进出细胞。细胞膜通过胞饮作用（pinocytosis）、吞噬作用（phagocytosis）或胞吐作用（exocytosis）吸收、消化和外排细胞膜外、内的物质，在细胞识别、信号传递方面胞膜发挥重要作用。

（二）细胞核

大多数神经元只有一个细胞核，占胞体的很大部分，位于细胞中央。光镜下观察，呈空泡状，由于核内染色质呈细小颗粒状分散分布于核质中，胞核染色较淡，核仁深染。

光镜下观察，核膜由内外两层膜构成，每层约 7 nm 厚，两层之间为核周隙。内膜非常光滑，外层不规则、粗糙。实际上核膜只是一层膜，粗面内质网一部分特化的结构形成了核包膜，围绕着染色体 DNA 和其相关的蛋白，成为细胞核，细胞核是细胞内最主要的细胞器。核包膜上有核孔，通过这里胞浆与核浆中的物质可以进行交换。

人体内不同种类细胞的细胞核含有相同的基因信息，在细胞增殖的过程中这些信息从父代细胞传递到子代细胞。但是，在每一种细胞内所含的蛋白质种类和数量却各不相同。

由于 DNA 只存在于细胞核内，其所包含的遗传信息主要有信使核糖核酸（mRNA）通过核孔转运出细胞核，并在神经元胞浆内进行组装。mRNA 由多种不同的核苷酸按不同的顺序串成一条长链。在一个细胞中究竟要表达何种蛋白质，主要是通过结合到 DNA

上的转录因子来调控，这些因子在细胞浆内合成，通过核孔摄入到细胞核内。

大脑中表达200 000多种mRNA序列，是肾脏或肝脏的10～20倍。一方面是大脑中有大量不同类型的细胞；另一方面是在大脑的10^{11}个神经细胞中，由于每一个神经元功能的相对复杂性，需要更多的分子来完成，因此每一个细胞比其他组织的细胞表达更多基因信息，合成更多的分子来完成其复杂功能。

（三）细胞浆

在胞浆内合成的蛋白质可以经过两个过程的修饰，一是在翻译过程中修饰，称为协同翻译修饰；另一是在合成后冉进行修饰，称为翻译后修饰。

磷酸化是一种最常见的可逆性翻译后修饰，蛋白质在丝氨酸、苏氨酸或酪氨酸残基的羟基位置上被蛋白激酶磷酸化，也可以被蛋白质磷脂酶去磷酸化。通常是在细胞受到刺激的情况下蛋白质被磷酸化，从而使其活性发生改变，也可能影响其与其他分子的结合，可以再瞬间调节一个蛋白质的功能。

神经元与其他细胞一样内含细胞核、细胞浆和细胞膜，细胞浆中包含一些大小不等、形状不规则的囊管状结构，且被膜所包围，称为膜性细胞器，其中包括细胞核、线粒体、蛋白酶体、粗面和滑面内质网、高尔基复合体、分泌泡、内吞体、溶酶体、囊泡和空泡装置以及功能性地连接这些细胞器的运输泡。

膜性细胞器的膜来源于细胞外膜的内陷，它们的腔相当于细胞的外面。在粗面内质网中合成的蛋白质和磷脂可以运输到高尔基复合体，通过分泌泡，经外排与细胞膜融合，构成了细胞内的分泌途径。另一方面，细胞进行内吞时，细胞膜成分及其蛋白质经内吞泡进入细胞内，融合入早期内吞体，或者通过囊泡再循环运回细胞膜，或者运往晚期内吞体到溶酶体降解，构成了神经元的内吞途径。

1.游离核糖体 核糖体（ribosome）是由rRNA和蛋白质构成的椭圆形致密颗粒，直径约20 nm。核糖体由大小两个亚基组成，大亚基含3分子rRNA，小亚基含1分子rRNA。核糖体可单个散在分布，称为游离核糖体。几个游离核糖体串联在一起呈串珠状或者螺旋状分布，称为多聚核糖体（polyribosome）。多聚核糖体是由一条mRNA细丝穿行于大、小亚基之间而成。

蛋白质的合成在细胞浆中进行，从核内输出的mRNA分子与游离核糖体相连，从而把核糖体连成小丛，组成多聚核糖体。多聚核糖体由mRNA一端移向另一端，从而将mRNA携带的遗传密码从核苷酸序列翻译成为多肽链的氨基酸序列。

蛋白质的一级氨基酸序列决定了其部分的特定功能，然而多肽链进行折叠形成二级和三级的空间结构对其特有功能的实现也是至关重要的。一个蛋白质的正确折叠需要分子伴侣，其作用是稳定蛋白质，直到抵达合适的区域进行正确折叠，这样就有效地防止了蛋白质的错误折叠。通常情况下只有正确折叠的蛋白质才能进行有效地输出。

要入核的蛋白质首先在胞浆中进行折叠，然后一部分通过核孔输入到核内，但核孔只允许小于 10 nm 的分子通过，因此许多蛋白质不能通过核孔自由地移动。

2. 粗面内质网　除了在细胞浆游离多聚核糖体内合成的胞浆蛋白外，一些分泌蛋白、细胞膜蛋白、组成囊泡装置的膜上和腔内的蛋白质都在内质网内合成。粗面内质网由多聚核糖体附着在内质网表面形成，要合成这些蛋白质的 mRNA 与核糖体相连，蛋白质在合成过程中同时穿过内质网膜进入其腔内，这一过程称为协同翻译转运，需要 ATP 作为能量。

新生成的是分泌蛋白或组成囊泡装置腔内的蛋白，合成的多肽不断地延伸，直到整个序列进入到腔内，成为自由蛋白质。

膜蛋白的合成也要经过协同翻译转运。如果在一个单链中有多个插入和停止转运的疏水序列，多肽在生成过程中就可以多次穿越膜，产生一个完整且具有多次跨膜区的膜蛋白，这类膜蛋白包括神经递质受体和离子通道等许多分子。

分泌蛋白、膜蛋白和囊泡装置蛋白在进入内质网后也要进行正确的折叠，也需要伴侣分子的帮助，主要稳定蛋白质的结构，以利于正确折叠。这些蛋白质在内质网腔内进行了广泛的修饰，包括形成分子间的二硫键（Cys－S－S－Cys），这种修饰对于稳定蛋白质的三维结构至关重要，而且这种修饰只能在内质网腔内特定的微环境中进行，因为在胞浆内的还原环境中不能发生这样的修饰。另一种重要的修饰是糖基化，由内质网中特有的糖基化酶实现。在高尔基复合体中，蛋白质还会发生进一步的糖基化，包括复杂寡糖和高甘露糖寡糖糖基化。糖基化修饰有多重功能，保护蛋白质不被降解，使其能够正确折叠，也有利于蛋白质进入运输泡，从而进入到适当的细胞器。通常情况下膜蛋白都有一定程度的糖基化，对于某些膜蛋白来说这是成熟与否的标志，膜蛋白糖基化后使其更易插入到膜上，也防止了蛋白质被蛋白酶降解。

3. 高尔基器　神经元具有高度发达的高尔基复合体（Golgi complex），位于核附近，靠近细胞中心，由一堆扁平的池相互排列形成长带。电镜下高尔基复合体由扁平囊、小泡和大泡三部分组成。扁平囊（saccula）一般由 3～10 个相互平行的平行囊状结构组成，扁平囊的两端常呈泡状。扁平囊呈弓形，凸面朝向细胞核，称为生成面（forming face）或顺面（cis side）；凹面多向细胞表面，称为成熟面（maturing face）或反面（trans side）。小泡（vesicle）为直径 40～80 nm 的囊泡，多位于扁平囊的生成面处，一般认为它是由内质网芽生而来。大泡（vacuole）位于高尔基复合体的成熟面，直径 100～500 nm，可能是由扁平囊末端或者局部芽生而成。

从内质网合成的蛋白质，通过囊泡首先到达高尔基复合体的顺面，与高尔基池的膜融合，把内容物转移给高尔基复合体，在那里他们被修饰，然后蛋白质通过一系列的囊泡运输，从一个池运输到下一个，从顺面高尔基网再到反面高尔基池，最终形成囊泡进行分泌或转运到细胞内的其他部位。

4. **线粒体** 线粒体(mitochondria)通常呈圆形、卵圆形或者杆状。其分布于胞体、轴突、树突等神经元的各个部位。通常神经元的轴突末梢含有较多的线粒体。电镜下可见线粒体有两层膜结构,外膜光滑,只对小分子和离子具有主动通透作用。内膜则向腔内伸出折叠成隔板状的线粒体嵴,从而增大了内膜面积。内膜有特异性的转运蛋白,只对嗜水性物质有通透性。

线粒体是神经元内能量产生、储存和供给的场所,其中进行着三羧酸循环、呼吸链的氢和氧离子传递,以及氧化磷酸化反应。细胞色素氧化酶(cytochrome oxidase)位于线粒体内膜上,是呼吸链上最后一个酶,直接参与电子的转运、氧化磷酸化和 ATP 的生成。

二、树突

树突是神经元胞体向外周的延伸,胞体中所含有的细胞器大多可进入树突,包括尼氏体、高尔基体、线粒体、内质网、游离核糖体、微管、神经丝等皆可进入树突。但从树突的近端向远端延伸,细胞器逐渐减少。通常一个神经元可以有多根树突,树突在向外生长的过程中不断发出分支。树突的全长都可以与其他细胞元的轴突末梢形成突触,是神经元信号传入的主要部位。

许多神经元的树突表面会生长出一些细小的突起,称为树突棘。树突棘是树突接受信号传入的重要部位,树突棘的表面形成突触连接的突触后成分,在树突棘内也有蛋白质的合成。树突棘是突触所需的特化结构,人脑树突棘数目超过 10^{13},90% 以上的兴奋性末梢与之形成突触。树突棘分为膨大的头部和细长的颈部,根据头部的大小和颈部的长短可以分为蘑菇状、细杆状、粗棒状、环状和细长伪足状等不同形状。

三、轴突

轴突是由神经元的胞体或主干树突的根部发出,发出轴突的细胞体的锥形隆起称为轴丘。轴突在延长的途中很少分支,若有分支常自主干呈直角发出,形成侧枝。轴突末端常会发出许多细小的分支,称为终末,可与其他细胞元的胞体、树突或轴突形成突触,也可与效应细胞如肌肉或腺细胞形成突触。大部分轴突外有胶质细胞包绕而形成髓鞘,在髓鞘之间形成郎飞结,此处是一些钠通道、钾通道和其他分子特异性分布的区域,信号在有髓鞘纤维上主要通过郎飞结呈跳跃式传递。在部分神经元轴突外没有髓鞘,称为无髓鞘纤维。

轴突的起始段是指轴丘的顶端到开始有髓鞘之间的节段,形成了一个特殊的结构。已经发现有些分子可以特异性地分布在轴突的起始段,包括钠通道和膜上的一些分子,起始段膜的兴奋阈值最低,是神经冲动的发起部位。

(解柔刚 徐 晖)

第二节　神经元的兴奋性

神经元是神经系统的基本结构和功能单元,它不仅能接受刺激和传导神经冲动,还可以合成化学物质,通过其轴突输送到特定部位释放。细胞体是整个神经元的代谢和功能活动中心,树突是神经元信号传入的主要部位,轴突是神经元信号传出的主要部位。神经元结构和功能的独特性主要表现在其结构上高度的极性化和细胞功能上的可兴奋性。

一、神经元的兴奋性

兴奋性(excitability)是指可兴奋组织或细胞受到刺激时发生兴奋反应(动作电位)的能力或特性。神经元的兴奋性是指神经元对刺激产生动作电位(action potential, AP)的能力,通常以刺激阈值(threshold)的大小和放电数目的多少进行衡量。兴奋性是神经元活动的基本性质之一,只有认识动作电位的特征与发生机制才能深入了解神经元兴奋性的本质过程。

神经元细胞膜的主要化学构件是磷脂。在细胞膜中,磷脂有一个亲水性的极性"头"(含磷酸)以及一个疏水性的非极性的"尾"(含碳氢键)。神经元膜由两个分子厚度的磷脂排列形成,亲水性的头朝向膜内或者膜外的水相,疏水性的尾则相对排列。这种稳定的排列称为磷脂双层(phospholipid bilayer)。神经元质膜是有脂质双分子层构成的绝缘体,可以把细胞内和细胞外的导电介质分隔开。由于细胞内外的离子浓度不同,神经元膜的磷脂双层结构将细胞内外不同的电介质隔离开,从而产生不同的电动势,这便形成了静息电位以及动作电位的基础。

同时,神经元膜上存在大量的离子通道,大多数离子通道的一个重要特征是离子选择性(ion selectivity),比如,钾离子通道选择性通透 K^+,而钠离子通道选择性通透 Na^+。同时,许多通道的另一个重要性质是门控(gating),即该通道可以根据膜的局部环境改变进行开放和关闭。

跨膜蛋白除形成离子通道外,其他的一些蛋白质也可以形成离子泵(ion pump)。离子泵是一种酶,其可以通过利用 ATP 分解释放的能量跨膜主动转运某些离子。

溶解在水中的离子和分子处于不断地运动中,这种温度依赖性的随机运动使溶液中的离子趋向均匀分布。因此,离子倾向于从高浓度区域向低浓度区域移动,这种移动称为扩散(diffusion)。

同时,由于离子带电荷,离子在移动过程中也会受到电场的影响。由于离子浓度差导致的驱动力与跨膜电场对离子电驱动力的方向相反,因此将两者的代数和称为离子的电－化学驱动力。当电位差对离子的驱动力与浓度差对离子的驱动力大小相等、方向相反时，此时该离子通道对该离子的净通透为零，此时的电－化学驱动力为零。这种离子净扩散为零的情况下该离子产生的跨膜电位差称为该离子的平衡电位（equilibrium potential）。某种离子的平衡电位可以由 Nernst 方程计算：

$$E_{ion}=\frac{RT}{ZF}\ln\frac{[ion]_{out}}{[ion]_{in}}(V)$$

其中 R 为气体常数，T 为绝对温度，F 为法例第常数，Z 为离子价数，$[ion]_{out}$和$[ion]_{in}$分别为该离子在细胞外以及细胞内的离子浓度。如离子价为 1 价，环境温度为 37℃，经过计算，Nernst 方程可以表示为：

$$E_{ion}=61.54\log\frac{[ion]_{out}}{[ion]_{in}}(mV)$$

如果在细胞静息状态下只对一种离子通透，那么此时该细胞的静息电位就应该等于该离子的平衡电位。而实际情况是在静息状态下，神经元对多种离子都有通透。此时，膜电位的大小则进一步取决于细胞膜对这些离子的相对通透性以及这些离子在膜两侧的浓度差。细胞膜对某种离子的通透性越大，则该离子在此状态下的权重也越大，该离子对该状态的膜电位贡献越大。比如，在细胞静息状态下，虽然细胞膜对 Na^+、K^+ 都通透，但是此时细胞膜对 K^+ 的通透性最大，因此静息状态下，K^+ 对静息膜电位的贡献最大，静息膜电位也就最靠近 K^+ 的平衡电位。如果在某状态下相对通透率已知，则可以利用 Goldman 方程计算平衡时的膜电位。比如对一个只对 Na^+ 和 K^+ 通透的膜，在 37℃时：

$$Vm=61.54\log\left(\frac{P_{Na^+}[Na^+]_{out}+P_{K^+}[K^+]_{out}}{P_{Na^+}[Na^+]_{in}+P_{K^+}[K^+]_{in}}\right)(mV)$$

V_m 为膜电位，P_{k^+}和 P_{Na^+}为 K^+和 Na^+的相对通透率。

二、动作电位与电压钳实验

（一）动作电位

Hodgkin A 在 1939 年利用枪乌贼巨轴突测试膜电位时发现，轴突受刺激兴奋时，不仅膜内的负电位消失，而且出现一定数值的瞬间正电位，称之为超射（overshoot）现象，从而首次观察并准确记录到了神经动作电位，据此提出了动作电位发生的钠学说。该学说认为动作电位的上升支是由于膜受到一定强度刺激时出现了对 Na^+ 通透性的显著增加，此时，由于胞外的 Na^+ 浓度远高于胞内，加之静息膜电位状态时膜内负电位对正电荷 Na^+ 的吸引作用，促使 Na^+ 快速大量内流，其结果造成膜内负电位迅速消失，进而变为正电位，直到内移的 Na^+ 在膜内形成的正电位足以阻止 Na^+ 的净移入为止。这时膜内具有的电位值应该相当于 Na^+ 的平衡电位值。所以，超射值实际上就是 Na^+ 的平衡电位值，按照 Nernst 公式计算枪乌贼巨轴突的平衡电位值应在 +49 mV 附近。

为了论证上述推测，Hodgkin A 利用蔗糖、葡萄糖或氯化胆碱代替细胞外液中 NaCl 的方法初步证实了钠学说：当外液中的 Na^+ 浓度被降低或替代后，动作电位的超射值和整个动作电位的幅度也依次减小（图 2－2），其变化程度与 Nernst 公式计算出的预期值基本一致。

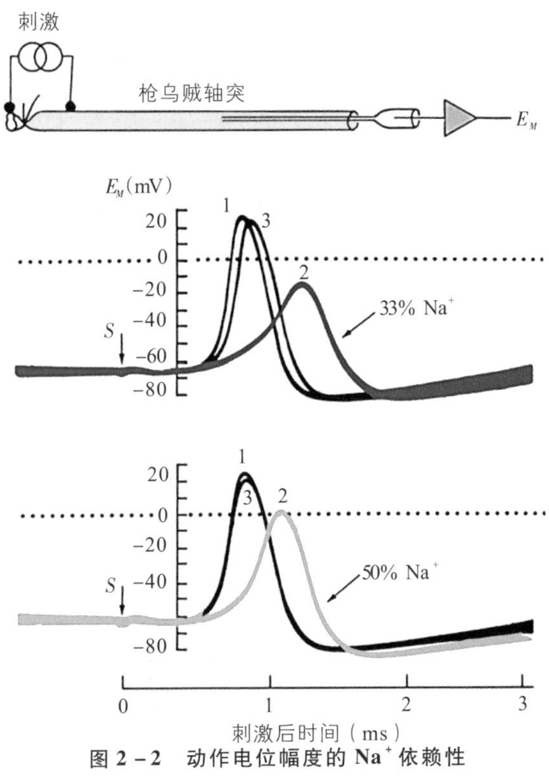

图 2－2　动作电位幅度的 Na^+ 依赖性

注：巨轴突内动作电位的记录结果显示，当细胞外 Na^+ 浓度较正常低时，动作电位幅度变低，上升速度变慢。1：100% Na^+；2：33%（上图）或 50%（下图）Na^+；3：洗脱。（引自 *Hodgkin and Katz*，*J Physiol*. 1949，版权免费）。

（二）动作电位的特征

动作电位是指神经细胞受到刺激时，产生的一种可传播的短促膜电位变化，或者说是一种可沿细胞表面传播的跨膜电位瞬间逆转。当刺激引起的膜电位去极化到阈电位水平时，原来的静息电位突然发生内正外负的变化，形成以锋电位为显著标志的动作电位。动作电位或锋电位是兴奋的标志，可以说动作电位产生的过程就是兴奋的过程，哪里有动作电位，哪里就有兴奋发生。因此，了解动作电位的特征与发生机制对认识神经细胞的功能活动与兴奋本质至关重要。

动作电位具有下述主要特征：①“全或无（all or none）”：单个神经细胞只要受到阈刺激时便产生最大幅度的动作电位，再增大刺激强度（阈上刺激）并不能使动作电位幅度有所增大。也即是说,对于单个神经细胞来说,其产生的动作电位保持相对固定的波形与幅度。②传导性(conduction):动作电位一旦发生,便会沿着细胞膜传导至整个细胞,其幅度与波形不因传导距离而改变。③不应期(refractory period):在动作电位发生过程中,兴奋部位的兴奋性发生一系列显著的变化,可分为绝对不应期、相对不应期、超常期以及低常期等不同时相。

(三)动作电位离子机制

1. **电压钳(voltage-clamp)实验原理** 电压钳技术是Cole K在1949年为了稳定膜电位首先建立的,随后Hodgkin A和Huxley A成功地用于阐明动作电位发生的离子机制。电压钳技术的工作原理如图2-3所示,在被检测的轴突或细胞内放置两个电极,一个用于测量膜电位,称为电压电极,另一个用于注射电流,称为电流电极。电压电极检测的膜电位被送到反馈放大器,与实验者通过信号发生器产生的指令电压进行比较。如果两者有差值,反馈放大器就通过电流电极向胞内注射电流,该注射电流的方向与大小正好用于补偿膜电位与指令电压的差值。如果两者没有差值,注射电流则为零。所以,电压钳电路实际上是一个负反馈系统,使膜电位自动地跟随指令电压,精确地"钳制"在预置的水平。电压钳的反馈放大器则是个电流发生器,其输出电流(注射电流)恰好等于该膜电位水平产生的跨膜离子流变化值,因此通过测量注射电流就可以测得离子电流的变化值,只是方向相反而已。这一跨膜离子流的变化,反映了膜的通透性,即膜电导的变化。

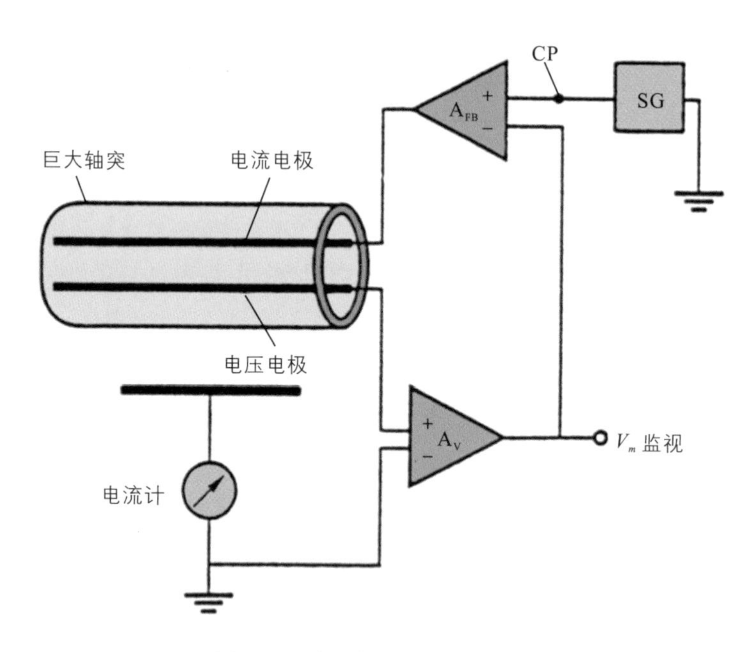

图2-3 电压钳实验装置示意图

注:A_{FB}. 反馈放大器;A_V. 电压放大器;CP. 指令电压;*Vm*. 膜电位;SG. 信号发生器。

所谓电压钳,是实验者依据实验的要求把膜电位"钳制"在设置的水平。这种"钳制"避免了离子流变化对膜电位的影响，可以用来测量膜电位变化对离子通透性（permeability）即膜电导（membrane conductance）的作用。在没有使用电压钳时，膜电位与离子流之间相互作用，例如轻度去极化引起 Na^+ 通道开放，Na^+ 通透性增加使得膜电位进一步去极化，导致更多的 Na^+ 通道开放，Na^+ 内流进一步增大，因而无法准确描述膜电位与离子通透性变化之间的动力学关系。

2. **电压钳实验结果**　阐明动作电位离子机制最主要的实验论据是电压钳实验的结果。如图 2-4 所示，当膜电位固定在去极化水平时，出现了一个早期快速发生与消失的内向电流以及一个随后缓慢发生的外向电流。进一步分别通过 K^+ 通道阻断剂和 Na^+ 通道阻断剂的分离，证明前者相当于 Na^+ 内流，后者相当于 K^+ 外流。根据 I_{Na} 和 I_K 两条曲线与膜电压的关系，即可以计算出同这两者相对应的 Na^+ 电导（g_{Na}）和 K^+ 电导（g_K）。其特点是 g_{Na} 和 g_K 都具有电压依赖性，只能被跨膜电位的去极化所激活。g_{Na} 激活出现较早，是动作电位上升支的基础；g_K 激活出现缓慢，是动作电位复极化到静息膜电位水平的基础。

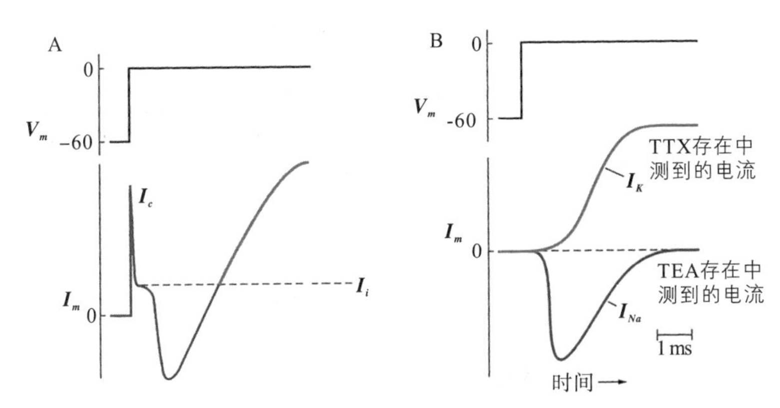

图 2-4　枪乌贼巨轴突电压钳实验

注：A. 膜电位从 -60 mV 去极化到 0 mV，首先引起大的电容电流（I_C）和漏电流（I_l），接着由于电压门控通道开放引起内向与外向电流。B. 轴突分别浸浴于含四乙基铵（TEA，K^+ 通道阻断剂）和河豚毒素（TTX，Na^+ 通道阻断剂）的溶液中，在相同条件刺激（同 A）下，分别记录到内向 Na^+ 电流（I_{Na}）和外向 K^+ 电流（I_K）（减除 I_C 和 I_l）（改自 *Principles of Neural Science* 5th，152 页）。

总之，动作电位的产生决定于电压门控 Na^+、K^+ 通道的先后依次开放。当刺激使膜去极化到阈电位水平时，可促使足够多的 Na^+ 通道首先开放，产生锋电位。随着 Na^+ 通道失活和 K^+ 通道的开放，使膜复极化到原来的静息膜电位水平。

3. **膜片钳技术原理**　膜片钳（patch clamp）是 Neher E 和 Sakman B 在 1976 年创建的一种记录单个离子通道电流的技术。将玻璃微管一端拉细（尖端直径约 1 μm）抛光，管腔内充灌电极内液，经金属丝与测量电路连接。此时，将微管尖端细胞膜紧密接触，便可对离子通道电流进行检测。应用膜片钳进行精确检测的关键是在微管尖端与细胞膜之间形成高电阻的紧密封接,其电阻值可高达 10 ~ 100 GΩ,称之为 Giga 封接。这一封接主要带来两个好处:其一是微管尖端与膜接触缝隙的漏电流显著减小,电噪声显著降低,这样便可以精确测量离子通道的微小电流;其二,微管与胞膜连接的机械强度增加,不仅便于稳定记录微小电流还可以制备成内面向外、外面向外以及细胞吸附式和全细胞式等记录方式,为从不同的侧面测试离子电流的变化提供有利条件。

完成膜片钳检测的主要装置是膜片钳放大器。这一放大器实际是个电流 - 电压转换器(图 2 - 5),即在其输入端通过微管检测到电流变化(I_p),在输出端显示相应电压值的变化(V_o)。该电路有两个基本特点:其一是运算放大器(A_1)输入电阻极大,通过微管的电流(I_p实际反映细胞通道电流)不进入 A_1,仅与通过反馈电阻(R_f)的电流(I_f)相等。因此,$I_p = I_f = V_p - V_o/R_f$,当 R_f值极大时,对微小电流检测的灵敏度则显著提高。其二是 A_1两个输入电压保持相等,也即是说,当输入(+)在指令电压(V_{CMD})时,输入(-)电压(V_p)也保持在 V_{CMD},这样对微管电位(V_p)的钳制实际上为实现对膜电位的钳制创造了条件。所以,通过膜片钳放大器可以把膜电位钳制到不同水平,并精确测量离子通道电流的变化。

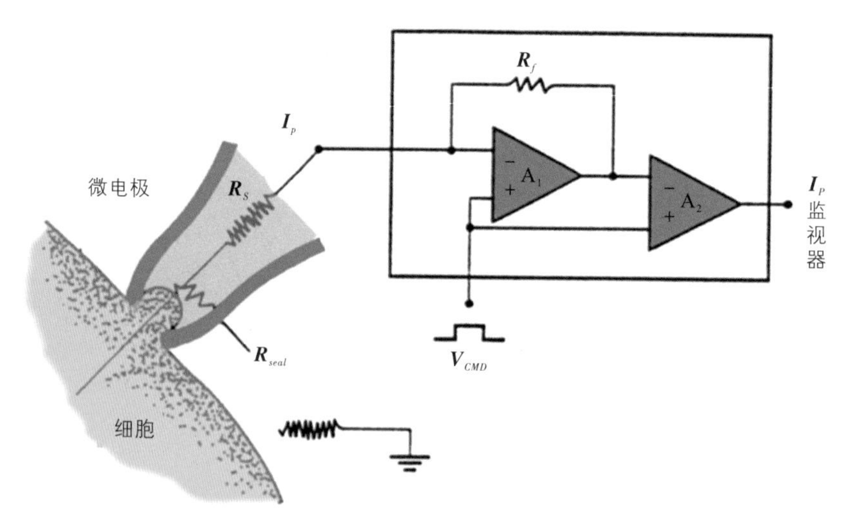

图 2 - 5　膜片钳技术原理电路图

注:R_s是与膜片相连的串联电阻,正常为 1 ~ 5 MΩ。R_{seal}是微管与膜的封接电阻,可高达 10 GΩ (10^{10} Ω)。R_f是负反馈电阻,I_p为微电极检测到的跨膜离子电流。V_{CMD}为指令电压。A_1为运算放大器。

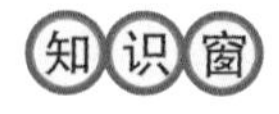

生物电的发现

公元前三百多年,亚里士多德(Aristotle)发现电鳐(Torpedo)捕食时可通过对猎物进行电击。18 世纪 E. N. Boncroft 进一步比较了电鳐的放电与莱姆瓶组的放电进行比较。随后 J. Walsh 进一步发现了电鳐的放电部位。1786 年 Luigi Galvani 发现用两种金属组成的回路把新制备的蛙的神经肌肉连接起来,可使肌肉抽搐,从而认为蛙体内存在生物电流，肌肉内外带有不同性质的电荷，像莱姆瓶一样充电后可以放电，金属导线只发挥传导作用。Alessandro Volta 成功地重复了 Galvani 的实验，但是他认为是两种金属组成的回路本身产生电流，而非生物组织。两位科学家开展了学术争论。

Volta 开展了一系列的研究，最终建立了金属接触电动势理论，进而发明了 Volta 电池，这是人类制造的第一个产生稳定电流的电源。

而 Galvani 则设计了更多的实验来验证自己的理论，他把蛙肌直接与神经接触，而不通过金属导体，直接引起了肌肉的收缩。Galvani 的工作开创了电生理学的新时代。

三、影响神经元兴奋性的因素

（一）膜电位水平是影响神经元兴奋性的基本因素

由于 Na^+ 通道的失活程度依赖于膜电位的去极化水平，也即是说膜电位处于失活状态的 Na^+ 通道比率越多，可激活 Na^+ 通道的比率则越少，即 Na^+ 通透性（g_{Na}）相应减小，此时产生动作电位的阈值升高，动作电位幅度相应降低。动作电位幅度的降低必然导致传导性的降低。因此，神经元的兴奋性受到膜电位水平的显著影响，也即是说凡是可以改变膜电位水平的因素，如胞外 K^+ 浓度升高，Na－K 泵活性减弱等均可能对神经元的兴奋性与传导性产生影响。

临床上为了调整或维持神经或心肌组织的兴奋性或改善组织的代谢，经常需要给患者静脉滴注以 KCl 为主要成分的极化液。由于静脉滴注 KCl 可以使细胞外的 K^+ 浓度相应提高，促使膜电位减小，兴奋阈值相应降低，导致神经或心肌组织的兴奋性增高。但是，倘若滴注 KCl 过快，膜电位减小幅度过大，则可能使得较多数量的 Na^+ 通道处于失活状态，导致可激活的 Na^+ 通道比例显著减小，Na^+ 内流减小，造成动作电位的幅度显著降低，进而导致动作电位的传导速度减慢甚至传导终止。这一严重后果可能表现为神经肌肉麻痹、心律不齐甚至心脏停搏。所以，静脉滴注极化液时必须依据药液成分、浓度按规定限制滴注速度。

（二）Na^+ 通道与兴奋性

离子通道具有选择性通透和接收调控的特性，是神经细胞产生与传递电信号的基本元件。根据调控方式的不同，可将离子通道分为：①电压门控通道（voltage-gated channel），这类通道的活动受膜电压变化控制；②配体门控通道（ligand-gated channel），主要受递质、激素或其他胞内外化学物质调控；③机械门控通道（mechanical-gated channel），其激活受机械牵拉控制。其中的电压门控通道是个跨膜的大分子蛋白，当其开放时，形成一个贯穿膜的水通道，其大部分通道的口径较大，仅有一小段较为狭窄，形成选择离子通过的过滤器（selectivity filter）。门控（gating）则指通过改变孔的构形使通道进入开放或关闭的状态，通道开放与关闭的几率受到电压感受器（voltage sensor）的控制。由于电压门

控 Na^+ 通道在动作电位产生中的重要地位，在此侧重予以介绍。

1. **Na^+ 通道的分子结构** 电压门控 Na^+ 通道(voltage-gated sodium channel)是由一个大亚基(α 亚基)和2个小亚基(β_1 和 β_2)构成的跨膜糖蛋白。α 亚基是个由大约2000氨基酸组成的多肽链，含4个由相同氨基酸序列组成的疏水跨膜区(Ⅰ－Ⅳ)，每个区中有6条疏水跨膜 α 螺旋($S_1 \sim S_6$)。4个跨膜区之间由胞浆面的亲水环连接，α 螺旋间则由露在胞膜外和浆膜面的亲水环连接。α 亚基是 Na 通道的主要部分，由4个跨膜区排列形成通道的中央孔。在每个跨膜区的 $S_1 \sim S_6$ 的连接环，又称 H_5 环(H_5 loop)，它衬托在中央孔内决定通道对离子通透的选择性，又称离子滤过器。α 螺旋的 S_4 带有正电荷，是 Na^+ 通道的电压感受器(voltage sensor)。跨膜区Ⅰ与Ⅱ区之间的亲水环是磷酸化的作用部位，跨膜区Ⅲ与Ⅵ之间的亲水环则是通道失活(inactivation)的关键部位(图2－6)。Na^+ 通道上的 β 亚基是一些短的多肽，可能对 α 亚基起辅助性作用。

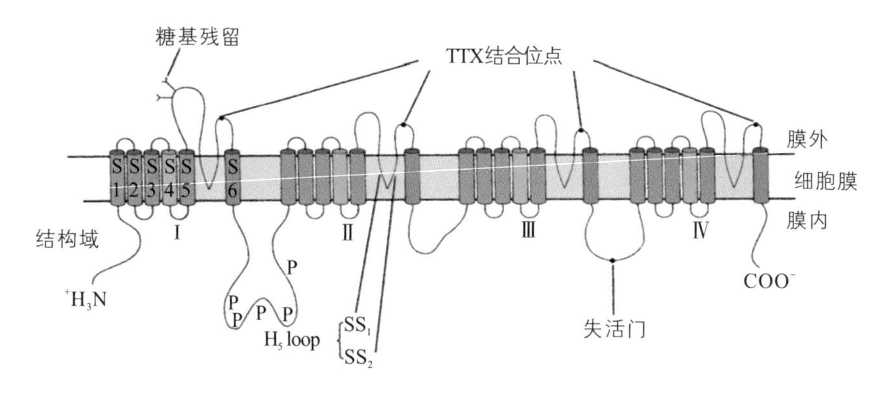

图2－6 Na^+ 通道二级结构模式图

注：疏水跨膜区Ⅰ包含6个片段($S_1 \sim S_6$)，4个 H_5 环形成通道的孔，P 显示磷酸化作用部位。

2. **Na^+ 通道的功能状态** Na^+ 通道蛋白在不同的膜电位水平时可在三种构型之间转换，从而进入三种不同的功能状态：静息态(resting)、激活态(activation)和失活态(inactivation)。如图2－7所示，每个 Na^+ 通道实际上有激活与失活两个门，通常当膜电位处于静息水平时，Na^+ 通道处于静息状态，其失活门开放，激活门关闭，Na^+ 流不能通过。当去极化到一定程度时，Na^+ 通道从静息(关闭)状态进入激活(开放)状态。此时激活门开放，Na^+ 顺浓度差大量内流。随后 Na^+ 通道的失活门自动关闭使通道进入失活状态，中止 Na^+ 的内流。一旦通道进入失活状态，进一步去极化不能使其再开放。这种失活状态只在膜复极化到较负的膜电位水平才能转变成静息状态。Na^+ 通道上述功能状态的转换决定于通道门控的动力学特性，通道只有在去极化使得两个门都处在开放的短暂期间才能够导通。复极化能使两个过程翻转，即迅速关闭激活门，缓慢开放失活门。当通道恢复到静息状态之后，才可再次被去极化激活。

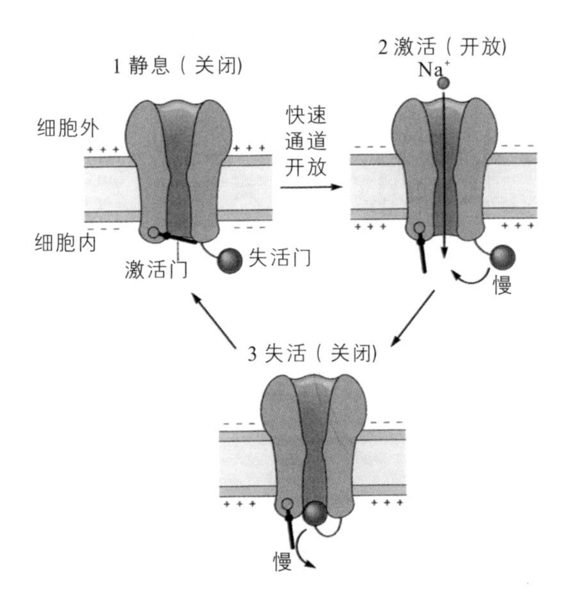

图 2-7 电压门控 Na^+ 通道的不同功能状态

注:1. 静息态,激活门关闭,失活门开放;2. 激活态,去极化使激活门快速开放,Na^+ 内流;3. 失活态,失活门关闭,Na^+ 内流停止。只有膜电位复极化才能使 Na^+ 通道回到静息状态(改自 *Principles of Neural Science 5th*,157 页)。

Na^+通道的主要功能是在去极化激活后,允许大量 Na^+ 内流,形成动作电位的上升支。其上升的速率与幅度除了与胞内外 Na^+浓度差有关外,主要决定于 Na^+通道开放的数量与开放概率。Na^+通道在激活后,很快进入失活状态,一方面促使 Na^+ 内流迅速减少,构成动作电位下降支的动因之一;另一方面不能再被去极化激活,形成动作电位的不应期。由于动作电位的复极化促使 Na^+通道从失活状态向静息状态转变,所以复极化的水平决定 Na^+通道进入静息状态的数量,显然对再次产生动作电位的上升速率与幅度有着重要的影响。

3. Na^+通道的失活性质 神经元 Na^+通道的失活性质是指去极化过程中 Na^+电导(g_{Na})呈指数曲线下降的性质。当膜电位处于不同去极化程度时,g_{Na}降低的程度也不同,此时去极化刺激引起的 Na^+电流相应减小,甚至可以完全消失。相反,当膜电位处于超极化时,Na^+通道基本无失活,此时去极化刺激引起的 g_{Na}较大,即 Na^+通透性较大。

4. Na^+通道功能异常对神经元兴奋性的影响 电压门控钠通道功能增强可引起感觉神经元的超兴奋,从而导致急慢性疼痛的产生。以 Nav1.7 为例,近来的研究已经表明,作为一个影响伤害性神经元兴奋性的关键亚型,Nav1.7 部分位点的突变与临床上三种疼痛异常相关。Nav1.7 位点突变引起的钠通道功能增强导致了 DRG 神经元的超兴奋,这种感觉神经元的超兴奋与患者的严重疼痛(先天性红斑肢痛症或阵发性剧痛症)密切相关。相反,Nav1.7 位点突变引起的钠通道功能丧失则导致了无痛症的产生。因此,针对这种通道亚型靶点开展的临床研究对于治疗不同病因引起的神经病理痛具有非常重要的社会意义和潜在的应用价值。

思考题

1. 简要阐明动作电位形成过程的离子通道机制。
2. 如何理解电压钳实验的基本原理?
3. 如何论证膜电位对神经元兴奋性的影响?
4. 设想如何证明细胞膜存在离子通道?

(段建红　解柔刚)

参考文献

[1] 韩济生. 神经科学. 3 版. 北京:北京大学医学出版社,2009.

[2] 李云庆. 神经科学基础. 2 版. 北京:高等教育出版社,2010.

[3] Bear M F, Conners B W, Paradise N A. 神经科学:探索脑. 王建军,译. 北京:高等教育出版社, 2004.

[4] Hodgkin A L, Huxley A F. Resting and action potentials in single nerve fibres. J Physiol, 1945,104: 176 - 195.

[5] Hodgkin A L, Katz B. The effect of sodium ions on the electrical activity of giant axon of the squid. J Physiol, 1949, 108:37 - 77.

[6] Kandel E R, Schwartz J H, Jessell T M. Principles of neural science . 4th edition. New York: McGraw-Hill, Health professions division,2000: 67 - 174.

[7] Neher E, Sakmann B. Single-channel currents recorded from membrane of denervated frog muscle fibres. Nature, 1976, 260: 799 - 802.

[8] Hille B. Ionic channels of excitable membranes. 3rd edition. Sinauer Associates INC, 1992: 21 - 140.

[9] Longstaff A. Instant notes in Neuroscience. 2nd edition. BIOS Scientific Publishers Limited, 2000.

[10] Dib Hajj S D, Cummins T R, Black J A, et al. From genes to pain: Nav 1.7 and human pain disorders. Trends Neurosci, 2007, 30: 555 - 563.

第三章 3 突触和突触传递

神经系统是一个可以使生物体与环境之间相互作用的通讯网络。神经系统具有探知环境的感觉功能，加工和储存信息的整合功能，以及产生运动和使腺体分泌的功能。神经系统的基本功能是信号传导和信息传递。神经元接受传入的信号并将信号传递给其他神经元或效应器。神经系统传递信息最基本的结构和功能单位是突触。

第一节 突 触

英国生理学家 Sherrington 在 1897 年研究脊髓反射时首先将突触一词引入生理学。此词由希腊语衍生而来，原意为“互握”。突触(synapse)是指互相连结的两个神经元之间或神经元与效应器之间接触的特化结构。这种接触结构在形态学上特殊分化，在功能上可以进行神经信息的传递和整合。突触处两个神经元的胞质并不相通，而是彼此都形成功能联系的界面。突触不仅用于两个神经元之间的功能性接触，也用于神经元和效应细胞如肌细胞和腺细胞之间的功能性接触。由于突触信号传递速度很快，一个有吸引力的假说认为电流直接由一个神经元流到另一个神经元，即突触的电传递，该类型突触为电突触(electrical synapses，图 3－1A)；另外一个可以追朔到 19 世纪的假说是突触的化学传递，即神经信号经过化学物质的中介由突触前细胞传递到突触后细胞，此类型突触为化学突触(chemical synapses，图 3－1B)。绝大多数突触信息的传递是通过神经递质介导的，即信息由电脉冲传导转化为化学传递，再由化学传递转换为电脉冲传导。突触的信息传递使突触后膜去极化，产生兴奋性的突触后电位称为兴奋性突触(excitatory synapse)。突触的信息传递使突触后膜超极化，产生抑制性的突触后电位称为抑制性突触(inhibitory synapse)。突触囊泡是这些递质储存和释放的量子单位，此类突触称为化学突触。突触是神经元间信息传递的结构和功能基础。

一、突触分类

(一)根据突触接触部位分类

1. 轴－树突触(axo-dendritic synapse) 指神经元的轴突末梢与下一个神经元的树

突形成的突触。

2. **轴 – 体突触**(axo-somatic synapse)　指一个神经元的轴突末梢与下一个神经元的胞体形成的突触。

3. **轴 – 轴突触**(axo-axonic synapse)　指一个神经元的轴突末梢与下一个神经元的轴丘(轴突始段)或轴突末梢形成的突触。

此外,在中枢神经系统中,还存在树 – 树、体 – 体、体 – 树及树 – 体等多种形式突触联系。近年来还发现,同一个神经元的突起之间还能形成轴 – 树型或树 – 树型的自身突触(autoapse)。

(二)根据突触传递信息的方式分类

可分为电突触和化学性突触。电突触依靠突触前神经元的生物电和离子交换直接传递信息来影响突触后神经元。化学性突触依靠突触前神经元末梢释放特殊化学物质作为传递信息的媒介来影响突触后神经元。

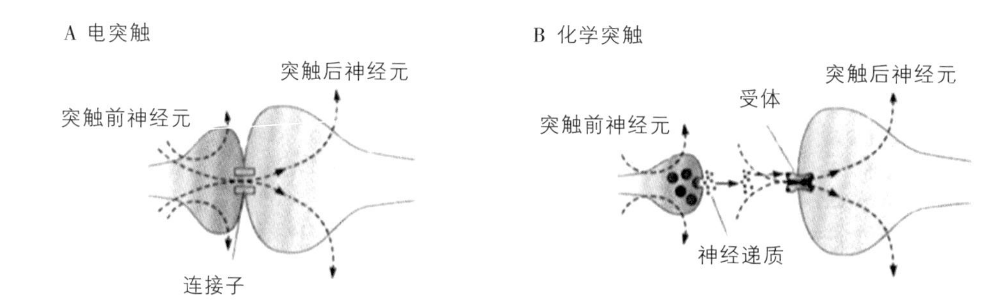

图 3 – 1　电突触与化学突触的传递

1. **电突触**　电流通过连接子由一个细胞直接流至另一个细胞。连接子是由胞内通道聚集起来形成的缝隙连接。

2. **化学突触**　突触前神经终末的去极化触发神经递质分子的释放,后者与突触后神经元上的受体相互作用,引起兴奋或抑制。

(三)根据突触的功能分类

可分为兴奋性突触和抑制性突触。兴奋性突触,使用谷氨酸作为神经递质,和突触后的受体结合后会引起突触后神经元的兴奋,或者说引起突触后神经元产生去极化,甚至引起动作电位,结构上表现为 Gray I 型的非对称性突触。而抑制性突触,则是突触前的神经递质(GABA 或甘氨酸)与突触后神经元膜上的受体结合后引起膜电位的超极化,从而降低突触后神经元的兴奋。由于兴奋性突触和抑制性突触分布的部位不同(胞体、近端树突、远端树突等),以及神经递质和受体结合的时间差异,这样兴奋性突触和抑制性突触产生的效应呈现出动态精细化特征,这是神经元能够处理传入信息至关重要的基础。

二、突触结构

（一）化学突触

突触前和突触后细胞没有直接的胞浆联系，它们中间由突触间隙分隔开来。在光学显微镜下观察，可以看到一个神经元的轴突终末经过多次分支，最后每一个小枝的末端膨大呈杯状或球状，叫做突触小结（boutons）。这些突触小结可以与多个神经元的细胞体或树突相接触，而形成突触。在电子显微镜下观察，突触是由突触前膜（presynaptic membrane）、突触间隙（synaptic cleft）和突触后膜（postsynaptic membrane）三部分构成的。突触前膜是轴突终末增厚的部分，突触后膜是与突触前膜相对应的胞体膜或树突膜，突触间隙是突触前膜与突触后膜之间存在的间隙。突触小体（synaptosomes）内靠近前膜处含有大量的突触囊泡，囊泡内含有化学物质——神经递质，当神经冲动通过轴突传导到突触小体时，突触小体内的突触囊泡就将递质释放到突触间隙里，使另一个神经元产生兴奋或抑制。信息就从一个神经元通过突触而传递给了另一个神经元（图3－2）。

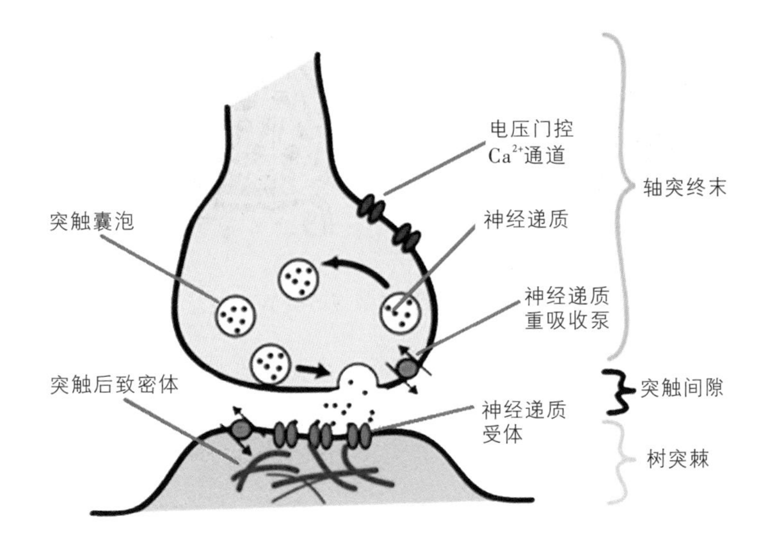

图3－2　突触结构示意图

1. 突触前成分

（1）突触前膜　突触前膜厚5～7 nm，是突触前轴突膜的特化部分。其内面（胞浆面）有丝状或颗粒状致密物质，使突触前膜呈现似有增厚（图3－2）。这些致密物质突向胞浆，与膜上的网共同形成突触前囊泡网格（presynaptic vesicular grid），它可容纳突触囊泡，并且是突触囊泡与膜融合形成胞吐的部位。突触前膜的致密物质并未占据其全长，通常将突触前膜上的致密物质和囊泡集聚的部分称为突触前活性区（presynaptic active zone）。

（2）突触囊泡　突触前成分中含有大量的突触囊泡（synaptic vesicle），直径在20～

70 nm，集聚在靠近突触前膜处，内含高浓度的神经活性物质。囊泡的形态及大小不同，有直径约 40 nm 的圆形清亮囊泡，长径约 50 nm 的扁平囊泡，直径 40 ~ 60 nm 的颗粒囊泡等(图 3 - 3)。一般认为圆形囊泡内含兴奋性活性物质，譬如谷氨酸(glutmate，Glu)、乙酰胆碱(acetylcholine，ACh)，扁平囊泡内含抑制性活性物质，譬如 γ - 氨基丁酸(γ - aminobutyric acid，GABA)、甘氨酸(Glycine，Gly)等，颗粒囊泡内则含去甲肾上腺素。囊泡贮存并释放神经活性物质。突触囊泡是如何生成的还不清楚，有人认为，可能在神经元胞体的高尔基复合体中生成，经轴浆流输送到轴突末梢中；也有证据提示，一些突触囊泡可能在神经终末局部生成。

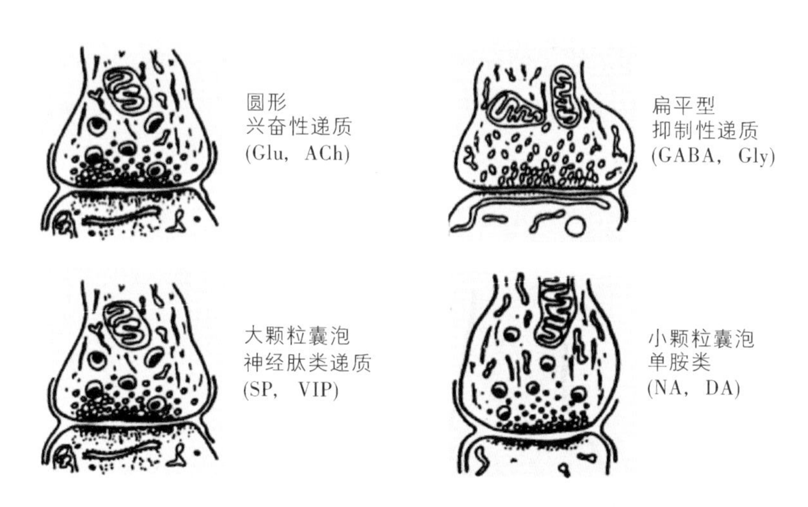

图 3 - 3　突触囊泡的类型

突触前成分中还有线粒体，其数目因末梢大小而异。此外，还有少量滑面内质网的小囊和小管。有的突触前成分内还可见神经微管和神经丝，但不丰富，常位于轴突终末的中心区，伴随着线粒体及突触囊泡。

2. **突触后成分**　突触后成分是突触后神经元或效应器细胞与突触前膜相对应的局部区域，该处细胞膜增厚，形成突触后膜，厚度为 20 ~ 50 nm。突触后膜的胞浆面有一层均匀的电子密度很高的致密物质层，称为突触后致密体(postsynaptic density，PSD)，厚 5 ~ 60 nm。PSD 包括与相应神经递质结构的特定受体，与受体激活的胞内信号转导途径相关联的信号转导蛋白，与受体在突触后定位相关的细胞骨架成分，调节受体活性的酶，以及调节突触后兴奋性的离子通道等。根据突触后膜胞质面 PSD 的厚度差异，将突触分为非对称性突触(asymmetric synapse，Gray's Ⅰ型突触)和对称性突触(symmetric synapse，Gray's Ⅱ型突触)。非对称性突触超微结构上呈现不对称性，突触后膜比前膜厚，突触小泡呈球形，突触间隙较宽(20 ~ 50 nm)。一般认为非对称性突触是兴奋性突触，主要分布在树突干上的轴－树突触。对称性突触的 PSD 较薄，前、后膜厚度相似，突触小泡呈扁平形，突触间隙较窄（10～20 nm）。一般认为抑制性突触是对称性突触，主要位于树突的近侧和胞体，甚至在轴突的起始部位。

（1）兴奋性突触后膜 PSD 的分子组成　PSD 使突触呈现不对称性，是树突棘中最重要的结构。PSD 贴在树突棘头部顶端或侧面的棘膜下方，正对着突触前膜锚着囊泡的活性区。

PSD 是由神经递质受体、信号转导分子及支架蛋白组成的复合物，信号分子包括：钙/钙调蛋白依赖性的激酶Ⅱ（Ca^{2+}/calmodulin dependent protein kinase Ⅱ，CaMKⅡ）、PSD95/突触相关蛋白（synapse-associated protein，SAP）90、Homer 支架蛋白等，这些分子在兴奋性突触和抑制性突触上的表达情况不相同。这些支架蛋白介导受体成簇、调节受体功能、控制受体的内吞和转换、连接细胞骨架及突触后质膜、参与信号转导。

（2）抑制性突触后膜 PSD 的分子组成　抑制性突触后膜 PSD 中神经递质受体主要为 GABA 受体和 Gly 受体。GABA 受体有三种亚型，$GABA_{A-C}$受体，大脑内部快速的抑制性信息传递主要是由离子型 $GABA_A$受体介导的。离子型 $GABA_A$受体是一种氯离子通道，$GABA_A$受体的氨基端和羧基端都位于细胞外，它主要的胞内部分为第三和第四穿膜区之间的环状部分。

在中枢神经系统脑干和脊髓等部位，Gly 则是主要的抑制性神经递质。甘氨酸通过激活氯离子通道发挥作用。Gly 受体也是离子型的氯离子通道，也是通过胞内的环状区域与一种微管蛋白——桥蛋白（gephyrin）结合。GABA 受体和甘氨酸受体均通过微管蛋白与细胞骨架相连，这与抑制性突触多分布在树突分支处相一致，因为那里的微管分布较为丰富。

3. **突触间隙**　突触间隙为突触前、后膜之间的间隙，宽 20～30 nm。不同类型突触的突触间隙宽度不同，一般兴奋性突触较抑制性突触者宽。突触间隙中充满致密物质，这些致密物质由大量类似蛋白质的物质、碳水化合物等组成，其中包括：细胞外基质成分，细胞骨架蛋白，受体的细胞外段，被突触前膜囊泡所释放的神经递质，参与信号转导的蛋白质分子和大量位于突触前、后膜上参与细胞连接的细胞黏附分子。由于黏附分子的存在，突触前、后膜被紧密联系在一起，对于突触结构起到稳定作用。

黏附分子作为膜结合分子，他们通过胞外段的直接相互作用，将两个细胞拉近。它们可以被看成跨越突触间隙的桥梁，将突触前后成分成对地联系起来。黏附分子在突触中的作用如下：①黏附分子可以维持连接的完整性，并通过连接突触的前、后膜而加强突触的稳定性。②黏附分子在突触形成时的靶位识别中起作用。③促进突触前后特化结构的分化。④参与调节突触的结构和功能。突触连接中存在大量的黏附分子，如经典的钙依赖性黏附分子（calcium-dependent cell-cell adhension molecules family, cadherins）、原钙依赖性黏附分子、免疫球蛋白超家族、neurexins/neuroligins 和 Eph 受体等。

释放的神经递质与突触后受体发生作用后,它们势必会从突触间隙被清除。清除方法之一就是递质分子通过简单的扩散远离突触。但对于多数氨基酸类神经递质而言,扩散通常被辅之以突触前神经末梢对它们的重摄取。重摄取是由突触前膜上的特异性神经递质转运蛋白承担。一旦被重摄取进入末梢胞浆后,递质就被酶降解或重新载入突触囊泡。神经递质转运蛋白也存在于突触周围的神经胶质细胞膜上,同样有助于从间隙清除神经递质。

在另一种情况下,神经递质可以被突触间隙中的酶降解,终止它们的作用。例如 ACh 在神经肌肉接头被清除的机制。乙酰胆碱酯酶(acetylcholinesterase,AChE)被肌肉细胞储存在间隙中,AChE 酶解 ACh,使它失去激活 ACh 受体(ACh receptor,AChR)的能力。

值得注意的是,神经递质从间隙中被清除的重要性不能被低估。例如,在神经肌肉接头,高浓度的 ACh 作用几秒之后就会导致受体失敏,此时 ACh 依然存在,但递质门控通道关闭。这种受体失敏状态可持续数秒,甚至在神经递质被清除之后还存在。通常,AChE 快速降解 ACh,以防止这种失敏产生,如果 AChE 被抑制,被用做化学武器的神经毒气抑制,AChR 就会失敏,神经肌肉接头的传递就会被破坏。

(二)电突触

直到 1957 年,Edwin Furshpan 和 David Potter 终于在小龙虾的巨大轴突上发现了电突触的存在(图 3-4)。在 1972 年 Michael Bennett 及其他的一些工作显示,电突触在非脊椎动物和脊椎动物中都是普遍存在的。电突触传递是通过直接流经连接突触前和突触后细胞的缝隙连接(gap junction)的电流实现的,两细胞的胞浆通过膜间通道直接连通。

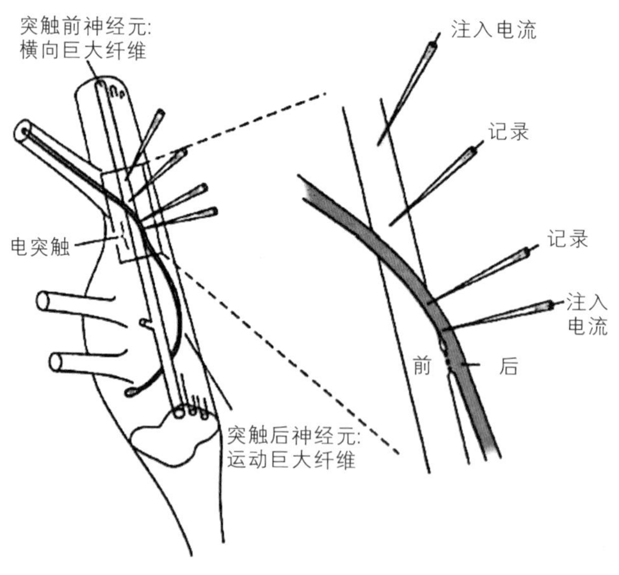

图 3-4　小龙虾巨大神经元上的电突触

用超薄切片术可显示相邻两细胞的连接处的细胞质膜明暗相间七层结构，细胞间的缝隙约 2 nm，其内有间隔的均匀排列的颗粒。用 X 线衍射技术证明，每个颗粒由 6 个蛋白质亚单位构成，它们呈环行排列，中间有直径 2 nm 左右的小孔，被称为连接子(connexon)。每两个连接子相对合组成缝隙连接(图 3－5)，并分别包埋在相邻细胞的质膜中，构成两个细胞之间的通道。通道只允许分子量小于 1200 Da 的物质自由通过，如无机离子、氨基酸、葡萄糖等。电突触的结构基础是细胞间的缝隙连接。缝隙连接是一种动态结构，有多种因素参与调节通道的开放和关闭，如细胞内 pH、Ca^{2+} 浓度和细胞膜电位等。当动作电位到达突触前神经元的电突触部位时，正价离子可以通过缝隙连接流入突触后神经元，动作电位会很快传递到突触后神经元。电突触的突触间隙仅有 2～3 nm，缝隙连接部位的神经细胞膜不增厚，两层膜之间有沟通两侧细胞质的细胞间通道，而且膜两侧的胞质内不存在突触小泡，因此传导不需要神经递质，是以电流传递信息的。缝隙连接部位用冰冻断裂电镜技术显示缝隙连接的颗粒区面积大小不等，且排列规则而密集。动作电位在缝隙连接处的传递与在神经轴突上传播是完全一样的，神经冲动可以由一个细胞直接传递给下一个细胞，并且是双向传递。缝隙连接有多种功能，它与细胞的代谢和分化、物质的运输和电兴奋的传导等有密切关系，特别是与相邻接细胞的同步化活动有关。目前发现在哺乳动物的大脑皮质、丘脑、纹状体及小脑抑制性中间神经元中广泛存在电突触。

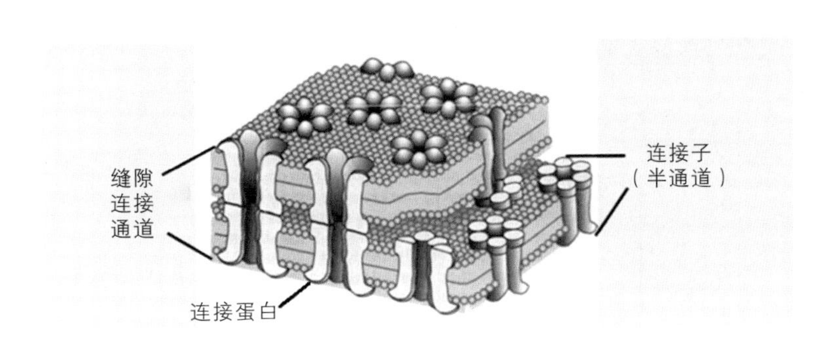

图 3－5　缝隙连接组成

第二节　突触传递

神经冲动从一个神经元通过突触传递到另一个神经元的过程，叫做突触传递(synaptic transmission)。

一、突触传递特征

(一)单向传递

突触传递只能由突触前神经元沿轴突传给突触后神经元,不可逆向传递。因为只有突触前膜才能释放递质。因此,兴奋只能由传入神经元经中间神经元,然后再由传出神经元传出,使整个神经系统活动有规律地进行。

(二)总和作用

突触前神经元传来一次冲动及其引起递质释放的量,一般不足以使突触后膜神经元产生动作电位。只有当一个突触前神经元末梢连续传来一系列冲动,或许多突触前神经元末梢同时传来一排冲动,释放的化学递质积累到一定的量,才能激发突触后神经元产生动作电位。这种现象称为总和作用。抑制性突触后电位也可以进行总和。

如果兴奋性突触后电位(excitatory postsynaptic potential, EPSP)发生在不同的时间,同样这些 EPSP 也是可以总和的。这就是时间总和现象。这是第一个刺激诱发的 EPSP,在第一个 EPSP 尚未完全衰减到 0 时受到第二个刺激,那么第一个和第二个刺激产生的 EPSP 就会发生叠加,以此类推,不同时间上第一个、第二个、第三个刺激产生的 EPSP 都会总和和叠加,叠加的电位一旦到达该神经元的阈电位就会爆发动作电位(图 3-6)。

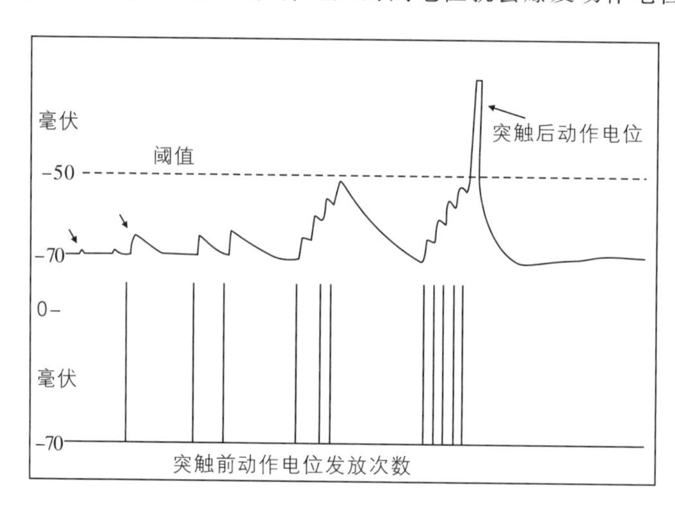

图 3-6　时间总和

如图 3-7 所示,树突上记录到的兴奋性突触后电位(0 点上)。如果把记录电极放置 1 点,记录到减小些的 EPSP。如果把记录电极放置 2 点,则记录到更小些的 EPSP。如果把记录电极放置 3 点,EPSP 更小了。如果把记录电极放置 4 点,记录到的 EPSP 几乎是 0 mV。也就是说,兴奋性的 EPSP 是一种局部电位,在神经元的传播中是逐渐衰减的。在神经元的不同部位同时发生的 EPSP,是可以总和的。

值得一提的是,这里的总和是发生在一定的空间范围内的,这些不同空间同时发生的 EPSP 在它们尚未衰减至 0 时才有总和可能，这就是空间总和现象。

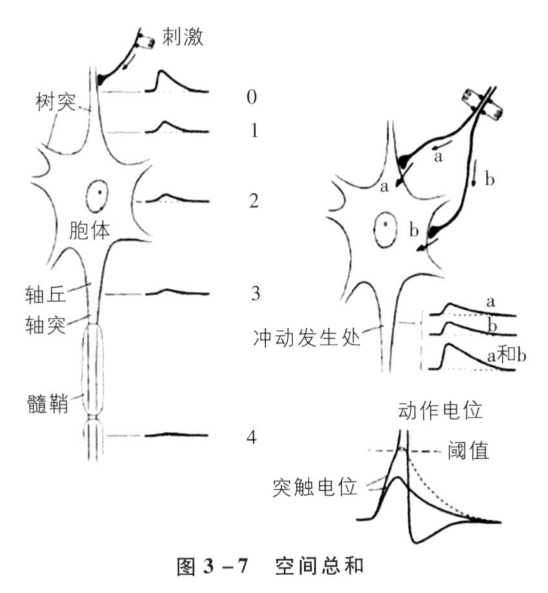

图 3-7　空间总和

注:0～4. 神经元不同部位记录到的局部电位；a,b. 神经元不同空间位置突触传递的局部电位。

（三）突触延搁

神经冲动由突触前终末传递给突触后神经元，必须经历：化学递质的释放、扩散及其作用于后膜引起 EPSP，总和后才使突触后神经元产生动作电位，这种传递需较长时间的特性即为突触延搁。据测定，冲动通过一个突触的时间为 0.3～0.5 ms。

1.**兴奋节律的改变**　在一个反射活动中，如果同时分别记录背根传入神经和腹根传出神经的冲动频率，可发现两者的频率并不相同。因为传出神经的兴奋除取决于传入冲动的节律外，还取决于传出神经元本身的功能状态。在多突触反射中则情况更复杂，冲动由传入神经进入中枢后，要经过中间神经元的传递，因此，传出神经元发放的频率还取决于中间神经元的功能状态和联系方式。

2.**对内外环境变化的敏感性**　神经元间的突触最易受内环境变化的影响。缺氧、酸碱度升降、离子浓度变化等均可改变突触的传递能力。缺氧可使神经元和突触部位丧失兴奋性、传导障碍甚至神经元死亡。碱中毒时神经元兴奋性异常升高，甚至发生惊厥；酸中毒时，兴奋性降低，严重时致昏迷。

3.**对某些化学物质的较敏感性和易疲劳**　许多中枢性药物的作用部位大都是在突触。有些药物能阻断或加强突触传递，如咖啡碱、可可碱和茶碱可以提高突触后膜对兴奋性递质的敏感性，对大脑中的突触尤为明显。士的宁能降低突触后膜对抑制性递质的敏感性，导致神经元过度兴奋，对脊髓内作用尤为明显，临床用作脊髓兴奋药。各种受体激动剂或阻断剂可直接作用于突触后膜受体而发挥生理效应。

突触是反射弧中最易疲劳的环节，突触传递发生疲劳的原因可能与递质的耗竭有关，疲劳的出现是防止中枢过度兴奋的一种保护性抑制。

二、突触传递

（一）化学性突触传递

当神经冲动传至轴突末梢时，突触前膜兴奋，爆发动作电位和离子转移。此时突触前膜对 Ca^{2+} 的通透性加大，Ca^{2+} 由突触间隙顺浓度梯度流入突触小体，然后小泡内所含的化学递质以量子式释放的形式释放出来，到达突触间隙。神经递质释放出来后，通过突触间隙扩散到突触后膜，与后膜上的特殊受体结合，改变后膜对离子的通透性，使后膜电位发生变化。这种后膜的电位变化，称为突触后电位（postsynaptic potential）。由于递质及其对突触后膜通透性影响的不同，突触后电位有两种类型，即 EPSP 和抑制性突触后电位（inhibitory postsynaptic potential，IPSP）。神经递质释放的最基本单位是一个突触囊泡。每个囊泡含有大约相同数目（几千）的递质分子。被释放的递质总是这个数的整数倍。因此，突触后兴奋性突触后电位 EPSP 幅度就是对一个囊泡内容物度的整数倍。换句话说，突触后的 EPSP 是量子化的，它们是一个量子的倍数，反映了在一个突触囊泡的递质分子总数和突触中可用受体的数量。

1. EPSP　当动作电位传至轴突末梢时，使突触前膜兴奋，并释放兴奋性化学递质（excitatory neurotransmitter），递质经突触间隙扩散到突触后膜，与后膜的受体结合，使后膜对 Na^{+}、K^{+}、Cl^{-}，尤其是对 Na^{+} 的通透性升高，Na^{+} 内流，使后膜出现局部去极化，这种局部电位变化，即 EPSP。此过程称兴奋性突触传递，它能以电紧张形式扩布，并能总和。如同一突触前末梢连续传来多个动作电位，或多个突触前末梢同时传来一排动作电位时，则兴奋性突触后电位就可叠加起来，使电位幅度加大。当达到阈电位时，即膜电位大约由 -70mV 去极化达 -52mV左右时，便引起突触后神经元的轴突始段首先爆发动作电位，产生扩布性的动作电位，并沿轴突传导，传至整个突触后神经元，表现为突触后神经元的兴奋。

2. IPSP　当抑制性中间神经元兴奋时，其末梢释放抑制性神经递质（inhibitory neurotransmitter）。递质扩散到后膜与后膜上的受体结合，使后膜对 K^{+}、Cl^{-}，尤其是对 Cl^{-} 的通透性升高，K^{+} 外流和 Cl^{-} 内流，使后膜两侧的极化加深，呈现超极化，即 IPSP，此过程称抑制性突触传递。

（二）电突触传递

电突触的传递是通过电流，即突触前神经元的动作电位到达神经终末时，通过局部电流的作用引起突触后膜发生动作电位。在冲动未到达突触前终末时，对突触后膜有阳极电紧张作用，使突触后膜膜电位升高、兴奋性降低。当动作电位传到突触前终末时，神经末梢呈负性，就好像一个阴极，起阴极电紧张作用，使突触后膜膜电位下降，兴奋性提高。当兴奋性提高到一定程度时，就产生神经冲动，并以局部电流进行传播，促进不同神经元产生同步化放电的功能。

三、非突触传递

除了化学突触传递外，还存在非突触性化学传递。关于这方面的研究，首先是在交感神经节肾上腺素能神经元上进行的。实验观察到肾上腺素能神经元的轴突末梢有许多分支，在分支上有大量结节状曲张体，曲张体内含有大量的小泡，是递质释放的部位。但是，曲张体并不与效应器细胞形成突触联系，而是处在效应器附近。当神经冲动抵达曲张体时，递质从曲张体释放出来，通过弥散作用到达效应器细胞受体，使效应细胞发生反应。由于这种化学传递不是通过突触进行的，故称为非突触性化学传递。在中枢神经系统内，存在着这样的传递方式。例如，在大脑皮质内有直径很细的无髓纤维，属于去甲肾上腺素能纤维，其纤维分支上有许多曲张体，能释放去甲肾上腺素，这种曲张体绝大部分不与支配的神经元形成突触，所以传递是属于非突触性化学传递方式。此外，中枢内5－羟色胺能纤维也能进行非突触性化学传递。

非突触性化学传递与突触性化学传递相比，有下列几个特点：①不存在突触前膜与突触后膜的特化结构。②不存在一对一的支配关系，即一个曲张体能支配较多的效应细胞。③曲张体与效应细胞间的距离至少在 200 nm 以上，距离大的可达几个微米。④递质的弥散距离大，因此传递花费的时间可大于 1 秒。⑤递质弥散到效应细胞时，能否发生传递效应取决于效应细胞膜上有无相应的受体存在。

知识窗

神经递质的最初发现

20 世纪初，John Newport Langley 和他的学生发现肾上腺素的效应与刺激交感神经系统的效应十分相似。他的学生，Thomas Renton Elliott 指出肾上腺素可能是外周神经释放的化学刺激物。后来 Henry Hallett Dale 发现胆碱及其衍生物对心脏、膀胱和唾液腺的效应与刺激副交感神经相似，特别是乙酰胆碱最有效。Dale 提出乙酰胆碱、肾上腺素的作用与刺激两类内脏神经的效应相似性的问题。Otto Loewi 在 1921 年所做的实验证明，刺激迷走神经释放活性化学物质，抑制心脏搏动，证明这种化学物质就是乙酰胆碱。1936 年 Dale 等人在刺激支配肌肉的运动神经后得到了神经释放的乙酰胆碱，因而把化学传递的假说推广到全部外周神经系统。证明乙酰胆碱是神经肌肉接点的神经递质后，直到 1952 年中枢神经系统的化学递质学说才被广泛接受。

思考题

1. 为什么化学突触传递存在突触延搁？

2. 电突触传递的生物学意义是什么？

（徐　晖）

参考文献

[1] 韩济生. 神经科学. 3版. 北京:北京大学医学出版社,2009.

[2] Nicholls J G. 神经生物学:从神经元到脑. 杨雄里,译. 北京:科学出版社,2014.

[3] 万选才,杨天祝,徐承寿. 现代神经生物学. 北京:北京医科大学中国协和医科大学联合出版社,1999.

[4] Bear M F, Conners B W, Paradise N A. 神经科学:探索脑. 王建军,译. 北京:高等教育出版社, 2004.

[5] Kandel E R, Schwartz J H, Jssell T M. Principles of neural science. 4th ed. Norwalk: Appleton & Lange Press,1996.

[6] 盛祖杭,陆佩华. 神经元突触传递的细胞和分子生物学. 上海:上海科学技术出版社,2008.

[7] 李国彰. 神经生理学. 北京: 人民卫生出版社, 2007.

第四章 4 神经递质与受体

神经元(neuron)是神经系统的基本功能单位,神经元之间通过突触传递信息。突触(synapse)是神经元之间进行信息交流特化的接触部位。突触的信息传递过程称为突触传递(synaptic transmission),分为化学传递和电传递两种方式,神经元之间的突触传递主要是通过化学突触实现的,电突触在哺乳动物神经元中占比较低。化学突触(chemical synapse)通过突触前轴突终末释放的神经递质,特异性地作用于突触后膜受体,实现突触传递功能。突触是神经元信息传递的结构基础,神经递质和受体是突触信息传递的物质基础,二者结合形成神经系统信息传递的核心。神经递质和受体作用多样,功能各异,最终通过影响突触后神经元或靶细胞的动作电位实现跨神经元信息传递。在突触传递过程中,任何结构和功能异常都可能导致疾病的发生,而有针对性地对神经递质及其受体进行调控,已成为部分神经系统疾病和精神疾病的治疗靶点。本章将对神经递质和受体的结构、特征、功能等做重点介绍。

第一节 神经递质

神经递质(neurotransmitter)是轴突终末释放的特殊化学物质,这些物质在轴突终末或胞体内合成,储存于突触囊泡内,在信息传递过程中由突触前膜释放到突触间隙,作用于突触后特异性受体,完成神经元之间或神经元与效应器之间的信息传递,是突触传递中起"信使"作用的特殊化学物质。

一、神经递质的判断标准和分类

神经递质必须具备以下 6 个条件:

(1)神经递质在轴突终末或胞体内合成,并储存在轴突终末的突触囊泡内,神经元内具有合成神经递质的前体物质和酶系统。

(2)当神经元接收电信号进行信息传递时,神经递质从突触囊泡释放到突触间隙。

(3)作用于突触后膜特异性受体,产生突触后电位,诱导效应细胞产生特定功能效应。

(4)存在神经递质失活方式:酶降解、再摄取等。

(5)外源性给予神经递质直接作用于突触后膜受体,可模拟神经递质释放过程,引起与刺激神经相同的功能效应。

(6)应用受体激动剂或拮抗剂可激活或阻断神经递质的突触传递效应。

神经递质可分为3大类(表4-1)。第一类为经典神经递质,是小分子量化学物质,储存在小的清亮或小的致密核芯突触囊泡中,包括乙酰胆碱、谷氨酸、γ-氨基丁酸(γ-aminobutyric acid,GABA)、甘氨酸、去甲肾上腺素、肾上腺素、多巴胺、5-羟色胺(5-hydroxytryptamine,5-HT)、组胺、三磷酸腺苷(adenosine triphosphate,ATP)等;第二类为神经肽,一般储存于大致密核芯突触囊泡中;第三类为非典型神经递质,主要由一氧化氮(nitric oxide,NO)、一氧化碳(carbonic oxide,CO)、内源性大麻素等气体分子或脂溶性化学物质组成。这些非典型神经递质不存储在轴突终末的突触囊泡内,不完全符合神经递质的判断标准。

表4-1 神经递质分类

经典神经递质	神经肽	气体神经递质
胆碱类:乙酰胆碱	阿片肽:β-脑啡肽、甲硫脑啡肽 亮脑啡肽、强啡肽等	一氧化氮 一氧化碳
兴奋性氨基酸:谷氨酸、天门冬氨酸	脑肠肽:P物质等	
抑制性氨基酸:γ-氨基丁酸、甘氨酸	神经内分泌肽: 降钙素基因相关肽 血管活性肠肽等	
生物胺:多巴胺、去甲肾上腺素、 肾上腺素、5-羟色胺、组胺等	垂体肽、下丘脑释放肽等 其他:神经肽Y等	
嘌呤类:ATP、腺苷		

二、经典神经递质和神经肽的区别

(一)合成与储存

小分子经典神经递质在轴突终末内由底物经酶催化合成。底物一般是机体细胞常用或不可缺少的物质,比如:谷氨酸、甘氨酸、γ-氨基丁酸本身就是氨基酸,儿茶酚胺类、5-羟色胺等是氨基酸的衍生物。乙酰胆碱例外,是由乙酰辅酶A和胆碱合成的。酶在胞体内合成,经轴浆运输至轴突终末。经典神经递质在轴突终末内合成并储存于小的突触囊泡中。突触囊泡内神经递质的浓度可以是细胞间隙浓度的100 000倍,是精准、高效、快速递质释放的必备条件。

神经肽(neuropeptide)是机体参与信息传递的多肽。脑内神经肽种类多、分布广、作

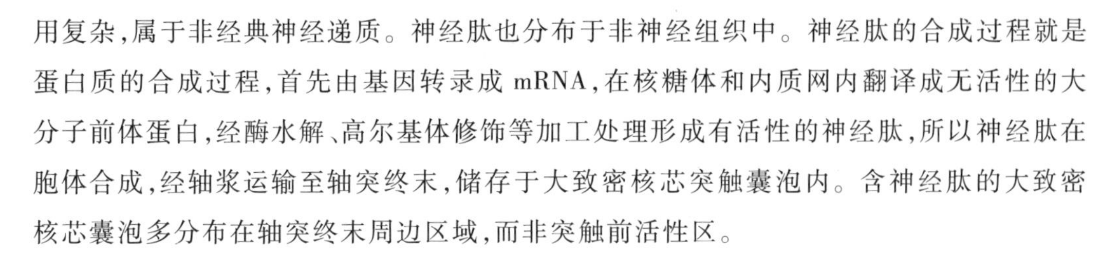

用复杂,属于非经典神经递质。神经肽也分布于非神经组织中。神经肽的合成过程就是蛋白质的合成过程,首先由基因转录成 mRNA,在核糖体和内质网内翻译成无活性的大分子前体蛋白,经酶水解、高尔基体修饰等加工处理形成有活性的神经肽,所以神经肽在胞体合成,经轴浆运输至轴突终末,储存于大致密核芯突触囊泡内。含神经肽的大致密核芯囊泡多分布在轴突终末周边区域,而非突触前活性区。

（二）释放

1. Ca^{2+} 依赖的囊泡量子释放　量子释放(quantum release)理论认为单个突触囊泡内神经递质的数量基本恒定,称为一个量子单位。神经递质的释放以囊泡为单位,以胞吐形式将囊泡内的神经递质释放到突触间隙,递质释放的总量取决于囊泡的数量。在无动作电位的情况下,突触前量子释放的概率很低,但在动作电位刺激情况下,引起突触前钙离子(calcium ion,Ca^{2+})内流,可在 1～2 ms 释放上百个量子单位。

Ca^{2+} 是神经递质释放最重要和必需的元素之一。当动作电位到达轴突终末时,激活膜上的电压门控性 Ca^{2+} 通道,Ca^{2+} 内流,使轴突终末内 Ca^{2+} 浓度升高,对神经递质释放过程发挥作用,主要包括:①促进突触囊泡向突触前活性区移动;②触发突触囊泡与突触前膜融合;③促进囊泡内神经递质释放。突触囊泡的释放和再循环利用主要包括 5 个过程:①突触囊泡移向突触前膜;②锚定到突触前膜;③点燃;④与突触前膜融合、胞吐,释放神经递质;⑤内吞(图 4－1)。

除了 Ca^{2+} 依赖的囊泡释放外,还有非 Ca^{2+} 依赖的、非量子释放方式,比如某些膜通透性物质如前列腺素、一氧化氮、一氧化碳可透过脂膜以弥散方式释放。

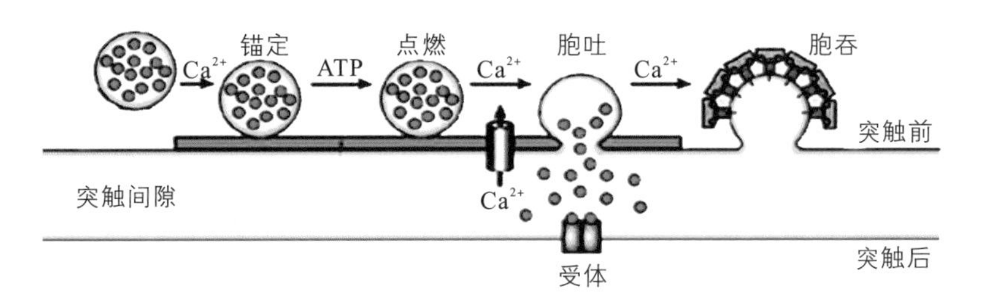

图 4－1　Ca^{2+} 依赖的神经递质释放过程

2. 低频刺激和高频刺激　小分子经典神经递质储存于小突触囊泡内,分布在突触前活性区,所以低频的动作电位使突触前活性区周围区域 Ca^{2+} 增加,即可诱导经典神经递质释放,经典神经递质作用精准、快速、短暂。神经肽分子量大,储存在大致密核芯囊泡内,且远离突触前活性区分布,所以需要高频持续动作电位刺激,使整个轴突终末内 Ca^{2+} 增加,方可诱导神经肽释放。神经肽作用缓慢、广泛、持久(图4－2)。高频刺激既有经典神经递质的释放又有神经肽的释放。

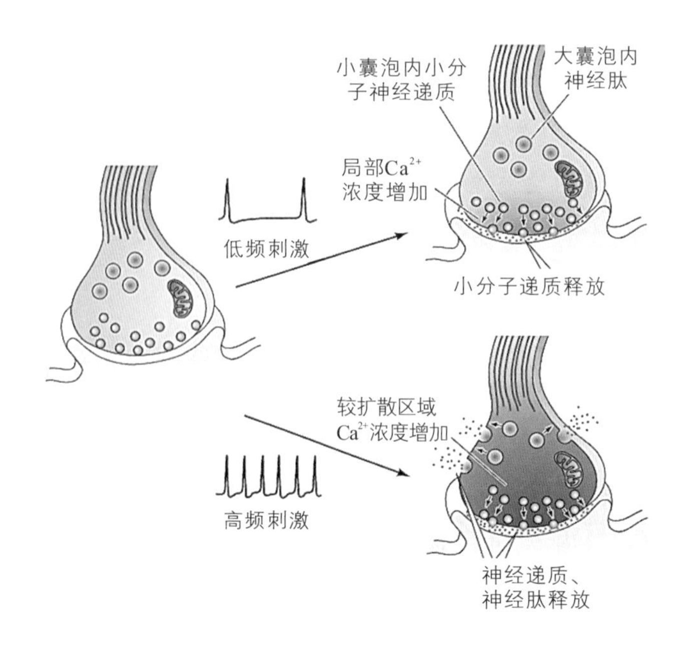

图 4-2　低频和高频刺激诱导神经递质和神经肽释放

3. **失活**　神经递质释放到突触间隙与突触后受体结合，发挥神经生物学效应，作用结束后神经递质应迅速移去，以便突触后神经元为下一次突触传递做准备，否则受体持续暴露在神经递质的作用下，会失敏，降低突触传递效率。

经典神经递质失活有以下 4 种方式：

(1)酶解失活：突触间隙存在分解神经递质的酶，使其酶解失活，如突触间隙的乙酰胆碱酯酶可将乙酰胆碱水解成胆碱和乙酸，使其失活。

(2)重摄取：突触前膜存在神经递质膜转运体，可将神经递质重摄取到轴突终末，并被囊泡转运体转入突触囊泡内重新储存。氨基酸类神经递质可被星形胶质细胞重摄取，而单胺类神经递质仅能被神经元重摄取。

(3)扩散：神经递质作用完成后在突触间隙弥散，逐渐失去活性。

(4)胶质细胞摄取：位于突触间隙的星形胶质细胞膜表面存在氨基酸转运体，可以摄取谷氨酸或 γ-氨基丁酸，在星形胶质细胞谷氨酰胺合成酶和 GABA 转氨酶催化下，生成谷氨酰胺，再转运到轴突终末，作为谷氨酸或 γ-氨基丁酸合成的底物。

神经肽主要通过酶降解失活，体内存在多种氨肽酶、羧肽酶和内肽酶参与神经肽失活。神经肽没有重摄取过程(图 4-3)。

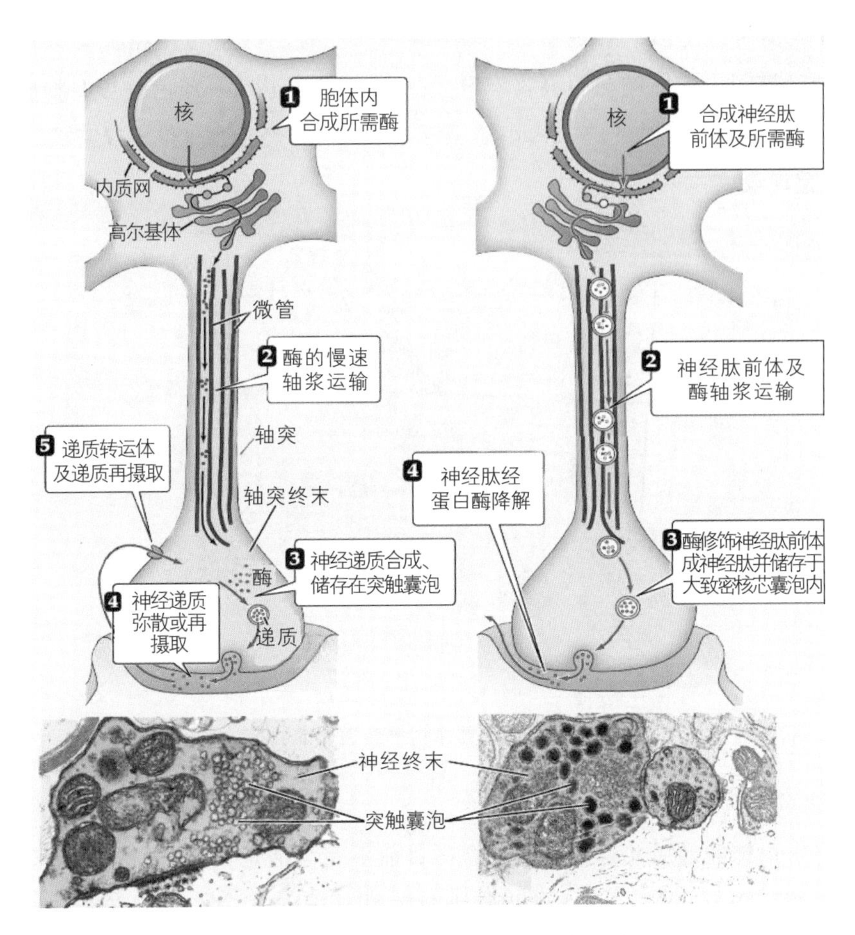

图 4－3 经典神经递质与神经肽的区别

三、神经递质共存

(一)神经递质共存的概念

长期以来,人们一直认为一个神经元只能释放一种神经递质。直到20世纪70年代,随着免疫组织化学技术的发展,人们发现一个神经元可以含有两种或两种以上的生物活性物质,通常是一种经典神经递质和一种神经肽,也可见一种经典神经递质和两种及以上的神经肽。一个神经元同时含有两种及两种以上神经递质或调质,两个神经元之间存在多种化学传递的现象称为神经递质共存(neurotransmitter coexistence)。目前发现的递质共存存在以下几种:①同一基因编码不同的神经肽共存同一神经元中;②源自不同前体的两个不同的神经肽共存;③一种或多个神经肽和一种非肽类神经递质共存;④不同的非肽类神经递质共存。

1979年,瑞典科学家Hǒkfelt等首先发现交感神经节内同时含有去甲肾上腺素和生长抑素。他们也发现低频电刺激猫唾液腺的副交感神经,可诱导乙酰胆碱释放,而高频刺激不仅有乙酰胆碱释放,同时伴有血管加压素释放。后来人们陆续发现在中枢和外周神经组织中均有神经递质共存现象,比如:蓝斑中去甲肾上腺素与神经肽 Y 共存,中脑腹侧多巴胺神经核团中多巴胺与胆囊收缩素共存,中缝大核内 5 - 羟色胺与 P 物质共存等。图 4 - 4 电镜图片显示了轴突终末内小清亮囊泡(经典神经递质)和大致密核芯囊泡(神经肽)的共存现象。

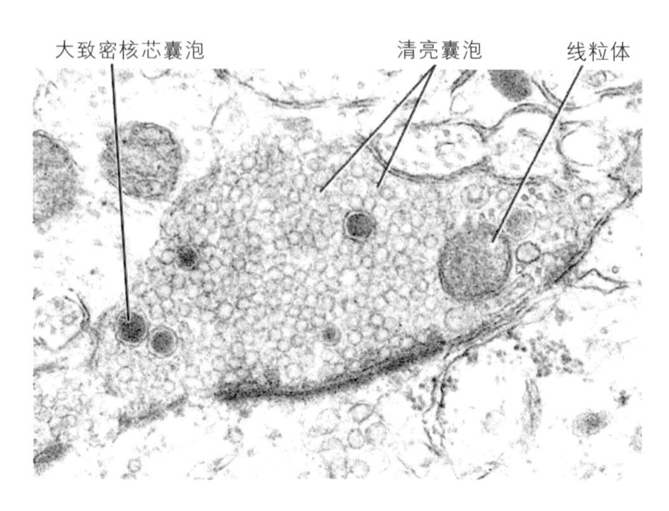

图 4 - 4　轴突终末内神经递质的共存

(二)神经递质共存的意义

轴突终末内神经递质共存的作用及意义目前不完全清楚,有待于深入研究。神经递质共存的作用可能为:神经递质之间相互协同作用,共同完成神经信息传递;神经递质之间作用相反、起拮抗作用;对突触前递质释放起反馈性调节作用,具体包括:

1. 两种神经递质均可通过突触间隙激活突触后受体,起协同作用。

2. 一种神经递质激活突触后受体,另一种神经递质则可能阻断另一种突触后受体。

3. 一种神经递质作用于突触后受体,另一种可作用于突触前轴突终末的自身受体,调控突触前神经递质释放。

4. 一种神经递质作用于突触后受体,另一种神经递质作用于其他轴突终末的突触前受体,发挥突触前调控作用。

知识窗

Loewi 的梦与蛙心实验

1904 年,英国剑桥大学本科学生 Thomas Renton Elliott 实验发现肾上腺素可以模拟交感神经受刺激后的效应,电刺激动物的交感神经所产生的反应与注射肾上腺素的作用非常相似,这或许是有史以来证明神经递质存在的最早暗示。但遗憾的是,Elliott 没有重视自己的创新性发现,仅将初步实验结果发表于英国生理学杂志,随后转做临床工作,最终成为一名伦敦大学医学院的内科教授。

虽然这一发现在当时没有引起广泛关注，但却在外国留学生 Otto Loewi 心中留下了极为深刻的印象，当时他正在剑桥斯塔林实验室进修。Loewi 设想如果刺激迷走神经，或许也能诱导一种化学物质的释放，产生神经冲动的传递。然而很快第一次世界大战爆发了，残酷的战争打乱了 Loewi 的研究计划。他参军服役，根本无法集中精力思考科学问题。直到十多年之后战争结束了，他才重新回到实验室思考他之前的设想，却始终没有思路。

直到 1921 年复活节前一天的夜晚，Loewi 做了一个奇怪的梦，梦中他做了一个实验，这个实验竟然证实了他的设想，而这个设想已经在他的头脑中存留了 17 年之久。他写道：从梦中惊醒后，匆匆地在一张薄纸片上写了点东西，然后又翻身睡去。第二天早上，当他醒来时，十分懊恼，因为他实在是看不懂自己写了什么，更记不清梦中的内容了。恍恍惚惚中，他努力回想自己那个神奇的梦，就这样，一天过去了。夜里，他又沉沉睡去，快到凌晨三点的时候，神奇的事情又出现了——头一天晚上的梦竟然上演了完美的"续集"，他清晰地看到了实验的整个过程。这一次，他再也不敢怠慢，赶紧起床，冲到实验室开始试验。这就是著名的 Loewi 实验。Loewi 把两个跳动的蛙心分别放进各自的灌流室中，其中一个连有完整的迷走神经，另一个去除迷走神经。随后，他刺激了连有迷走神经的蛙心，使其跳动更加缓慢(这一现象在当时已广为人知了)。但当 Loewi 将第一个蛙心的灌流液输送到第二个去除迷走神经蛙心的灌流室时，神奇的事情发生了，第二个蛙心跳动的速率也大幅度减缓了，和直接刺激第一只蛙心迷走神经的效果相同。Loewi 通过蛙心实验发现了迷走神经终末释放的化学物质，并命名为"迷走神经传导素"。通过五年的实验，直到 1926 年，他通过各种方法证实了"迷走神经传导素"就是乙酰胆碱，明确了迷走神经终末通过释放乙酰胆碱，实现信息传递。而在此之前，人们普遍认为神经冲动就是电现象，从来没有人提出神经还可以释放一种物质传递信息。Loewi 的发现打破了传统观念，极大地促进了神经科学的发展。1936 年，Otto Loewi 凭借在神经冲动化学传递方面的创新性发现，与 Henry Hallett Dale 共同获得了诺贝尔生理学或医学奖。

第二节 受 体

受体(receptor)是存在于细胞胞膜或胞浆内，与细胞外特异性信号分子结合，并激活细胞内一系列生物化学反应，使细胞对外界刺激产生效应的特殊蛋白质。配体(ligand)指能被受体识别，并且能特异性结合的化学物质，包括内源性的神经递质、神经肽、生长因子、激素等，以及外源性的化学物质如药物等。

一、受体的特性

(一)特异性

受体蛋白具有特定的三级结构，受体与配体结合具有严格的空间构象要求，决定受体能够与哪种配体结合以及结合的牢固程度。

(二)饱和性

受体在生物体内的数量有限,当配体到达一定浓度时,即使再增加配体浓度,与受体的结合数量也不再改变,即配体与受体结合处于饱和状态。基于受体的饱和性特性,当几种结构类似的化合物与同种受体结合时,表现出竞争性抑制的现象。利用受体的这一特性,可测定递质的释放量,也可对受体进行分离纯化。

(三)亲和力

指配体和受体之间的结合能力。亲和力大且内在活性强的配体称为受体的激动剂;相反,亲和力大但内在活性低的配体称为受体阻断剂。

(四)可逆性

受体与配体的结合多为氢键、离子键结合,而非共价键,所以二者结合一般是可逆的。内源性配体与受体结合是短暂的,结合后迅速解离。但多种药物、毒素等外源性配体与受体结合的非常牢固,难以解离,比如 α - 银环蛇毒,这在分析、检测、分离、纯化乙酰胆碱 N 型受体中具有重要作用。

(五)多样性

受体种类繁多,每种受体又分为多种亚型,各亚型之间结构不同,功能各异。

二、受体的分类

受体介导的跨膜信息传递主要包括:神经递质与受体结合、跨膜信息转导和生物效应产生三个过程。根据受体的结构和跨膜信息转导的方式不同,主要分为离子通道型受体、G 蛋白偶联受体、酪氨酸激酶受体、整合素受体、Toll 样受体、细胞内受体等(图 4 - 5)。细胞内受体其传递方式为亲脂性较高的激素类配体通过胞膜进入胞质内与受体结合,经核内转位调控基因转录及蛋白活性。本章仅就神经元最常见的受体作介绍。

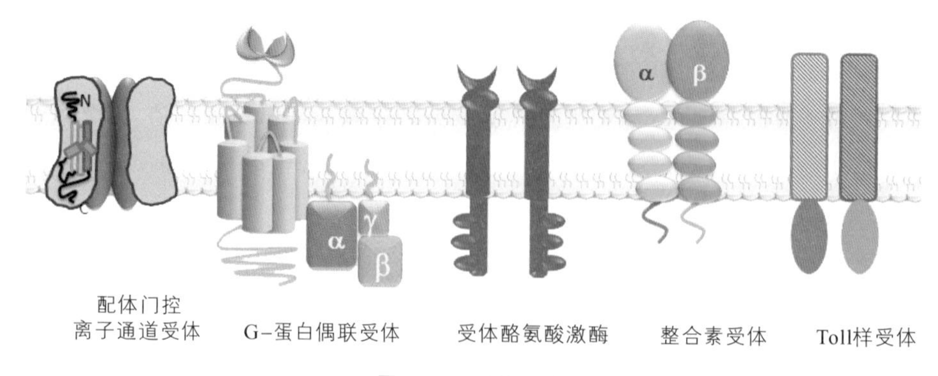

图 4 - 5 受体分类

（一）离子通道型受体

配体与受体结合后改变了离子通道的活性。受体本身由受体结合部分和离子通道两部分组成，配体与受体结合后，导致离子通道的开放或关闭，离子的内流改变了膜电位（图 4－6），比如 N 型胆碱受体和 α－氨基－3－羟基－5－甲基－4－异口噁唑丙酸（α－amino－3－hydroxy－5－methyl－4－isoxazolepropionic acid，AMPA）受体是 Na^+ 通道，N－甲基－D－天冬氨酸（N－methyl－D－aspartate，NMDA）受体是 Na^+、Ca^{2+} 通道，$GABA_A$ 及甘氨酸受体是 Cl^- 通道。受体激活后，不同种类离子的内流引起膜电位的去极化或超级化，并将突触前化学信号转变为电信号，其作用潜伏期短，起效快，维持时间短（数毫秒）；Ca^{2+} 内流作为神经元重要的第二信使，参与细胞内信号转导作用，是将突触前化学信号转变为突触后神经元内化学信号的过程。

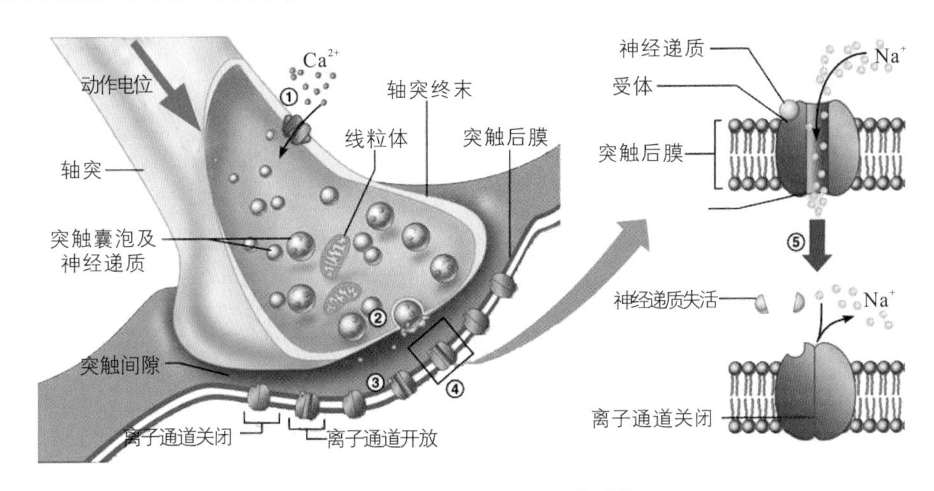

图 4－6 配体门控离子通道受体

（二）G 蛋白偶联受体

配体和受体结合后，信息传递作用通过 G 蛋白介导完成。受体本身不具备离子通道结构及酶活性，其作用是通过 G 蛋白激活膜内一系列信号分子（腺苷酸环化酶、磷脂酶 C 等），通过级联式反应完成信号跨膜转导，这种级联反应的特征是使信号放大。单个递质分子与一个受体结合后可激活 10～20 个 G 蛋白，每个 G 蛋白又可激活一个腺苷酸环化酶，生成多个环磷酸腺苷（cyclic adenosine monophosphate，cAMP），进而激活多个激酶，每个激酶又可磷酸化多个离子通道，从而产生放大效应。同时 cAMP 可以迅速扩散到远处部位，影响较远部位的信号传递。级联反应存在多个调控位点，各环节间相互调控，但最终通过调控离子通道产生神经生物学效应。

G 蛋白偶联受体又被称为代谢性受体，其中包括多种经典神经递质受体、神经肽受体、趋化因子受体等（表 4－2）。

表 4-2　G 蛋白偶联受体

神经递质	受体
乙酰胆碱	毒蕈碱受体（M_1 - M_5）
谷氨酸	代谢性谷氨酸受体（mGluR1 - 7）
γ - 氨基丁酸	$GABA_B$受体
5 - 羟色胺	5 - HT_1、5 - HT_2、5 - HT_4、5 - $HT_{5\alpha}$、$_{5\beta}$
多巴胺	D_1、$D_{2S,2l}$、D_3 - D_5
去甲肾上腺素	α_1、α_2、β_1 - β_3
脑啡肽	μ、k、δ

1. G 蛋白结构和分类　G 蛋白是指能与三磷酸鸟苷（guanosine triphosphate，GTP）或二磷酸鸟苷（guanosine diphosphate，GDP）结合的蛋白质。G 蛋白偶联受体结构类似，均由 7 次跨膜结构组成，C 端位于膜内侧，N 端位于膜外侧，在胞内环上有 G 蛋白结合位点。G 蛋白由 α、β、γ 三个亚基组成，在信号转导过程中起着分子开关作用。不同 G 蛋白的结构差异主要在 α 亚基，当 α 亚基与 GDP 结合时，处于 αβγ 三聚体的无活性关闭状态，而当 α 亚基与 GTP 结合时，导致 βγ 二聚体脱离，处于开启的活化状态。α 亚基本身具有 GTP 酶活性，可将 GTP 水解成为 GDP，作用结束后 α 亚基再与 βγ 亚基结合，恢复至无活性的三聚体状态（图 4-7）。根据 α 亚基对膜内信号分子或效应酶调节的作用不同，G 蛋白可分为：激动型 G 蛋白（G_s）、抑制型 G 蛋白（G_i）、转导型 G 蛋白（G_t）、磷脂酶 C 型（G_q）、G_{11} - G_{16}等多种亚型。

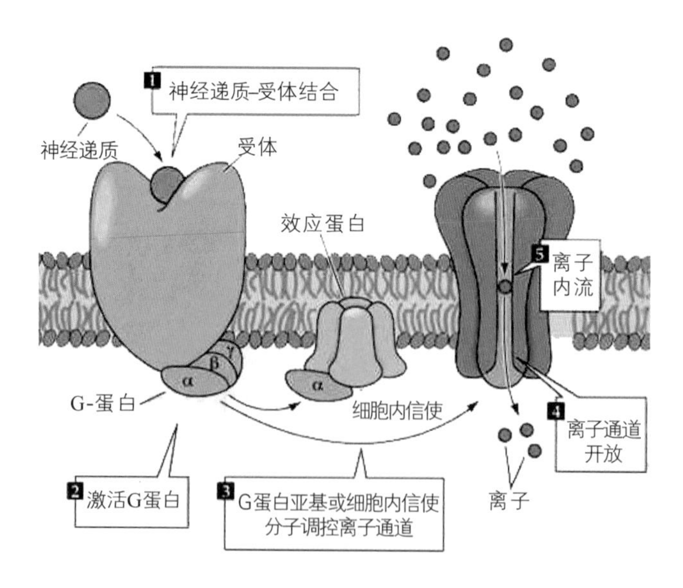

图 4-7　G 蛋白偶联受体的作用原理

2. G 蛋白的调控作用

(1)G 蛋白对腺苷酸环化酶(adenylyl cyclase,AC)的调节　主要有两类 G 蛋白参与 AC 的调控,分别为 G_s介导的 AC 激活作用和 G_i介导的 AC 抑制作用。AC 催化 ATP 生成 cAMP,cAMP 可进一步激活神经元内信号转导因子蛋白激酶 A,激活的蛋白激酶 A 可使细胞内多种蛋白的丝氨酸/苏氨酸残基磷酸化,从而改变这些蛋白的活性。该信号途径可简要表示为:配体→G 蛋白偶联受体→激活 G 蛋白→AC→cAMP→cAMP 依赖的蛋白激酶 A→蛋白磷酸化调控。

(2)G 蛋白对磷脂酶 C(phospholipase C, PLC)的调节　主要通过 G_q偶联蛋白,激活细胞膜上的 PLC,使 4,5 - 二磷酸磷脂酰肌醇水解成为 1,4,5 - 三磷酸肌醇(inositol triphosphate,IP_3)和二酰基甘油(diacylglycerol,DAG)两个胞内第二信使因子,又被称为“双信使系统”。IP_3 可与内质网上 IP_3 配体门控 Ca^{2+} 通道结合,使 Ca^{2+} 通道开放,促进内质网内 Ca^{2+} 释放,增加胞质内 Ca^{2+} 浓度。DAG 可激活蛋白激酶 C,使多种蛋白和酶的丝氨酸/苏氨酸残基磷酸化,参与神经元功能调控。

(3)G 蛋白对离子通道的调节　G 蛋白的偶联作用可直接调节细胞膜上的离子通道,也可激活细胞内第二信号转导因子,通过激活的蛋白激酶使离子通道蛋白磷酸化,间接调控离子通道。目前发现 G 蛋白直接调控的离子通道主要包括 K^+ 通道和 Ca^{2+} 通道。无论是直接作用或间接作用,G 蛋白偶联受体的作用特征为缓慢、持久、广泛(图 4 - 8)。

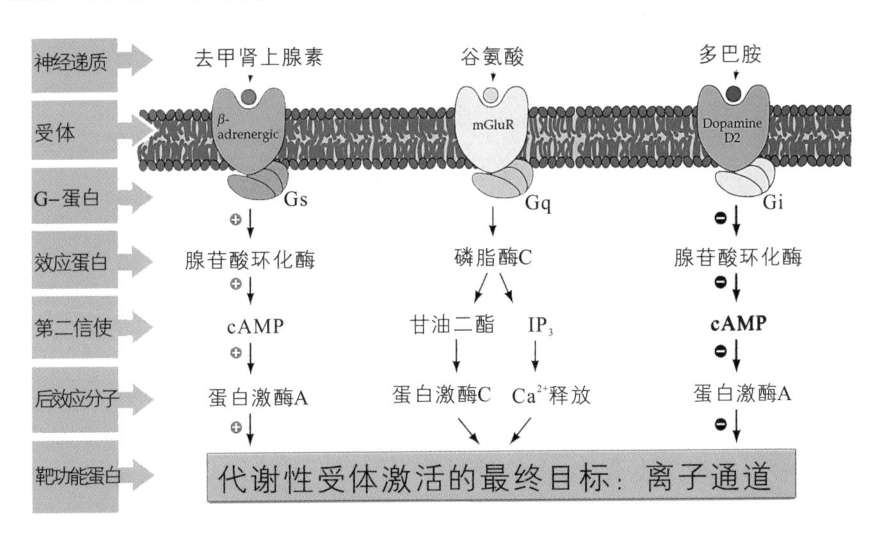

图 4 - 8　不同神经递质的 G 蛋白偶联受体及细胞内信号转导通路

(三)受体酪氨酸激酶

受体酪氨酸激酶(receptor tyrosine kinases, RTKs)是神经系统最大的一类酶偶联受体家族,包括多种多肽、激素及生长因子受体,主要有表皮生长因子受体、血小板生长因子受体、胰岛素和胰岛素样生长因子 - 1 受体、神经生长因子受体、成纤维细胞生长因子受体、血管内皮生长因子受体等。RTKs 本身既是受体又具有酪氨酸激酶活性。RTKs 由三部分组成:细胞外结构域的配体结合位点、单次跨膜的疏水 α 螺旋区以及 RTKs 活性的细胞内结构域。RTKs 激活是一个复杂的过程,大多数受体首先由两个单体形成一个二聚体,受体二聚体的细胞内结构域尾部相互接触,激活蛋白激酶,使细胞内结构域的尾部磷酸化,磷酸化的酪氨酸部位即成为细胞内信号因子的结合位点,有多种不同的细胞内信号因子与 RTK 尾部磷酸化区域结合,形成信号复合物,激活不同的信号转导途径(比如 MAP 激酶信号系统),产生一系列的生物化学反应,调控神经元功能。

三、乙酰胆碱及其受体

乙酰胆碱(acetylcholine,ACh)是第一个被发现的神经递质。ACh 是由乙酰辅酶 A 和胆碱在胆碱乙酰基转移酶(choline acetyltransferase,ChAT)作用下合成的。由于只有胆碱能神经元中含有 ChAT,因此 ChAT 是胆碱能神经元的标志物。ACh 在轴突终末的轴浆中合成,再通过囊泡膜上的乙酰胆碱转运体转运至囊泡中储存。ACh 的降解酶为乙酰胆碱酯酶(acetylcholinesterase,AChE),将 ACh 降解为胆碱和乙酸,这个过程非常迅速,在已知的酶中 AChE 是催化效率最高的酶之一,降解的胆碱被转运体重新转运入突触前神经元轴突终末内重新合成 ACh(图 4-9)。

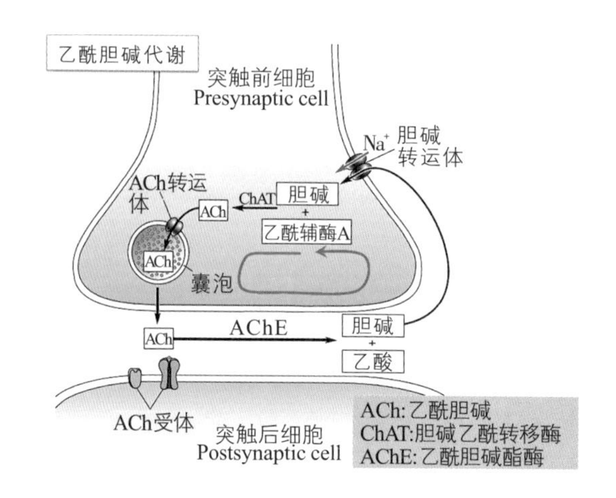

图 4-9 乙酰胆碱的代谢过程

突触后膜存在两类 ACh 受体,一种是配体门控离子通道即烟碱型受体(nicotinic receptor,N 型受体),一种是 G 蛋白偶联受体即毒蕈碱受体(muscarinic receptor,M 型受体)。N 型受体是由两个 α 亚基和各一个 β、γ、δ 亚基组成的五聚体,按 αγαβδ 顺序形成 5 瓣梅花状,中间形成离子通道。N 型受体是阳离子通道受体,对 Na^+、Ca^{2+} 等有通透性,中枢神经元 N 型受体激活后,除了自身的离子通道开放增加 Ca^{2+} 内流外,还可激活邻近的电压依赖性 Ca^{2+} 通道,进一步增加 Ca^{2+} 内流,并参与 Ca^{2+} 介导的细胞内信号转导过程。M 型受体有 $M_1 \sim M_5$ 亚型,其中 M_1、M_3、M_5 通过高效偶联的 $G_{q/11}$ 激活磷脂酶 C,启动磷脂酰肌醇代谢反应。M_2、M_4通过激活 G_i类 G 蛋白抑制腺苷酸环化酶活性。M_2和 M_4型受体也激活 G 蛋白偶联钾通道，引起可兴奋细胞超极化。

ACh 作用广泛，在外周神经系统中，ACh 是神经肌肉接头处的神经递质，也是交感神经和副交感神经节前神经元以及副交感神经节后神经元的神经递质，在躯体运动、内脏及心血管功能中起关键作用。在中枢神经系统中，ACh 参与感觉、痛与镇痛、学习与记忆、睡眠和觉醒、体温、心血管等功能调控。相反，ACh 代谢障碍可导致疾病的发生，比如吸入或经皮肤渗入沙林毒气，可在几分钟之内置人于死地，其作用机制是阻断 AChE 对 ACh 的分解，导致 ACh 在突触间隙堆积，持续激活 ACh 受体，引起肌肉抽搐。重症肌无力是部分或全身骨骼肌无力和易疲劳，活动后症状加重，病因是由自身免疫反应使神经肌肉接头处 ACh 受体减少引起的，临床用 AChE 抑制剂增加突触间隙的 ACh 含量，激活剩余的受体以部分缓解症状。

四、谷氨酸及其受体

谷氨酸（glutamate）是中枢神经系统最重要的兴奋性神经递质，在大脑皮质、海马、纹状体、小脑含量最高，在脑干和下丘脑含量较低，而脊髓谷氨酸含量明显低于脑内。谷氨酸参与神经系统感知、运动等基本功能调控，与学习记忆等高级功能密切相关。

谷氨酸是组成蛋白质的 20 种氨基酸之一，可以被所有细胞合成。谷氨酸的合成可以由葡萄糖经三羧酸循环生成的 α－酮戊二酸，在转氨酶作用下产生谷氨酸，该过程在线粒体内进行，合成的谷氨酸需要转运出线粒体，故所需时间较长。谷氨酸的主要合成途径由谷氨酰胺经谷氨酰胺酶水解而成。胶质细胞生成的谷氨酰胺释放到细胞间隙，被谷氨酰胺转运体转运至神经元轴突终末，与神经元内的谷氨酰胺在谷氨酰胺酶的作用下合成谷氨酸，然后被囊泡谷氨酸转运体（vesicular glutamate transporter，VGLUT）转运至突触囊泡中。一旦释放后，谷氨酸被兴奋性氨基酸转运体（excitatory amino acid transporter，EAAT）转运至突触前神经元和邻近的胶质细胞。胶质细胞中的谷氨酸被谷氨酰氨合成酶重新生成谷氨酰胺，后者可再回到神经元中合成谷氨酸，该过程又称谷氨酸－谷氨酰胺循环（图 4－10）。

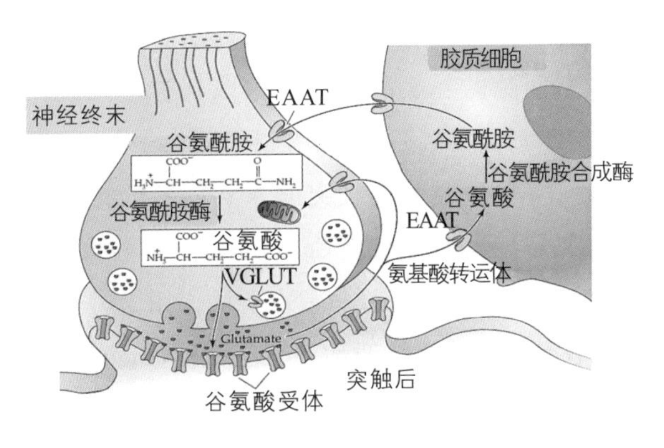

图 4－10 谷氨酸的代谢过程

突触后膜存在多种谷氨酸特异性受体。谷氨酸受体有两类:配体门控离子通道和G蛋白偶联受体。配体门控离子通道受体包括AMPA、NMDA和海人藻酸(kainite,KA)受体。NMDA受体存在配体门控和电压门控共同调节,其开放不仅需要谷氨酸,同时也需要突触后膜电位的去极化。NMDA受体开放导致Na^+、Ca^{2+}离子内流,引起突触后膜的去极化,同时Ca^{2+}离子又是第二信使,因此NMDA受体既是离子通道,同时又可引起细胞内的代谢性变化。

研究发现,持续高频的突触传递活动可以通过激活NMDA受体,使Ca^{2+}离子内流,激活神经元内Ca^{2+}依赖性蛋白激酶Ⅱ信使通路,使得AMPA受体磷酸化,导致AMPA受体Na^+内流增加,并使突触后胞质内更多的AMPA受体合成并转运到突触后膜,从而导致突触后膜对谷氨酸的敏感性增加,这种变化称为突触可塑性,被认为是学习与记忆重要的神经生物学机制(图4-11)。

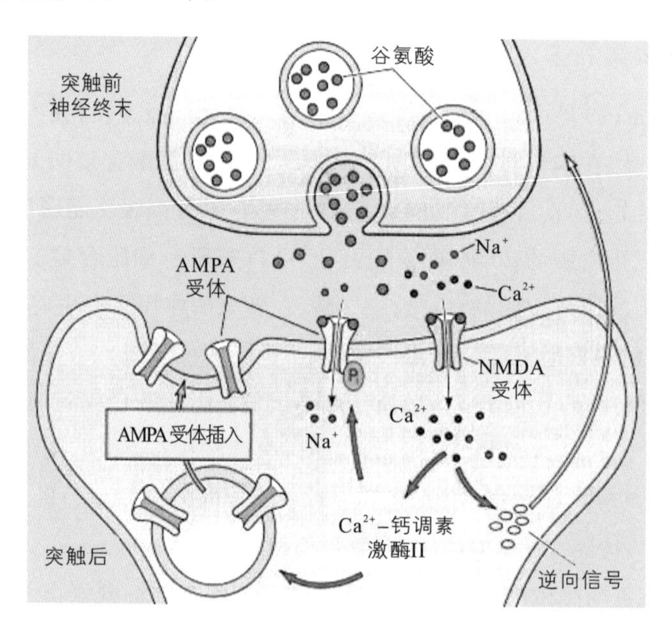

图4-11 学习与记忆的神经生物学机制

在病理学状态下,比如当脑外伤或者中风导致局部脑组织缺氧时,由于线粒体合成ATP减少,导致释放到突触间隙的谷氨酸无法再摄取到神经元或者胶质细胞,使突触间隙谷氨酸的浓度增高并持续刺激突触后神经元。另外,由于Na^+/K^+泵的活动降低,可导致细胞膜电位去极化,进一步导致突触前轴突终末谷氨酸的持续释放,使突触后神经元持续去极化,产生谷氨酸兴奋性毒性作用及Ca^{2+}超载,最终导致神经元的死亡。因此,谷氨酸及其受体在生理或病理过程中发挥着非常重要的作用。

谷氨酸的G蛋白偶联受体又称为代谢性谷氨酸受体(metabotropic glutamate receptor,mGluR),目前已发现多种亚型,分别与G_s或G_i蛋白结合,产生神经元的兴奋性或者抑制性效应。

五、γ－氨基丁酸及其受体

γ－氨基丁酸(γ－aminobutyric acid,GABA)是中枢神经系统最重要的抑制性神经递质,在脑组织中广泛分布。GABA 的前体是谷氨酸,即脑内最常见的抑制性神经递质是由最常见的兴奋性神经递质合成而来的。人脑内谷氨酸含量极高,约为 GABA 的 4 倍,因此前体供应极为丰富。GABA 是由谷氨酸在谷氨酸脱羧酶(glutamic acid decarboxylase,GAD)和维生素 B_6 的共同作用下脱羧生成,然后经囊泡转运体转运进入突触囊泡储存,突触前神经元动作电位引起轴突终末 Ca^{2+} 内流,引发 GABA 释放到突触间隙,与突触后 GABA 受体结合,释放的 GABA 随后被突触前膜和胶质细胞膜上的转运体转运到突触前神经终末或者邻近的胶质细胞中,重新摄取利用(图 4－12)。

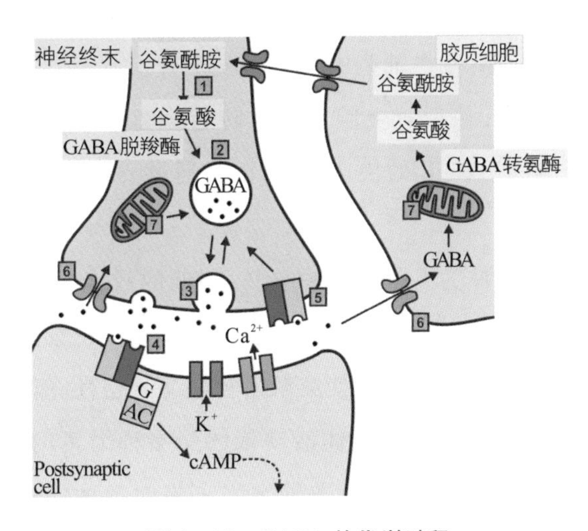

图 4－12 GABA 的代谢过程

(引自 wiki. bioguider. com)

GABA 的特异性受体包括 $GABA_A$受体和 $GABA_B$受体,前者是配体门控离子通道,后者是 G 蛋白偶联受体,引起的反应慢于 $GABA_A$受体,但更为广泛;此外,GABA 的代谢过程以及受体也受到多种因素的调节。比如临床上发现维生素 B_6缺乏会导致小儿惊厥,其机制就是谷氨酸脱羧酶缺乏维生素 B_6的辅助作用,会导致脑内 GABA 合成的减少,引起中枢兴奋性神经递质的作用强于抑制神经递质,从而导致惊厥。再比如,$GABA_A$受体的一个显著特点是可被变构调制所调节。苯二氮䓬是抗焦虑药物和肌肉松弛剂,它可以通过增加 GABA 受体 Cl^- 通道的开放频率,增加 GABA 诱导的 Cl^- 电流,从而增加抑制性递质的作用,达到镇静和肌肉松弛的作用。

六、儿茶酚胺类神经递质及其受体

儿茶酚胺类(catecholamines)神经递质的名称源于这些神经递质均含有一个邻苯二

酚(儿茶酚)的化学结构,包括的递质有多巴胺(dopamine,DA)、去甲肾上腺素(norepinephrine,NE)和肾上腺素(epinephrine)。儿茶酚胺类神经元主要分布在参与运动、情绪、注意力及内脏功能调节的脑区。酪氨酸是儿茶酚胺类神经递质的前体物质,所有的儿茶酚胺能神经元均含有酪氨酸羟化酶(tyrosine hydroxylase,TH),TH 将酪氨酸催化合成多巴,多巴经多巴脱羧酶催化形成多巴胺,该酶在儿茶酚胺能神经元中含量丰富,因此多巴胺合成的量主要取决于可以利用的多巴胺含量。去甲肾上腺素能神经元除含有酪氨酸羟化酶和多巴脱羧酶外,还有多巴胺 - β - 羟化酶(dopamine-β-hydroxylase,DβH),催化多巴胺形成去甲肾上腺素。DβH 存在于突触囊泡内,因此,在肾上腺素能轴突终末中,多巴胺需要从轴浆转运至突触囊泡中,然后合成去甲肾上腺素。肾上腺素能神经元中含有苯乙醇胺 N - 甲基转移酶(phenylethanolamine N - methyl transferase,PNMT),催化去甲肾上腺素成为肾上腺素。PNMT 存在轴浆中,因此,去甲肾上腺素在突触囊泡内合成后,需要释放至轴浆合成肾上腺素,然后肾上腺素再被转运至突触囊泡中用于释放。释放后,递质终止工作不是通过类似 AChE 的快速降解,而是通过 Na^+ 依赖的转运体将儿茶酚胺类递质重新摄入轴突终末。

儿茶酚胺神经递质的受体为 G 蛋白偶联受体,引起的效应起效慢,作用范围广,但其最终效应表现为对突触后神经元膜电位的兴奋或抑制作用。比如多巴胺 D_1 受体可以使突触后神经元兴奋性增加,而 D_2 受体则使突触后神经元兴奋性降低。

儿茶酚胺神经递质的代谢过程和受体活动依然受多种因素的调节。其中,TH 的活性是儿茶酚胺类递质的合成限速酶,突触前轴突终末胞内各种信号调节该酶的活性,如果轴突终末释放儿茶酚胺递质减少,引起轴浆内儿茶酚胺类递质含量增多,可抑制 TH 的活性,这种调制称为终产物抑制。另一方面,如果突触前神经元持续产生动作电位,引起钙离子大量内流,导致终末胞内钙离子升高,使得儿茶酚胺类递质以较高速率释放,这时可以触发 TH 活性增加,以满足递质释放的需要。此外,长时间的刺激可引起编码 TH 的 mRNA 合成增加。此外,在帕金森病患者脑内,多巴胺能神经元变性坏死,导致多巴胺能纤维释放多巴胺减少。一种治疗帕金森病的策略是增加神经元内多巴胺的合成,由于多巴胺不能通过血脑屏障,左旋多巴则可以,因此通过口服左旋多巴,后者可以通过血脑屏障进入中枢,由于多巴脱羧酶含量丰富,因此前体的增加可以增加多巴胺的合成。另外一个例子是可卡因,它可以与多巴胺的 Na^+ 依赖性转运体结合从而阻断其重摄取过程,以此延长多巴胺在突触间隙的作用时间,引起欣快感等效应(图 4 - 13)。

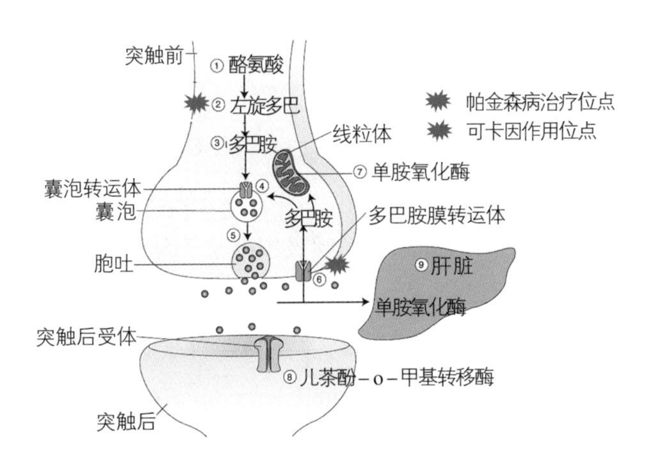

图 4-13 多巴胺的代谢与疾病

七、神经肽及其受体

神经肽(Neuropeptide)是由神经系统及其他组织释放的一类有神经活性的肽类物质。1931 年 Von Euler Gaddum 从脑和肠中提取 P 物质(substance P),发现可引起肠道平滑肌收缩、血管舒张、血压下降。随后陆续有肽类物质在中枢以激素的方式作用。比如 1954 年 Du Vigneaud 从下丘脑分离出血管加压素、催产素。1975 年 Hughs 分离出脑啡肽。这些物质引起的效应不局限于神经组织,即使在神经组织,神经肽的代谢及作用方式与经典神经递质完全不同:①神经肽在神经元胞体合成,而不是轴突终末合成;②释放后被酶降解,而不是再摄取;③对突触前动作电位的敏感性要弱于经典神经递质,神经肽突触前释放需要强烈的高频刺激;④神经肽不仅作用于形成突触的神经元,也可以通过旁分泌方式,经体积传输(volume transmission)作用于远距离神经元。

目前已知神经肽的作用方式有以下三种:

1. **神经递质方式(突触传递方式)** 与经典神经递质类似,由突触前膜动作电位使钙离子内流,导致神经肽释放到突触间隙,作用于突触后膜的特异性受体,其特点为距离近、传递快、作用强、特异性强。

2. **神经调质方式** 通过调节突触前神经递质的释放或改变靶细胞对神经递质的敏感性起作用,其特点是速度慢、起效慢、作用较弱、特异性较差。

3. **神经内分泌方式** 通过血液循环释放到远距离的靶器官,引起的效应也不局限于神经组织。

以 P 物质及其神经激肽受体(neurokinin receptor)为例,P 物质由 11 个氨基酸组成的多肽,是速激肽家族成员,作为一种神经递质,存在于海马、新皮质、背根神经节伤害性感受有关的 C 纤维终末、胃肠道等中枢和外周组织,发挥不同的功能作用。P 物质受体分为3种神经激肽(neurokinin,NK)受体亚型(NK1R、NK2R、NK3R),均属于G蛋白偶联受体,其中 NK_1R、NK_3R 分布于中枢神经系统,而在外周组织3种受体亚型均有分布。当外周强烈的伤害性刺激激活背根神经节小细胞,促使C纤维终末释放谷氨酸和P物质,P物质和脊髓背角突触后神经元的 NK_1R 结合,参与疼痛感觉的调节。同时P物质进入血流,作用于血管平滑肌和肥大细胞,从神经、循环和免疫多个层次对疼痛进行调节。

P物质还有明显的呼吸中枢兴奋效应。呼吸中枢位于延髓腹外侧的前包钦格复合体(pre-Bötzinger complex,pre-BötC)。pre-BötC 神经元分散在延髓腹侧网状结构内,无明显的核团界限,又缺乏特异的形态学定位手段,因此长期以来人们对 pre-BötC 神经元的形态特征、神经化学组成以及突触联系缺乏认识。直到1999年,人们首次应用抗 NK_1R 抗体标记 pre-BötC 神经元,并发现双侧损毁80%以上的 NK_1R 免疫反应神经元,可严重干扰呼吸节律,导致血气异常,因此,NK_1R 免疫反应产物已成为 pre-BötC 神经元的形态学标志物。

八、一氧化氮

一氧化氮(nitric oxide,NO)是否属于神经递质尚存争议,但作为神经信使的地位毋庸置疑。对于环保人士来说,NO是内燃发动机产生的主要大气污染物之一,有刺激性,能够助燃,有毒。在神经系统,NO的代谢及作用过程包括:突触前神经元兴奋引起谷氨酸的释放,激活突触后NMDA受体,导致钙离子内流,钙离子激活一氧化氮合成酶(nitric oxide synthetase,NOS),NOS将精氨酸分解为瓜氨酸和NO,NO可以直接激活突触后神经元的鸟苷酸环化酶,生成cGMP,后者作用于效应器蛋白。同时,由于NO是气体分子,它可以扩散出胞,进入临近的神经元、胶质细胞,以及突触前神经元内部,激活cGMP,作用于效应器蛋白。其代谢和作用特点如下:

1. **即用即制** 在突触后神经元按需合成,没有储存囊泡。
2. **弥散释放** 气体分子,扩散出胞。
3. **广泛作用** 不存在特异受体,直接作用临近细胞。
4. **被动失活** 无酶机制或者转运机制。

无论是经典神经递质还是非经典的气体信号分子,任何一种神经递质均可引起不同的生物效应。一种神经递质可以通过不同方式作用于不同神经元或者同一神经元的不同部位,激活多个受体亚型,产生不同的发散效应。多种神经递质也可以激活各自的受体亚型,共同作用于同一效应器,产生聚合效应。发散和聚合效应的相互作用,在脑内形成了复杂精密的神经元网络系统,通过神经递质及受体系统实现神经元间的信息传递及整合处理。

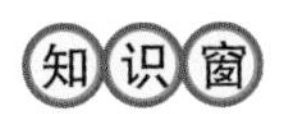

受体的发现

1878 年，生理学家 John Newport Langley 还是剑桥大学的一名研究生，他在著名的用阿托品拮抗匹鲁卡品的实验讨论中写道"……阿托品与匹鲁卡品能够与某种(接受)物质形成复合物……"，他提出假设：在神经终末或腺体细胞中有一种或一些物质，能分别与药物形成化合物，而这种化合物的形成取决于阿托品或匹鲁卡品的相对质量，以及它们对该物质的亲和力。后来他在研究菸碱作用时，发现菸碱使鸟类的某些肌肉呈强直性收缩状态，即使切断支配该肌肉的所有神经纤维，肌肉收缩仍存在，说明菸碱的作用不必通过神经发挥作用。当时认为箭毒必须通过神经终末产生麻痹作用，所以他推想菸碱造成的肌肉收缩作用应不被箭毒拮抗，然而实验结果表明箭毒能明显拮抗菸碱所引起的肌肉收缩效应，说明这两种物质均可直接作用于肌肉细胞，并与其中某些成分相结合，他称这些成分为"接受物质"(receptive substance)。于是 Langtey 提出两个最基本的概念，一是接受物质对专一配体(Ligand)有识别能力；二是配体－受体复合物能启动生物学反应。

1900 年，德国科学家 Ehrlich 提出了侧链理论，认为同一个淋巴细胞表面有很多侧链，抗原与相应侧链特异性结合，可诱导该侧链大量合成和分泌，产生特异性抗体。Ehrlich将侧链称为"受体"(receptor)。1908 年，他又提出"钥与锁"作为配体－受体的模型假说，该假说阐明了受体的特异性。Langtey 和 Ehrlich 的学说为受体理论奠定了基础。

思考题

1. 简述经典神经递质与神经肽的区别？
2. 简述神经递质的突触传递过程？
3. 举例说明离子通道型受体与 G 蛋白偶联受体的区别？

(刘莹莹)

参考文献

[1] 韩济生. 神经科学. 3 版. 北京：北京大学医学出版社，2009.

[2] Bear M F, Conners B W, Paradise N A. 神经科学：探索脑. 王建军，译. 北京：高等教育出版社，2004.

[3] Kandel E R, Schwartz J H, Jssell T M. Principles of Neural Science. 4th ed. Norwalk: Appleton & Lange Press, 1996.

第五章 5 神经胶质细胞

1858 年德国病理学家 Rudolf Ludwig Karl Virchow(1821—1902)发现在中枢神经系统中除了神经元以外,还存在另一种成分,并创造了专门德文名词 neuvenkit,后翻译为英文 neuroglia,其意思是神经腻子或神经粘合剂。十九世纪末期至二十世纪初,随着镀银染色等化学染色法的建立,现代神经形态学的奠基人 Camillo Golgi(1843—1926)和 Santiago RamÓny Cajal(1852—1934)等人真正观察到了神经胶质细胞,以及它们与神经元的区别。

第一节 神经胶质细胞的分类与特点

一、神经胶质细胞的分类

神经胶质细胞种类丰富,数量为神经元的几十倍,按照它们所处的位置,可以大致分成以下三部分:

(一)中枢神经系统中分布的胶质细胞

按照传统的分类,在中枢神经系统中,主要有数量最多的星形胶质细胞(astrocyte,占80%左右),以及少突胶质细胞(oligodendrocyte,5%左右)、室管膜细胞(ependymal cell,5%左右)和小胶质细胞(microglia,10% ~15%)。其中星形胶质细胞、少突胶质细胞和室管膜细胞都是神经上皮,即外胚层来源的,也被合并称作“大胶质细胞”。室管膜细胞位于脑室、脊髓中央管内面,是一层立方、柱形细胞,构成室管膜。该细胞表面有许多微绒毛,在脑室部分的室管膜细胞有纤毛,纤毛的摆动可以推送脑脊液。而小胶质细胞并非神经来源,它起源于中胚层,最早认为是单核巨噬细胞在发育早期侵入大脑分化而来的。

此外,还有一些特殊的胶质细胞,如图 5 - 1 所示。比如,作为胚胎期神经干细胞的放射状胶质细胞(radial glial cell)。这类细胞在发育阶段是大多数神经细胞的前体,而且充当新生神经元迁移的支架;在发育晚期,这类细胞在中枢神经系统中的大多数部位消失并转化成星形胶质细胞。在某些特殊的部位,如小脑,该细胞特化为 bergmann 细胞;在视网膜,放射状胶质细胞特化为 müller 细胞。在中枢神经系统其他特定区域,还存在多种数量不多的特化星形胶质细胞。比如小脑的有缘膜星形胶质细胞（velate astrocyte），室周区和垂体中的伸展细胞（tanycyte），神经垂体中的垂体细胞（pituicyte）等等。高等灵长类动物的大脑皮质还有特殊的板间层星形胶质细胞（interlaminar astrocyte）。

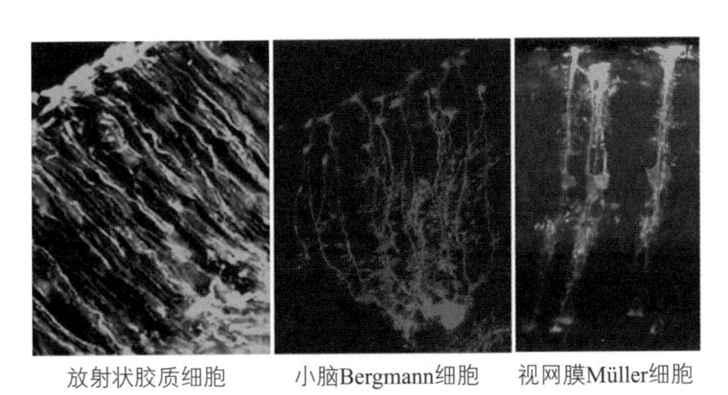

图 5－1　几种特殊的胶质细胞形态图

注：发育期的放射状胶质细胞（左）在小脑特化为 Bergmann 细胞（中），在视网膜特化为 Müller 细胞（右）。

（二）外周神经系统中分布的胶质细胞

分布在外周神经系统的胶质细胞主要为形成髓鞘的施万细胞（schwann cell）和位于神经节中的卫星细胞（satellite cell），亦称“被囊细胞”。在神经节中，卫星细胞包裹单个神经元胞体，调控神经节细胞的微环境，能产生神经营养因子，维持神经元的生长和发育。

（三）在中枢和外周神经系统中都分布的胶质细胞

还有一种特殊的胶质细胞类型是嗅鞘细胞（olfactory ensheathing cell，OECs），它的胞体不仅存在于外周嗅黏膜，也存在于中枢嗅球。正是这种特殊的分布和该细胞的重要功能，嗅鞘细胞在中枢神经系统损伤修复中受到重视。

二、神经胶质细胞的主要特点

（一）数量多且随着动物的进化所占比率明显增加

在无脊椎动物如水蛭，神经元与神经胶质细胞之比是（25～30）∶1，神经胶质细胞的数量极少；到了果蝇，神经胶质细胞占脑内细胞总数的25%，神经元与神经胶质细胞之比是3∶1；到了小鼠，神经胶质细胞占脑内细胞总数的65%，神经元与神经胶质细胞之比是1∶3；到了人类，神经胶质细胞占脑内细胞总数的90%，神经元与神经胶质细胞之比是1∶9。随着动物的进化，神经胶质细胞不仅功能更加特化，而且是不可缺少的。

（二）分布广

在中枢神经系统内有神经元胞体分布的部位一定有神经胶质细胞；没有神经元胞体

分布的部位，如白质、血管、软脑膜、室管膜，也有神经胶质细胞（图 5－2）。

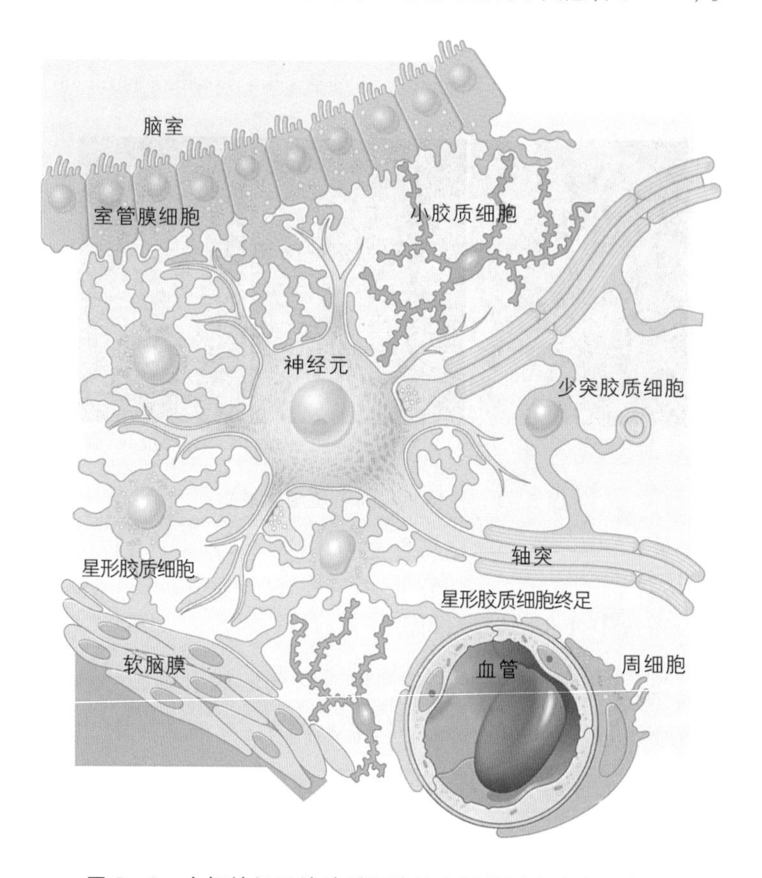

图 5－2　中枢神经系统胶质细胞的主要类型和分布示意图

星形胶质细胞分布最广，在神经元胞体附近、血管周围、脑室周围、软脑膜附近等都有分布；少突胶质细胞形成的髓鞘包裹神经元轴突，形成神经纤维；小胶质细胞全脑分布广泛。

（三）可增殖分裂

有的神经胶质细胞终生具有增殖分裂的能力，有的甚至在某种条件下可重新逆分化为神经干细胞。这一功能有利于脑损伤部位的修复；但如果胶质细胞的分化不受控制，无限制地发展，结果就恶性化形成“瘤”。

（四）联系广泛

神经胶质细胞，特别是星形胶质细胞有着广泛的联系。比如：

1. 星形胶质细胞的终足与毛细血管接触，构成胶质－血管单元（gliovascular units），并形成血脑屏障。图 5－3 显示血管与胶质原纤维酸性蛋白（glial fibrillary acidic protein，GFAP）阳性的星形胶质细胞之间接触紧密，这种结构可以参与调控血流。

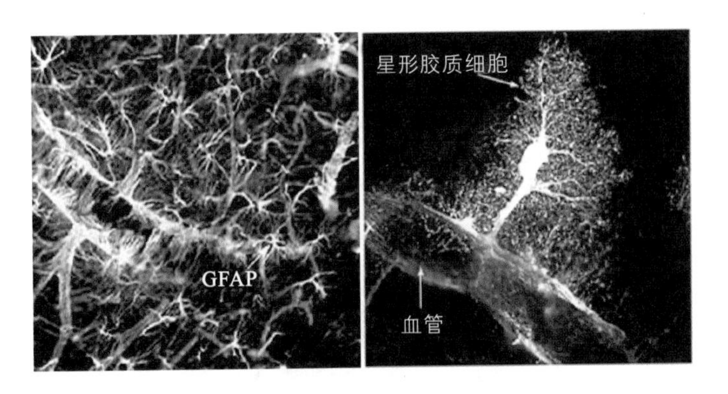

图 5 - 3 星形胶质细胞与毛细血管紧密接触

注:左图. 免疫组织化学显示 GFAP 阳性的星形胶质细胞(白色)与红色血管结构密切接触。

右图. 内源性表达绿色荧光蛋白 GFP 的星形胶质细胞(白色)突起终足与箭头所指的血管紧密接触。

2. 星形胶质细胞的一部分突起可与神经元接触,比如形成电镜下可见的三成分突触结构(tripartite synapse)(图 5 - 4),可以与神经元之间进行双向信息交流。

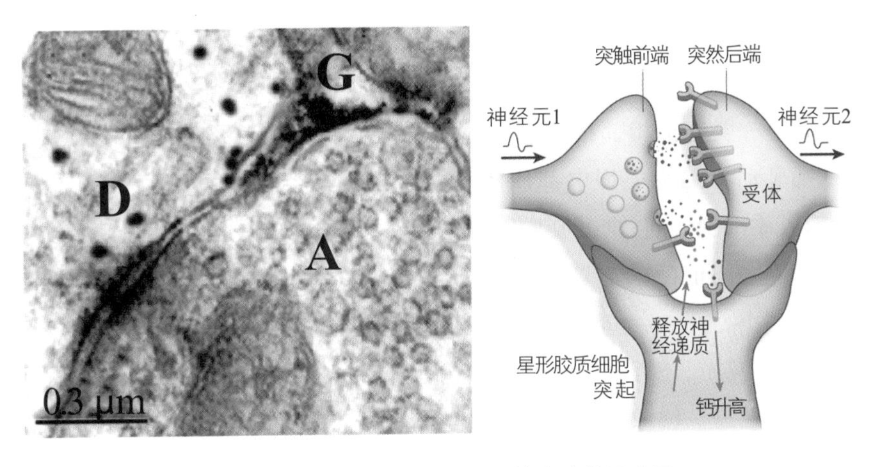

图 5 - 4 三成分突触的超微结构和功能示意图

注:A. axon 轴突;D. dendrite 树突;G. glia 胶质细胞

“三成分突触”是电镜水平观察到的一种超微结构,由突触前成分、突触后成分以及胶质细胞成分构成。图 5 - 4 中 A 代表的是轴突终末,D 代表的是树突末梢,致密的突触结构旁边存在具有胶质细胞特点的结构,由 G 代表。这种伸至神经元突触前、后成分之间的星形胶质细胞突起类似一个突触监视器,感受突触的活动。而且星形胶质细胞上表达许多神经递质,如谷氨酸(glutamate)、γ - 氨基丁酸(γ - aminobutyric acid, GABA)和递质受体。当某种神经递质从神经元的突触前成分释放时,星形胶质细胞被激活并引起细胞内 Ca^{2+} 升高,诱导释放各种活性物质,如腺嘌呤核苷三磷酸(adenosine triphosphate, ATP)、谷氨酸等,又返回作用于神经元使之兴奋或抑制。同时,星形胶质细胞也释放谷氨酸、D - 丝氨酸和 GABA 等递质,对突触的形成、突触前成分的功能以及突触后成分对刺激的反应进行调节。

3. 广泛存在于星形胶质细胞之间的缝隙连接(Gap-Junction),是细胞间相互传递信息的重要结构。从电子显微镜显示的超微结构来看,相邻两个胶质细胞的连接处具有细胞膜明暗相间的七层结构(图5-5,箭头指向的位置)。

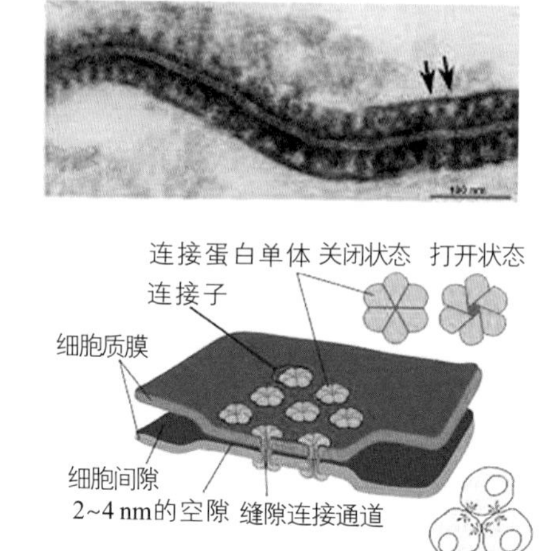

图5-5　缝隙连接超微结构和示意图

缝隙连接是一类连接相邻细胞的通道结构。除了神经系统,它在肝细胞、心肌细胞等大多数的哺乳动物细胞类型中都广泛存在。在神经系统中,它最常见于胶质细胞之间,比如星形胶质细胞之间、少突胶质细胞之间、星形与少突胶质细胞之间等等。神经元与星形胶质细胞之间也存在缝隙连接。这种通道结构使得细胞间能够亲密接触,也就是说细胞间隙非常小,为2~4 nm(图5-5)。缝隙连接重要的一个特点是在开放时,允许无机离子,比如钾离子,还有小分子量物质包括氨基酸、糖类、第二信使分子等通过;蛋白质等大分子无法通过。就像突触结构将神经元串联起来一样,缝隙连接可以将胶质细胞也偶联起来,形成胶质细胞集合体。因此,这种结构利于胶质细胞以合胞体的形式对刺激产生快速、广泛的反应。

(五)表达离子通道蛋白和丰富的递质受体等

胶质细胞表达离子通道蛋白,具有细胞膜电位。特别是星形胶质细胞对钾离子有高通透性,正常情况下可以缓冲细胞间多余的钾离子,避免神经元受到损害。已经证明神经胶质细胞能合成、释放许多神经元没有的信息物质,例如神经生长因子、碱性成纤维细胞生长因子、层粘蛋白、纤维粘连蛋白、肿瘤坏死因子、干扰素、白细胞介素1β等等。另外,胶质细胞还表达上述分子的受体。这说明神经胶质细胞可参与多种神经信息的传递。

(六)对刺激能敏感地做出反应

神经胶质细胞能敏感地对生理性刺激或病理性刺激做出反应。比如,在脑损伤后,小胶质细胞首先被迅速激活，主要表现为小胶质细胞在局部增生、聚集，以及免疫学特性的表达和增强。形态上，胞体变大，突起回缩，由静止分叉型逐渐向发挥吞噬功能的阿米巴型转化（图5－6）。

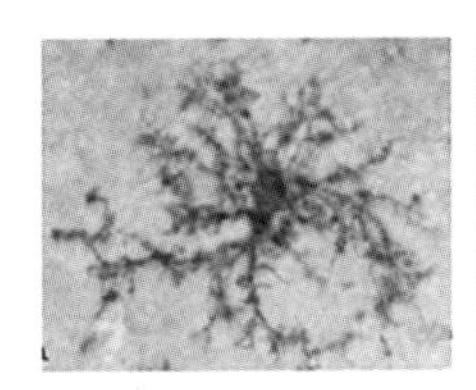
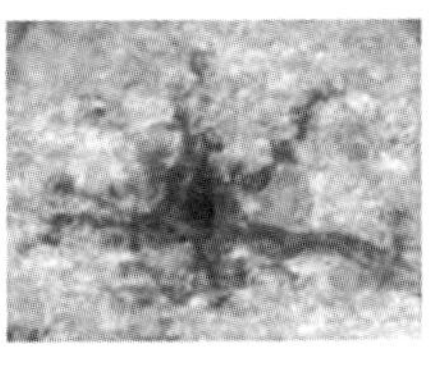
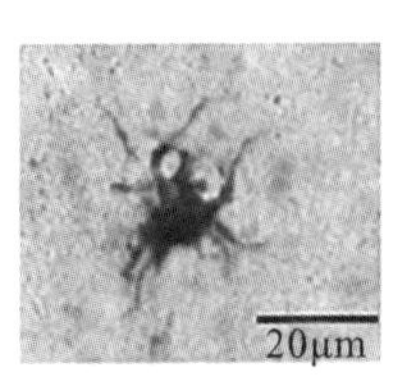

静止分叉型　　肥大型　　阿米巴型

图5－6　不同条件下小胶质细胞的形态

另外，在损伤部位的星形胶质细胞受到各种因素的刺激（细胞因子、生长因子、激素、外溢的血液中的成分，如凝血酶）开始高表达GFAP，变为反应性星形胶质细胞，而且这种变化往往伴随着一定程度的细胞增生。最显著的星形胶质细胞反应就是形成胶质瘢痕。比如在脊髓损伤后，反应性星形胶质细胞向损伤区边缘迁移，突起沿边缘延伸。当突起与活化的以及外周浸润的炎性细胞接触后，便停止继续迁移，将炎症反应限定在一定区域内。这可以有效地防止损伤区进一步扩大，避免未损伤组织发生继发性损伤。同时他们还分泌一些细胞外基质分子，构成了类似渔网或者薄膜的底膜结构，参与胶质瘢痕的构成（图5－7）。伴随着星形胶质细胞增生的，还有小胶质细胞和NG_2胶质细胞的增生，这些细胞共同构成了胶质瘢痕。即图5－7中示意的一圈紫色细胞，或者是利用星形胶质细胞标志物GFAP进行免疫组化染色看到的红色细胞的聚集。

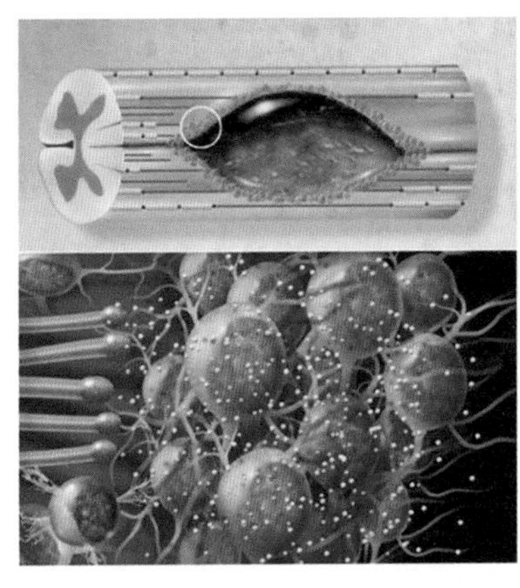
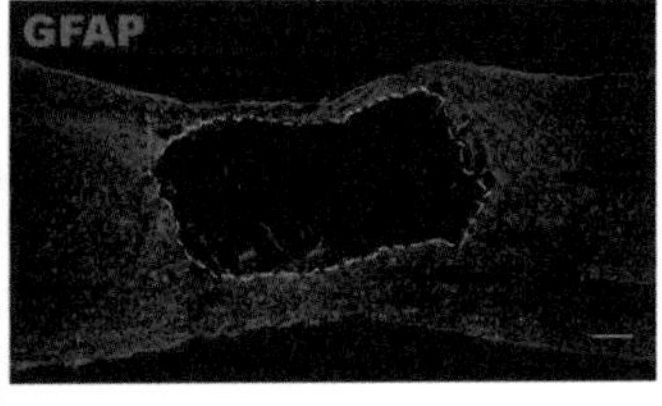

图5－7　脊髓损伤后胶质瘢痕示意图和GFAP染色结果

尽管胶质瘢痕将损伤限定在局部，这是它好的一面；但是更重要的是，胶质瘢痕同样也形成了一种机械屏障，限制神经元轴突的生长，这是它坏的一面。上图中受损轴突末端的生长锥崩溃成为小球状，无法越过胶质瘢痕屏障。另外，胶质瘢痕并不是一堵密不透风的墙，反而细胞之间是有很多空隙存在的。那么，限制或者说抑制神经元轴突进入的必定是一些轴突生长抑制分子,比如硫酸软骨蛋白多糖,就对于神经元轴突的出芽和再生具有抑制作用。因此,实际上胶质瘢痕对于轴突再生而言主要是一种分子屏障。

第二节 几种主要神经胶质细胞的功能和新认识

一、星形胶质细胞

典型的星形胶质细胞顾名思义,其形态类似“星星”,从胞体发出几个主要突起。该细胞可以增殖,通常以骨架蛋白中间丝蛋白分子作为星形胶质细胞的标记物,如 GFAP 和波形蛋白(vimentin)。有意思的是,星形胶质细胞中 GFAP 的表达水平变化很大,比如在小脑中的 Bergmann 细胞几乎都表达 GFAP,而成年动物的皮质和海马中只有 15% ~20% 的星形胶质细胞表达 GFAP。

传统的观点认为星形胶质细胞在神经系统中仅起到营养、支持与保护的作用;而近年的研究发现,该细胞在神经元的活动中,如突触可塑性方面,同样发挥着重要作用。

(一)星形胶质细胞参与调控突触形成和突触传递

在发育过程中,神经元突触的建立与发育成熟伴随着星形胶质细胞的产生、增殖和形态成熟。尽管神经元发生从胚胎期就开始,早于出生后的星形胶质细胞发生,但是神经突触的发育是从星形胶质细胞出现以后才开始的(图 5 -8)。在调控突触传递方面,前面提到的“三成分突触”正是星形胶质细胞这一功能的结构基础:星形胶质细胞一方面可以释放递质传递信息;又可以接收突触释放的神经递质,从而调节突触传递的效率。

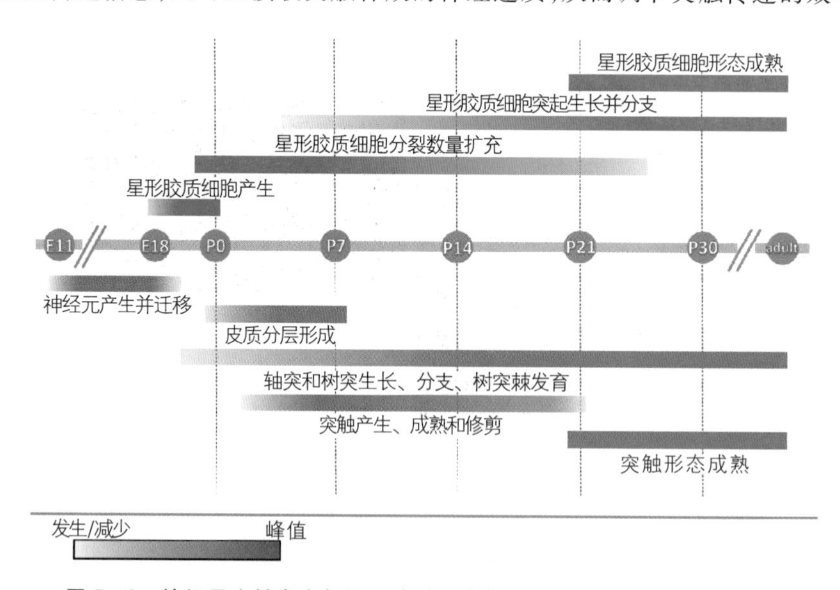

图 5 -8 神经元突触发育与星形胶质细胞产生成熟的时间相关性示意图

〔改编自 *Neural Dev.* 2018,13(1):7〕

星形胶质细胞内钙水平是其活动的重要表征，内钙水平的变化会引起活性分子即胶质递质的释放，包括 ATP/腺苷、谷氨酸和 D－丝氨酸等。这些分子一旦释放就会影响局部神经元的兴奋性。不同胶质递质对突触调控的作用不同，包括兴奋或抑制突触传递、参与长时程增强或者长时程抑制、异突触异化或抑制。

星形胶质细胞在局部和网络水平上调控突触和神经元网络可塑性，这也是记忆编码和其他认知功能的基础。比如，海马依赖的恐惧记忆加工引起星形胶质细胞突起数量、缝隙连接蛋白等表达增加，GFAP 蛋白表达降低，提示星形胶质细胞可能参与学习记忆加工。

（二）星形胶质细胞的去分化

近年研究发现，在成年动物大脑损伤后，将损伤区星形胶质细胞中导入某些神经元命运决定因子的基因，可以促进其向神经元分化。此外，除了依靠损伤这一外因，在体外培养系统中还可以通过表达一些重要的限定因子，首先实现去分化，然后向神经元诱导分化。甚至有人尝试是否可以越过去分化这一步骤，而直接将星形胶质细胞变为有功能的神经元。无论如何，这些研究都将为解决神经系统损伤后补充内源性神经元这一难题提供重要的思路和方法。

二、少突胶质细胞

少突胶质细胞是中枢神经系统的髓鞘形成细胞，在外周神经系统中，具有相似功能的髓鞘形成细胞是施万细胞。前者以一对多的比例包裹神经元轴突，而后者则是以一对一的比例完成该功能（图 5－9A、B）。电镜下典型的髓鞘结构是包绕神经元轴突的多层同心圆结构（图 5－9C）。

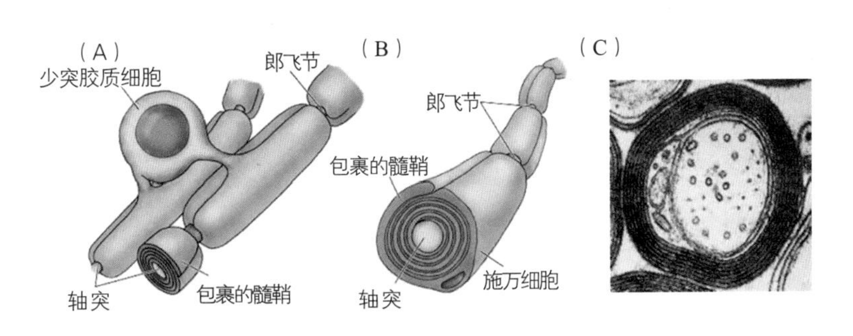

图 5－9 中枢和外周神经系统的髓鞘形成细胞

注：A. 少突胶质细胞以一对多的方式包裹神经元轴突形成髓鞘示意图。B. 施万细胞以一对一的方式包裹神经元轴突形成髓鞘示意图。C. 髓鞘的超微结构电镜图。

由于是胞膜的特化部分，髓鞘的主要成分为髓磷脂和一些髓鞘特有蛋白，因此具有高度绝缘性。轴突上每个髓鞘形成细胞的范围是一个结间区（internode），相邻髓鞘结构之间的部位称为郎飞结(node of ranvier),电压门控的钠通道就集中在这里,神经冲动可沿郎飞节跳跃式传导,这比无髓神经纤维大大加快了神经冲动传导的速度。而且,髓鞘也参与维持轴突的完整性。

(一)少突胶质细胞的分化和分布

少突胶质细胞的分化成熟经历了少突前体细胞、未成熟少突胶质细胞和形成髓鞘结构的成熟少突胶质细胞等过程(图 5-10),这一过程受到复杂的分子机制时空调控。

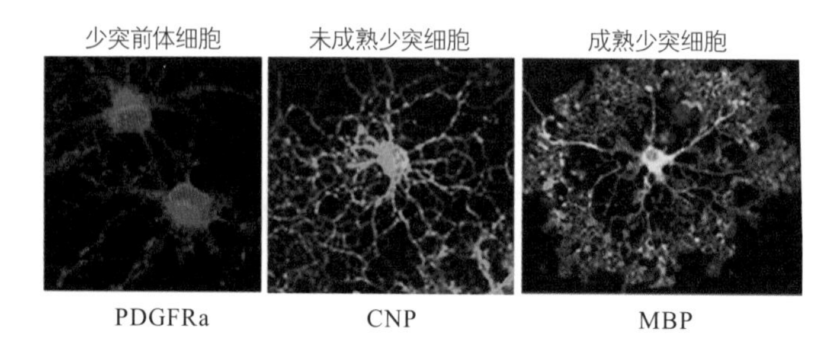

图 5-10　体外培养的不同分化阶段少突胶质细胞免疫组化染色结果

注:PDGFRα. 血小板源性生长因子受体 α(platelet—derived growth factor receptor alpha),
CNP. 2',3'-环腺苷酸-3'-磷酸二酯酶(2′, 3'-cyclic nucleotide 3′-phosphodiesterase),
MBP. 髓鞘碱性蛋白(myelin basic protein)。

比起中枢神经系统其他类型的胶质细胞,少突胶质细胞,或者说成熟少突胶质细胞的髓鞘结构的分布具有鲜明的特色,即主要集中在白质区,灰质区仅有较稀疏的分布(图5-11)。

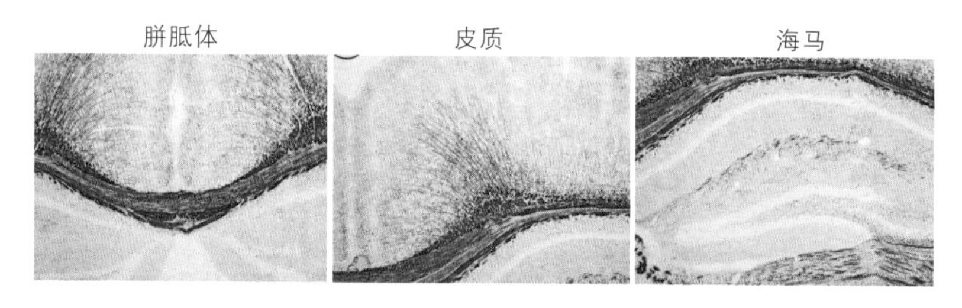

图 5-11　组织学黑金染色显示中枢神经系统白质和灰质区髓鞘的分布特点

注:分别以胼胝体作为白质代表,皮质和海马作为灰质代表,展示髓鞘结构的分布。

(二)少突胶质细胞的功能

除了形成髓鞘以外,少突胶质细胞还有更多其他重要的功能。比如与神经元的存活、轴浆运输的调节、离子通道沿神经元轴突的分布等都有关,而且还可以影响神经元轴突的直径大小。其中最重要的是,在神经元损伤再生的研究领域,科学家发现少突胶质细胞膜表面表达一系列的轴突生长抑制因子,当髓鞘结构受到破坏时,可以发挥抑制神经元的轴突再生的作用。

（三）成年动物脑中的 NG2 胶质细胞

20 世纪 80 年代，研究人员发现成年动物大脑中广泛存在一类表达硫酸软骨素蛋白多糖 NG2 抗原的胶质细胞。这些细胞同时还表达很多少突胶质前体细胞的特异性标志物，比如血小板源性生长因子受体（PDGFRα），但不表达成熟少突胶质细胞和星形胶质细胞的标志物，因此 NG2 胶质细胞通常被认为是少突胶质细胞谱系的细胞。目前普遍认为，在发育过程中，NG2 阳性的少突前体细胞在分化产生成髓鞘少突胶质细胞的同时，还以前体状态存在于成年中枢神经系统的灰质和白质中。但是在正常成年中枢神经系统中，绝大多数的 NG2 胶质细胞（超过 90%）都处于静息状态，而外界各种刺激和损伤则可以诱导该细胞增殖，活化的 NG2 胶质细胞可以与星形胶质细胞一同参与损伤后胶质瘢痕的形成。

NG2 胶质细胞在胚胎发育期和成年动物脱髓鞘损伤后都可以产生成熟的少突胶质细胞。同时，在过去的十多年中，科学家们发现成年动物中枢神经系统中的 NG2 胶质细胞具有很多少突前体细胞没有的特征。比如这类细胞具有特殊的电生理特性，表达电压门控的 Na^{+}、Ca^{2+} 和 K^{+} 通道，谷氨酸和 GABA 受体等。另外，灰质区的 NG2 胶质细胞与神经元胞体和树突有着密切联系，甚至可以作为突触后成分，接受某些神经元的直接突触支配。NG2 胶质细胞还具有神经干细胞的特性：在脑损伤或病理状态下，NG2 胶质细胞向损伤部位聚集，可以产生星形胶质细胞和神经元。正是这些特点，科学家将 NG2 胶质细胞与发育时期的少突前体细胞区别开来，称之为“成年动物脑中的第四类神经胶质细胞”。

三、小胶质细胞

小胶质细胞比星形胶质细胞和少突胶质细胞体积小，胞体扁长或多角形。胞突较短而弯曲，有分支，支上有很多小棘，无血管足。胞核较扁或卵圆，用碱性染料染色时着色深，内有较多的块状异染色质和一个核仁。

该细胞是中枢神经系统中一类重要的发挥免疫功能的细胞，其功能类似于巨噬细胞，且表达单核巨噬细胞的一些标记分子。一直以来人们认为，小胶质细胞在正常中枢神经系统中没有什么重要的功能，仅在病理、损伤等情况下才发挥作用。但是近年一些新的技术方法的应用，更加丰富了科学家们对小胶质细胞功能的认识。比如利用双光子显微镜技术观察到，正常大脑中静息态小胶质细胞的突起不断地伸出、缩回伪足结构，推测其可能与星形胶质细胞一起维持大脑的稳态。此外，在中枢神经系统的损伤修复过程中，小胶质细胞可以分泌一些神经营养因子、炎性因子、趋化因子等促进血管形成，并可以招募星形胶质细胞和 NG2 细胞到损毁区。小胶质细胞还参与影响神经干细胞的增殖和分化,在突触重塑、神经元活动的调节,以及神经病理性痛等过程中也发挥重要的作用。图 5 - 12 总结了不同状态下小胶质细胞的相应功能。

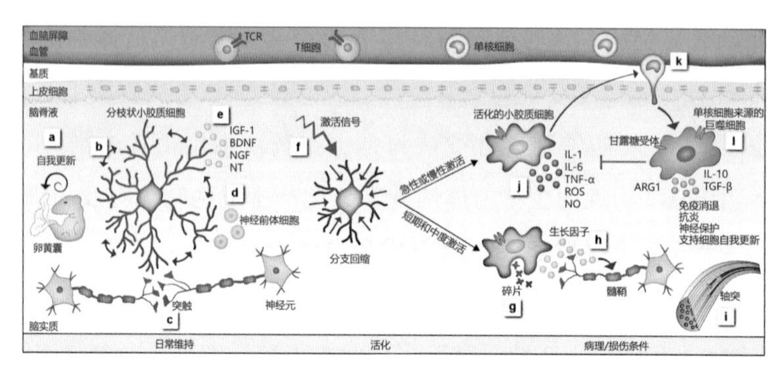

a.自我更新
b.静止期感知周围环境
c.调节突触结构
d.促进神经发生
e.释放营养因子
f.识别危险信号,转为活化
g.短时、中等激活促进保护
h.促进再髓鞘化
i.促进神经再生
j.强烈急性/慢性激活促进毒性,释放促炎因子
k.激活单核细胞吞噬作用,抗炎,保护

图 5 - 12 不同状态小胶质细胞参加神经系统功能示意图

(改编自 *Front Cell Neurosci*. 2013;7:34.)

长期以来,人们对小胶质细胞的起源有许多研究,虽然没有形成统一的认识,但大部分学者认同 Hortega 的经典见解,即小胶质细胞是与血液中单核细胞同源的。他认为,此种细胞来源于中胚层,是胚胎发育后期开始形成血管时侵入脑内的。Hortega 观察到,在胚胎的脑膜和脑组织的交界面先出现一些类似淋巴细胞的小细胞,起初局限于脑内软膜下某些区域,以后扩散到脑室周围和室管膜下层,渐至脑组织深部,并呈现为"静止性"小胶质细胞状态。细胞浸润中枢神经的全过程约为数日,细胞的来源是血管外膜的结缔组织。Hortega 的这个见解被广泛引用于许多有关神经系统的著作中。但是,2010 年发表在 *Science* 杂志的一篇研究否定了这个传统观点。科研人员利用基因修饰小鼠做了细胞命运谱系分析,他们认为小鼠脑内小胶质细胞的产生来源于胚胎卵黄囊中的祖细胞,而并非像其他巨噬细胞那样来自骨髓前体。随后两年,另外两份研究也支持小胶质细胞的卵黄囊来源。相信在不远的将来,有关小胶质细胞的起源争议很快会尘埃落定。

四、嗅鞘细胞

嗅鞘细胞负责包裹位于嗅上皮中的嗅觉受体神经元轴突并穿越嗅黏膜的固有层,最终经筛板到达嗅球。嗅鞘细胞突起沿嗅神经轴突的全长分布,或者说,从周围神经系统到中枢神经系统分布(图 5 - 13)。

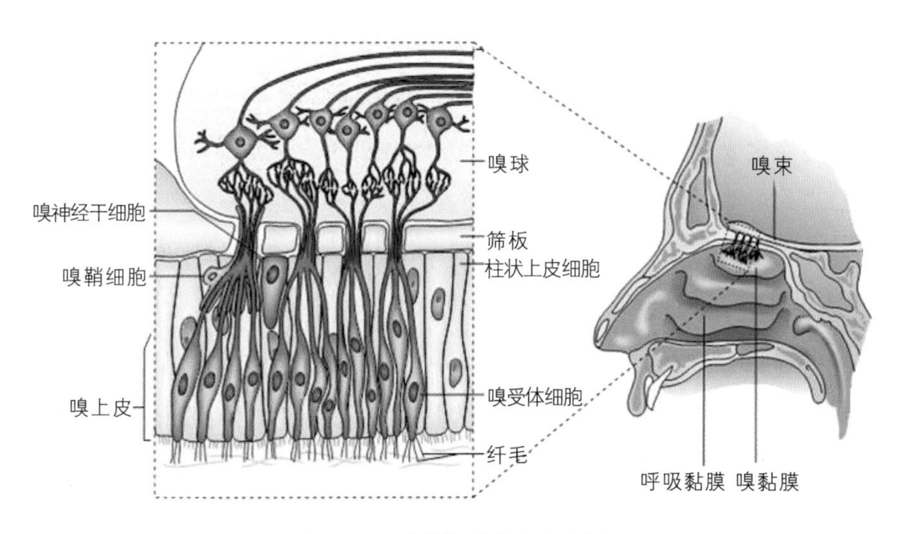

图5-13　嗅鞘细胞分布示意图

注：右边蓝色鼓起的嗅球位于鼻根后上部的筛骨上方，通过嗅束与端脑相连，嗅球可接受来自嗅黏膜的神经纤维，负责嗅觉。左侧放大示意图中位于嗅上皮的嗅觉受体神经元（蓝色）向中枢的嗅球伸出轴突；嗅鞘细胞（绿色）突起包裹这些轴突并穿越嗅黏膜的固有层，最终经筛板到达中枢。

近几十年来，嗅鞘细胞的一些重要的特点使之被神经再生领域的科学家广泛关注，并成为促进中枢神经再生的理想候选细胞之一。它具有像外周的施万细胞有助于轴突生长的作用，但比施万细胞更能使轴突长距离生长，即具有更强的迁徙性。另外，它也有像星形胶质细胞一样对神经元的存活及轴突的生长具有营养作用；而且嗅鞘细胞还能够包裹轴突形成髓鞘，支持神经突起的生长。正是这些特性使得嗅鞘细胞成为神经修复的上佳选择。在多项脊髓损伤动物模型的研究中，移植嗅鞘细胞表现出促进神经纤维功能恢复的重要作用，希望不久的将来利用嗅鞘细胞治疗神经损伤的方法能够造福人类。

第三节　神经胶质细胞重要相关疾病

一、胶质瘤

胶质瘤占成年人肿瘤的发病率不到2%，但其具有高致死率，尤其是在20～39岁男性中成为头号肿瘤杀手，而在儿童中也是排名第二的高危肿瘤。胶质瘤系浸润性生长物，它和正常脑组织没有明显界限，难以完全切除；而且由于生长在大脑等重要部位，手术难以切除或根本不能手术。胶质瘤对放疗化疗不甚敏感，非常容易复发，因此至今仍是全身肿瘤中预后最差的肿瘤之一。胶质瘤的发病表现为颅内压增高等症状，如头痛、呕吐、视力减退、癫痫发作和精神症状等。

（一）几种有代表性的胶质瘤类型及其发病机制

恶性程度不高的星形胶质瘤主要是发生了凋亡诱导基因 p53 的突变；恶性程度更高的胶质母细胞瘤主要是发生了 9 号染色体短臂的缺失，或者 10 号染色体长臂的缺失，导致在这些位点的一些重要基因的改变；少突胶质瘤主要发生了 1 号染色体短臂和 19 号染色体长臂的丢失。这些变化可以在一定程度上作为诊断某种特定胶质瘤的指标。

（二）各种胶质瘤在神经系统好发的部位

星形胶质细胞瘤在成年人好发于大脑，在儿童好发于脑干、大脑和小脑；脑干胶质瘤、室管膜瘤等这些部位的胶质瘤在儿童和年轻人中较为常见；而少突胶质神经瘤常发于大脑，这种胶质瘤与星形胶质细胞瘤相比通常更倾向于限定在局部生长，而且生长相对缓慢。这种胶质瘤在中年人中较普遍。

二、中枢神经系统髓鞘相关疾病

成熟的少突胶质细胞，或者说已经形成髓鞘的少突胶质细胞是分裂后细胞，在受到损伤后会引起神经元轴突脱髓鞘，进而发生轴突变性等一系列功能损伤（图 5－14）。尽管髓鞘可以在一定程度上由内源的前体细胞补充，并重新形成髓鞘结构。但往往重新形成的髓鞘并不能重演损伤前的结构，尤其是髓鞘的厚度。

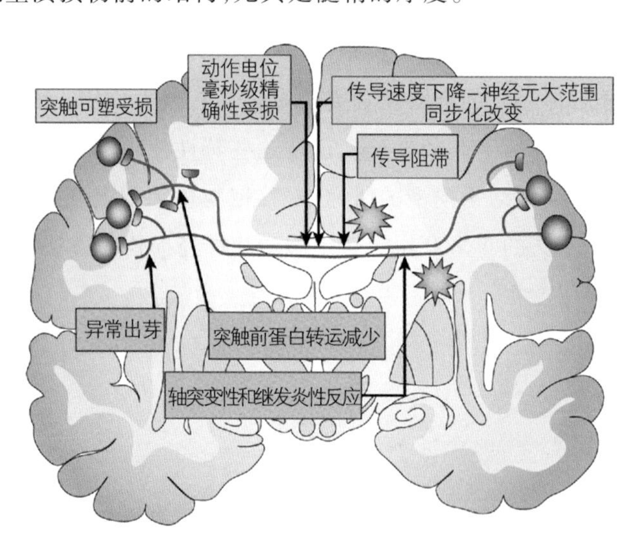

图 5－14　脱髓鞘后导致的神经元功能变化示意图

脱髓鞘后，髓鞘化减少、轴突直径和轴突转运改变等引起神经元功能损伤（蓝色盒子）。更严重的少突胶质细胞功能改变，比如由炎症反应（绿色星状细胞）和脱髓鞘引起的各种轴突缺陷（绿色盒子）。

与髓鞘损伤相关的疾病有很多种，病因也较复杂。其中最重要的是多发性硬化症（multiple Sclerosis），简称 MS。MS 是一种发生于中枢神经系统的自身免疫疾病，即个体的免疫系统错误的攻击了自己神经细胞外层的髓鞘，导致神经纤维电冲动的传导受损，进而产生一系列的慢性中枢神经系统炎症活动。由于脱髓鞘可以发生于任何有髓鞘的地方，所以 MS 发病往往累及中枢神经系统的多个部位。比如，当损伤发生于视神经，会导致患者复视、视物模糊、视觉灵敏度降低、色觉障碍、视野缩小、视神经炎；当损伤发生于脑干和小脑，会导致患者吞咽困难，步履不稳，产生眩晕感。

MS 的致病因素：MS 是由自身免疫系统错误攻击正常髓鞘而引起的。尽管该病不是遗传性疾病，但是它的发病也与一些遗传因素有关。比如，在父母与子女之间，同卵双胞胎之间，常常具有相同的患病风险。另外，近年的研究也发现，MS 的遗传易感性与 HLA 等位基因有关。MS 最主要的致病原因是感染，尤其是患者幼年时期如果曾受到一些病毒的感染，比如 EB 病毒，会大大加强其患 MS 的风险。此外，环境因素也是一个重要的致病因素。一些不良的生活习惯，比如吸烟、精神压力、饮食习惯等都会不同程度的诱发 MS。MS 还可能与日照有关，有科学家发现早期服用维生素 D 可以大大降低 MS 在女性中的患病率。MS 高发于北美和欧洲地区，而且它好发于青壮年人中，女性比男性的发病率要高。在我国，MS 的发病有逐渐上升的趋势。有关 MS 详细发病机制的介绍，参考本书第二十四章第三节。

三、癫痫

癫痫（epilepsy）是世界上最常见的神经系统疾病之一，也是最常见的临床难治性疾病之一。癫痫是由先天或后天不同病因引起的慢性脑功能障碍，是一种相当复杂的疾病。严格地说它是具有相似表现的一组疾病，其发生、发展的机制仍未阐明。

癫痫的发病具有明显的年龄依赖性：婴幼儿是癫痫发病的第一个高峰，60 岁以上是癫痫发生的另一个高峰。其主要特征是部分脑区或整个脑的神经元反复突然同步放电导致的反复性发作。很早以前人们就发现，星形胶质细胞增生是癫痫脑的主要特征之一，尸检的结果以及外科手术切除标本的研究提示，外伤后癫痫以及慢性颞叶癫痫可能来源于脑内胶质瘢痕。

星形胶质细胞参与神经元起源的癫痫活动一种可能的机制是癫痫脑中的星形胶质细胞增加兴奋性递质谷氨酸的释放，从而调控神经元突触传递，导致神经元的同步化兴奋活动。在正常脑中，星形胶质细胞可以接受来自谷氨酸、ATP 等信号的传入，通过钙通路释放有限的谷氨酸；而在癫痫脑中，兴奋性突触溢出的大量谷氨酸，可以极大地激活其胞内的钙信号传递，从而导致更多的兴奋性谷氨酸释放，加强了神经元的放电活动（图 5－15）。另外，这些激活的钙信号可以在局部一群胶质细胞中间扩散，引起星形胶质细胞的持续活化，而一旦被激活，星形胶质细胞的持续活动不再需要神经元活动的存在即可维持和扩散。这样在更大的范围内释放谷氨酸，正反馈调节神经元的异常放电。从这个角度来说，癫痫部分是起源于星形胶质细胞的。一些抗癫痫药，比如丙戊酸，可以降低钙信号的传递,可能就是通过调控胶质细胞间的钙信号传递发挥抗癫痫作用的。

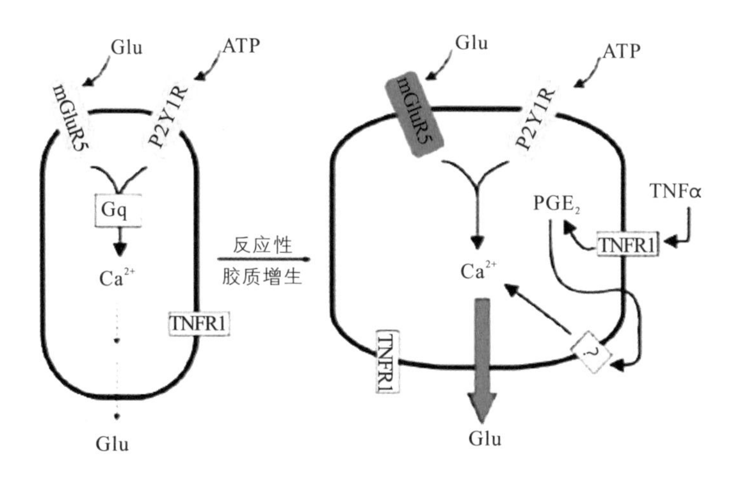

图5-15　癫痫发生时胶质细胞的参与机制示意图

知识窗

对胶质细胞生理功能的概念更新

直到19世纪末期,科学家普遍认为胶质细胞并不参与调控神经元的动作电位传导。它们主要负责营养支持神经元,或者作为大脑中的结构成分,像填缝剂一样填充神经元未到达的区域。还有科学家认为,星形胶质细胞可以作为绝缘物,抑制神经冲动无序传播。

在1894年,Carl Ludwig Schleich(1859—1922)在他的著作中最早提出:活跃的神经元-胶质细胞相互作用是大脑发挥功能的基础。而到了19世纪60年代,有科学家发现胶质细胞之间存在电信号联系,也确实存在相应的结构基础——也就是现在我们知道的缝隙连接。随着现代生理学技术的发展,如膜片钳、荧光钙染料等方法的出现,彻底改变了胶质细胞作为脑中"静息细胞"的身份。

更重要的突破来自于1984年。Helmut Ketternmann和Harold Kimelberg两家实验室在星形胶质细胞和少突胶质细胞培养物中发现了谷氨酸和GABA受体。随后,Ann Cornell Bell和Steve Finkbeiner发现星形胶质细胞可以通过钙波产生远距离信号交流。这种钙波是由星形胶质细胞膜表面不同的神经递质受体活化后引起的。通过仔细分析递质受体和离子通道的表达情况,科学家发现,胶质细胞,特别是星形胶质细胞,几乎表达目前所有已知的神经递质受体和大部分离子通道。这就使得胶质细胞可以对邻近的神经元活动产生反应,特别是胞体与神经元有突触联系的一些细胞。同时,胶质细胞也可以分泌神经递质,比如谷氨酸、ATP,反馈调节神经元的功能。

这些发现大大提升了胶质细胞在神经系统功能中的重要作用,开启了深入研究胶质细胞功能的新篇章。

思考题

1. 哺乳动物脑内主要胶质细胞类型有哪些？这些细胞的功能如何？

2. 神经胶质细胞的特点有哪些？

（赵湘辉）

参考文献

[1] 鞠躬，武胜昔. 神经生物学. 西安：第四军医大学出版社，2015.

[2] Larry R S. Encyclopedia of Neuroscience Glia Cells. Elsevier Inc, 2010.

[3] Alexei V, Arthur B. Glial Neurobiology: a textbook. England: John Wiley & Sons Ltd, 2007.

[4] Allen N J, Barres B A. Neuroscience: Glia – more than just brain glue. Nature, 2009, 457(7230): 675 – 677.

[5] Anat L, Merav C, Michal S. Microglia and monocyte-derived macrophages: functionally distinct populations that act in concert in CNS plasticity and repair. Front Cell Neurosci, 2013.

[6] Isabella F T, Nicola J A. Astrocytes, neurons, synapses: a tripartite view on cortical circuit development. Neural Dev. 2018, 13(1): 7.

第六章 6 神经干细胞

中枢神经系统如何从胚胎早期的一个简单的神经管逐渐演变成为我们熟悉的脑和脊髓,离不开神经干细胞的增殖、分化和迁移。神经干细胞在神经系统的发育、内稳态和可塑性等方面发挥着必不可少的作用。

神经干细胞(neural stem cells, NSCs)属于组织特异性干细胞(tissue specific stem cells),后者也称为多能干细胞(multipotent stem cells)。神经干细胞定居在神经系统,发育上来源于神经上皮(neural epithelium),其中中枢神经干细胞来源于神经管(neural tube);外周神经干细胞来源于神经嵴(neural crest),又称为神经嵴干细胞(neural crest stem cells)。中枢神经干细胞主要可分化为神经元(neurons)、星形胶质细胞(astrocytes)和少突胶质细胞(oligodendrocytes),外周神经干细胞可分化为施万细胞(schwann cells)和神经元。

如果没有特别说明,文献中出现的神经干细胞一般指中枢神经干细胞。本章主要介绍中枢神经干细胞,可以定义为存在于多个脑区和多个发育阶段中,具有分化成所有神经谱系细胞的潜能,并且能够自我复制的细胞。

细胞谱系上,神经干细胞位于神经细胞谱系的顶端,中枢神经干细胞具有分化为神经元、星形胶质细胞和少突胶质细胞的潜能,所以在分化潜能上是"三潜能"细胞,增殖能力强;神经元、星形胶质细胞和少突胶质细胞是终末分化细胞,位于谱系的底端,生理情况下不再具有分化能力;介于二者之间的细胞,具备有限的自我增殖能力和分化潜能(即不具有分化为神经谱系所有终末细胞的潜能),称为前体或祖细胞(progenitor or precursor cells)。依据前体细胞分化潜能,分别命名为:胶质前体(祖)细胞(glial progenitor cells),能分化为少突胶质细胞和星形胶质细胞;神经前体细胞(neural progenitor cells),能分化为神经元和一种胶质细胞,所以前体细胞在分化潜能上是"二潜能"细胞,增殖能力有限。另外,在终末分化细胞前期的前体细胞,具备有限的自我增殖能力,但仅能产生单一一种细胞,称之为命运既定前体细胞(fate committed progenitor cells)或母细胞(blast cells),在分化潜能上是"单潜能",增殖能力只有几个细胞周期,如只能产生神经元的称为神经元前体细胞(neuronal progenitor cells)或神经元母细胞(neuroblast cells)。神经干细胞、神经前体细胞与神经细胞之间的关系如下图 6－1。

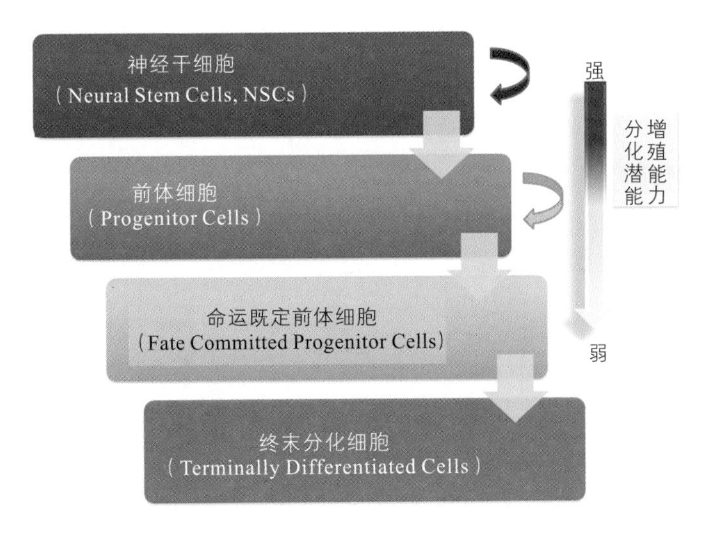

图 6－1 神经干细胞的分化过程

注:神经干细胞(neural stem cells, NSCs)可以自我增殖,以扩大干细胞数量;分化时,首先分化为前体细胞(progenitor cells),再进一步分化为命运既定前体细胞(fate committed progenitor cells),最后分化为终末分化细胞(包括不同神经元和胶质细胞)。随着不断的分化,增殖能力和分化潜能逐渐降低。生理情况下,终末分化细胞不再具有分化能力。

第一节 神经干细胞的生物学特性

一、神经干细胞的生物学特性

自我增殖(复制/更新)(self-renewal)和分化(differentiation)是神经干细胞的两大主要生物学特性。

自我增殖(复制/更新)是指细胞在有丝分裂后至少有一个子代细胞保持着与母代细胞完全相同生物学特性的细胞增殖。自我增殖对于维持干细胞数量的稳定至关重要。在体外,神经干细胞自我增殖体现为克隆形成(colony formation)和理论上的无限扩增。自我增殖的周期(或速度)取决于细胞周期的长短,胚胎神经干细胞自我复制较快,而大多数成年神经干细胞的自我增殖速度很慢。

分化是指细胞在有丝分裂后产生与母代细胞生物学特性不同的细胞的过程。完整的分化过程包括细胞命运决定、幼稚细胞产生和细胞生物学特性的成熟。分化时神经干细胞内在程序从自我更新状态改变到命运既定状态。在发育阶段,神经干细胞的分化通常遵循先产生神经元后产生胶质细胞的规律。由于神经干细胞在大多数情况下以胶质细胞的身份出现,故沿着胶质细胞方向的分化曾被认为是神经干细胞分化的“默认”

(default)分化路径。

自我增殖和分化既可由对称分裂,也可由不对称分裂实现。对称分裂,是指母代细胞分裂产生两个一样的子代细胞,二者都保持着与母代一样的生物学特性,或者都是分化了的子代细胞;而不对称分裂,是指母代细胞分裂出两个不一样的子代细胞,其中至少有一个是已经分化的子代细胞(图 6 -2)。

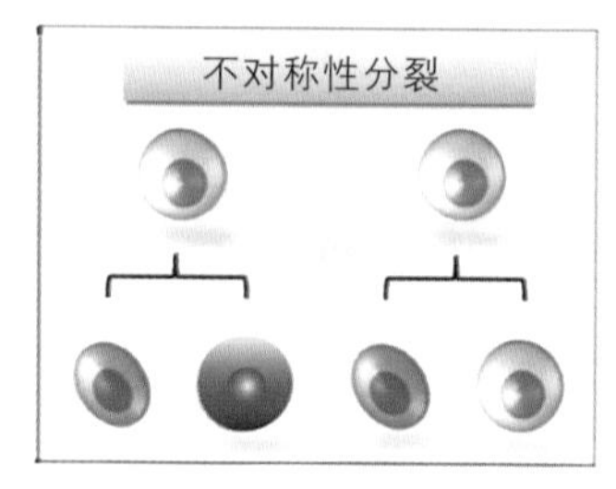

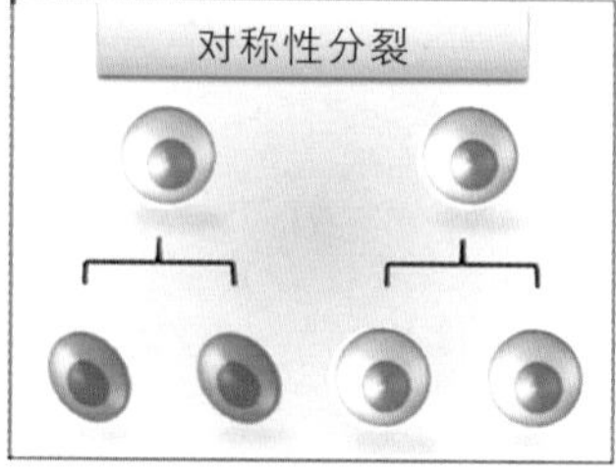

图 6 -2　神经干细胞的自我增殖和分化方式

注:同所有干细胞一样,神经干细胞(最上排细胞)的命运通过自我增殖和分化来实现,而自我增殖和分化则是以对称分裂和不对称分裂两种方式来完成。

对于一个即将分裂的细胞,如何决定它将会采取何种分裂方式呢?目前机制并未完全明确。已有的发现认为,神经干细胞不同细胞部位的很多分子都参与了对分裂方式的调控,比如,顶膜中极性分子 Par3、Par6、非典型蛋白激酶 C(atypical protein kinase C, aPKC),中心粒中的异常纺锤体样小头畸形相关蛋白(abnormal spindle-like microcephaly - associated protein, ASPM)、细胞周期蛋白依赖性激酶 5 调节亚基相关蛋白 2(cyclin—dependent Kinase 5 regulatory subunit associated protein 2, Cdk5rap2)、微脑磷脂 1(microcephalin 1, MCPH1),纺锤体中的极性蛋白 LGN、核有丝分裂器(nuclear mitotic apparatus, NuMA)、G 蛋白 α 亚单位(Gα)、Insc(inscuteable)、无脑回畸形 1 蛋白(lissencephaly - 1 protein, Lis1)、神经发育蛋白 1(neurodevelopment protein 1 like 1, Ndel1)、动力蛋白(dynein),基膜中 miranda 和内吞蛋白 numb 等等,均被证明在神经干细胞分裂方式的调控方面发挥了作用。比如在对称分裂的调控中,基因 Lis1 只有正常表达,细胞才能正常地对称分裂,神经元才能正常地迁移。正常情况下,发育早期神经上皮在脑室端主要进行对称性分裂,当基因 Lis1 突变了,那么细胞就会随机地选择分裂平面,对称分裂消失,造成异常的不对称性分裂,结局就是神经上皮干细胞池不能有效扩大,而且不对称分裂产生的细胞很快发生凋亡,大大减少了神经元和神经干细胞的数量;正常情况下的放射状胶质细胞(radial glia cell)则通过对称和不对称分裂来扩大和更新放射状胶质细胞池,当 Lis1 突变,亦是对称分裂消失,通过不对称分裂的方式消耗大量放射状胶质细胞,而且产生的神经元不能正常迁移到脑的表层,使脑表面和深部神经元数量显著减少,不能形成精确定位的板层样结构,造成无脑回的表现。在人类有一种基因突变性疾病,叫无脑回畸形，解剖上表现为脑表面的沟回明显变浅甚至消失，新生儿均有小头畸形和轻微面部异常，严重认知异常，完全性无脑回畸形多伴有去大脑状态和惊厥，常在2岁前死亡。而克隆出的第一个与无脑回畸形相关的基因就是Lis1，当这个基因的一个等位基因发生突变或消除，就可以引起无脑回畸形。

二、神经干细胞的检测

神经干细胞在体内分离出来后，可以在体外进行培养。基于神经干细胞具有自我更新和多分化潜能的生物学特性，体外检测已经被广泛用于回顾性鉴定神经干细胞。其中，“神经球”(neurosphere)试验由Reynolds和Weiss于1992年建立，用来体外鉴定神经干细胞，迄今仍然是一个被广泛接受的检测方法。在体外悬浮培养和有丝分裂原存在的条件下，单个神经干细胞会不断分裂增殖，形成悬浮的克隆球，称为“神经球”，反映了其自我增殖的生物学特性。在诱导分化的培养条件下，能分化出神经元、星形胶质细胞和少突胶质细胞，反映了其具有分化为神经谱系所有细胞的潜能的生物学特性(图6-3)。

体神经干细胞自神经系统开始发育便出现，最早出现的是神经上皮细胞(neuroepithelial cells)，位于神经板和单层上皮的神经管，在胚胎发育期迅速自我增殖，并分化产生神经元和放射状神经胶质细胞；随后放射状神经胶质细胞逐渐代替神经上皮细胞，成为主要的神经干细胞，此后脑内的神经元和胶质细胞主要由放射状胶质细胞分化而来。早期胚胎神经干细胞占的比例很高，增殖和分化非常活跃，随着发育成熟和年龄的增长，脑内神经干细胞比例和活性均逐渐降低。但是在体并不能分离出神经球。根据神经干细胞合成和表达多种标记蛋白，比如巢蛋白(nestin)、Sox2、Sox1、谷氨酸/天门冬氨酸转运体(glutamate/aspartate transporter, GLAST)、脑脂质结合蛋白(brain lipid binding protein, BLBP)或胶质纤维酸性蛋白(glial fibrillary acidic protein, GFAP)等，可以利用多种生物学技术进行检测，比如荧光激活的细胞分选(fluorescence-activated cell sorting, FACS)、单细胞RNA测序、免疫组织化学、酶联免疫吸附试验(ELISA)、基于质谱的细胞表面捕获技术、基于基因芯片的转录组分析等技术手段。

不同阶段的神经干细胞，表达的标记蛋白有所不同，可以同时表达某几种标记蛋白。与神经上皮细胞不同，放射状胶质细胞会获得多种星形胶质细胞表达的基因和蛋白分子，如波形蛋白(vimentin)、GLAST、谷氨酸转运体1(glutamate transporter-1, Glt-1)、谷氨酰胺合成酶、乙醛脱氢酶1蛋白家族L1(aldehyde dehydrogenase 1 family member L1, Aldh1L1)、BLBP、GFAP等。

神经干细胞在体外培养条件下与在体比较，往往展现出不同的特性。比如，在体外培养条件下，神经上皮细胞具有无限增殖的能力，而在体的神经上皮细胞，往往只能增殖几代，随后迅速被放射状胶质细胞取代。

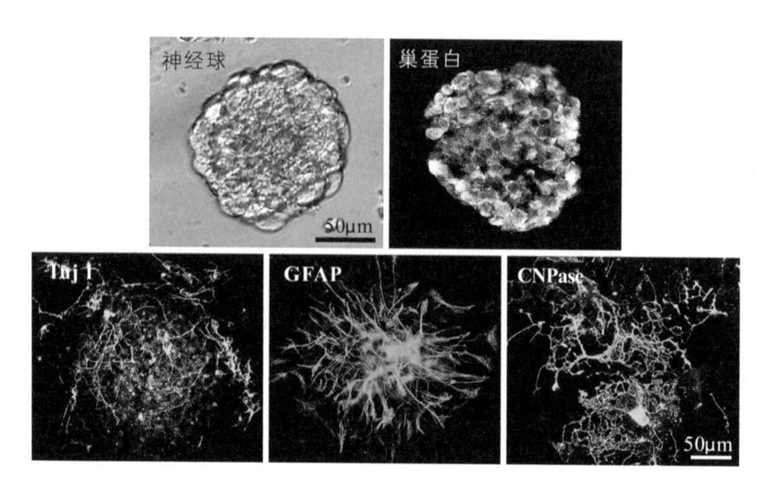

图 6-3 体外培养神经干细胞的鉴定

注:体外悬浮培养的神经干细胞以神经球的方式生长;免疫荧光染色显示神经球内的细胞表达神经干细胞标记蛋白——巢蛋白;在分化条件下培养,可以同时分化产生神经元(Tuj1 阳性)、星形胶质细胞(GFAP 阳性)和少突胶质细胞(CNPase 阳性)(改编自作者发表文章 *Int J Biol Sci*. 2013; 9(10):1108-1120)。

三、神经干细胞生物学特性的调节

神经干细胞的每一个行为,包括静止、增殖、自我更新和分化,必须保持精确的平衡,以避免病理情况的发生。比如,过度增殖会导致脑肿瘤的发生;而过早分化会引起神经干细胞池的耗竭,导致神经细胞数量的减少。神经干细胞从自我更新状态和命运既定状态的选择,取决于内在转录程序的改变,而这些改变,受制于内在因素和外在因素的调控。

神经干细胞居住在一个专门的微环境,或称为"龛",这个专门的维持神经干细胞自我更新和调控其分化的微环境称为神经干细胞龛(neural stem cell niche),组成上包括邻近细胞(星形胶质细胞、小胶质细胞、室管膜细胞、血管内皮细胞、周细胞、前体细胞等龛细胞)、轴突、树突、细胞外基质、血管以及分泌释放的信号分子等。龛内表达或分泌的调控神经干细胞更新和分化的信号分子称为龛信号(niche signal),对神经干细胞增殖和分化的调控,正是通过这些龛信号激活神经干细胞内在的环路而完成。研究发现,如果把内源性神经干细胞移植到龛以外的位置,比如脑实质,神经干细胞将不会产生神经元;而如果移植到它们原来的神经发生位点,则会产生相应的神经元亚型,说明神经干细胞龛对于维持神经干细胞增殖和分化的必要性。到目前证实,对于成体神经干细胞的调控,主要通过以下几个方面的分子调控机制:信号转导分子,包括 Wnt、Notch、Shh、Eph 信号通路等;代谢分子,包括血管内皮细胞生长因子(vascular endothelial cell growth factor, VEGF)、脑源性生长因子(brain derived growth factor, BDGF)、胰岛素样生长因子(insulin-like growth factor, IGF-1)、成纤维细胞生长因子(fibroblast growth factor, FGF)-2、表皮生长因子(epidermal growth factor,EGF)、血小板源性生长因子(platelet derived growth factor,PDGF)等;表观调控因子,包括 DNA 甲基化、组蛋白、miRNAs 等;促血管生成因子;免疫细胞,比如小胶质细胞分泌的细胞因子、趋化因子等。

(一)自我增殖的调节

在成体,神经干细胞相对沉寂,目前发现主要局限在两个脑区——侧脑室的脑室下带(subventricular zone,SVZ)和海马齿状回颗粒下层(subgranular zone,SGZ)。在神经干细胞定居的神经干细胞龛内,龛细胞分泌调控增殖相关的信号分子,血管亦可携带相关信号释放入龛内,比如,在成体 SVZ 区的星形胶质细胞可分泌 Wnt7a,血管内皮细胞可分泌 PDGF 和 VEGF;SGZ 区的星形胶质细胞可分泌 Wnt3,这些分子均可作为龛信号调节成年神经干细胞的自我增殖。体外培养神经干细胞时,EGF 和 FGF-2 是两种必不可少的促进神经干细胞增殖和保持干细胞特性的生长因子。

在胚胎发育期,神经干细胞分布广泛、增殖活跃,虽然周围无上述典型的龛样微环境,但是神经干/祖细胞自身作为龛细胞表达和分泌多种龛信号分子,如 Wnt,Shh 等;并且,神经干/祖细胞之间通过神经钙黏素(N-cadherin)维持 β-catenin 信号的激活,为神经干/祖细胞的自我增殖提供支持环境。

除了外源性的龛信号外,多种内源性的转录因子和表观遗传修饰分子对于维持神经干细胞的自我增殖也非常重要。如:核孤儿受体 NR2E1,转录因子 Bmi-1、Sox2 和 Foxo3,miRNA MiR-let7b 等都被证明是调节神经干细胞自我增殖的重要分子。

(二)分化的调节

神经干细胞分化和子代细胞命运决定的分子机制尚未完全阐明,是当前神经生物学领域研究的热点和难点。关于神经干细胞分化,目前研究最深入的是细胞命运决定。细胞命运决定(cell fate decision)的实质是细胞内一群特异性基因的稳定表达,即与细胞命运相关的基因群的稳定性开放或关闭。神经干细胞分化时,细胞会从多分化潜能状态变成命运既定状态,这种转变伴随着转录组的整体改变,影响细胞命运的基因会被激活或抑制。与自我增殖的调节类似,神经干细胞的分化亦是通过龛信号激活神经干细胞内在信号通路进而激活或关闭与细胞命运相关的基因群而完成。比如,Wnt,Shh、神经生长因子(nerve growth factor,NGF)等诱导神经干细胞向神经元方向分化;骨形成蛋白(bone morphogeneric protein,BMP)、睫状神经营养因子(ciliary neurotrophic factor,CTNF)、Notch 等信号分子诱导神经干细胞向星形胶质细胞方向分化;Shh 诱导神经干细胞向少突胶质细胞方向分化。再比如,miRNA 通过促进靶基因 mRNA 的降解而调节基因表达,与其他转录因子协同发挥作用。例如 miR-124 调节转录因子 Sox9 的表达,对于神经干细胞向神经元方向的分化十分重要。另外,核内表观遗传修饰亦参与调控分化,比如通常情况下,DNA 甲基化抑制相应基因表达,星形胶质细胞特异性基因如 GFAP 的启动子在神经干细胞中处于高甲基化状态，如果瓮信号诱导发生 DNA 去甲基化，那么促星形胶质细胞分化的转录因子 STAT3 等得以结合星形胶质细胞特异性基因的启动子区，从而诱导神经干细胞向星形胶质细胞方向分化；相反，组蛋白乙酰化对相应基因的表达具有促进作用，如果用 CNTF 刺激神经干细胞，会增加 GFAP 基因启动子区的组蛋白乙酰化，从而有利于 STAT3 与 GFAP 启动子区的结合。克服表观遗传障碍可使得终末分化的神经细胞逆分化至神经干细胞，也可实现神经细胞之间甚至非神经细胞与神经细胞之间的身份转换。

第二节　神经干细胞的分类和功能

根据机体所处的不同阶段，神经干细胞可以分为胚胎发育期神经干细胞和成体神经干细胞，在定位和功能上有所不同。

一、胚胎发育期神经干细胞的功能

胚胎时期的神经干细胞是神经系统发育的细胞基础。人胚胎 16 天开始，在外胚层的顶端，有一段单层上皮细胞特化，形成神经板，随着内陷，逐渐闭合形成了神经管。神经板和神经管的单层上皮细胞被称为神经上皮，就是体内最早出现的神经干细胞。在小鼠，从胚胎 9.5 天开始，即出现了具有神经干细胞特性的神经上皮细胞。神经上皮不断地自我更新和分化，分化出神经元和放射状胶质细胞。新分化出的神经元是分化终末的功能细胞，失去了自我更新和分化的能力；而放射状胶质细胞仍然具有干细胞特性，放射状神经胶质细胞逐渐代替神经上皮，成为主要的神经干细胞，此后脑内的神经元和胶质细胞主要由放射状神经胶质细胞分化而来。

发育期神经干细胞遵循着先分化产生神经元、后分化产生胶质细胞的分化顺序，子代细胞逐渐形成脑内不同的特化结构，比如特化的新皮质，具有 6 层细胞结构，具备运动和感觉等多种不同功能分区；再如脊髓，中继感觉信息和整合运动输出，两种功能在解剖上也是分离存在。

在神经系统发育期，不同的细胞类型必须精确地分化和定位，才能保证神经环路精确地组装起来，形成功能和结构完善的神经系统，这个过程受到严格的时空调控，其机制尚未完全阐明。在时间调控上，有“生日”决定命运之说，即在发育的不同时间阶段，发育相关因子的表达是不同的。发育早期增殖相关因子高表达，神经干细胞最早出现，受增殖相关因子的调控主要发生增殖反应；而随着发育的进行，有丝分裂后分化相关的因子表达逐渐增高，此时的细胞则发生先是神经元的分化、迁移和成熟，后是胶质细胞的分化、迁移和成熟。通俗地讲，一个神经干细胞，出现在发育早期，可能就仅仅是自我复制，再晚一点出现，则可能分化成神经元，如果出现在发育晚期，则可能向胶质细胞分化。

在空间调控上，已有研究认为，胚胎细胞逐步分化形成有序空间结构的过程称模式形成(pattern formation),细胞间信号分子在此过程中发挥关键作用,其中有的可扩散性诱导分子形成浓度梯度,通过浓度依赖性决定了多种细胞的分化命运,这些分子称为形态发生素(morphogen),通过因此而产生的细胞内呈梯度表达的转录因子而发挥作用。神经系统发育也遵循这一规律,神经干细胞在不同浓度的形态发生素及不同表达强度的转录因子的作用下在不同脑区分化为不同种类的神经元。比如,神经上皮细胞处于不同的位置,会表达不同的命运决定子,产生不同的后代细胞。在大脑皮质的发育过程中,FGF信号在大脑皮质呈现吻侧端高浓度,尾侧端低浓度的梯度分布;相反,核孤儿受体COUP-TF1在大脑皮质呈现吻侧端低浓度,尾侧端高浓度的表达。FGF和COUP-TF1的下游转录因子Pax6和Sp8在吻侧高表达,促进大脑皮质吻侧区域结构的特化;Emx2在尾侧高表达,促进大脑皮质尾侧区域结构的特化。类似的机制也在脊髓的发育中发挥作用,BMP和Wnt在脊髓呈现背侧高浓度、腹侧低浓度的梯度;Shh和维甲酸呈现出腹侧高浓度、背侧低浓度的梯度。BMP和Wnt信号诱导了脊髓中央管神经干细胞向脊髓背侧的感觉神经元方向的分化,而Shh和RA信号通路则诱导了神经干细胞向脊髓腹侧运动神经元方向的分化。转录因子Olig2或神经母细胞特异性转移因子(achaete-scute homolog 1,Ascl1)在脊髓腹侧的表达,先是调节运动神经元的产生,随后调节少突胶质细胞的产生。

二、成体神经干细胞(adult neural stem cells)的功能

历史上曾经一度认为出生后脑内不会有新的神经元产生,直到Alman J.于1962年、Kaplan M.S和Hinds J.W.在1977年,分别利用[H^3]-胸腺嘧啶掺入和放射自显影技术,发现成体大鼠海马齿状回有新生神经元的出现。在1992年,Reynolds B.A.和Weiss S.在成体小鼠脑内成功分离出神经干细胞,为治疗中枢神经系统损伤和退行性变带来了极大的希望。现在,普遍认为成年哺乳动物的脑中仍然存在神经干细胞,在某些脑区仍可不断产生新的神经元。但是,相对于胚胎发育期的神经干细胞,成体神经干细胞增殖和分化活力低,表现为相对静止状态。龛内的成体神经干细胞性质是不均一的,存在几种不同的状态:静息状态、激活状态、增殖状态、分化状态。静息状态的神经干细胞受到刺激后会重新进入细胞循环成为激活;反之,激活状态的神经干细胞也可以退出细胞有丝分裂循环,成为静息状态的神经干细胞。

在成年哺乳动物的脑内,对于成体神经干细胞龛的定位也曾经存在争论,起初认为这类细胞位于脑室带,在室管膜中。但是经过大量的研究,却发现其实定位于脑室下带(subventricular zone,SVZ)。目前被广泛接受的神经干细胞龛定位有两处:侧脑室的脑室下带和海马齿状回颗粒下层(subgranular zone,SGZ),其中存在典型的神经干细胞,以放射状胶质细胞的形式出现,终生存在神经元发生(图6-4)。

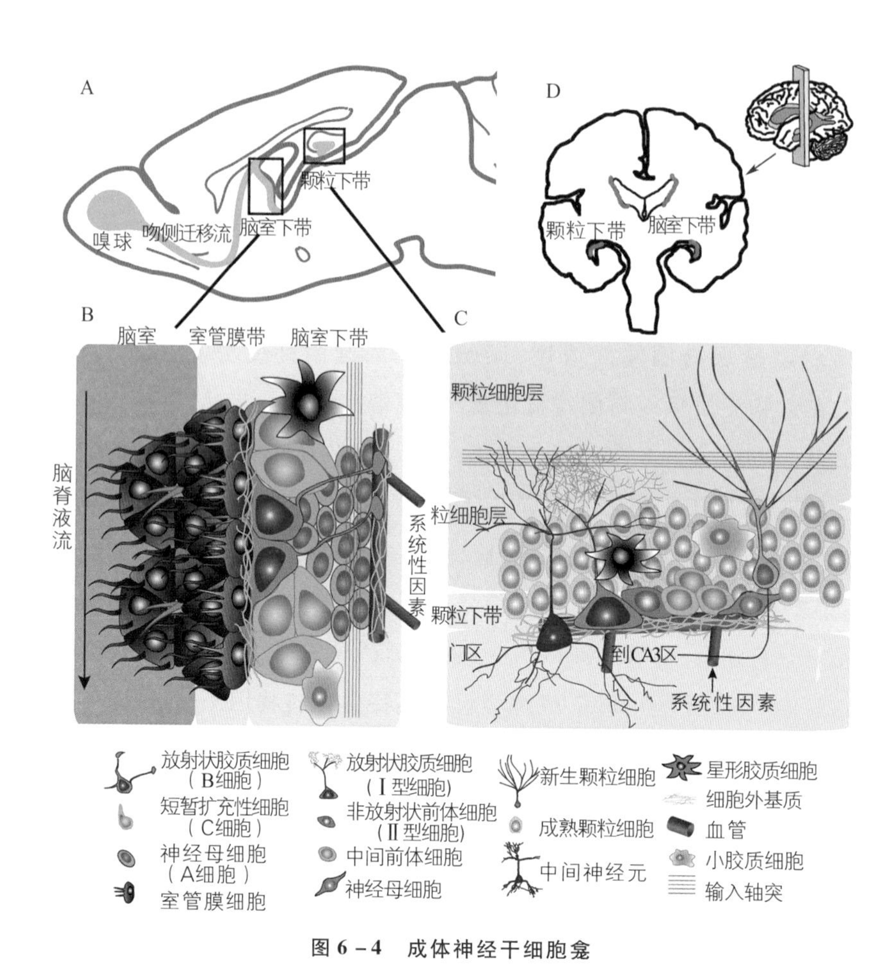

图 6－4　成体神经干细胞龛

注：A. 啮齿类成体脑内脑室下带和颗粒下带；B. 啮齿类成体脑内脑室下带神经干细胞龛细胞组成；C. 啮齿类成体脑海马颗粒下带神经干细胞龛细胞组成（改编自 Cell Stem Cell，2015，17：385－395；BMB Rep . 2009; 42(5): 245－259. ）；D. 成体人脑内脑室下带和颗粒下带位置。

脑室下带的放射状胶质细胞既表达星形胶质细胞标志物 GFAP，又表达神经干细胞的标记蛋白 Nestin 和 Sox2 等分子，终生具备分裂和产生神经元的能力，被认为是成年神经干细胞。其长长的纤毛突起在脑室表面伸向脑脊液接触，基部突起则与血管接触。脑室下带的神经干细胞和前体细胞分为三类：B 细胞是典型的神经干细胞，依据其分布及细胞周期长短被进一步分为 B_1 和 B_2 型细胞；B 细胞分化产生 C 细胞，为短暂扩充性前体细胞（transient amplifying cells，TAC）；C 细胞分化产生 A 细胞，为神经元母细胞；A 细胞最终分化为神经元（图 6－4）。在啮齿类动物，正常情况下新生神经元主要补充到嗅球，从 SVZ 产生的神经前体细胞向嗅球迁移形成明显的细胞流，叫吻侧迁移流（rostral migration stream，RMS），到达嗅球后成熟，在嗅球的颗粒细胞层和小球层分化为中间神经元——颗粒细胞和球周细胞，与僧帽细胞等神经元形成突触联系，参与嗅觉学习，具有更精细的嗅觉分辨，推测与啮齿类发达的嗅觉有关。但是，在人类成体大脑，只有极少量的神经元出现在吻侧迁移流，嗅球内新生神经元的数量也极少；相反，纹状体内却出现大量新生神经元，所以目前认为在人类大脑，脑室下带产生的神经元，主要都迁移到了附近的纹状体。纹状体的神经发生在人类大脑最活跃，或许与物种的进化有关。有研究还发现，在人类婴儿期，除了吻侧迁移流，还有一部分细胞形成中间迁移流（medial migration stream, MMS），迁移到了腹内侧的前额叶皮质。

在SGZ区，将典型的神经干细胞命名为Ⅰ型细胞，表达神经干细胞标记蛋白分子Nestin、GFAP、BLBP、Glast、Sox2等，细胞周期长；而由Ⅰ型细胞分化产生的前体细胞称为Ⅱ型细胞，多呈非放射状或水平状，表达Nestin和Sox2，增殖活跃，依据其神经元相关转录因子的表达，Ⅱ型细胞被进一步分为表达哺乳动物无鳞片同源物－1（mammalian achaete-scute homologue－1，Mash1）的Ⅱa型细胞和表达Prox1和神经源性分化因子1（neurogenic differentiation factor 1，Neurod1）的Ⅱb型细胞。Ⅱb型细胞迁移入颗粒层产生神经母细胞，最终分化为成熟的颗粒神经元（图6－4）。

来自成年神经干细胞的新生神经元在生理条件下的功能目前尚无定论。一般认为，啮齿类嗅球的新生神经元，与识习气味和识别配偶有关；海马区的新生神经元与学习和记忆有关；在损伤等病理情况下，激活状态的成体神经干细胞数量增多，向损伤区方向迁移，大多分化成反应性星形胶质细胞，参与形成反应性胶质增生或者参与形成胶质瘢痕；而新产生的神经元却很难生存，并且难以整合到现存的神经网络中，所以这种状态下的神经干细胞很难参与有意义的组织修复和长期的功能恢复。在损伤和其他病理条件下，如何激活内源性的神经干细胞，促进其向缺失的神经元类型分化和生存，并且有效整合到神经网络中，成为目前治疗中枢神经系统疾病的研究方向之一。

除了被广泛接受的侧脑室SVZ区和海马齿状回SGZ区，不排除其他脑区也有成体神经干细胞的存在。有研究者报道在成体脊髓、第三脑室和第四脑室等区域都分离到了神经干细胞，另外还发现在成体哺乳动物大脑血管周围和脑膜也存在潜在的神经干细胞龛，在缺血或损伤等情况下会被激活。另外，星形胶质细胞和室管膜细胞在损伤的情况下也可以被激活，成为反应性星形胶质细胞和反应性室管膜细胞，其中部分细胞获得神经干细胞属性，像其他神经干细胞一样，尽管在体内表现为有限的细胞类型分化能力和自我增殖能力，但是在体外具有完全的神经干细胞特征，即多分化潜能和长期的自我增殖能力。

对于成年后人类海马是否真的存在神经干细胞最近有不同的声音：2018年，*Nature*杂志上研究报道人类海马神经发生在生后就急剧降低直至消失，具有增殖能力的细胞迅速减少，新生神经元迅速减少，认为成体海马内不存在神经干细胞和新生神经元。而随后在*Cell Stem Cell*杂志上的另一篇报道则力证人海马神经发生终生稳定，只是随着年龄的老化，血管发生和神经可塑性降低，静息状态的干细胞池减少。这些不同的声音，也许是由于研究方法等方面的限制造成不同的结果。真相如何，等待更多的实践和实验去证实！

知识窗

神经干细胞与中枢神经系统再生

中枢神经系统损伤或退行性变后难以再生一直是神经科学领域的难题之一,“生后脑内便无新生神经元”的传统观念也制约了人们探索中枢神经系统再生的脚步,而神经干细胞和成体神经干细胞的发现为中枢神经再生带来了新的希望。

在某些病理情况下,SVZ 区和 SGZ 区的神经发生活动增强或减弱。比如在癫痫、多发性硬化、阿尔茨海默病等中枢神经退行性变疾病的发生过程中,研究发现 SVZ 区和 SGZ 区的神经干细胞增殖能力增强,有新生神经元的发生;而长期处于应激或抑郁状态下,神经发生会被抑制。大多数中枢神经系统损伤,也会激活内源性神经干细胞,上调神经发生,新生神经元会朝向损伤位点迁移。但是,在这些病理情况下,神经干细胞分化产生的神经细胞以胶质细胞为主,只有极少数的神经元产生,而异位的神经元迁移和能存活多久仍然是个亟待解决的科学问题。

如何激活内源性的神经干细胞来促进再生和功能修复是再生医学中的一个重要策略。比如有利用释放丝裂原 EGF、促红细胞生成素(EPO)等刺激脑中风后神经干细胞的激活、促进神经元分化,但是有致瘤的风险和其他副作用;也有发现免疫抑制剂环孢菌素 A、电刺激、治疗糖尿病的药物二氢双胍可以刺激神经干细胞增殖、分化为神经元和胶质细胞;结合生物工程材料有利于减少损伤后的组织缺损、移植细胞的释放和生存、促进整合到神经环路等等,都有待于进一步深入研究。

虽然损伤等病理状态下内源性神经干细胞会被激活,但是不足以替代损失的神经元,人们自然地想到移植外源性的神经干细胞/前体细胞来实现细胞替代治疗的目的。由于神经干细胞在体外可以大量扩增,并能诱导分化为各种类型神经细胞,乃至特定的神经元亚群,本身还能产生和分泌多种神经营养因子和免疫调节分子,所以是良好的细胞移植候选细胞。

神经干细胞的获得途径,目前认为有多种:可以在胚胎或成体获得,也可以通过胚胎干细胞或诱导性多能干细胞分化获得,或者是通过跨胚层分化获得,还有可能在体外直接获得诱导性神经干细胞。

由于终末分化的神经元和少突胶质细胞对损伤区的病理环境反应敏感,难以存活,目前大量的实验研究集中在神经干细胞/前体细胞的移植。细胞移植的目的是期望移植的细胞能够产生新生神经元,进入损伤区,和其他靶神经元建立有效的功能联系,代替丢失的结构,形成正确的神经环路。目前研究发现,虽然移植自然的神经干细胞/前体细胞有利于再生的提高,但是鲜有是通过神经元替代治疗的机制,而是通过神经干细胞/前体细胞本身具有调节神经免疫和神经营养支持的作用而实现。通过基因修饰,促进移植的神经干细胞朝神经元和少突胶质细胞方向分化,或者获得诱导性神经干细胞(induced neural stem cells, iNSCs),虽然在动物实验取得了一些喜人的结果,但是经过基因修饰的细胞移植于人体存在更大的风险。

基于神经干细胞诱人的应用前景,世界和我国都大力支持神经干细胞的临床转化研究,希望早日实现神经干细胞的临床应用。但是目前如果应用到临床,不论是在伦理和法律方面,还是在科学技术方面,都有太多的问题存在,比如神经干细胞的获得、移植后的致瘤风险、移植后细胞的生存和分化等等;同时,有很多的临床前期实验应用到人体,并不能取得在动物身上取得的预期结果,大多以失败而告终。目前世界范围仅有少数的公司和医院得到神经干细胞移植治疗的临床实验许可。

由此可见,如何充分有效地激活内源性神经干细胞,如何使移植的外源性神经干细胞或其分化产生的前体细胞存活并朝向损失的神经元类型分化,并与靶细胞实现功能上的联系,以实现神经元替代治疗的目的,成为当前中枢神经系统再生领域一个重要的研究方向和难点。

神经干细胞的发现为实现中枢神经再生带来了希望,打破了“生后脑内便无新生神经元”的传统观念,但是离成功应用到临床治疗,还有很长的路要走。

思考题

1. 什么是神经干细胞?

2. 神经干细胞的生物学特性是什么?

(王 曦 王亚周)

参考文献

[1] Altman J. Are new neurons formed in the brains of adult mammals? Science, 1962, 135: 1127 - 1128.

[2] Boldrini M, Fulmore C A, Tartt A N, et al. Human hippocampal neurogenesis persists throughout aging. Cell Stem Cell, 2018, 22(4):589 - 599.

[3] Bond A M, Ming G L, Song H J. Adult mammalian neural stem cells and neurogenesis: five decades later. Cell Stem Cell, 2015, 17:385 - 395.

[4] Johnson M A, Ables J L, Eisch A J. Cell - intrinsic signals that regulate adult neurogenesis in vivo: insights from inducible approaches. BMB Rep, 2009; 42(5): 245 - 259.

[5] Reynolds B A, Weiss S. Generation of neurons and astrocytes from isolated cells of the adult mammalian central nervous system. Science, 1992, 255(5052), 1707 - 1710.

[6] Sorrells S F, Paredes M F, Cebrian Silla A, et al. Human hippocampal neurogenesis drops sharply in children to undetectable levels in adults. Nature, 2018, 555(7696):377 - 381.

>> 第二篇

感觉与运动调节

第七章 7 痛觉、痒觉与本体觉

第一节 痛 觉

人和动物体通过感觉器官感受内、外环境的变化，每一种感觉器官传递一组性质上相似的感觉模态，经典的五种感觉模态是视、听、嗅、味及躯体感觉。躯体感觉中的痛觉是人类拥有而个体差异大的一种不愉快的感觉。它包括伤害性刺激作用于机体所引起的痛感觉以及机体对伤害性刺激的痛感受。痛觉作为机体受到伤害的一种警示，可引起机体一系列防御性反应，故而是生命不可缺少的保护功能。但某些长期或剧烈痛觉对机体已成为一种折磨，这种痛觉被称为病理性痛，即机体在病理性情况（如炎症或损伤）下产生的痛觉，通常发生持续慢性化，时间持续 1 个月以上又称为慢性痛。它不仅是临床上许多常见疾病的伴随症状之一，同时慢性痛本身就是一种疾病。其反复发作、迁延难治的特性使患者长期备受折磨，并且焦虑、抑郁、恐惧等恶性情绪常伴随整个病程甚至终生，严重危害人类健康和生活质量。

一、痛觉定义及其研究

1979 年，国际疼痛研究协会（IASP, international association for the study of pain）将痛觉定义为“An unpleasant sensory and emotional experience associated with actual or potential tissue damage, or described in terms of such damage”，即“痛觉是一种与实际或潜在的组织损伤相关联的不愉快的感觉和情绪体验，或用这类词汇来描述的主诉症状”。几十年来，随着多学科交叉和慢性疾病模型的出现，学者们对于痛觉的理解更加深入。为了阐明痛觉的本质并有效地治疗疼痛，我们需要从“生物－心理－社会”医学模式的角度，重新修订疼痛的定义。2020 年，IASP 时隔四十多年后对痛觉的定义修订为“Pain is an unpleasant sensory and emotional experience associated with, or resembling that associated with, actual or potential tissue damage”，即“一种与实际或潜在组织损伤相关，或类似的令人不愉快的感觉和情绪体验”。从痛觉的定义可以看出痛觉具有多维特征，首先痛觉包含了感觉辨识成分，即痛觉产生的位置、程度、时空特性等信息；其次，痛觉包含了主动情绪反应成分，即不愉快的情绪，以及有关逃避的运动倾向等；痛觉还包含了认知评估成分，就是在过去经验的基础上，对痛觉及其意义的认知和评价。

痛觉，根据不同的分类标准可以被分为不同的类型。例如，根据痛觉产生的原因可将其分为炎性痛、神经损伤性痛、癌症痛等等；根据其发生的部位又可将其分为躯体痛和内脏痛等。一般来讲，最常见的分类是根据痛觉持续时间的长短将其分为急性痛和慢性痛。急性痛，也称为生理性痛：其特点是持续时间短、随着受损区域的治愈，痛觉会减轻并最终消失。急性痛是我们机体防御系统的一部分，它提供机体受到威胁的警报信号，如果人体缺乏痛觉这种警觉，即先天性无痛症，该类患者即使在受到伤害时也浑然不知，任由伤害或危险持续发生，导致机体受到严重的侵害，甚至早年夭亡。因此，这类患者通常过着没有痛觉的“痛苦”生活（知识窗）。从这个意义上来讲，生理性痛是机体不可或缺的一种生命保护功能，是一种“好痛”。而慢性痛，其发作持续时间长，患者非常痛苦，甚至有着生不如死的感觉。慢性痛会对机体造成很大伤害，长期的慢性痛会导致机体的免疫力等一系列功能下降，严重者会导致焦虑、抑郁甚至自杀。因此，慢性痛又被称为“坏痛”，这种坏痛越早克服、越早治疗越好。

知识窗

如果没有痛觉会怎样？

疼痛虽然是一种不愉快的感觉与情绪体验，但对人类来说却是非常必要和重要的，因为它本来就是人类在进化过程中形成的一种自我防御机制和自我保护能力。通过痛觉，它可以向机体拉响伤害的警报，让机体迅速做出反应，以逃避更多的伤害。因此，不管我们喜不喜欢，我们都需要痛觉。然而，在人类当中却真真实实地存在着一类感觉不到痛觉的人，他们从出生开始就和其他小孩有些不一样，像超人一样可以上刀山下火海，完全不知痛为何物。他们呈现一种很罕见的先天性无痛的状态，称之为“先天性无痛症”（congenital insensitivity to pain）。可能最有名的无痛症患者就是这位活泼可爱的美国小女孩，她的名字叫加比·金格拉斯。小加比从一生下来就没有哭闹过，无论是扎针、摔跤还是打掉牙齿。她酷爱啃自己的手指，哪怕啃得血肉模糊也一声不吭；像嚼泡泡糖一样咬自己的舌头；不断地揉搓眼睛，甚至将手指一不留神插到眼睛里导致角膜严重受损最终失去视力。不止一例的先天性无痛症的事实告诉我们：人类注定不能没有痛觉！真正的无痛才是我们不能承受的痛苦。

先天性无痛症的常见症状包括四种。①自残行为：罹患先天性无痛症的患者因为没有痛感觉，因此无法躲避对身体造成伤害的危险。经常咬伤自己如舌头、嘴唇等，受到烫伤、刀伤等伤害时也没有察觉,所以常常会出现自残行为。②骨髓炎或败血症:经常摔倒因为无痛也未能及时察觉和治疗,所以会因反复感染而发生骨髓炎,严重者演变成败血症。③智力迟缓:有些患者会伴随智力迟缓的现象。④无汗症:因为缺乏汗腺的交感神经支配,无法出汗,导致经常发生高热不退,严重者危及生命。

先天性无痛症的发生原因:目前为止尚不清楚先天性无痛症的具体发病机制。有报道有些患者表现为SCN9A基因突变,SCN9A基因编码Nav1.7通道,当SCN9A基因发生突变时,Nav1.7通道的正常活动便会受阻,从而导致丧失感受痛觉的能力。也有些患者表现为酪氨酸受体激酶1(NTRK1)基因突变所致。正常人的NTRK1基因位于1号染色体上(1q21 - q22),其编码的酪氨酸受体是神经生长因子(NGF)所必需的。由于NTRK1基因突变,其编码的蛋白质出现异常,继而表现一系列的临床症状。但是还有一些患者的发病原因不明,尚待进一步深入研究。

然而,虽说无痛症患者很不幸,但也是这些折翼的天使,或许会给慢性痛的治疗带来新的曙光。基于无痛症罕见基因突变的发现,也许会是开发镇痛新药的新靶点,给饱受慢性痛折磨的患者带来希望。

二、痛觉信息传递

痛觉感受起始于外周的伤害性感受器(又称痛感受器),以下介绍伤害性感受器的性质及其信号的发生和上传。

(一)损伤性刺激引起伤害性感受器兴奋

A_δ和C伤害性感受器　躯体浅感觉的感受器各具特色,如感受振动觉(高频的机械感觉)的感受器是环层小体,它对高频机械振动敏感;触觉感受器为Meissner触觉小体;而痛觉感受器则是游离神经末梢(图7 - 1)。100多年前德国生理学家von Frey提出皮肤痛觉源于游离神经末梢。20世纪初英国生理学家Sherrington在刺激皮肤引起脊髓反射的实验中,首次提出了“伤害性感受器”的概念,即一种能特异感受伤害性刺激的初级感觉神经。痛觉刺激的换能发生在无髓C纤维的游离神经末梢和细的有髓A_δ纤维末梢。大多数痛觉感受器对机械、温度、化学刺激发生反应,因此被称为多觉型痛觉感受器。痛觉感受器存在于大多数机体组织,包括皮肤、骨骼、肌肉、大多数内脏器官、血管和心脏。除了脑膜外,脑本身没有痛觉感受器。由于A_δ和C纤维的动作电位传导速度的差异,他们以不同的速度将信息传递到中枢神经系统。普遍认为,皮肤痛觉感受器的兴奋可导致两种不同的痛觉感觉:一种是快速、尖锐的第一痛,由A_δ纤维的活动引起;另一种是迟钝的、持久的第二痛,由C纤维活动引起。

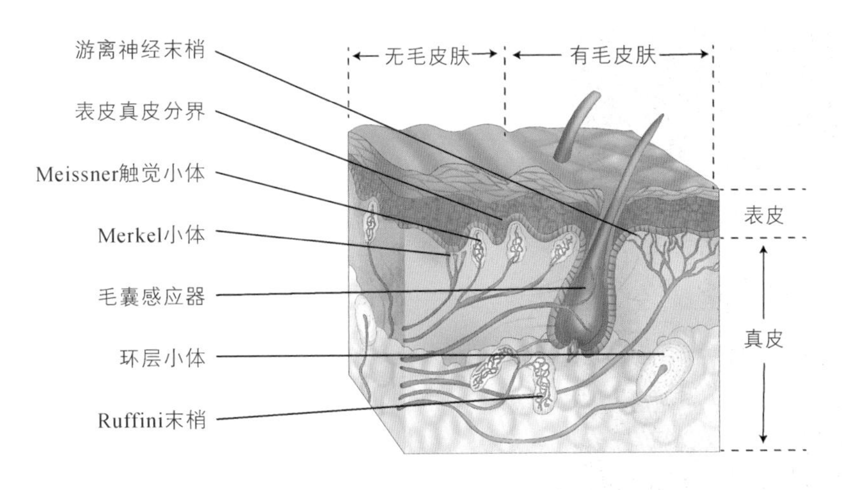

图 7-1 躯体浅感觉感受器类型

有毛和无毛皮肤的真皮和表皮层内有各种感受器。每一感受器都有一轴突，除了游离的神经末梢外，其他感受器都有附属的非神经组织。

感觉系统必须将环境刺激转变为电化学信号，才能传向中枢。痛觉的初级神经元能识别物理（冷、热、机械压力）和化学（辣椒素或酸）等多种刺激形式。因此，和其他系统的感觉神经元相比较，伤害性感受器必须具有多种受体来感受不同的刺激。

（二）初级感觉神经元

背根节（Dorsal Root Ganglion, DRG）神经元是感觉传入的第一级神经元，属假单极神经元，胞体发出的单个轴突分为两支：一支为周围神经轴突，接受外周组织如皮肤、肌肉、关节、内脏等的感觉信息，另一支为将外周传入信息送至脊髓背角的中枢轴突（图 7-2A）。根据神经节内神经元的大小分为大、中、小三类细胞，小细胞发出无髓的 C 类纤维，中等细胞发出薄髓的 Aδ 纤维，大细胞发出有髓的 Aβ 纤维。DRG 小细胞和中等细胞发出的 C 类和 Aδ 类纤维终末主要感受伤害性刺激，如伤害性机械、热和化学等刺激，因此又被称为伤害性感受器。而大细胞发出的 Aβ 纤维终末则主要感受非伤害性刺激，如触觉和本体觉等刺激。按三类神经元轴突直径的大小，目前对神经纤维有两种分类标准：Erlanger 和 Gasser 的 A_α、A_β、A_δ 和 C 类纤维分类，Lloyd 和张香桐的Ⅰ、Ⅱ、Ⅲ和Ⅳ类神经纤维分类。表 7-1 显示两种分类在纤维直径、传导速度与功能的关系。

神经化学的精细研究又将 C 纤维痛感受器分为两类：一类是含神经肽 P 物质（substance P, SP）的肽能神经元，而且同时表达神经生长因子（nerve grouth factor, NGF）的受体（tyrosine kinase A, TrkA）。另一类是能被植物凝集素（isolectin b4, IB4）选择性识别的非肽能神经元，并且还表达 P2X3 受体和对胶质细胞源性神经营养因子（glia-derived Neurotrophic factor, GDNF）敏感（图 7-2B）。

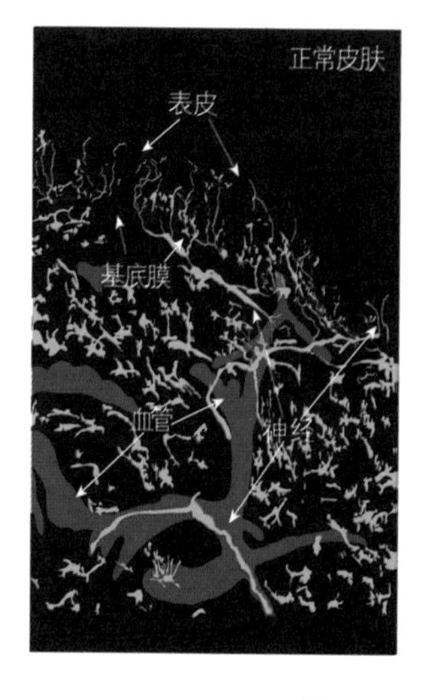

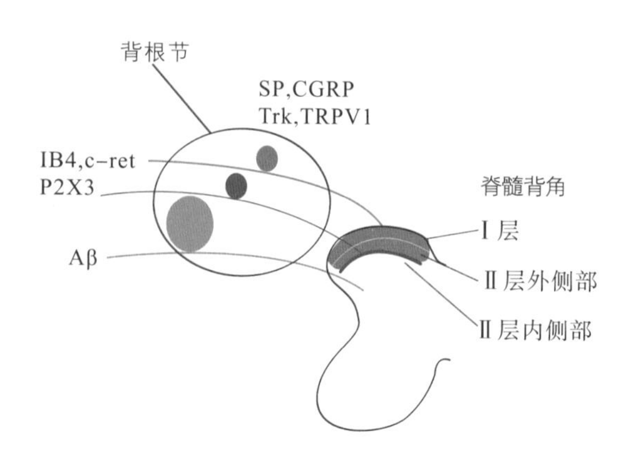

图 7－2　DRG 神经元周围突与中枢突分布

注:A. DRG 神经元周围突在皮肤的分布。B. 肽能和非肽能的伤害性 DRG 神经元中枢突在脊髓背角浅层的分布,肽能神经元主要终止在Ⅰ层和Ⅱ层外侧部,非肽能神经元主要终止在Ⅱ层内侧部。

表 7－1　神经纤维分类及其与伤害性信息传递的关系

纤维分类	直径(μm)	传导速度	神经支配	伤害性信息传递
Ⅰ(Aα)	13(12～20)	75(70～120)	肌梭、腱器官	?
Ⅱ(Aβ)	9(6～12)	55(25～70)	皮肤	病理痛
Ⅲ(Aδ)	3(2～5)	11(10～25)	皮肤、肌肉、关节、内脏	生理痛、病理痛
Ⅳ(C)	1(0.3～3)	1(0.5～2)	皮肤、肌肉、关节、内脏	生理痛、病理痛

对背根神经节中特有的或主要在背根神经表达的受体、离子通道的认识,对于阐明痛觉的机制和治疗有重要意义。

1. **背根神经节细胞膜离子通道**　DRG 神经元中既存在电压门控离子通道,又有配体门控离子通道。作为感觉信息换能和传导的起源地,众多的离子通道将对信号起到放大和精细调节作用。表 7－2 总结了 DRG 细胞膜离子通道的分类和特性。以下对钠通道和部分 TRP 通道做一简介。

(1)钠通道:所有成年动物的 DRG 神经元均可产生大的动作电位。动作电位的传导依赖于电压门控的钠通道功能。根据对河豚毒素(tetrodotoxin,TTX)反应的药理动力学特性,DRG 细胞的钠通道可分为 3 类:TTX 敏感,TTX 能完全阻断其内向的钠通道电流;TTX 不敏感,钠电流对 TTX 呈低的单通道电导、缓慢激活和缓慢失活的钠通道电流,其激活的去极化阈值比其他钠通道高;双模式钠通道,TTXs 和 TTXr 均表达。这三种钠通道的表达与细胞大小有着密切的关系。

表 7-2　DRG 细胞膜离子通道的分类和生物物理特性

分类	最大通透离子	激活范围（mV）	激活动力学（ms）	失活范围（ms）	失活动力学
Na^+ 通道	Na^+	> -60	0.1 ~ 0.5	< -80 ~ -30	0.5 ~ 2 ms
Ca^{2+} 通道 L 型（高阈值）	Ca^{2+}	> -20	1 ~ 5	< -60 ~ 0	s
T 型（低阈值）	Ca^{2+}	> -60	1 ~ 5	< -100 ~ -60	20 ~ 50 ms
N 型（高阈值）	Ca^{2+}	> -30	1 ~ 5	< -100 ~ -30	20 ~ 100 ms
K^+ 通道延迟整流钾 IK(D)	K	> -40	40 ~ 100	-40 ~ 0	s
快钾 I-A	K^+	> -50	1 ~ 5	-100 ~ -50	5 ~ 100 ms
内向整流钾 IR	K^+/Na^+	< -60	100	尚不明确	尚不明确
Ca^{2+} 激活的 K^+ I-K(Ca^{2+})	K^+	跟随 Ca^{2+}	尚不明确	尚不明确	s
Ca^{2+} 激活的 Cl^-	Cl^-	跟随 Ca^{2+}	100 ms	尚不明确	200 ms

（2）TRP 通道：在 DRG 的小细胞上，存在一类 TRP（Transient receptor potential）通道即瞬时感受器电位通道，其是位于细胞膜上的一类钙通透的非选择性阳离子通道超家族，分为 TRPC、TRPV、TRPM、TRPA、TRPP 和 TRPML 6 个亚家族。近年来越来越多的实验证据表明 TRP 通道是痛觉信息传递系统的“前沿哨兵”，响应细胞及机体内外伤害性热、冷、机械和化学等刺激，并将其转换为动作电位向脊髓及上位脑中枢传递最终产生痛感觉。众所周知，TRPV1 主要负责感受细胞内外伤害性热、酸性环境等刺激，TRPM8 编码细胞对冷觉的感受，TRPA1 则可被细胞环境中的化学刺激物所激活。在损伤或炎症等病理状态下，上述通道亚型呈现表达上调、功能增强的可塑性改变，在慢性痛发生发展中发挥重要作用。

2. 背根神经节细胞膜受体　急、慢性痛时，外周组织的致痛因子通过 DRG 感觉神经元的 3 种不同类型受体传递化学信号：第一类是离子通道型受体，包括谷氨酸（Glutamate）、GABAA、5-HT、ATP、H^+、辣椒素等作用的受体。这类受体传递神经的兴奋和抑制，作用时间是毫秒级。第二类是 G-蛋白耦联受体（G protein-coupled receptor，GPCR），包括 BK2、PGE2、NK1、GABAb、5-HT1、5-HT2、NPY、腺苷、肾上腺素受体等，主要参与信号调制，作用时间略长。第三类受体酪氨酸-激酶受体（TrkA），控制基因复制，因此受刺激后作用时间最长，从小时到数日不等。在病理痛的产生过程中，这 3 类受体均有可能受到影响，从而引起 DRG 神经元或短期或长期的功能改变。

（三）伤害性信息向中枢的传入

1. 伤害性信息在脊髓背角的传入　瑞典 Karolinska 医学院的 Rexed 应用 Nissl 染色法在猫身上将脊髓灰质依据其细胞学构筑从背到腹分作 10 层，被称为 The Rexed laminae（Rexed 分层，图 7-3），其中Ⅰ~Ⅵ层与后角核团对应，与感觉有关，Ⅶ~Ⅸ层属前角，与运动相关，Ⅹ层为中央导水管周围灰质。背根有髓鞘大直径传入纤维在背柱分为上升支和下降支，由此再分支进入背角。小直径薄髓鞘 Aδ 纤维和无髓鞘 C 纤维经背外侧束(Lissauer 束)进入背角，主要终止于脊髓背角的Ⅰ、Ⅱ、Ⅴ、Ⅹ层。DRG 的 Aδ、C 类纤维中枢突进入脊髓背角后与背角外侧细胞形成的突触是完成伤害性感觉信息第一级传递的部位。传递非伤害性信息的 Aβ 传入纤维主要终止在Ⅲ～Ⅴ层。内脏传入纤维主要投射到脊髓的Ⅰ、Ⅱ、Ⅴ和Ⅹ层，肌肉传入主要在Ⅰ和Ⅴ层的外侧部。Ⅱ层的胶状质结构内有大量小而密集的 GABA 能抑制性中间神经元，其作用将在闸门控制学说中讲述。

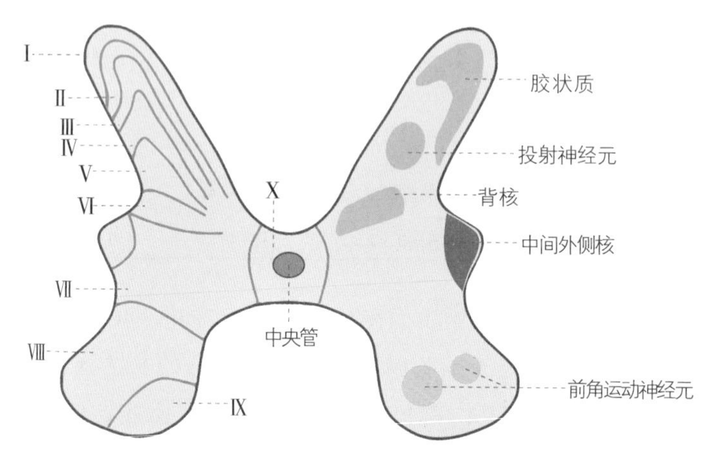

图 7－3　脊髓灰质分层及对应核团示意图

注：脊髓灰质依据其细胞学组构由背到腹分为 10 层，Ⅰ～Ⅵ层与后角感觉神经核团对应，Ⅶ～Ⅹ层与前角运动神经核团对应。

谷氨酸和 P 物质主要介导伤害性初级传入向背角的传递。在初级感觉神经元中含有十几种生物活性物质，其中谷氨酸和 P 物质较多地符合作为传递信使的条件。背根节伤害性神经元中的 20% 和 70% 分别含有 P 物质和谷氨酸。谷氨酸在 Aβ、Aδ、C 纤维末梢中均存在；P 物质存在于 C 纤维和部分 Aδ 纤维中，在部分 C 纤维中，P 物质与谷氨酸共存。

谷氨酸及其受体参与脊髓水平伤害性信息的传递和整合。背根节中含有大量的谷氨酸阳性神经元。脊髓背角，尤其是背角浅层，密集分布着大量的谷氨酸能初级传入终末和谷氨酸受体阳性神经元。这些谷氨酸受体阳性神经细胞很可能直接或间接接受外周伤害性初级传入纤维的信号。谷氨酸受体分为两大类：一类为离子型受体，包括 α－氨基－3 羟基－5 甲基－4 异噁唑受体(AMPAR)、海人藻酸受体(KAR)和 N－甲基－D－天冬氨酸受体(NMDAR)，它们与离子通道偶联，形成受体通道复合物，介导快信号传递；另一类属于代谢型受体(mGluRs)，它与膜内 G－蛋白偶联，这些受体激活后通过 G－蛋白效应酶、细胞内第二信使等组成的信号转导系统起作用，产生较缓慢的生理反应。

P 物质是速激肽家族中的一员，由 11 肽组成。P 物质作为神经递质参与脊髓痛觉信息的传递依据如下：高浓度的钾引起培养的背根神经节细胞释放 P 物质；整体动物实验表明：只有在强电流兴奋 C 类神经纤维或伤害性刺激皮肤，才能引起 P 物质的释放；P 物质及其受体拮抗剂可影响脊髓伤害性信息的传递。此外，P 物质及其受体在脊髓Ⅰ和Ⅹ层丰富地表达。

2. 脊髓背角神经元　已知脊髓背角神经元可分为三类神经元：①低阈值机械感受型(low-threshold mechanoreceptive, LTM)，此类神经元主要分布于背角固有层(Ⅲ～Ⅳ层)，当向其外周皮肤感受野施加刺激时，只有非伤害性刺激才能够激活它，而伤害性刺激无效，故被认为与伤害性信息感受无关；②广动力域(wide-dynamic-range, WDR)感受型，此类神经元主要分布于脊髓背角深层(Ⅳ～Ⅵ)，少数见于Ⅰ层，当向其外周皮肤感受野施加刺激时，不仅非伤害性刺激可以激活它，而且伤害性刺激也可以激活它，WDR 神经元可以识别刺激模式(机械、热和化学)、刺激强度(非伤害与伤害刺激)和刺激的精确部位(其感受野有低阈值中心区和高阈值周围区)，这类神经元易于发生可塑性变化；③伤害特异(nociceptive specific, NS)感受型，此类神经元只对伤害性刺激起反应，但是不能够识别刺激强度，也不能对刺激做出精确定位。

3. 痛觉信息的脊髓突触传递　在外周伤害性感受器接受到伤害性刺激的情况下，动作电位沿着轴突从外周突向中枢突传递，诱发中枢突终末神经递质谷氨酸的释放，进而激活脊髓背角突触后神经元上的 AMPA 受体，引起神经元去极化，完成伤害性信息在突触间的传递(图 7－4)。这个过程是瞬时完成的，介导生理性痛的发生。

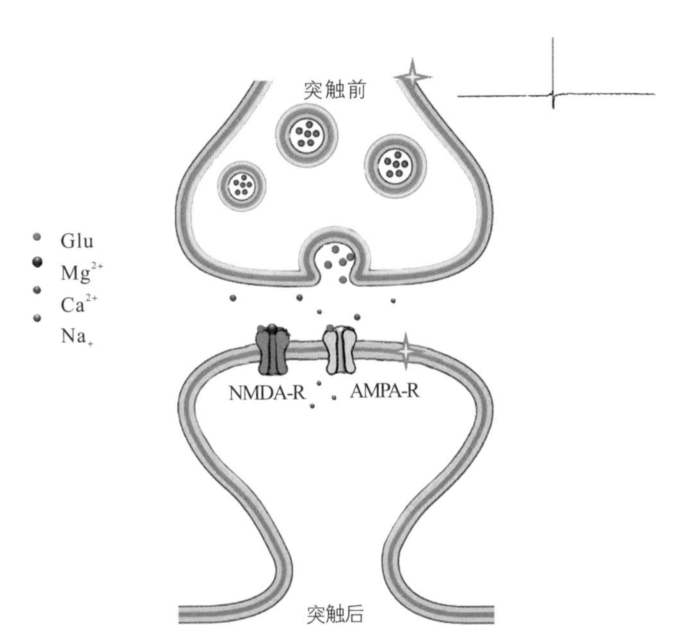

图 7－4　正常情况下，痛觉信息在初级传入纤维和脊髓背角神经元之间的突触传递

注：Glu. 谷氨酸。

4. 伤害性信息向上位脑中枢的传递　伤害性信息由外周经 DRG 的中枢突传入脊髓这一痛觉的初级整合中枢，经初步整合后，一方面经腹角运动细胞引起脊髓反射如防御性屈肌反射等;另一方面,通过脊髓上行通路(如脊丘束、脊网束和脊颈束等)传递伤害性信号,经丘脑到达躯体感觉皮质引起痛觉。躯体的痛感觉在脊髓以上经由脊髓丘脑束上传(图7-5),头面部痛觉信息的上传则由三叉丘系介导。基于痛觉的多维度特性,痛觉的感觉成分和情绪成分分别经由不同的传导通路传递,即内侧痛觉系统和外侧痛觉系统。其中由脊髓背角广动力阈神经元发出,经由丘脑外侧核群投射到躯体感觉皮质的通路,主要传导伤害性刺激的感觉成分,称为外侧痛觉系统。由脊髓背角浅层痛觉特异性神经元发出,经过丘脑中线核群及板内核群投射到前扣带回、岛叶、杏仁核等的通路,主要传递伤害性刺激的情绪成分,称为内侧痛觉系统。不同脑区的协同反应产生复杂的痛觉感受。躯体感觉皮质感受痛觉刺激的定位和强度,而前脑区域(包括前扣带回、岛皮质、杏仁核和海马等)参与痛觉的情感反应、恐惧记忆。此外,痛觉亦包含了认知评估成分,即对痛觉及其意义的认知及评价。这方面是由新皮质或更高级中枢在过去经验的基础上对传入进行评估,并控制辨识、运动系统的活动。

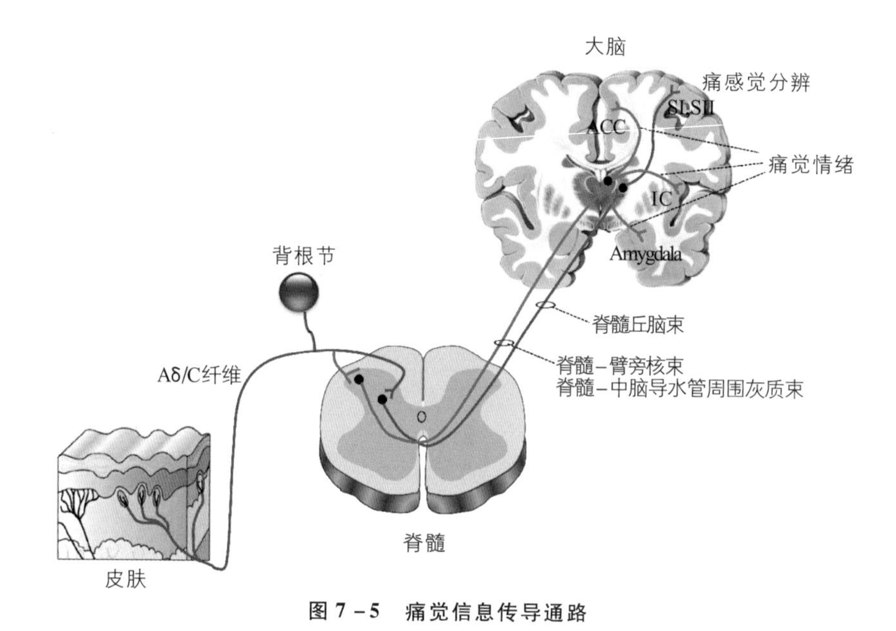

图7-5 痛觉信息传导通路

注:痛觉和温度信息上传到大脑皮质的主要通路。SI, SII. 第一、第二躯体感觉皮质;ACC. 前扣带回皮层;IC. 岛叶皮层;Amygdala. 杏仁核。

第二节 痒 觉

痒觉(itch)是一种由多种原因引起,诱发机体产生抓挠欲望的不愉快感觉和情绪体验,是机体生理状态下自我保护的一种反应机制。与触觉、温度觉和痛觉一样,痒觉是一种重要的躯体感觉,可以促使机体及时避免有害刺激。持续较长时间的慢性瘙痒则是一种病理性痒觉。目前国内外对痒觉的研究正处于起步阶段,虽然已经初步确定了相关的受体和信号通路，以及不同致痒介质的作用机制，但对痒觉信号的产生、传导到调控的神经机制尚存许多未解之谜。

一、痒觉的概念

痒觉被定义为一种引起抓挠欲望的不愉快的感觉和情绪体验，是独立于痛觉之外的一种躯体感觉，常伴有搔抓行为。痒觉通过诱导抓挠动作去除皮肤上具有潜在危害的异物。因此，痒觉对于动物的生存具有重要意义，但持续较长时间的慢性痒往往是一种病理性感觉。大多数皮肤疾病如特应性皮炎（atopic dermatitis）、干皮症等常伴随严重的瘙痒症状，一些系统性疾病如胆道疾病、甲状腺疾病、肾脏疾病等患者常经受瘙痒的折磨。长期的慢性瘙痒可以引起焦虑、抑郁情绪障碍和睡眠障碍，严重者甚至有自杀倾向，同时负性情绪又会进一步加剧瘙痒，形成“瘙痒－抑郁－瘙痒”的恶性循环，严重影响患者的身心健康和生活质量。但目前临床上对大部分瘙痒缺乏有效的治疗方法，主要是对慢性瘙痒及伴发的负性情绪的细胞和分子机制知之甚少，限制了高效、低副作用治疗药物的开发。

二、痒觉的分类

根据持续时间长短，痒觉分为急性痒和慢性痒：急性痒（如急性荨麻疹）产生快速，持续时间较短且消失较快，它保护人们免受其他生物、化学物质的危害，并且简单的抓挠就可以起到很好的止痒作用；而慢性瘙痒（如肾功能不全症、胆汁淤积症等）持续时间一般较长，严重影响患者的生活质量。

根据痒觉的不同起源及临床病理机制，慢性瘙痒可分为四类。①皮肤源性瘙痒：由皮肤病变、炎症损伤所引起（如特应性皮炎、湿疹等），来源于初级传入神经末梢，是机体皮肤接受外界相关刺激时产生的痒觉；②系统性疾病引起的瘙痒：如胆汁淤积症、慢性肝病、肾脏疾病等引起的瘙痒；③神经源性瘙痒：由中枢或者周围神经系统疾病引起的瘙痒；④心理源性瘙痒：由心理和精神异常引起的瘙痒，如由抑郁引起的瘙痒，主要是由于中枢神经系统代谢异常引起的，与皮肤病理性伤害或某些潜在疾病无关，多与精神疾病有关。

根据痒的刺激方式不同，痒觉可分为机械刺激性痒和化学性痒：机械刺激性痒可通过非伤害性的触摸、电刺激等诱发；化学性痒则可通过组胺（histamine）、氯喹（chloroquine）等化学物质诱发。二者的产生机制和使用的通路存在很多不同之处，通过不同的感受性神经元产生相应信号，之后经脊髓丘脑束上行传导至相应大脑皮质进行加工处理。大多化学性致痒物反应性神经元多为脊髓伤害特异性神经元，而机械性痒信号则是通过脊髓广动力域神经元（wide dynamic range，WDR）或低阈值神经元（low threshold，LT）上行至高级中枢。研究表明，脊髓内神经肽 Y（neuropeptide，NPY）神经元在机械刺激性痒调控中发挥重要作用，去除脊髓内 NPY 神经元可引起机械性痒敏感性增加。

化学性痒可进一步分为组胺依赖瘙痒和非组胺依赖瘙痒。组胺诱导的痒觉通路，由机械刺激不敏感的无髓鞘 C 纤维介导，主要分布在真皮和表皮的分界处，少数直接分布于表皮；非组胺诱导的传导通路，由一类机械热敏感的 C 纤维介导，主要分布在表皮，将刺激信号传递至 DRG。组胺是目前痒觉研究中常用的致痒剂，组胺作用于组胺受体，而后炎性因子聚集，造成皮肤发红、局部肿胀，进而引起瘙痒，临床上常用组胺受体拮抗剂来治疗瘙痒。人体的组胺受体一般分为四个类型：H1、H2、H3 和 H4 受体，是 G 蛋白偶联受体 GPCRs 的成员，通过七次跨膜的 G 蛋白将信息传递到细胞内。DRG 中的 H1R 被认为与瘙痒最为相关，H1R 抑制剂可以消除组胺引起的瘙痒。H1R 调节感觉神经元的激活和痒行为还需要 TRPV1 的参与。组胺依赖性通路中，组胺、P 物质、前列腺素、5－羟色胺都是通过 H1R－磷脂酶 C、磷脂酶 A2－TRPV1 而启动痒信号的。

引起非组胺依赖瘙痒的致痒剂种类繁多，如氯喹、刺毛黧豆等，这些物质不通过组胺受体来介导痒觉信号的传导，而是通过组胺非依赖通路完成痒信息的传递。氯喹是一种组胺非依赖的致痒物质，将氯喹注射到皮肤，可以激活 Mas 相关 G 蛋白偶联受体（Mas-related G-protein-coupled receptors，Mrgprs）家族成员中的 MrgprA3，MrgprA3 基因敲除小鼠氯喹引起的抓挠反应明显减弱，而组胺引起的抓挠反应正常。刺毛黧豆是一种典型的非组胺依赖的致痒剂，注射到皮肤可引起强烈的瘙痒。刺毛黧豆引起瘙痒的有效成分是一种半胱氨酸蛋白酶，它能激活蛋白激酶受体－2（proteinase-activated receptor－2，PAR－2）和 PAR－4。

三、痒觉的神经传导通路

1.外周和脊髓水平的环路和机制　痒觉研究的突破性发现是中枢神经系统中第一个痒基因胃泌素释放肽受体（gastrin－releasing peptide receptor，GRPR）的发现，GRPR 表达在脊髓背角Ⅰ层和Ⅱ外层。GRPR 基因敲除小鼠颈背部皮内注射复合物 48/80、SLIGRL－NH2和氯喹等致痒性刺激引起的搔抓行为明显减少，而对痛刺激引发的反应无明显异常。鞘内注射蛙皮素－皂角素，蛙皮素可以特异性与 GRPR 神经元结合，与配体结合后受体内吞，皂角素进入细胞内因其细胞毒性选择性毁损脊髓内 GRPR 神经元，这些小鼠对致痒物的刺激均无明显的搔抓反应，相反疼痛行为却未受影响。

随着痒特异性受体的发现，近年来发现多种受体和递质参与痒觉的产生和传递，如组胺受体、TRPV1、TRPA1、细胞因子胸腺基质淋巴细胞生成素和 Mrgprs 等。谷氨酸囊泡转运体 2（vesicular glutamate transporters 2，VGLUT2）在痛觉初级传入介导谷氨酸的释放，当 VGLUT2 被敲除后，痛觉输入明显减弱，同时会伴随着痒觉增敏。利钠多肽 B（natriuretic polypeptide b，Nppb）作用于脊髓内利钠肽受体 A（natriuretic peptide receptor A，NPRA），促进 GRP 释放，GRP 作用于痒特异性受体 GRPR，通过投射神经元将痒觉信息上行传导到丘脑，最后传导到大脑皮质。脊髓内甘氨酸能神经元、生长抑素神经元、Bhlhb5 抑制性神经元均参与了脊髓痒觉局部环路，比如去除脊髓内 NPY 神经元会引起机械痒的增敏。

2. 痒觉在脊髓以上中枢的传导与调控　痒觉的高位中枢传递和调控，主要是由脑内的痒觉处理（加工）系统完成的，包括：痒觉的上行传递中枢，痒觉的感知中枢，痒觉的调控中枢。很多部位既负责痒觉传递，也参与痒觉调控。目前公认的痒觉传递通路为：神经末梢受到刺激—DRG—背角神经元—脊髓丘脑束—丘脑腹后外侧核、丘脑板内核群—躯体感觉区及前扣带回、屏状核等（图 7－6）。臂旁核在痒觉信息处理过程中被激活，激活脊髓中的 GRPR 阳性神经元可以再投射到臂旁核的细胞中诱导产生兴奋性突触后电流，提示脊髓水平 GRPR 阳性神经元可以通过激活投射到臂旁核的神经元间接地向臂旁核传递痒觉信息。进一步的研究证实中脑导水管周围灰质中存在一类表达速激肽的兴奋性神经元，杀死或抑制这群速激肽神经元能显著降低痒觉诱发的抓挠行为。相反，激活中脑导水管周围灰质速激肽神经元可以在没有外周致痒刺激的状态下诱发强烈的抓挠行为。速激肽神经元促进痒觉的作用是通过调控脊髓中痒觉特异的 GRPR 阳性神经元产生的。痒觉产生后除了引起难受厌恶的感觉之外，抓挠后还会产生舒服愉悦的快感，并形成一种“越挠越痒—越痒越想挠”的恶性循环。中脑腹侧被盖区（ventral tegmental area ，VTA）内的 GABA 能神经元和多巴胺能神经元在痒觉发生过程中呈现两种不同的激活反应，GABA 能神经元瞬时激活，与抓挠的启动几乎同步，而多巴胺能神经元则只有在抓挠持续一段时间以后才会发生激活。两类神经元分别调控痒觉的两种不同组分，即 GABA 能神经元介导致痒剂引起的厌恶感，而多巴胺能神经元则介导抓挠之后带来的愉悦感。

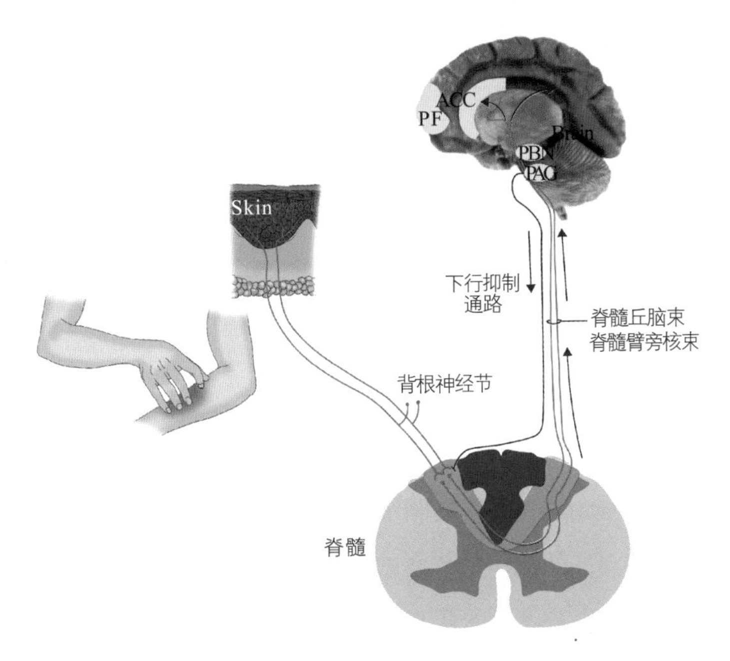

图 7－6　痒觉神经传导通路示意图

注：Brain. 脑；ACC. anterior cingulate cortex，前扣带回皮质；PBN. parabrachial nucleus，臂旁核；PAG. periaqueductal gray，中脑导水管周围灰质；PF. prefrontal cortex，前额叶皮质。

四、痒觉与痛觉的关系

痛觉是由实际的或潜在的组织损伤引起的一种不愉快的感觉和情感经历。痒觉是一种引起抓挠欲望的不愉快的感觉和情绪体验，是独立于痛觉之外的一种躯体感觉，常伴有搔抓行为。疼痛和瘙痒均为躯体不愉快的主观感觉体验，但是疼痛引起的是退缩反射，而瘙痒引起的是抓挠反应。疼痛可以发生在机体除大脑以外的深部和浅表几乎所有器官组织，而瘙痒仅发生在皮肤和黏膜等浅表组织处。在急性条件下，疼痛和瘙痒的感觉都可以作为警告信号，保护机体免受可能的伤害性刺激造成的损伤。虽然痛觉与痒觉是两种主观体验不同的躯体感觉，二者的关系却非常密切。如抓挠可以止痒，但却会引起皮肤损伤和疼痛，而疼痛又可以止痒；再如阿片类药物能止痛但同时也可产生痒。长期以来人们一直认为，痒是痛的一种表现形式，而痛与痒是两种不同的感受，在诱发因素、外周机制、初级传入纤维、传递介质等方面存在明显的差异。比如痒觉的诱发因素是轻度的机械性、温度和化学性刺激，主要是由化学性刺激引起，而痛觉的诱发因素是伤害性刺激(强度较大的机械性、温度和化学性刺激)。痒觉外周感受器是游离神经末梢，而痛觉感受器是真皮与表皮连接处的游离神经末梢。痒觉的初级传入纤维是类别不明确的 C 纤维，而痛觉的传入纤维是类别明确的 C 纤维和 Aδ 纤维。痒觉的传递介质是胃泌素释放肽，而痛觉的传递介质是谷氨酸、SP 等。痒觉引起搔抓反射，而痛觉引起屈曲反射(躲避)。

在分子和细胞水平上区别痒觉和痛觉是躯体感觉研究中一个很有意义的问题。一段时期内占据主导地位的有两种学说，即特异性学说与选择性学说。特异性学说认为痒觉的产生和传递是由体内一部分特异性神经元承担的，与痛觉等其他感觉的传导相独立；而后者认为痒觉通路内虽存在某些特异的感受性投射神经元，但是整体痒觉的传递是和痛觉等其他感觉交联在一起的，痒觉特异性神经元只是伤害感受性神经元中的一小部分，仅在受到刺激的时候根据机体状态选择性地产生和传导痒觉。

相对于痛觉研究，关于痒觉在大脑中如何进行信息处理、编码和加工的研究相对较少，而介导痒觉不同体验组分的神经环路基础，更属于未知领域。虽然近几年在脊髓以上脑区如臂旁核、中脑导水管周围灰质和中脑腹侧被盖区等区域对痒觉及伴发负性情绪的调控有了一定进展，这些研究结果从新的角度揭示了瘙痒—抓挠—愈痒—愈挠这一循环的神经环路机制，为加深理解痒觉的高位中枢发生原理提供了理论依据，但痒觉信号在脊髓以上中枢的传递和调控研究仍然非常有限，慢性痒伴发的焦虑和抑郁等负性情绪的神经环路和分子机制仍需进一步深入研究。

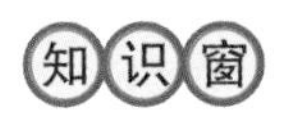

脸颊模型(cheek model)

痛觉与痒觉是两种主观体验不同的躯体感觉,二者的关系非常密切。脸颊模型中,动物的后肢和前肢均能接触到注射部位,可以区分引起痛或痒的不同化学刺激(图7-7)。在颊部皮内注射组胺或氯喹,会引起动物用后肢搔抓颊部(scratching with hindpaw),即痒觉行为。而在颊部注射辣椒素,会引起前肢擦拭动作(wiping with forepaw),即痛觉。因此,脸颊模型可进行动物痛觉与痒觉的行为区分。

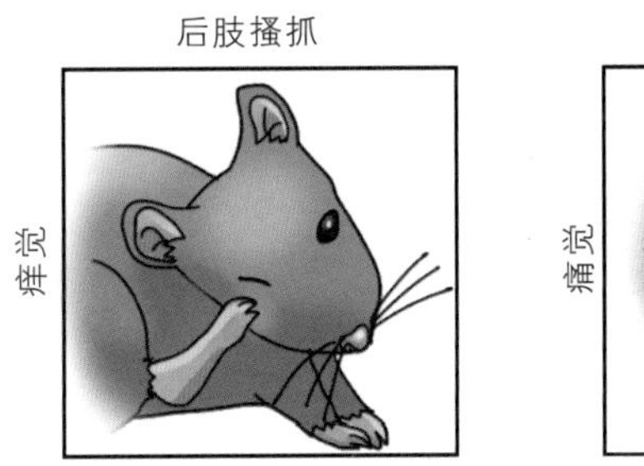

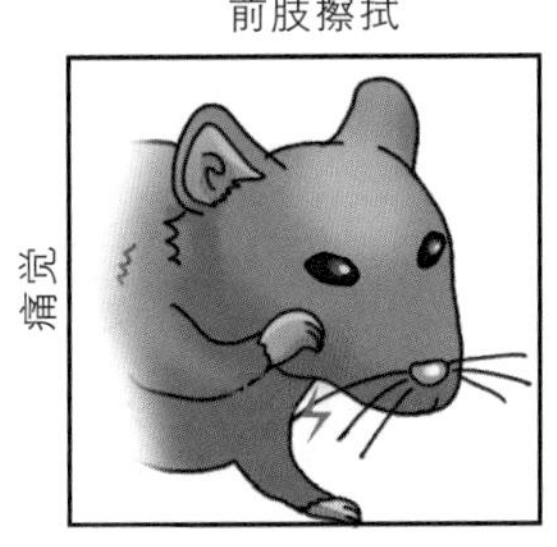

图7-7 颊部模型可进行痒觉与痛觉行为区别

第三节 本体觉

本体感觉也称为深部感觉,为来自肌、腱、关节等深部的位置觉、运动觉和震动觉。在本体感觉传导通路中除传导深部感觉外,还有传导皮肤的精细或辨别性触觉(如辨别两点距离、物体的纹理粗细等)。躯干和四肢的本体感觉传导通路有两条,一条是传至大脑皮质,引起意识性感觉,称为意识性本体感觉传导通路;另一条是传至小脑,不产生意识性感觉而是反射性调节躯干和四肢的肌张力和协调运动,以维持身体的姿势和平衡,称为非意识性本体感觉传导通路。

一、躯干和四肢意识性本体感觉传导通路

此传导通路由三级神经元组成(图7-8)。第一级神经元的胞体在脊神经节内,其周围突分布于肌、腱、关节等处深部感受器和皮肤的精细触觉感受器,中枢突经脊神经后根的内侧部进入脊髓的后索,分为长的升支和短的降支。其中来自第五胸节以下的升支行走在后索的内侧形成薄束,来自第四胸节以上的升支行走于后索的外侧形成楔束。两束上行的升支分别终止于延髓的薄束核和楔束核。

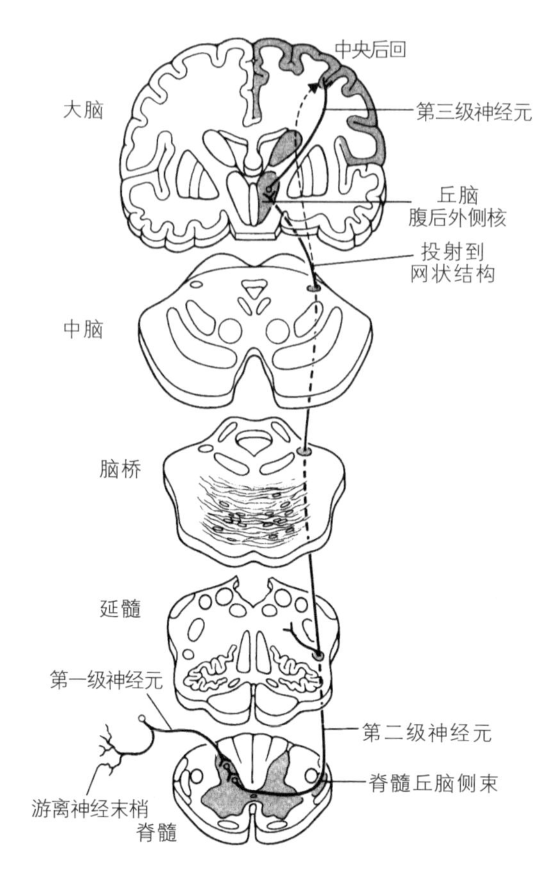

图7－8　意识性本体感觉传导通路

第二级神经元的胞体在薄束核和楔束核内。此两核发出的第二级纤维向前绕过中央灰质的腹侧，在中线上与对侧者交叉，称为内侧丘系交叉，交叉后的纤维在延髓中线两侧，锥体束的背方折向上行，改称为内侧丘系。内侧丘系在脑桥呈横位居被盖的前缘，在中脑被盖则居红核的外侧，再向上止于背侧丘脑的腹后外侧核。

第三级神经元的胞体在背侧丘脑的腹后外侧核，后者发出第三级纤维经内囊后肢主要投射到中央后回的中、上部和中央旁小叶的后部，也有一些纤维投射到中央前回。

这种由三级神经元构成的传导通路，传导精细触压觉和运动感觉冲动可到达顶叶联合皮质，通过顶叶皮质的整合，成为两点辨别觉和实体感觉。此通路若在延髓内侧丘系交叉以上受损，则引起对侧躯体本体感觉和精细触觉障碍；若在延髓丘系交叉以下受损，则引起同侧躯体本体感觉和精细触觉障碍。本体感觉障碍时，患者闭眼，不能确定相应肢体各关节的位置和运动方向，且不能辨别两点的距离。

二、躯干和四肢非意识性本体感觉传导通路

此传导通路是指传至小脑的本体感觉反射通路，由二级神经元组成。第一级神经元

胞体位于脊神经节内，其周围突分布于肌、腱、关节等处的深部感受器，中枢突经脊神经后根的内侧部进入脊髓的后索分成上行支和下行支，其终支或侧支终止于 $C_8 \sim L_2$ 的胸核和腰骶膨大节段第Ⅴ～Ⅶ层外侧部。由胸核发出的第二级纤维在同侧外侧索，组成脊髓小脑后束，向上经小脑下脚进入旧小脑皮质；从腰骶膨大节段第Ⅴ～Ⅶ层外侧部发出的第二级纤维，其中大部分纤维经白质前连合交叉到对侧的外侧索，小部分纤维至同侧的外侧索，组成对侧和同侧的脊髓小脑前束，向上经小脑上脚背方折回止于旧小脑皮质。

传导上肢和颈部的本体感觉至小脑的第二级神经元在脊髓颈膨大第Ⅴ～Ⅵ层和延髓的楔束副核，由这两处的神经元发出的第二级纤维经小脑下脚进入旧小脑皮质。

三、头面部意识性本体感觉传导通路

此通路主要经由三叉神经传导。三叉神经根内含有粗的本体感觉纤维，它传递来自咀嚼肌（翼外肌除外）中的肌梭以及牙齿和牙龈周围的压力感受器的本体感觉信息，这些纤维是三叉神经中脑核一级传入神经元的树突。其树突的分支起着轴突的作用，止于同侧的三叉神经运动核，完成牵张咀嚼肌闭颌的单突触反射弧。腱器官和关节感受器的本体感觉纤维起自三叉神经节内的神经元，这些神经元的轴突入脑以后主要止于三叉神经脑桥核。三叉神经中脑核至丘脑和大脑皮质的途径目前仍不明确，有人认为中脑核的纤维经上髓帆和小脑上脚与小脑联系，脑桥核大多数的神经元的中央轴突投射到对侧丘脑腹后内侧核，腹后内侧核发出轴突经内囊后肢投射到大脑皮质第一躯体感觉区和第二躯体感觉区。

思考题

1. 急性痛和慢性痛对机体的生理病理意义有何异同？
2. 如何理解痛觉的多维特征？
3. 痒觉和痛觉有哪些异同点？

（罗　层　黄　静）

参考文献

[1] Koltzenburg M, McMahon S, Tracey I, et al. Wall and Melzack's Textbook of Pain . 6th edition. Saunders, 2013.

[2] Basbaum A I, Bushnell M C. Science of pain. Elsevier, 2009.

[3] Bear M F, Conners B W, Paradise N A. 神经科学：探索脑. 王建军，译. 北京：高等教育出版社, 2004.

[4] 韩济生. 神经科学. 3 版. 北京:北京大学医学出版社, 2009.
[5] 鞠躬,武胜昔. 神经生物学. 西安:第四军医大学出版社, 2015.
[6] 李云庆. 神经科学基础. 3 版. 北京:高等教育出版社, 2017.
[7] Dong X. Peripheral and Central Mechanisms of Itch. Neuron, 2018,98(3):482 -494.
[8] Yosipovitch G, Rosen J D, Hashimoto T J. Itch: From mechanism to (novel) therapeutic approaches. Allergy Clin Immunol,2018,142:1375 -1390.
[9] 李辉, 王亚云, 李云庆. 痛与痒的区别. 医学争鸣,2011, 2(1):13 -15.

第八章 视　觉

8

视觉(vision)是人和高等动物最重要的感觉,人类接收的外界信息中,80%以上信息是经视觉获得的。光作用于视觉器官,使光感受细胞兴奋,外界信息经视觉神经系统加工后便产生视觉。一条视神经由大约一百万根轴突构成,占十二对颅神经轴突总数的40%左右。视觉系统由眼球、眼附属器、视觉传导通路和大脑视觉中枢组成。

第一节　视网膜的结构和功能

一、视网膜的结构

视网膜是一层菲薄但又极其复杂的结构,贴于眼球后壁,传递来自视网膜感受器冲动的神经纤维跨越视网膜表面,经由视神经到达出口。视网膜由光感受器细胞(视杆/视锥细胞)、双极细胞和神经节细胞纵向组成的通路。另有两层细胞水平细胞和无长突细胞,在视网膜水平方向组成网络。因此,视网膜是一个多层立体网络结构。人眼视网膜分为十层,由外至内分别为:视网膜色素上皮层、感光层(包括视杆及视锥细胞)、外界膜(隔开感光细胞的内部与其细胞体)、外核层(又称外颗粒层,由光感受器细胞体组成)、外网层(由光感受器细胞的轴突及双极细胞树突和水平细胞突起组成)、内核层(又称内颗粒层,由双极细胞、水平细胞、无长突细胞、Muller细胞的胞体组成)、内网层(主要由双极细胞的轴突及神经节细胞的树突组成)、神经节细胞层(主要由神经节细胞胞体组成)、神经纤维层(主要为神经节细胞的轴突)和内界膜(图8-1)。视网膜厚度只有0.1~0.5 mm,人视网膜各层的厚度因部位不同而异,中央部位一般最厚,向周围逐渐变薄。

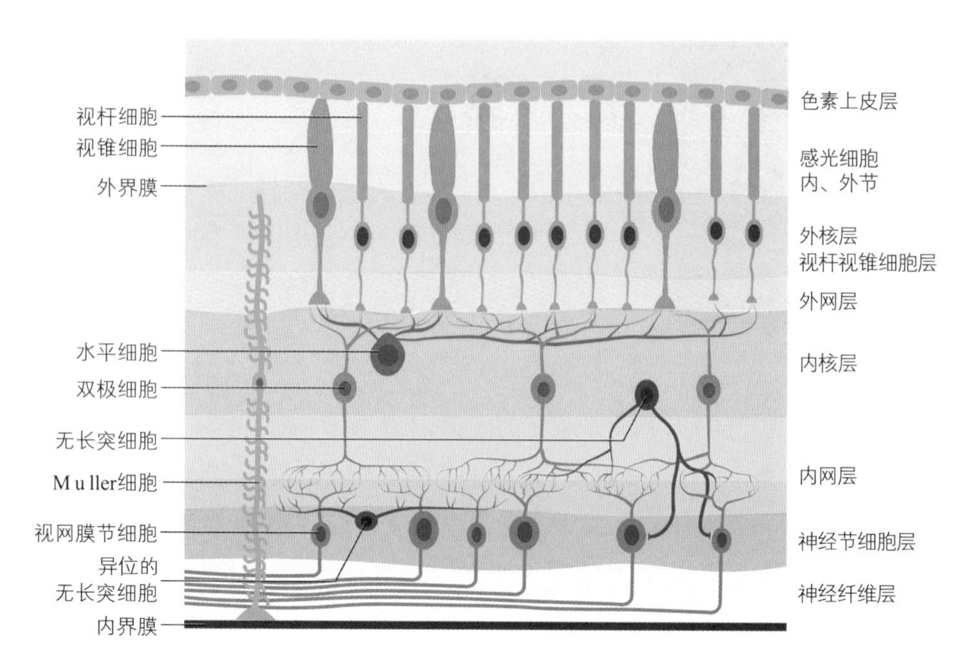

图 8－1　视网膜结构示意图

二、光感受器的结构及特性

(一)光感受器和感光色素

光感受器分为视杆和视锥细胞两类。每一个感受器由内段和外段两部分构成,内段包括细胞体和一个像轴突似的细小部分,一直延伸到外网状层,并在其粗大的末端处形成各种突触。光感受器外段是感受器的功能部位,直接接受光量子的能量,将光能变为神经信息。视杆和视锥细胞的外段都有皱褶的膜,视杆细胞外段皱褶的膜大部分位于细胞内,而视锥细胞外段皱褶的膜是表面的膜部分内陷形成的。这些皱褶的膜不断消除和重新合成,膜内含有大量的感光色素。感光色素是行使光－化学转换的物质基础。视杆和视锥细胞含有不同的感光色素。视杆细胞含有感光色素—视紫红质,视紫红质的分子量为 27～28 kd,是一种结合蛋白质,由一分子称为视蛋白(opsin)的蛋白质和一分子称为视黄醛(retinal)的生色基团所组成。视紫红质在光照时迅速分解为视蛋白和视黄醛,这是一个多阶段的反应。分解首先是由于视黄醛分子在光照时发生分子构象的改变,即它在视紫红质分子中本来呈 11－顺型(一种较为弯曲的构象),但在光照时变为全反型(一种较为直的分子构象)。视黄醛分子构象的这种改变,将导致视蛋白分子构象也发生改变,经过较复杂的信号传递系统的活动,诱发视杆细胞的感受器电位。这些传导机制包括 G 蛋白和细胞间信号分子的激活,光线刺激引起感受器的超极化,影响双极神经元和视网膜中间神经元,它们和光感受器有突触联系。最后引起神经节细胞动作电位的产生。视锥细胞的感光色素是三种视锥视蛋白分子,在视蛋白的结构上不同于视紫红素。

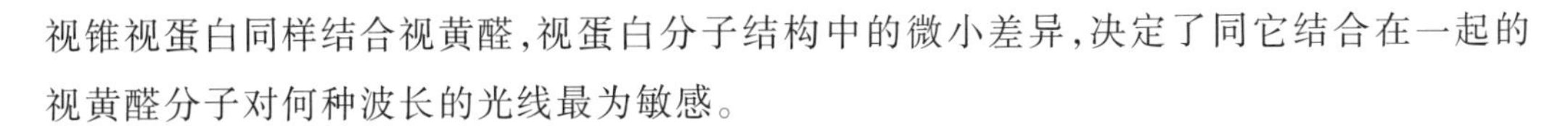

视锥视蛋白同样结合视黄醛，视蛋白分子结构中的微小差异，决定了同它结合在一起的视黄醛分子对何种波长的光线最为敏感。

（二）视杆细胞和视锥细胞的特性

视杆细胞和视锥细胞分别对较暗和较强的光线更为敏感。视杆细胞主要负责光线较暗时的视觉，而视锥细胞负责较明亮光线的视觉。视杆和视锥细胞在不同的亮度下工作。当物体亮度处于较低的暗视范围时，只有视杆细胞工作；当亮度处于间视范围、亮度超过视锥的反应阈值时，视锥和视杆细胞共同工作；当亮度进一步增加到明视范围，视杆细胞反应饱和，只有视锥细胞才能工作。这可能是由于视杆细胞的外部部分比视锥细胞长，含有更多的感光色素。因而视杆细胞不能分辨不同波长的光，而区分不同波长的光线是色觉的先决条件。而视锥细胞分为三种，含有三种不同的感光色素，分别对红、绿、蓝色光敏感。三种视锥细胞共同负责色觉，但对光线不敏感。例如，我们在较强的光线下才能辨别出物体的颜色，在很弱的光线下，物体的颜色基本上呈现不同程度的灰色。

二者另一重要的不同点是，视杆细胞和视锥细胞与神经元联系的比例不同。在人类视网膜，视杆细胞总数达 1 亿以上，而视锥细胞有 600 万 ~800 万个。许多视杆细胞与一个双极细胞发生突触联系，这是很高程度的突触汇聚。但是，与一个双极细胞发生突触联系的视锥细胞数量就远远少于视杆细胞，它的突触汇聚程度远远低于视杆细胞。汇聚程度的不同说明视锥细胞有更高的空间分辨率，因此视锥细胞负责精细视觉。

三、视网膜神经节细胞的类型及功能

（一）视网膜神经节细胞的类型

在哺乳类动物视网膜中，神经节细胞除了 On - 中心和 Off - 中心分类外，它们可以进一步根据外形、突触连接和电生理特性进行分类。例如，根据神经节细胞胞体大小和树突结构，猫神经节细胞可分为 α、β 和 γ 三类，恒河猴和人类神经节细胞可分为 M 型和 P 型两类。M 和 P 细胞是由于它们分别投射到外侧膝状体的大细胞层（magnocellular layer）和小细胞层（parvocellular layer）而得名。两种细胞形态存在差别，M 细胞有较大的胞体和密集的树突树，而 P 细胞胞体较小且树突较少。P 细胞的数量约占节细胞总数的 90%。P 细胞感受野小，具有高的空间分辨率，对颜色敏感。M 细胞约占节细胞总数的 5%，感受野较大，对空间对比度微小的差别和运动敏感，但对颜色不敏感。另外还有 5% 的节细胞为各种非 M - 非 P 细胞，人们对这些细胞的特性知之甚少。

（二）视网膜神经节细胞的感受野

神经节细胞的感受野，为该神经节细胞活动能够影响的视网膜区域。大多数高等哺乳类动物神经节细胞的感受野具体为中心 - 周边拮抗式同心圆结构。神经节细胞感受野具有的这种空间上的同心圆拮抗式感受野，使其对亮暗边界处于其中心 - 周边分界线上时，反应最大或最小。美国神经生理学家 Kuffler 在五十年代早期第一次证实，直径为

0.2 mm 的小光点照射感受野的一部分,比弥散光更有效地产生细胞的兴奋。进而,同一光点能产生甚至相反的作用,这取决于该刺激在感受野中的严格位置。例如,在某一区域,光点在持续照射期间兴奋神经节细胞,只要将光点沿视网膜表面移位不超过 1 mm,这种给光反应即能变成抑制性撤光反应。在一个给光中心感受野,当光完全覆盖中心时,产生最强的反应;而光覆盖整个环形周边时,对动作电位发放产生最有效的抑制。当抑制性光环撤去时,神经节细胞产生最强的撤光反应。撤光中心感受野,则在圆形的中心区产生抑制。多数视网膜节细胞对同时覆盖其感受野中心和周边的光刺激的变化并无反应。相反地,神经节细胞主要对它们感受野内的亮度差异有反应。从视网膜神经节细胞感受野的组织形式我们可以推断,我们的视觉系统特化为对局部空间变化进行检测,而不是对落在视网膜上光的绝对幅度进行检测。

(三)视锐度和感受野大小

视锐度即视力,是能够辨别出视野中空间距离非常小的两个物体的能力。视网膜的黄斑处视锐度最好,越远离黄斑,视锐度越差。黄斑的中心有一个小的凹陷,为中心凹。此中心凹的存在是因为双极细胞和神经节细胞被"挤到"旁边,使光感受器最大程度地感受光线。视锐度的差异与神经节细胞在视网膜中央和周边的感受范围不同密切相关。

神经节细胞的感受范围在视网膜中央和周边不同:①突触汇聚程度存在显著差异。人的光感受细胞大约有一亿,而神经节细胞只有一百万。平均一百个光感受细胞必须与一个神经节细胞形成突触联系。而在视网膜的周边部分,每个神经节细胞则接受来自上千个光感受器所提供的输入。在黄斑的中心凹处,光感受细胞与神经节细胞的比例是1:1,即一个光感受细胞联系一个双极细胞,此双极细胞联系一个神经节细胞。在黄斑的中心,只存在视锥细胞,而大部分视网膜周围部分只有视杆细胞(图 8-2)。②视网膜中央区有高的视锐度。在视网膜的中心,尤其是中央凹处,光感受细胞的密度远远高于视网膜的周边。③神经节细胞的树突分叉在视网膜中央少于周边区,这对于突触汇聚到神经节细胞的程度也很重要。④视网膜中央和周边的中间神经元的不同也起着重要作用。

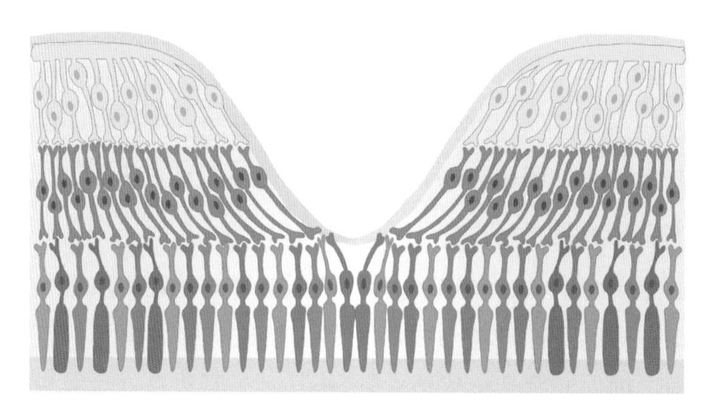

图 8-2　视网膜结构区域差异

四、视网膜的信息传递

光感受器不同于其他感受器，当它们受到光线刺激时发生超极化，而不是去极化。在视网膜未经光线照射时，感受器细胞处于去极化状态，视杆细胞的膜静息电位只有 -30 mV，比一般细胞小得多，这是由于外段膜在无光照时，就有相当数量的 Na^+ 通道处于开放状态并有持续的 Na^+ 内流，这时感受器细胞处于去极化状态，其突触释放兴奋性递质谷氨酸。当视网膜受到光照时，感受器细胞外段盘膜上的视色素受光量子的作用，发生一系列生物化学反应，最终视色素分解为视黄醛和视蛋白，与此同时激活 cGMP 水解为 GMP，从而使胞内 cGMP 浓度下降，导致感受器外膜上 cGMP 门控钠通道关闭，感受器细胞转而处于超极化状态，谷氨酸释放减少或完全消失。

在黑暗中，光感受器持续释放谷氨酸，而光照使感受器释放谷氨酸减少。而与其形成突触联系的双极细胞，由于存在不同的谷氨酸受体，因此对谷氨酸有着不同的反应。当光线使感受器细胞超极化，谷氨酸释放减少，与其相应的双极细胞去极化，进而释放递质增加（On－双极细胞），这种现象称为去抑制（disinhibition）。而另一些双极细胞则超级化，递质释放减少（Off－双极细胞）。

神经节细胞亦分为 On 和 Off 两种神经元，与 On－和 Off－双极细胞相对应。视锥细胞有两种平行的信号通路。随着光照视锥细胞的增加，On－节细胞增加它们的发放频率。而随着暗度增加，Off－节细胞增加它们的发放频率，与视杆和双极细胞的联系相比，视锥与双极细胞的联系更为复杂。而视杆细胞激活的双极细胞不直接影响神经节细胞，而是通过一种特殊的无长突细胞（amacrine cell）来完成的。这些无长突细胞激活 On－双极细胞并抑制 Off－双极细胞。视杆和视锥细胞与同一神经节细胞发生突触联系。因此，一个节细胞在亮光下是由视锥细胞传送信号，而在暗光下是由视杆细胞传送信号。

第二节　视觉中枢神经系统

一、视神经、视交叉和视束

离开眼睛的神经通路始于视神经，通常称为离视网膜投射。离开视网膜的神经节细胞轴突组成部分依次为视神经、视交叉和视束（图 8－3）。视神经自视盘处离开双眼，经眼球后部穿过颅底的孔。来自双眼的视神经交合而成视交叉，位于大脑底部垂体的前方。在视交叉，来自视网膜鼻侧的轴突相互交叉至对侧。但由于只有来自鼻侧视网膜的轴突发生交叉，所以离视网膜投射在视交叉处是部分交叉。之后，离视网膜投射的轴突形成视束。

视束中的大多数轴突终止于丘脑背侧的外侧膝状体核，外侧膝状体核神经元轴突向初级视皮质投射。这个自外侧膝状体向中枢的投射称为视放射。自眼睛至外侧膝状体核至视中枢的离视网膜投射中的任何部位损伤,都可导致失明。这个通路介导的是视觉感知。视束中的一小部分轴突离开视束,与下丘脑的神经元形成突触连接,对下丘脑部分区域的直接投射,这对于一系列生物节律,包括睡眠和觉醒的同步具有重要作用。另外有10%左右的轴突穿过丘脑终止于中脑。对中脑部分区域(顶盖前区)直接投射的作用,在于对瞳孔大小及某些方式的眼动进行控制。

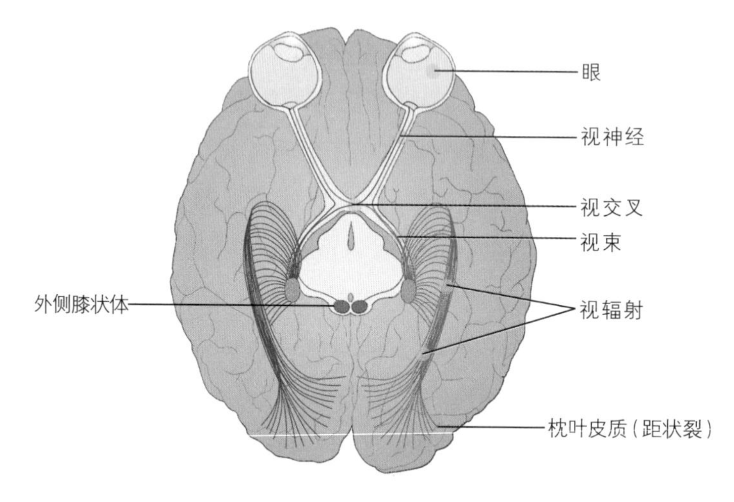

图8-3　离视网膜投射

二、外侧膝状体及其纤维投射

(一)外侧膝状体的分层结构

人和灵长类动物的外侧膝状体分为六层。腹侧两层主要由大细胞构成,称为大细胞层,视网膜M细胞的轴突主要投射此层。背侧四层主要由小细胞构成,称为小细胞层,是视网膜P细胞的轴突投射区域。在每一大细胞层和小细胞层中间都存在一个由很小细胞组成的区域,称为层间细胞层或K层。来自两眼视网膜的视神经纤维分别投射到外侧膝状体的不同层。对侧视网膜输入投射到第1、4和6层,同侧视网膜输入则投射到第2、3和5层(图8-4)。

外侧膝状体神经元分为中继细胞和中间神经元两类,前者接受视网膜输入并投射到视皮质,后者只在外侧膝状体内部形成抑制性突触,且全部是GABA能神经元。外侧膝状体不同细胞层有着不同的功能特性,例如,猴外侧膝状体背侧的4层细胞对不同颜色的光有精细的分辨能力。相反,第1、2层的M细胞产生瞬变反应,并无颜色选择性,而K层细胞接受视网膜蓝敏给光神经节细胞的输入。因此可能在色觉中起着特殊作用。

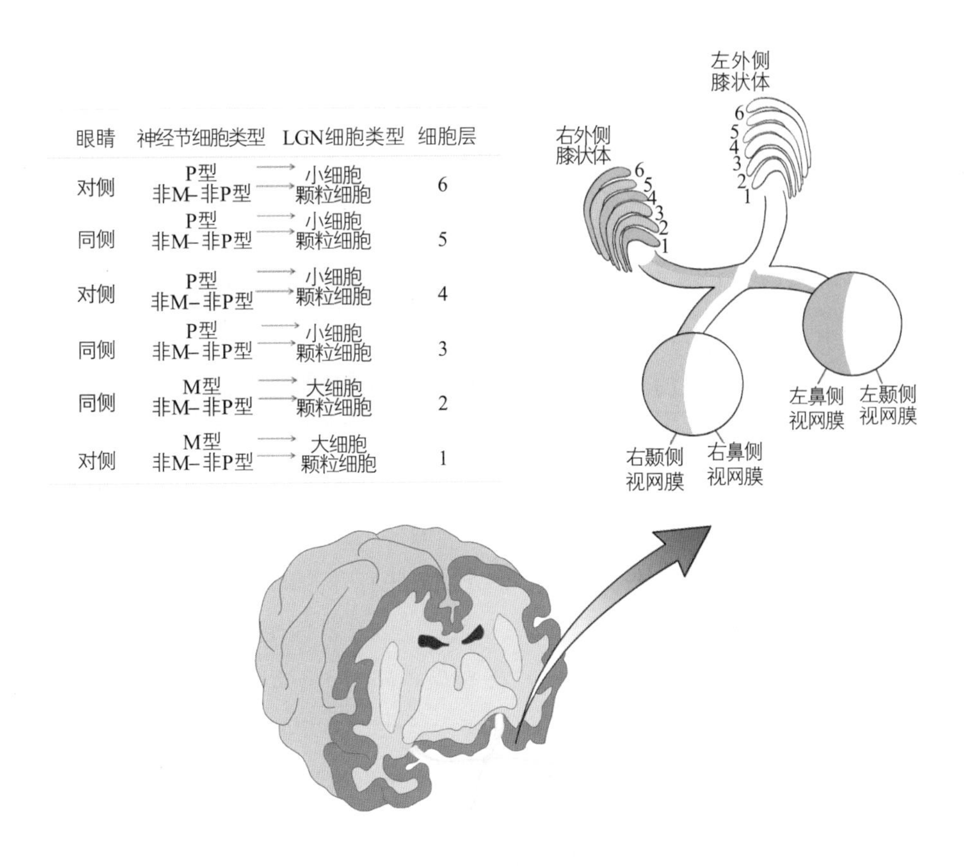

图8-4 外侧膝状体各层接受的视网膜节细胞输入

（二）视网膜区域定位——视觉通路

视觉通路是精确的点对点定位。视网膜定位确保了从视野不同部位来的信号是分开的。来自于视网膜很小的一部分纤维终止于外侧膝状体的不同部位。在视野和视网膜中的每一小点，在外侧膝状体都有各自的“代表”。外侧膝状体神经元的感受野与神经节细胞的感受野完全相似。

外侧膝状体到距状裂的纤维联系也是这种精确的视网膜定位。在距状裂注射少量辣根过氧化物酶，逆行标记的细胞都局限在狭窄的柱状结构内，然后延伸到外侧膝状体各层。视觉通路的所有联系都是视网膜定位的。这可以通过一个实验得到证实：视网膜上的一个小圆亮点可以引起距状裂一小区域的神经元活动增加。当光线照射视网膜其他区域时，可引起皮质其他的神经元活动。电极刺激人的枕裂，证实了距状裂的视网膜定位排列。电极刺激在视野的特定部位引起闪光。当电极接近大脑半球的枕侧，闪光位于直前方，这与纤维传递信号从黄斑止于枕极附近一致。当电极越向前移至距状裂，闪光在视野的周边。当电极放在距状裂的上方，闪光发生在视野的下方。而当刺激在距状裂的下方，闪光发生在视野的上方。PET 和 FMRI 均已证实距状裂的视网膜定位的特性。

三、视皮质和视觉信息

(一)视皮质神经元的特点

与视网膜和外侧膝状体的神经元不同,视皮质神经元对光点刺激几乎没有反应。只有在一定的位置、用适当方位的光给以刺激才能引起皮质神经元的放电变化。根据视皮质神经元感受野结构的不同,Hubel 和 Wiese 把视皮质细胞分为三种类型。①简单细胞:感受野面积较小,呈狭长形,对弥散光刺激无反应,用小光点刺激可发现感受野存在兴奋区和抑制区。细胞具有很强的方位选择性,如果刺激方位偏离该细胞偏爱的最优方位,细胞反应骤减或停止。②复杂细胞:感受野面积较大,给光区和撤光区重叠在一起,细胞也具有较强的方位选择性,其感受野内无兴奋区或抑制区,对弥散光也无反应。③超复杂细胞:反应特点同复杂细胞,但有明显的端点抑制。

Hubel 和 Wiesel 用单细胞的微电极纪录结合某些特殊组织学技术,发现许多具有相同视觉功能特性的皮质细胞,在视皮质上按一定的规则(空间上的结构)排列起来,这种按功能排列的皮质结构——称为皮质的功能构筑(functional architecture)。视皮质神经元对视觉刺激的各种静态和动态特性都有高度选择性。①方位和方向选择性:视皮质细胞只有当刺激线条或边缘处在适宜的方位角并按一定的方向移动时,才表现出最大兴奋(最佳方位和方向)。②空间频率选择性:每一个视皮质细胞都有一定的空间频率调谐。在同一皮质区内,不同细胞也有不同的频率选择性。③时间频率和速度选择性:对于视皮质细胞来说,移动图形引起的反应往往比静止的闪烁图形要强。只有当光条的移动处于一定速度时,细胞反应才达到最大。移动速度高于或低于此最佳速度时,反应都会减少。当用光栅进行刺激时,神经元对光栅的时间频率也具有选择性。④双眼视差选择性:大部分视皮质细胞接受双眼输入,因此每个细胞在左右视网膜上都有一个感受野,这一对感受野在视网膜上的位置差称为视差。⑤颜色选择性:同视网膜和外侧膝状体神经元一样,皮质细胞也具有颜色选择性。与皮质下感受野不同,视皮质细胞的颜色感受野具有双拮抗式结构,这种感受野的中心可能被红视锥细胞的输入兴奋,同时被绿视锥细胞输入抑制。

(二)视皮质和视觉信息的处理

视觉通路的视网膜定位就像两个视网膜的图像拷贝到距状裂。距状裂也称为皮质视网膜。然而,距状裂不只是视网膜图像的拷贝,视觉信息的重要处理和整合都发生在距状裂。当我们使用“视觉图像”这个词,不是普通意义上的在视网膜或者视皮质的图像或图形,而是神经元活动的瞬时和空间特定图像。信号从视网膜首先到达距状裂然后到达另外的皮质区。

（三）纹状皮质外视皮质

初级视皮质为 Brodmann17 区，位于灵长类大脑的枕叶。17 区的大部分位于大脑半球表面的内侧，在距状裂周围。用于表述初级视皮质的其他术语还有 V1 区和纹状皮质。在距状裂附近的某些皮质参与了颜色、形状及运动等视觉信息的进一步处理，被称为纹状皮质外视皮质区。因此，距状裂损伤使视野的一部分完全缺损，而纹状皮质外视皮质损伤仅引起视觉分析的缺陷。在 V1 区之外还有 20 多个皮质区域，各自代表一个视觉世界。这些纹状皮质外区域对与视觉贡献的认识尚不十分清楚。但已明确的是具有两大皮质视觉信息处理通路。一是自纹状皮质由背侧伸向顶叶，作用在于对运动视觉的分析；另一是由腹侧投射至颞叶，其作用是对物体进行辨认。距状裂与其周围皮质的联系，以及纹状皮质外视皮质之间的联系都遵循着交互的原则。

（四）视觉信息的整合

物体的样式、位置、运动和颜色信息必须在一定程度上整合起来。虽然大脑分析源于视网膜的很小光信息单元，但信息的整合对感觉皮质成像意味着什么呢？也许存在着将所有视觉信息整合在一起的最终区域，但解剖学并未发现这样的区域，视觉的最终整合位置仍然存在很多理论问题。即使是前额皮质，对于“是什么”和“在哪里”的视觉信息仍然是分开处理的。虽然我们的意识经验是单一的，但它是由很多独立的意识过程成分组合在一起的。例如，一辆汽车有形状、颜色和运动等特征，这些要素是独立的，但我们确实是按照一个整体来接受它的。

另一问题涉及最终整合区域的理论，即在什么区域里存放视觉成像的意识。正如 1993 年英国神经生物学家 Semir Zeki 所说：“如果视觉区域报告给一个单独主管视觉的大脑皮质，那么这个单独的大脑皮质又把这个信息报告给谁呢？加入更多的视觉信息后，谁又在负责大脑皮质提供的这些视觉信息呢？”我们视觉成像的早期整合过程中，纹状皮质中有细胞对特定方向的轮廓起作用，而不论它到底在视觉领域的何处出现。进一步的整合产生了更多的复杂特征，这样细胞只是在特定的情况下有反应。如此之多的复杂整合过程不可能出现在单一细胞内，只可能出现在不同神经元的协调过程中。如前所述，这么多广泛分布却没有相互连接的视觉区域是值得注意的。例如，距状裂接受许多皮质区域的投射，相同情况也发生在纹状皮质外视皮质及其与之相联系的其他皮质。

四、视觉传导路和瞳孔对光反射

（一）视觉传导路

一眼直视前方时，视网膜所能看到的全部空间范围称为单眼视野。两眼共注视一点，双眼所能看见的空间范围，称双眼视野。每侧视野又可分为四个象限，即颞上、颞下、鼻上、鼻下象限。颞上、颞下象限统称颞侧视野，鼻上、鼻下象限统称鼻侧视野。视网膜也分为相应的四个象限。这是根据通过黄斑所作的垂直线和水平线而划分的。眼球内的晶状体具有类似双凸透镜的屈光作用,使颞侧视野的光线投射到视网膜的鼻侧半,鼻侧视野的光线投射到视网膜的颞侧半,而视野上、下两半的光线也分别投射到视网膜下半和上半部分。

光线投射进入眼球,光感受器(视杆、视锥细胞)将光能转化为神经冲动。神经冲动经视觉传导路到达视皮质。视觉传导通路由3级神经元组成。第1级神经元为视网膜的双极细胞,其周围支与视觉感受器的视锥细胞和视杆细胞形成突触,中枢支与神经节细胞形成突触。第2级神经元是视网膜神经节细胞,其轴突在视神经盘(乳头)处集合向后穿巩膜形成视神经。视神经向后经视神经管入颅腔,形成视交叉后,延为视束。在视交叉中,只有一部分纤维交叉,即来自两眼视网膜鼻侧半的纤维交叉,走在对侧视束中;颞侧半的不交叉,走在同侧视束中。因此,左侧视束含有来自两眼视网膜左侧半的纤维,右侧视束含有来自两眼视网膜右侧半的纤维。视束行向后外,绕大脑脚,多数纤维止于外侧膝状体。第3级神经元的胞体在外侧膝状体内,它们发出的轴突组成视辐射,经内囊后肢,终止于大脑距状裂周围的枕叶皮质(视区),产生视觉。还有少数纤维经上丘臂终止于上丘和顶盖前区。顶盖前区与瞳孔对光反射通路有关。

当视觉传导通路在不同部位受损时,可引起不同的视野缺损(图8-5):①一侧视神经损伤可致该侧视野全盲;②视交叉中交叉纤维损伤可致双眼视野颞侧半偏盲;③一侧视交叉外侧部的不交叉纤维损伤,则患侧视野的鼻侧半偏盲;④一侧视束以后的部位(视辐射,视区皮质)受损,可致双眼对侧视野同向性偏盲(如左侧受损则左眼视野鼻侧半和右眼视野颞侧半偏盲)。

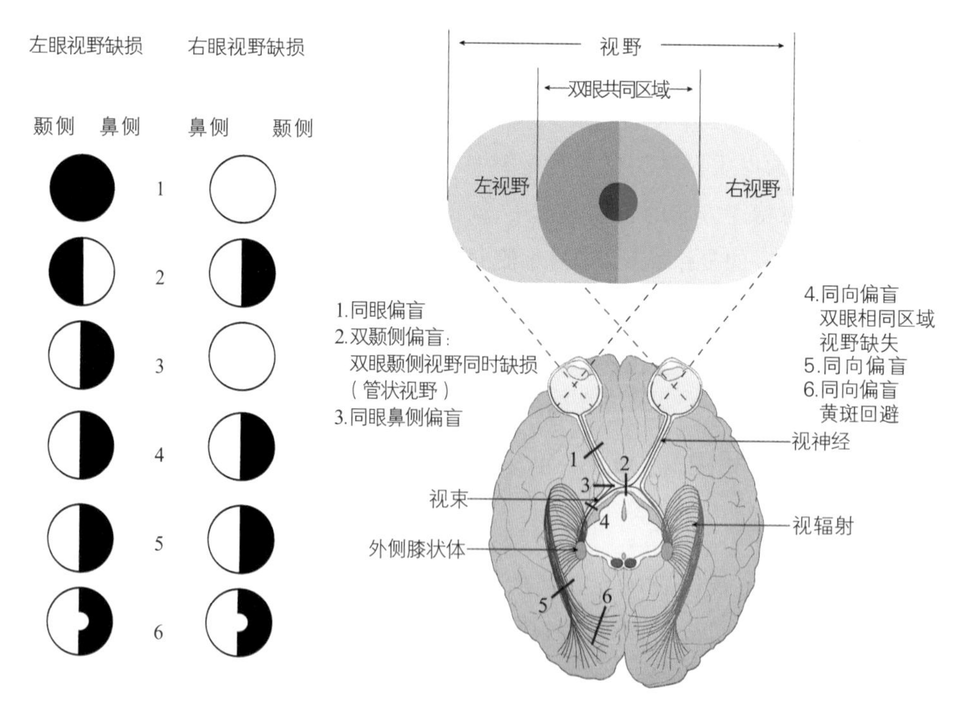

图8-5 视觉传导路及其不同部位损伤造成的视野缺损

(二)瞳孔对光反射

在视束中,还有少数纤维经上丘臂终止于上丘和顶盖前区。顶盖前区与瞳孔对光反射通路有关。光照一侧瞳孔,引起两眼瞳孔缩小的反应称为瞳孔对光反射。光照一侧的反应称直接对光反射,未照射侧的反应称间接对光反射。瞳孔对光反射由视网膜起始,经视神经、视交叉、视束,再经上丘臂到达顶盖前区(瞳孔对光反射中枢),此区发出的纤维止于两侧的动眼神经副核,此核发出的纤维随动眼神经到达状神经节,由此发出的节后纤维穿入眼球壁支配瞳孔括约肌,引起双侧瞳孔缩小。

瞳孔对光反射的变化是判断神经损伤的一个指征。例如,一侧视神经受损时,传入信息中断,光照患侧瞳孔,两侧瞳孔均不缩小;但光照健侧瞳孔,则两眼对光反射均存在(此即患侧直接对光反射消失,间接对光反射存在)。又如,一侧动眼神经受损时,由于传出信息中断,无论光照哪一侧瞳孔,患侧对光反射都消失(患侧直接及间接对光反射消失),但健侧直接、间接对光反射存在。

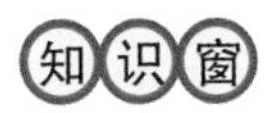

人造视网膜

人造视网膜,是在失明者的视网膜下植入的达到一定功效和忍耐度的高科技医疗产品。视网膜色素变性和老年性黄斑变性是两种主要的致盲疾病,药物疗法或是外科手术很难将视力恢复到“能用”的水平。通过植入微电子器件来恢复患者的视力是一种潜在的解决办法。工作原理是首先通过患者眼镜上的摄像机捕捉外部景象,然后图像经无线发射器传送到患者的人造视网膜上,并转换为电脉冲信号。接着,人造视网膜上的电极会刺激视网膜,继续将信号沿视神经传送到大脑。这些脉冲信号可以“欺骗”大脑,让大脑以为患者的眼睛仍然在正常工作。最终,患者可以和正常人一样“看到”外部世界,并区分光明和黑暗,从而恢复视力。人造视网膜由类似神经结构原理的芯片系统组成。植入技术可分为视网膜下植入和视网膜外植入,视网膜下植入技术是将芯片植入到视网膜神经感觉上皮和色素上皮之间的区域,代替光感细胞感受光照,直接利用视网膜本身的编码和解码机制来将电信号转化成视觉。它依然利用患者自身的“镜头”,就像是为数码相机换一块感光器件一样。这种技术需要外接供能单元,手术难度高,使用范围较小,但是不用外挂一部摄像机。德国图宾根大学已经开发出了这种设备的原型,它有1500个电极,用耳后的无线电源供电,而且该小组已经进行了十例植入试验。视网膜外植入技术是将电极阵列紧贴于视网膜外表面,用眼外传来的信号直接刺激神经细胞,相当于完全替换了镜头和感光器件。这一领域的主要研究者有德国波昂大学、美国霍普金斯大学、麻省理工学院和哈佛大学以及南加州大学的多汉尼(Doheny)眼科研究所。

思考题

1. 外侧膝状体接受的纤维投射来自何处？有何规律？

2. 视觉是如何产生的？

（武明媚）

参考文献

[1] 童译，魏世辉，游思维．视路疾病：基础与临床进展．北京：人民卫生出版社，2010.

[2] 瞿佳．Grant 解剖学图谱．北京：金盾出版社，2014.

[3] Bear M F, Conners B W, Paradise N A. 神经科学：探索脑．王建军，译．北京：高等教育出版社，2004.

第九章 9 听觉与平衡觉

第一节 听觉

听觉是关乎动物生存的重要感觉。对人类而言,听觉还是语言发展和信息交流不可或缺的特殊感觉,因此具有十分重要的意义。听觉的适应刺激是一定频率的声波,实际上就是空气振动产生的机械波。不同动物可感受不同频率范围的声波,人耳能感受的声波频率范围是 20～20 000 Hz(以 1000～4000 Hz 最为敏感,人耳敏感的频率范围与人类语言的频率范围相一致),超过此范围的声波称为超声波,低于此范围的称为次声波。

声波通过介质经外耳道传导到鼓膜。鼓膜振动,通过听小骨放大之后传到内耳,刺激耳蜗内的纤毛细胞而产生神经冲动。神经冲动沿着听觉传导通路传到大脑皮质的听觉中枢,形成听觉。

一、声波进入内耳的传导过程

声音经过耳廓集音后,进入外耳道。成年人的外耳道长约 2.5 cm,对 4 倍长于此的声波可产生最大共振,因此外耳道的最佳共振频率约为 3800 Hz。当声波传到鼓膜时,共振使其强度增加了 10 dB。接下来,中耳通过鼓膜和听小骨组成的听骨链将声波传到内耳的卵圆窗。由于中耳听小骨的杠杆作用——听小骨的长杆作用与短杆之比为 1.3∶1,以及鼓膜和卵圆膜振动的面积之比为 17∶1,使得声音的压强继续增大了 22.4 倍。如果没有中耳的增压作用,声波从外耳的空气传导转为液体(内耳淋巴)的传导,由于气液阻抗的差异而使很少的声波进入内耳。在中耳,咽鼓管调节鼓室与外界的气压来维持鼓室的压强,对于维持鼓膜张力、位置和形状有重要作用。对于传导性耳聋患者,可以使用一种微型扩声设备——助听器,帮助改善听力。助听器将接收到的声信号转换为电信号,通过电池供应的能量将电信号进行放大后再转换为声信号,使患者能够听到声音。

内耳由耳蜗和前庭器官组成。耳蜗对听觉系统的重要性在于由它实现了声波向神经冲动的换能过程。耳蜗是一螺旋型骨管,绕蜗轴卷曲两周半,整个管道在底部较粗而顶部较细。骨质的耳蜗管状结构内部由软组织分隔成为三个沿耳蜗卷曲方向平行排列的管道,分别成为前庭阶、中阶(蜗管)和鼓阶。前庭阶和鼓阶内充满淋巴液,称为外淋巴液,中阶内的淋巴液称为内淋巴液。耳蜗底部有两个膜性的窗口,分别称为卵圆窗和圆窗(图9-1)。

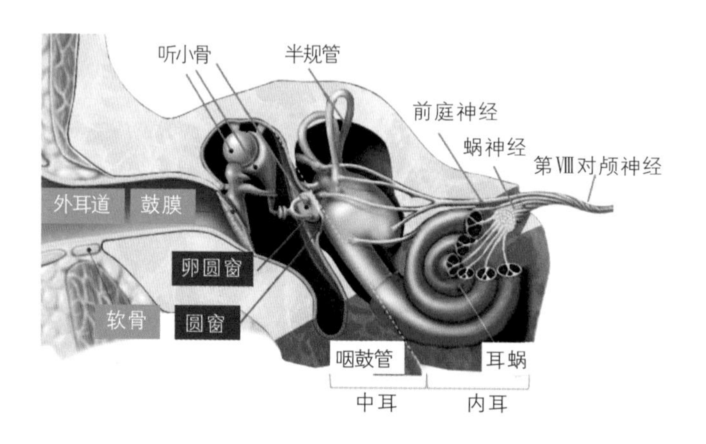

图9-1　中耳和内耳结构

耳蜗的蜗轴为中空的骨质结构,耳蜗神经纤维从中通过。蜗轴有称为骨螺旋板的薄骨板深入耳蜗的管道内。该板的外缘连接基底膜。基底膜约由29 000根横行纤维所构成,像盘旋上升的山路一样,从蜗轴底部直达蜗顶,总长为30~35 mm。这条"山路"靠近底部也就是靠蜗轴底部最窄(宽40~80 μm);沿蜗轴旋转上升时,"山路"越走越宽,到达蜗顶时,基底膜宽达500 μm,约增宽10倍。基底膜在底周处较紧密,在蜗顶处较疏松。当镫骨底板和卵圆窗膜振动推动前庭阶里的外淋巴,声波开始以液体介质周期性压力变化的方式传播,其方向一是从卵圆窗沿着前庭阶推向蜗顶,过蜗孔后再沿着鼓阶圆窗;二是前庭阶内的外淋巴压力横向通过蜗管壁传至鼓阶。外淋巴液体受到压力后的体积不变,因而圆窗膜起重要缓冲作用,蜗管夹在前庭阶和鼓阶之间,二阶的瞬时压力差使蜗管不同段内的基底膜随时间上下波动。基底膜的波动从耳蜗底部开始,次第向蜗顶移动,称为行波(traveling wave)。

耳蜗中的声波感受器——螺旋器,也称科蒂器(Corti's organ),位于基底膜上。螺旋器上的毛细胞为声波感受细胞,每个毛细胞均与神经纤维形成突触联系。外界声波通过淋巴液而震动基底膜,基底膜又触动了毛细胞,最后由毛细胞转换成神经冲动经听神经而传到听觉中枢。

螺旋器包含有支持细胞和毛细胞,后者是听觉感受细胞。每个毛细胞顶端伸出很多细小的纤毛,漂浮在蜗管的内淋巴液中。毛细胞的底面不与基底膜直接接触,而是由支持细胞所依托和包绕,而且它们的底面都与蜗神经纤维构成突触联系。在哺乳动物的耳蜗中存在两种不同的毛细胞:内毛细胞和外毛细胞。内毛细胞由单排组成,更靠近耳蜗螺旋的中心轴。外毛细胞分为平行的三排,在人的耳蜗大约有3500内毛细胞和15 000

外毛细胞。二者的形态和神经支配模式不同。与内毛细胞联系的感觉神经纤维远远多于与外毛细胞联系的感觉神经纤维。内毛细胞接受大于90%的耳蜗传入纤维，而外毛细胞则接受大量的耳蜗传出神经纤维的支配。内毛细胞负责感受声音信号，而外毛细胞调节感觉器官的灵敏度(图9－2)。

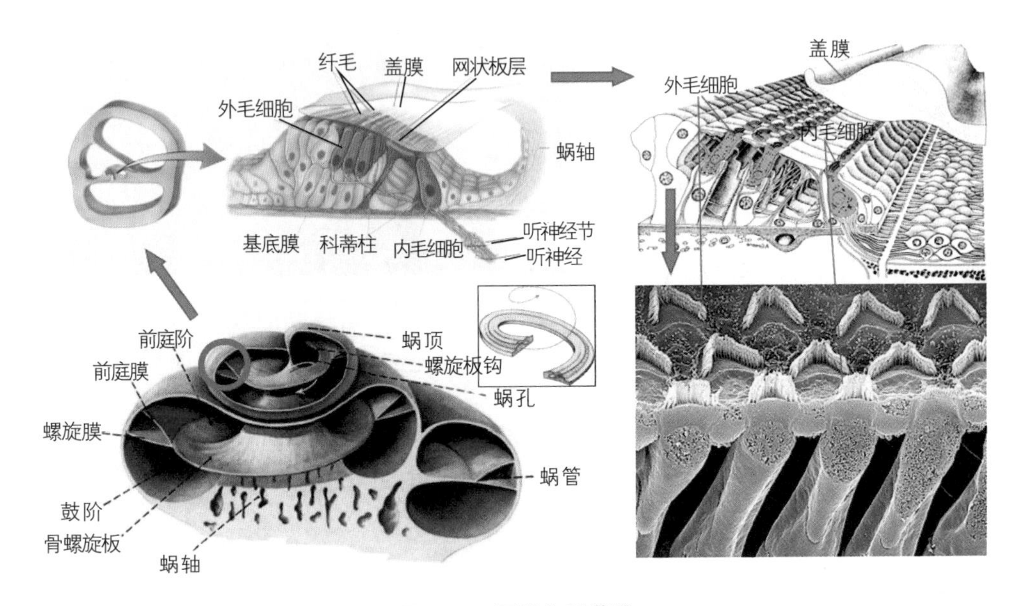

图9－2　耳蜗与科蒂器

二、耳蜗的感音过程

1. **耳蜗对声波的感受和换能**　耳蜗的感音过程是声波－电信号换能和兴奋听神经的过程。当声波使基底膜振动时，毛细胞与盖膜的相对位置变化，形成一种剪切力，使毛细胞的纤毛向外侧或内侧倾斜。毛细胞的硬纤毛从最短到最长有序地排列着，尖端相互连接，依附于通道蛋白。当硬纤毛偏移，直接牵拉而导致钾离子通道开放或关闭，导致毛细胞的膜电位去极化或超极化(图9－3)。蜗管的内淋巴中维持有＋80 mV的静息电位，毛细胞内的电位为－40～80 mV(鼓阶处电位为0 mV)，因此电流不断地从蜗管经盖膜、毛细胞的纤毛流入毛细胞内，形成回路。内毛细胞膜电位去极化还使胞壁上的Ca^{2+}通道开放，Ca^{2+}流入胞内触发了胞内神经递质向突触释放，递质的释放使听神经的传入纤维兴奋并发放冲动。

耳蜗的自身机械特性，使基底膜的振动几乎放大100倍。毛细胞的反应和其他神经元不同的原因在于内淋巴异乎寻常的高钾离子浓度，这使钾离子的平衡电位在毛细胞为－40 mV，而钾离子的平衡电位在典型神经元为－80 mV。使钾离子进入毛细胞的另一个驱动因素是＋80 mV的耳蜗内电位，这有利于跨硬纤毛膜的125 mV的电压梯度的产生。同时，蜗管外侧的血管纹发挥着电池的作用，源源不断地补充钾离子给蜗管，使之维持蜗

管内 +80 mV。毛细胞的电位变化属于感受器电位,较好地复制了刺激的声学波形。感受器的电位是双向的,毛细胞的去极化是硬纤毛偏向长的一侧,而超极化是朝向相反的方向。

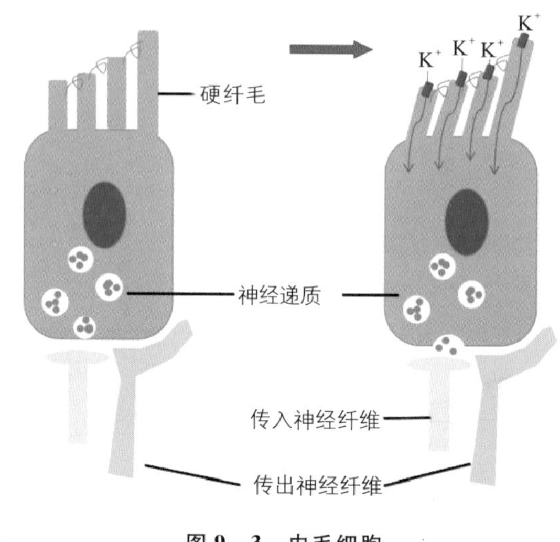

图 9-3　内毛细胞

注:内毛细胞的感觉传导机制为当硬纤毛向外侧偏斜,顶部离子通道开放。

2. 耳蜗的频率选择性　基底膜的宽度和厚度沿耳蜗管全长有规律地变化:在耳蜗基底部,靠近卵圆窗处,基底膜窄而有刚性;在蜗顶,基底膜宽而有弹性。不同频率的声音在基底膜上传播的距离不同,声音引起基底膜的振动从耳蜗基部开始,逐渐向蜗顶传播。在传播过程中,振幅逐渐增大,到达某一部位后便迅速衰减。一定频率的声音激活基底膜螺旋器的特定部位。由于基底膜的机械性调谐,位于耳蜗基部的毛细胞和它们的突触后传入纤维优先为高频声刺激,而在蜗顶的则对低频声音反应最佳。这一频率选择的规律称为行波理论。

从耳蜗到听皮质的听觉通路都是有组织的音频组构或音频拓扑定位(tonotopic localization),即神经元和神经纤维有序地排列分布负责不同的声音频率。人们如果长时间在嘈杂的环境中,会出现选择性耳聋,解剖发现在基底膜的一定区域内毛细胞消失了。

每个毛细胞被激活的频率范围非常小,单根神经纤维冲动发放的速率不超过每秒数百次,跟不上声波中的中高频率,若多根神经纤维随声波的周期同步并锁相地轮流发放,则每根神经纤维的发放频率不需要很高,总体纤维上冲动组成的排放可跟上声波的频率;所有的毛细胞和感觉纤维汇聚在一起,就能覆盖人类所能感受的频率范围。这一规律被称为排放理论。

耳蜗并非一个简单的机械换能装置,而是能够主动选择声波频率,并对其进行初级加工。例如,外毛细胞受到外界传入的声波刺激时,可通过主动耗能产生机械振动,称为

"耳声发射",振动波与传入的声波相互作用,相位相同的加强,相位相反的则减弱,从而提高耳蜗对传入声波的频率分辨率。

三、听觉信息的神经传导

不同于其他感觉,听觉信息的神经传导有更多的核团参与,这些核团之间有更多的、复杂的联系。而且,听觉通路在多个层面上越过中线(交叉、双侧传导)。加之声音的特性与神经冲动发放的规律有更强的定量特征,使得听觉通路比起其他的感觉通路更为复杂。

1. **上行听觉通路** 听觉传导路由三级或四级神经元组成。第一级神经元为内耳螺旋神经节内的双极细胞,其周围突分布于内耳的螺旋器,而中枢突组成耳蜗神经,入脑止于耳蜗核,即第二级神经元。从耳蜗核发出的纤维一部分交叉到对侧上行,形成外侧丘系;一部分纤维不交叉,参加同侧的外侧丘系。也有部分纤维在脑干某些中继核团(如上橄榄核等)换神经元后再加入同侧或对侧的外侧丘系。外侧丘系的许多纤维终止于上橄榄核,然后发出纤维到达下丘(第三级神经元所在地)。下丘接受耳蜗核、上橄榄核和外侧丘系的上行纤维,是皮质下的主要听觉中枢,几乎所有的听觉传入纤维都要经下丘中继再传向高级中枢。由下丘的神经元发出的纤维经下丘臂止于丘脑的内侧膝状体(第四级神经元所在地)。由内侧膝状体发出的纤维组成听辐射,经内囊后肢投射到位于颞极的听皮层(图9-4)。听觉上行神经传导最短的通路可由耳蜗核—下丘—内侧膝状体—听皮层组成,较长的可由耳蜗核—上橄榄复合核—外侧丘系核—下丘—内侧膝状体—听皮层组成。

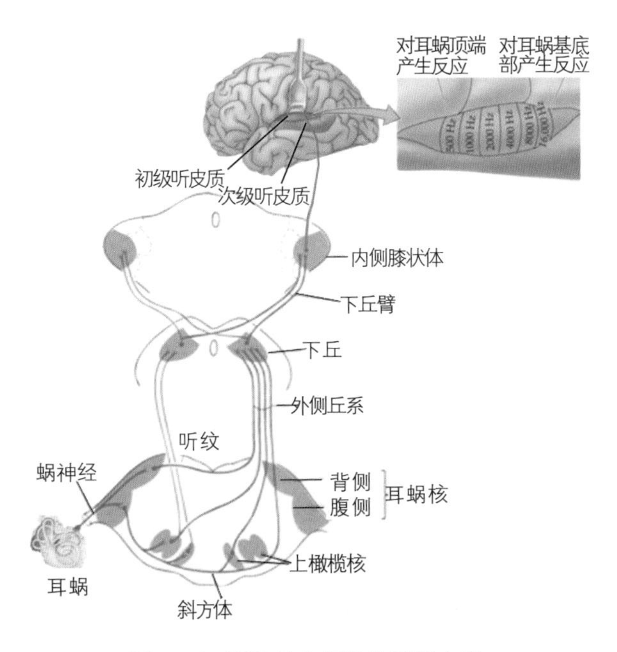

图9-4 听觉的上行通路及听皮质

知识窗

听反射

听反射是强声或突然出现的某一特殊频率声波引发的潜意识反应。网状结构接受上行听觉通路的侧支,这些连接介导突然的肌肉活动,对很强的、突然的声音产生反应。一些听觉冲动传递到面神经核和三叉神经核,支配中耳的两小块肌肉——镫骨肌和鼓膜张肌。当高强度的声音刺激耳蜗时,这些肌肉的收缩减缓了中耳听小骨的运动,从而保护了耳蜗。面神经麻痹者经常伴随有声音高度敏感和听觉过敏。听反射的神经通路包括同侧和对侧路径(图9-5)。同侧听反射路径是从耳蜗腹侧核至面神经核,然后由同侧面神经支配同侧镫骨肌。第二条非交叉听反射路径是从耳蜗腹侧核至同侧上橄榄核复合体,同侧上橄榄核复合体发出的第三级神经元纤维到达面神经核,再通过面神经运动支支配同侧镫骨肌收缩。对侧听反射路径是从同侧耳蜗腹侧核至同侧上橄榄复合体,在此发出第三级神经元纤维交叉至对侧面神经核,通过对侧面神经运动支支配对侧镫骨肌收缩。另一条对侧听反射路径是从同侧耳蜗腹侧核交叉到对侧上橄榄复合体,然后发出第三级神经元纤维至对侧面神经核,通过对侧面神经运动支支配对侧镫骨肌收缩。根据听反射的传导路径,以下几种情况会导致声反射的消失:①刺激耳重度听力损失;②刺激耳听神经病变;③记录耳传导性听力损失;④记录耳面神经病变;⑤记录耳镫骨肌腱缺失。因此,听反射经常被用于临床听力相关的检查和诊断。

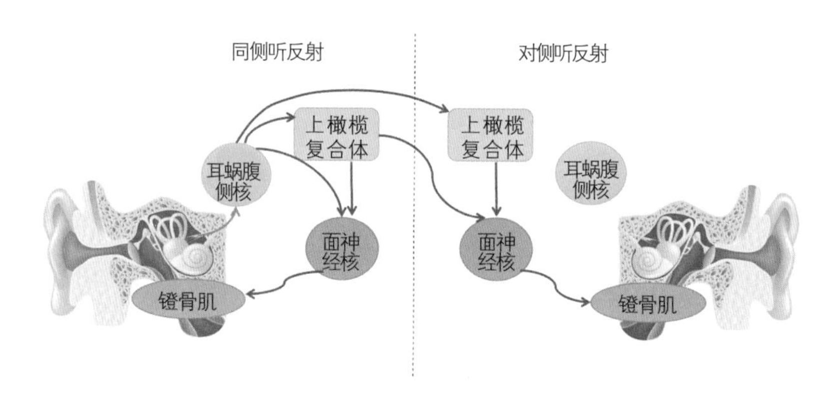

图9-5 听反射的神经通路

还有更复杂的反射,突然的声音引发头、眼睛和身体的运动。这个反射中心可能位于上丘和下丘。下丘发出神经纤维到上丘,而上丘与在脑干和脊髓的相关运动核团都有联系。所以,上丘整合了听觉、视觉和躯体感觉,最后发出合适的动作反应。

2. **下行听觉通路** 听觉信息在上行的过程中,不断受到各级中枢的下行反馈性调控,达到提高或降低信噪比、提高复杂声分辨率等目的。下行通路几乎与上行通路伴行。下行听觉通路主要包括:上橄榄核到耳蜗核的投射(橄榄耳蜗束)、下丘到耳蜗核的投射、听皮质到耳蜗核的投射、听皮质到下丘及丘脑(内侧膝状体)的投射等。在听觉通路有许多抑制性中间神经元释放 γ-氨基丁酸和甘氨酸。有实验证实,听觉冲动的中枢传递可在从耳蜗到大脑皮质的各个水平被抑制。如果我们在众多的不相关的声音中有选择性地去听你想听的那个声音,那么听觉信息的选择性抑制是必要的。我们大脑还能够区分来自外界的和我们自身发出的声音,但是具体机制还不清楚。

四、听觉的中枢神经机制

听觉的中枢神经机制尚不完全清楚,但在脑内参与听觉信息传递的神经元具有鲜明的特征,对声音信息的鉴别和分析发挥重要作用。听觉神经元主要有传递神经元、整合神经元和对特殊声音敏感的神经元等不同类型。听觉传递神经元是最主要的一类听神经元,具有兴奋传递高效、具有明确的最佳频率的特征。听觉整合神经元对声音反应的放电模式多样,是听觉中枢对声音信息综合处理的结果。而上橄榄核与下丘中存在的对特殊声音敏感的神经元,对双耳输入的声音信息(强度和频率)差异敏感,参与声源定位。

人和动物对相似声音的分辨主要依靠时程。听觉对信号的时间特性处理速度非常快,相较于视觉系统的数十毫秒,听觉系统对时程具有选择性的神经元处理速度可达几个毫秒、几十微秒。

听觉反应阈值最低的声源方位称为最佳方位。初级听觉皮质和下丘中存在神经元其最佳方位比其他部位更陡峭(越陡峭定位越精确)。听觉中枢存在对特定时间或空间信息敏感的神经元,对声音进行特定模式的编码,但时空编码的机制目前还不清楚。

1. **双耳听觉与声源定位** 人类和大多数哺乳动物是双耳听觉。双耳听到的声音比单耳听到的声音响度高 3~6 dB,而且双耳的辨别能力更强,这在有噪音干扰时对语音的识别尤其明显。

由于从声源到两耳的距离及传声途径中屏障条件的不同,从某一方位发出的声音到达两耳时便有时间差和强度差,它们的大小与声源的方位有关。在偏离矢状面的声源定位有两种过程:在频率为 20~2000 Hz 范围的声音,这个过程主要由双耳延迟所决定。在 2000~20 000 Hz 范围的声音,则应用双耳强度差异。垂直声音定位的机制还不十分清楚。

对于哺乳动物来讲,上橄榄核是听觉上行通路中接受双耳输入的第一级神经核团,因此声源方向处理也始于这一部位。上橄榄核中的神经元可根据其反应的兴奋-抑制性质来分类:一种类型的神经元(EE)可为任一耳的声音所略微兴奋,其最大反应为当两耳同时被刺激时达到最大。另一种类型的神经元(EI)为单耳声音所兴奋,但为另一个耳朵的声音所抑制。E 表示兴奋,I 表示抑制。两个字母中的第一个表示对对侧刺激的反应特性,第二个表示对同侧刺激的反应特性。一个接收来自左边和右边耳蜗核放电的上橄榄核神经元能够计算双耳延迟。在上橄榄所作的记录表明,每个神经元典型地对某个特定的双耳延迟有最大反应。除了对双耳延迟的敏感性,上橄榄神经元也对双耳强度等其他声音定位线索敏感。

2. 听觉皮质(音频组构、不对称性、发育可塑性) 人们对听觉皮质的了解远远少于对视觉皮质的了解。例如,听觉皮质的不同部位是否代表听觉空间的不同部位。听觉通路上的每个核团如耳蜗核、上橄榄、下丘、内侧膝状体在形态、突触联系和功能上都有不同。从内侧膝状体到初级听皮质(A1)神经纤维接受来自内侧膝状体腹侧的点对点投射,因而细胞排列具有精确的频率组织结构,它与基底膜上的频率组织结构形式相对应。初级听皮质具有与其他感觉皮质类似的功能柱状结构,同一垂直轨迹上的细胞具有相同的最佳频率。初级听皮质中在垂直于频率组织排列的方向上,细胞按双耳反应特性带状排列。一条带上的细胞可被双耳兴奋,相邻带上的细胞则被一侧耳兴奋而被一侧耳抑制。与其他听觉皮质相比,A1 区的细胞对声音的反应在一狭窄频率范围内。

人类大脑颞上回的 Brodmann 41 区,被认为是与猴子和其他动物的 A1 区相对应的初级听觉中枢。其附近的皮质大部分接受的是来自内侧膝状体和 A1 区的纤维。A1 区以外的皮质对听觉信息的解释和整合尤为重要,对声音和音乐的时空格局的分析尤为重要。不同听皮质的分区处理声音的不同特性。比如,人类双侧颞上回局限性的损伤,影响音乐的音调和旋律的感觉,但是对语言的理解没有影响。

人类的听觉皮质看似是对称的,然而 MRI 和尸体解剖发现,左侧包括 A1 区的颞横回大于右侧。在颞极的 22 区(紧邻 A1 区)的核团之间水平方向的纤维联系,左侧远远多于右侧。颞极左边的有髓鞘纤维远远多于右边。这些都说明左侧的听皮质有较高的对于适宜语言辨别所需要的敏感度。右侧的听皮质似乎在分辨音调、声音的频率和强度上优于左侧听皮质。

3. 听觉可塑性 发育早期听觉功能的可塑性是非常明显的,在动物出生后,中枢听觉神经元的反应特性有一个逐步发育成熟的过程,听觉刺激可将初级听觉中枢重塑为功能复杂的多个区域;成熟功能区域核神经元感受野会在短时间内显现出来,这段时间称为关键期(critical period)。主要表现为神经元的最佳频率由低到高,听反应潜伏期变短,反应阈降低,频率调谐曲线变窄,反应由弥散变集中,感受野由大变小。耳蜗在发育早期只对低频敏感,到成年时才会最大限度的被高频占据,成为决定听觉功能成熟的重要因素。

听觉可塑性在成年阶段依然存在,以适应不断变化的外界环境。胆碱能系统在听皮质可塑性中起重要作用。强化刺激训练可致成年动物听皮质功能重组,但不能像幼年阶段那样单纯的用物理刺激简单重复实现,而必须与具有某种生物学意义的信息(如食物这种非条件刺激)结合,其结果是强化的频率在听皮质获得较大的代表区。

在生活中,当处于一种持续作用的声音环境中的时候,人耳的听觉敏感性会一度降低,如果声音强度适当而持续时间又不太长,在声音停止后 10 ~ 20 秒,听觉敏感度一般即可恢复至适应前水平,这就是我们所说的听觉适应现象。而听觉疲劳就是指刺激超过了保持生理性反应强度时听觉系统所发生的敏感度的下降,即阈值的提高。其测试必须在刺激停止以后才能够进行。也就是刺激长时间作用于听觉器官,引起听觉阈限暂时提高的现象。当声音较强或持续作用时间过长,听力明显下降,听阈提高超过 15 ~ 30 dB,往往离开噪声环境需数小时甚至数十小时听力才能恢复,这种现象被称为听觉疲劳,即暂时性听阈上移。

知识窗

人工耳蜗

人工耳蜗,又称“仿生耳”,是一种治疗重度耳聋和全聋的电子装置(图 9 - 6)。由体外言语处理器和电极组成。语言处理器将包括语音在内的环境声波转换成为一定编码形式的电信号,经植入体内的电极刺激残存的听神经,以重建听觉功能。人工耳蜗植入主要适用于听毛细胞或耳蜗神经节病变患者。这些患者由于内耳听毛细胞受损或缺如,不能将声波转换为电能(感音性耳聋),因此助听器等治疗手段无济于事,而人工耳蜗治疗有效。与助听器的区别是,人工耳蜗可以绕过受损的内耳,直接刺激听神经,使患者重建听觉。

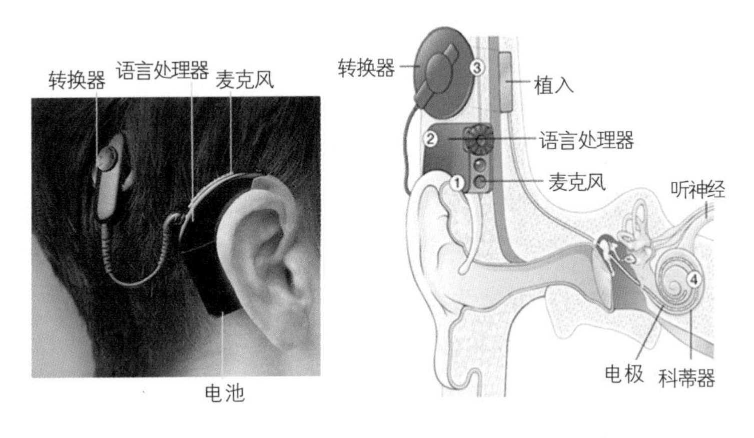

图 9 - 6 人工耳蜗组成及工作示意图

第二节 平衡觉

平衡觉是人体头部在重力和运动加速度作用下产生的关于身体特别是头部位置和运动状态的感觉。平衡觉的适宜刺激是加速度,而感受器是位于内耳的前庭器官。适宜刺激作用于前庭器官后,经前庭神经把刺激信息传入到相应的脑干内的前庭神经核,由此将信息分别传导至小脑、脊髓前角、眼动神经核团、迷走神经背核、丘脑和大脑皮质等。在形成主观感觉意识的同时,这些传导通过姿势反射、眼震反射特异和非特异的反应对运动体位的平衡进行控制。

一、前庭器官

平衡系统的主要感受器——前庭器官是内耳的一部分,结构非常小而且复杂,它的弯弯曲曲的硬管(骨管)里套着软管(膜管),可分为半规管和前庭两部分。骨性半规管分为水平半规管、前半规管和后半规管三部分,其内含有相应的三个膜半规管;骨性前庭内含有前庭囊,分为椭圆囊、球囊两部分。双耳的三对半规管的一端稍膨大,形成壶腹。在人直立并且头向前低30°时,水平半规管所在平面与地平面平行;前半规管位于与矢状线约呈45°的矢状平面内,后半规管位于与冠状线呈45°的冠状平面内。三对半规管互呈90°夹角(图9-7)。椭圆囊位于冠状平面内,球囊位于矢状平面内,椭圆囊与球囊互呈90°夹角。前庭器官之所以能接受三维空间的运动信息正是由于它的解剖空间位置特点所决定的。骨性半规管、骨性前庭与膜半规管、前庭囊之间的腔隙含有外淋巴液,而膜半规管和前庭囊内含内淋巴液。内、外淋巴液之间互不相通,它们的成分和比重各不相同。三个膜半规管的壶腹端各有一壶腹嵴,是感受角加速度的感受器;椭圆囊和球囊中各有一囊斑,或称耳石器,是感受线性加速度和重力的感受器。当头部正直向上时,它在球囊中的方向为垂直的,而在椭圆囊中的位置为水平的。前庭末梢感受器主要由感受位置变动的毛细胞组成,每个毛细胞都有一个特别长的纤毛,即动纤毛。毛细胞倾向于动纤毛一侧的弯曲导致去极化的兴奋性感受器电位,毛细胞背离动纤毛一侧的弯曲使细胞产生超极化的抑制性感受器电位。这些细胞对方向非常敏感。如果纤毛与它们偏好的方向相垂直,就几乎没有响应。当身体移动时,管内淋巴液流动,触动里面的毛细胞,将旋转、加减速度等动态信息传到前庭神经。前庭神经的神经元胞体在内听道底部形成前庭神经节。这些神经元为双极神经元,其树突与前庭感受器内的毛细胞联系,而轴突集合成束构成前庭神经,其中所含纤维总数为14 000~24 000根。前庭神经与来自耳蜗的蜗神经共同组成第八对脑神经-前庭蜗神经。前庭蜗神经经内听道进入颅腔内,然后进入脑干,主要至前庭神经核。前庭神经分为前庭上神经和前庭下神经,前庭上神经的分支有前壶腹神经、外壶腹神经和椭圆囊神经,分别接受来自前半规管壶腹嵴、外半规管壶腹嵴和椭圆囊斑的感觉传入;前庭下神经的分支有后壶腹神经、球囊神经,分别接受来自后半规管壶腹嵴和球囊斑的感觉传入。前庭上、下神经之间,前庭神经和耳蜗神经以及前庭神经及面神经之间还有细小的分支相吻合。

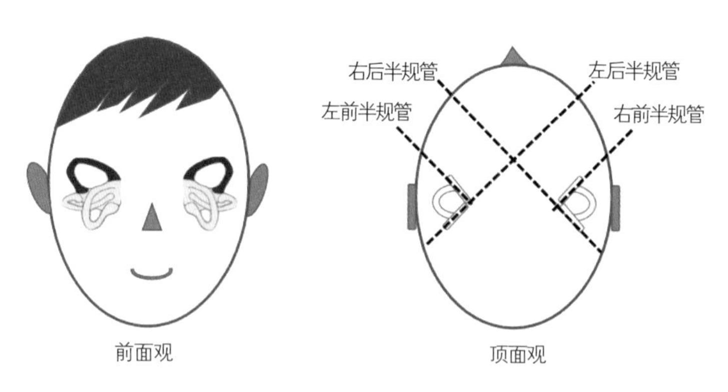

图9-7 半规管在头部的位置方向示意图

二、平衡觉的神经传导

第一级神经元是前庭神经节的双极细胞，其周围突至半规管的壶腹嵴和球囊、椭圆囊的位觉斑，中枢突组成前庭神经，止于前庭神经核。第二级神经元是前庭神经核。自前庭神经核团神经元发出神经纤维：①组成内侧纵束向上止于动眼神经核、滑车神经核和展神经核，向下止于颈髓前角运动神经元及副神经核，完成眼肌及颈部的反射活动；②一部分神经纤维下行组成前庭脊髓束，止于脊髓前角运动神经元，完成躯干、四肢姿势的反射调节；③一部分神经纤维经小脑下脚入小脑，再自小脑经锥体外系传至脊髓完成平衡调节；④一部分神经纤维至网状结构和脑神经的内脏运动核（如迷走神经背核、泌涎核），所以当前庭器官受损时，可引起眩晕、恶心、呕吐等反应。

外周前庭的传入信息传到脑后，在三级中枢内进行加工处理。这三级中枢分别是脑干、小脑和大脑。脑干中的前庭中枢：主要是前庭核复合体。前庭核复合体是前庭神经冲动传导的中继站，具有接受、整合、调节前庭信息的功能。它包括前庭内侧核、外侧核、上核和下核。除接受前庭末梢感受器信息冲动外，它还接受对侧前庭神经核，以及视觉系统、小脑、大脑皮质等部位传来的信息（图 9－8）。前庭核神经元具有自发放电，以维持前庭系统静态平衡。小脑中的前庭中枢：小脑可以直接接受来自外周前庭感受器的传入神经纤维，也可以接受来自前庭核复合体的次级传入纤维。小脑将这些传入纤维的信息进一步整合、分析后，继续向上一级中枢或相应的效应部位传导（如通过动眼神经核支配眼球的运动），并给予前庭神经核或外周前庭以反馈性的调节。虽然小脑不是前庭反射必须的，但当小脑切除后，前庭反射变得定位不准确且效率低下。

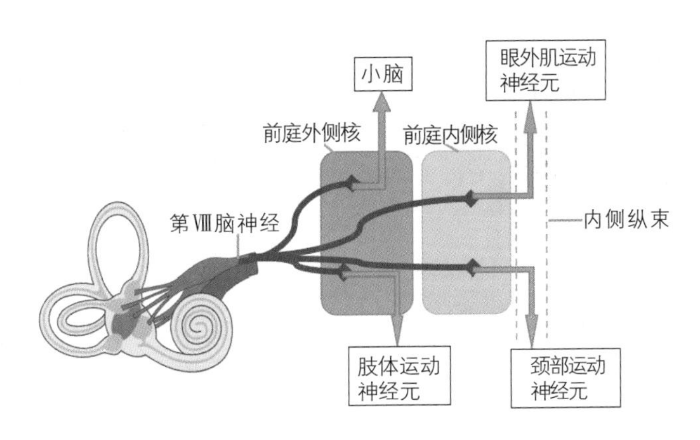

图 9－8　一侧中枢前庭连接的示意图

虽然前庭神经核与大脑皮质之间存在联系，但大脑皮质的前庭代表区（即主管前庭平衡感觉的中枢）的确切位置仍然不甚明确。据认为猴的前庭代表区在中央后回后部分，头部皮肤代表区附近。在刺激人听皮质前方的颞上回皮质时，患者常有眩晕等平衡失常的感受。目前一般认为前庭皮质代表区可能是多区域的，仍有待进一步探索和研究。目前已知前庭神经系统有七条神经通路:前庭眼动通路、前庭脊髓通路、前庭小脑通路、前庭网状结构通路、前庭自主神经通路、视前庭相互作用通路和前庭皮质通路。其中主要的有前庭眼动通路、前庭脊髓通路和前庭自主神经通路。前庭眼动通路的作用是在头部运动的过程中保持视力不变、稳定视觉。前庭脊髓通路的作用是维持躯体的稳定,保持姿势平衡。前庭自主神经通路主要表现在前庭受刺激时,会出现恶心、呕吐、心律减慢、血压下降、面色苍白等自主神经症状。

中枢前庭系统的一个非常重要的功能在于保持眼睛对一个特定方向的注视,即便在跳舞时也如此。这是通过前庭－眼反射来完成的。前庭－眼反射通过感受头部的旋转,以及指挥眼睛向相反方向做补偿性运动来实现反射活动。这个运动有助于我们将视线牢牢固定在视觉目标上。前庭参与的反射还有姿势反射、翻正反射以及前庭自主神经反应等。

三、与视觉－本体觉的整合

前庭内耳是人体平衡系统的主要感受器官,其次为视觉和本体感受器。三者只要其中任何一种感受器向中枢传入的冲动与其他两种感受器的传入冲动不协调一致,便会产生眩晕。产生房间倾斜错觉(room tilt illusion,RTI),也称为“视觉倾斜”的“奇怪屋”(图9－9),是一种环境视觉－空间感知的短暂障碍,包括真实垂直视觉场景的阵发性倾斜,而物体的颜色、形状或大小没有任何改变。这是头晕、眩晕患者不常见的一种症状,归因于视觉和前庭觉三维坐标图的短暂皮质错配。视觉和本体觉发生冲突,会人为产生眩晕的体验。

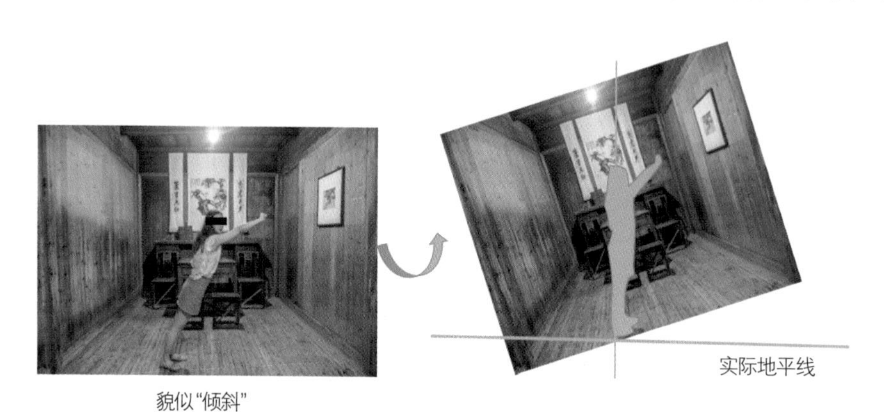

图9－9 “奇怪屋”中的视觉和本体觉冲突体验

注:为游乐场所设计的房屋,实际地平线与房屋内的视觉地平线存在夹角,进入房间的人因视觉和本体觉在脑内整合时冲突,可产生眩晕或者房屋晃动的错觉。

真正的眩晕多是由前庭疾病引起的。前庭系统几乎每时每刻都在执行任务。换言之,前庭系统与其他系统的运作息息相关,例如,儿童能专心地学习,就是前庭、本体觉与视觉三者共同作用的结果,即所谓“感觉统合”。人在凝视时,需头颈稳定不动;追视移动的目标时,需头颈稳定地移动,如此捕捉的影像才会清晰。前庭系统将地心引力的强弱信息提供给视觉系统，形成远近、高低、前后、左右等方位概念，此即“空间视知觉”。这是前庭系统与视觉系统的感觉统合。

前庭系统与本体运动觉系统相互配合提高肌肉张力，带动肌腱、韧带、骨胳与关节做出平衡动作，并维持姿势。前庭平衡觉与本体运动觉的信息整合，掌握四肢在三度空间的位置，形成有意义的身体知觉。

前庭系统的传入神经纤维分别送信息到左右大脑半球，促进身体左右两侧统合，使儿童在学习复杂动作时反应灵敏。前庭系统还有神经纤维联系情绪中枢，进而影响情绪中枢，包括正面与负面作用，如兴奋、紧张、平静等。

前庭系统的功能对健康成人可能容易被忽略，但对成长中的婴幼儿，前庭系统在其身体发育上扮演十分重要的角色，不容忽视。比如婴儿通过抬头看、侧头听、踢腿、挥手、摇晃身躯等活动，能够体验感觉信息输入脑部的喜悦，于是不断反复地动作。借助这种积极的活动，不但丰富了婴儿的经验，也活化了他们的大脑。这其中，前庭系统扮演了最基本的角色，发挥了关键性的功能——“合纵连横”（参考网页 https://www.jianshu.com/p/93c8137ddff1）。

四、平衡觉功能障碍

前庭系统可因多种原因受到毁坏，如高浓度抗生素（如链霉素）的毒性作用。患有双侧前庭迷路损伤的患者在对移动视觉目标的注视时有很大困难。患有前庭干扰的患者不能将图像成形于其移动的视网膜上，他们也许同时具有周围环境物体不停晃动的难受感觉，这导致行走和站立困难。当大脑逐渐习惯于利用更多的视觉和本体感受线索的替代来帮助实现平滑的和精确的运动时，补偿调节逐渐得到完善。

思考题

1. 声波的机械能是如何转换为神经冲动的？

2. 失重条件下半规管与球囊、椭圆囊的功能将如何变化？

（邝　芳）

参考文献

[1] 韩济生. 神经科学. 3 版. 北京：北京大学医学出版社. 2009.

[2] Bear M F, Conners B W, Paradise N A. 神经科学：探索脑. 王建军，译. 北京：高等教育出版社，2004.

[3] 李云庆. 神经解剖学. 西安：第四军医大学出版社，2006.

第十章 10 嗅觉和味觉

动物不仅能感受外界环境的物理信息,而且能感受环境中化学气味分子的刺激。嗅觉(olfaction)是指动物对空气中的挥发性小分子气味物质的感觉功能。对于绝大多数动物而言,对于周围世界的认识主要来自嗅觉。对食物的寻找、对天敌的发现,以及求偶和母爱行为等都依靠嗅觉系统的功能。譬如鲑鱼出生在淡水溪流中,1 ~2 岁后游至大海成长。性成熟后,鲑鱼会从海洋回游,克服重重障碍,穿越很多非常相似的溪流,最终回到它出生的溪流产卵,完成自己的生命周期。这令人惊奇的准确回巢过程主要依靠嗅觉功能。每条小溪的局部环境(土壤、植物等)使得每条小溪具备独特的化学组成和气味。成年鲑鱼依靠其幼年形成的气味记忆寻找回家的路程。研究者分别给予人工养殖的幼年鲑鱼两种自然界不存在的气味刺激(吗啉和苯乙醇),然后在其该游向大海的年龄把这些鲑鱼放入密歇根湖。在产卵季,研究者将极其微量的吗啉和苯乙醇分别加入密歇根湖上游的两条小溪,然后检测了密歇根湖沿岸的 20 条河流中回游的鲑鱼,结果发现 90% 的幼年接触过吗啉的鲑鱼回游到了含痕量吗啉的小溪;90% 的幼年接触过苯乙醇的鲑鱼回游到了含痕量苯乙醇的小溪。

广义上讲,嗅觉系统由主嗅系统和副嗅系统构成。主嗅觉系统由嗅上皮(olfactory epithelium, OE)、嗅球(olfactory bulb, OB)和嗅皮质(olfactory cortex, OC)三个不同层面的组织构成,主要负责嗅觉信息的传递和处理。副嗅系统由犁鼻器(vomeronasal organ, VNO)、副嗅神经和副嗅球,以及相应的高级中枢构成,主要负责外激素信息的传递与处理。

第一节 嗅 觉

一、嗅上皮对嗅觉信息的接受

嗅上皮是嗅觉系统对嗅信息接受的第一站,发育上来自嗅板(olfactory placode),分布在鼻腔黏膜的上部(下部为呼吸道上皮)。嗅上皮主要由嗅觉感觉神经元(olfactory sensory neuron, OSN),sustentacular 细胞(又称支持细胞)和基底部的嗅觉神经干细胞组成,是成年哺乳动物唯一能够再生的神经组织。

嗅觉感觉神经元(olfactory sensory neuron,OSN)的树突伸出嗅黏膜上皮的表面,轴突从嗅黏膜下层长入嗅球。树突末端有多个纤毛,纤毛上存在可以接受气味分子的嗅觉受体。嗅受体属于一种G蛋白偶联受体超家族,在人类约有350多种嗅受体;在小鼠共有约1000种嗅受体。每个OSN单一的表达一种嗅受体,遵循被称为"一神经元一受体"的原则(one receptor, one neuron rule)。小鼠的1000多种嗅受体散在表达于嗅上皮的四个不同区带(zone)。如此众多种类的嗅受体对应了自然界巨大数量的气味分子。单个嗅受体的表达局限于一个区带中。这种区带性分布的进化意义尚不清楚。

嗅受体如何接收和传递嗅觉信息?不同嗅受体的跨膜结构域,即配体结合区的序列变异很大。单一结构的嗅分子刺激时,可以同时激活多种嗅受体,但仅有一种嗅受体可被最大限度地激活。嗅受体激活后,OSN胞内cAMP浓度升高,嗅神经元细胞膜发生去极化,钠离子和钙离子内流,胞内钙浓度的升高继而开放钙激活的氯通道,引起氯离子外流,进而产生OSN动作电位。动作电位由OSN轴突传向嗅球,表达同一嗅受体的神经元轴突在嗅球汇聚于同一个嗅小球,从而可使嗅上皮的嗅觉刺激在嗅球得以放大。当多种嗅分子同时刺激时,多种嗅受体被同时激活,从而将气味信息传递至嗅球。因此,在嗅上皮,气味信息由激活的嗅受体组合被接受和传递。

二、嗅球对嗅信息的传递与处理

嗅球是嗅觉系统对嗅信息接受和处理的第二站。嗅球的结构从外向内分为:嗅神经层、嗅小球层、外丛状层、僧帽细胞层、内丛状层和颗粒细胞层。表达同一嗅受体的OSN轴突在嗅球汇聚在一起,与来自同侧嗅球神经元的树突形成一个独立的突触聚集的球状结构—嗅小球。每个嗅球大约有2000个嗅小球。在嗅小球,OSN的轴突与来自僧帽细胞,簇状神经元(Tufted neuron)和球旁中间能神经元形成突触联系。僧帽细胞和簇状神经元的主树突局限在同一个嗅小球内。在每个嗅小球中,数以千计的OSN的轴突汇聚于20~50个中介神经元的树突上,从而可成百倍的放大来自嗅上皮的信息。如上所述,单一嗅分子可激活多种嗅受体,表达同种嗅受体的轴突汇聚于同一嗅小球。所以,单一嗅分子可激活多个嗅小球。由于嗅小球的位置在嗅球中相对固定,因此,单一嗅分子的刺激会引起嗅球中固定模式的嗅小球激活。球旁的中间神经元(颗粒细胞)会抑制嗅小球中僧帽细胞的活动,从而确保每个嗅小球的活动独立而分离。在嗅球,激活的独立而分离的嗅小球将来自嗅上皮的嗅信息进行编码和传递,中间神经元的侧抑制效应对于保持嗅觉信息高分辨率地向皮质呈递起着关键作用。

三、大脑对嗅信息的解读

嗅信息的最终解读和识别是嗅皮质相应神经元活动的结果。僧帽细胞、簇状神经元的轴突通过外嗅束进入嗅皮质。在皮质,有5个部位参与嗅信息的最终解读与处理:①前嗅核,通过一部分前联合纤维与两个嗅球相连;②梨状皮质;③部分杏仁核;④嗅结节;⑤部分内嗅皮质。后四个区域的纤维都通过丘脑传递至内嗅皮质。同时,嗅皮质也与前额叶皮质之间存在直接联系。另外,气味信息也可从杏仁核传至丘脑,从内嗅皮质传至海马。气味信息从嗅上皮到嗅球的传递都是点对点的固定模式。但在上述皮质嗅觉信息处理区,除了向杏仁核的投射是局限的外,到其他脑区的投射都是分散在整个脑区。杏仁核的局限性投射主要介导动物的先天性嗅觉行为,例如可引发躲避行为的嗅刺激。

梨状皮质被认为是皮质处理气味信息的主要区域。电生理和光学成像研究表明梨状皮质是最大的嗅觉皮质。从嗅球至梨状皮质的投射缺乏典型的对应性。来自一个嗅小球的僧帽细胞和簇状细胞的轴突终止于梨状皮质的区域大而分散。同样,梨状皮质的同一个神经元也接受来自广泛分布的多个嗅小球信息。梨状皮质中对气味反应的神经元的分布缺乏嗅球中那样的固定模式。反应性神经元的数量虽然会随着刺激强度的增加而增加,但分布的模式仍为分散状(图 10-1)。皮质究竟如何解读嗅觉信息并形成嗅觉认识?诺贝尔奖得主 Linda Buck 曾提出一种"耦合检测"假说(coincidence detection),其真实的机制至今仍然不清楚。

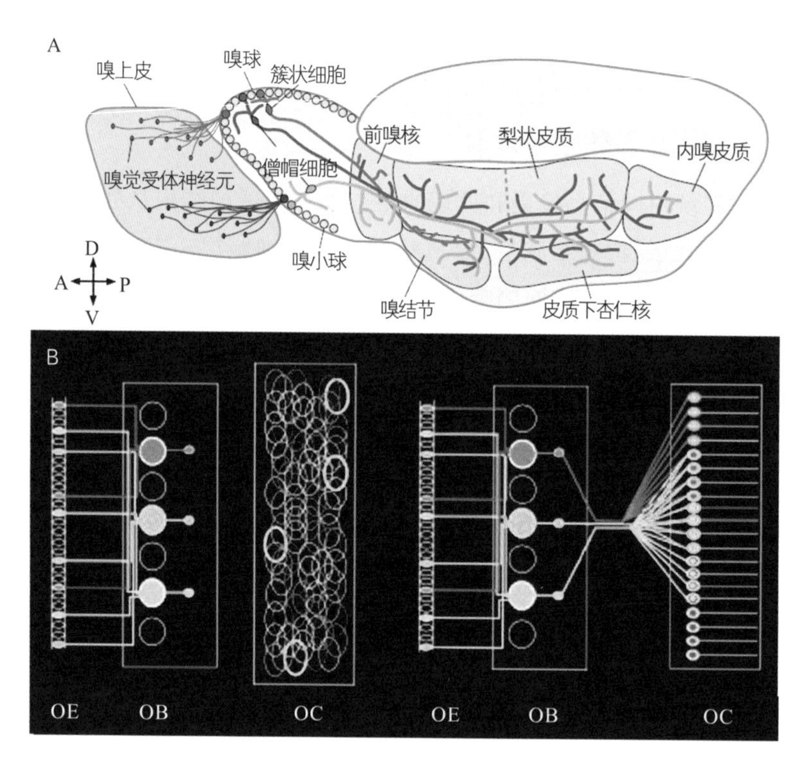

图 10-1 嗅觉信息传递模式图

注:A. 可见嗅受体在嗅上皮散在分布,在嗅球汇聚于同一个嗅小球。僧帽细胞投射长轴突至多个嗅皮质区域。B. 在皮质,一种"耦合模式"(neural correlate, or coincidence detection)被用于解释对嗅信息的解读。由于单一嗅分子可激活多个嗅小球,多个嗅小球在皮质的共反应性神经元的分布模式可能编码了嗅皮质对该嗅分子的认知。OE. 嗅上皮。OB. 嗅球。OC. 嗅皮质。

四、嗅觉传导通路

以上的三个部分实际上已经介绍了动物的嗅觉传导通路。在人类,嗅觉传导通路的第一级神经元为鼻腔上部嗅黏膜内嗅细胞,兼有感受嗅刺激和传导冲动的双重作用,属双极神经元,其周围突分布于嗅黏膜,中枢突组成 20 余条嗅丝,即嗅神经,穿过筛板筛孔,止于嗅球内的细胞,该细胞为第二级神经元,发出纤维形成嗅束,向后庭为嗅三角,自此主要经外侧嗅纹将嗅觉冲动传至颞叶海马旁回的钩及其附近的皮质而产生嗅觉。

五、外激素与副嗅系统

外激素(pheromone)是很多动物释放的特异性影响同类行为或生理状态的物质。外激素通常影响动物的性行为、社会行为和生殖生理,大多由尿液或分泌腺体排出。外激素信息主要通过副嗅系统(accessory olfactory system)传递。雄鼠通过尿液标记自己的领地,入侵的其他雄鼠会引起原居住雄鼠的攻击行为。如果入侵雄鼠为去势雄鼠,则不会引起攻击行为。尿液中的这种引起对入侵者反应的外激素被称之为 MUPs(major urinary proteins)。

副嗅系统包括位于鼻中隔底端的犁鼻器(vomeronasal organ, VNO),由犁鼻器神经元轴突组成的副嗅神经和位于嗅球背侧的副嗅球(图 10-2)。犁鼻器神经元表达两种不同家族的犁鼻器受体(vomeronasal receptor, VR),V1Rs 和 V2Rs。在小鼠,约有 100 多种犁鼻器受体。VR 受体散在分布,两种受体之间同源性很低,下游信号也不同。VR 的表达也符合“一神经元一受体”的规律。

在人类,大部分 VR 基因已成为假基因,VNO 也已退化。因此,有人认为随着进化,人类已经不需要副嗅系统。但是,人类是否仍然通过外激素进行信息交流仍有争议。来自不同地域的女性如果居住在一起,其月经周期会出现同步化。这一现象可能由腋窝分泌的物质引起。相关的研究有助于理解人类外激素的作用及其机制。

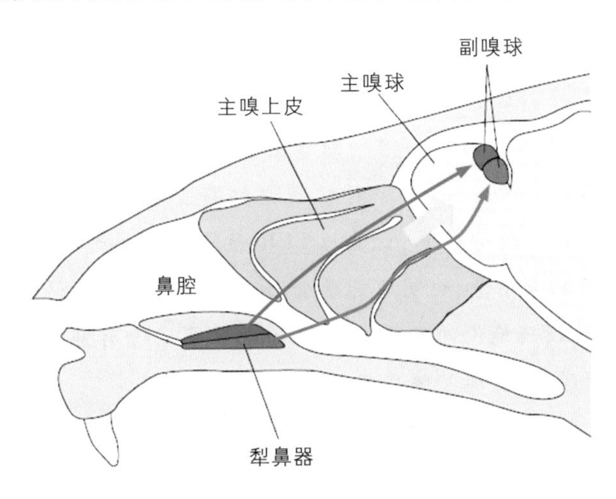

图 10-2 副嗅系统示意图

犁鼻器如何编码外激素信息？一种可能的解释是“线路标记假说”(labeled-line hypothesis)。即，每单个神经元表达一种VR，该VR非常特异的与一种能引起特定行为的外激素配体结合从而传递信息。第一个发现的小鼠VR配体是2-heptanone(庚酮)，特异性结合于V1Rb2受体，可引起相应神经元内钙离子浓度升高，产生动作电位，将信息传往副嗅球。

在副嗅球，来自VNO神经元的轴突终末与副嗅球僧帽细胞和簇状细胞的树突形成兴奋性突触联系。僧帽细胞与GABA能的颗粒细胞形成抑制性突触联系。与主嗅球不同，表达同种VR的VNO神经元的轴突在副嗅球终止于多个嗅小球，副嗅球僧帽细胞的轴突专一的投向杏仁核，中继后的纤维投向下丘脑。清醒动物的记录发现“线路标记”的特异性在副嗅球仍然存在。外激素信息在副嗅球下一站的传递和处理仍是未来研究的挑战。

知识窗

嗅觉受体的发现

Linda Buck当时是Richard Axel实验室唯一的一位博士后。Richard Axel给了Linda Buck一个在当时看起来比老虎吃天还难的课题：寻找编码嗅觉受体的基因。2016年，著名科学家Firestein这样评价：“我和我的学生一直以Linda为榜样。对于Linda来说，仅有几年的博士后时光，她几乎赌上了自己的职业生涯，那是一项几乎没有中间结果可以做为替代发表的研究”。

那是1980年代晚期，领域内逐渐有人认识到嗅觉受体的存在，并且具备三个特征：①是某种受体家族；②局限的表达在嗅上皮；③它可能是一种G蛋白偶联受体。很多研究者已经开始了寻找嗅觉受体的探索。嗅觉研究领域的顶级科学家Reed回忆道，这在当时是一场打猎竞赛。

Linda Buck起初尝试了多种策略：嗅上皮cDNA重复筛选，cDNA差异消减，基因克隆等，都以失败告终，直到她读到刚刚发表的PCR技术。Linda Buck针对G蛋白偶联受体相对保守的第二、第五跨膜区设计简并引物，对嗅上皮组织进行反转录PCR。她设计了11个简并引物，用其排列组合(30种)进行PCR扩增，获得了64个PCR条带。扩增出的产物有两种可能：①单一产物，不是嗅觉受体基因；②长度近似，含有多种不同序列的基因家族，即可能的嗅觉受体基因。如何判断含有嗅觉受体基因家族的PCR产物？Linda Buck采用了一个非常巧妙的方法：用一种核酸内切酶去切PCR产物。如果酶切产物的分子量之和等于原PCR产物分子量，说明原PCR产物是单一产物；如果酶切产物的分子量之和大于原PCR产物分子量，说明可能是含有多种不同序列的嗅觉受体基因家族。通过这一操作简单、设计精巧绝伦的实验，Linda Buck获得了含有嗅觉受体基因家族的PCR产物。进一步通过测序，她发现了编码嗅觉受体的基因家族。

这项工作推动了整个嗅觉领域的发展。2004年，Linda Buck和Richard Axel获得了诺贝尔生理学与医学奖。发现嗅觉受体的这篇论文被*Cell*杂志评选为创刊40年来里程碑性的40篇论文之一。

第二节　味　觉

味觉(taste)的感受与营养摄取有关。在哺乳动物,味觉的感受起始于分布在味蕾上的味觉细胞。味蕾上存在四种细胞:基底细胞、暗细胞、亮细胞和中间细胞。基底细胞是干细胞,其他三种为味细胞。味觉细胞是非神经元的上皮细胞,表达味觉受体,可被兴奋,可产生动作电位,并和支配它的感觉神经元之间形成化学突触样结构。味觉分子首先激活味觉细胞顶端的离子通道或与相应的受体结合,使得味细胞去极化,钙内流而引起味觉细胞基底侧递质释放,激活伸入味蕾的味神经的终末。味觉信息被依次传递到脑干的孤束核,丘脑,最终达到负责味觉感知的岛叶皮质。

按照人类的味觉感觉,有五种基本味觉:苦(bitter)、咸(salty)、酸(sour)、甜(sweet)、鲜(umami)。甜味物质多为高碳水化合物物质。鲜味物质多为富含氨基酸的物质。天然的苦味物质大多有毒。酸味则常常提示该食物已经腐烂。咸味使动物能够调节体内钠离子浓度,也可能抑制进食,取决于盐浓度和动物当前的生理状态。这样的粗略对应,是进化使得动物更易在自然界存活的结果。

一、基本味觉的初级信息接收

味觉分子通过与味觉细胞顶端的离子通道或与相应受体结合传递味觉信息。与嗅觉系统类似,嗅觉受体基因的成功克隆极大地推动了对味觉受体的研究。

甜、鲜和苦味物质与 G 蛋白偶联受体结合。科学家们发现味细胞表达两种 N 端有大型胞外结构域的 G 蛋白偶联受体,T1R1 和 T1R2。T1R1 和 T1R2 蛋白富集味觉小孔处,提示它们可能为味觉受体。在小鼠,T1R 家族的 T1R3 突变,小鼠不能感受到甜味。在进一步研究 T1R 受体家族功能的实验中,研究者发现只表达 T1R3 的细胞对糖无反应,但同时表达 T1R2 和 T1R3 的细胞不仅对天然的蔗糖发生反应,也对人工合成的糖精发生反应。因此,T1R2 和 T1R3 共同组成了甜味受体。类似的 T1R1 和 T1R3 共同组成了哺乳动物的鲜味受体。苦味分子由 T2R 受体识别。同一个味觉细胞选择性地表达 T1R 或 T2R 受体,但同一个味蕾可含有表达两种受体的不同味觉细胞。T2R 受体的数量多于 T1R 受体,T2R 受体与其配体结合的亲和力也高于 T1R 与其配体的亲和力(图 10－3)。这些也反映了进化的选择,动物需要敏感地辨认种类众多的有毒物质,寻找足够的营养物质。

甜、鲜和苦味分子在细胞内激活经典的磷脂酶 C(phospholipase C,PLC)信号通路,通过三磷酸肌醇(inositol 1,4,5－trisphosphate,IP3)触发胞内钙储存中的钙释放,使得胞内钙浓度升高,后者使得胞膜 TRPM5(Transient receptor potential melastatin 5)通道开放,细胞膜去极化,诱导 CALMH1(calcium homeostasis modulator 1)通道开放,从而胞内 ATP 作为递质释放,触发味蕾底部神经纤维的信号传递。

酸味、咸味信息通过离子通道传递。酸味信息的感受需要氢离子（质子）对味细胞顶端离子通道的开放或关闭，后者引起细胞去极化。早期的研究认为 TRP 通道 PKD2L1（polycystic kidney disease－2－like 1）参与酸味信息传递。剔除表达 PKD2L1 的味细胞可消除小鼠对酸味的反应而不影响对鲜、甜、苦、咸味的反应；然而，敲除 PKD2L1 基因本身并不影响小鼠对酸味的反应，提示 PKD2L1 可能并非酸味传递中的核心分子。最近的研究发现，敲除 PKD2L1 阳性味细胞上的 Otop1 可以显著减少质子流，动物对酸无反应。因此，Otop1 可能是主要的酸味受体。

咸味的感受有两个亚系统。一个是上皮细胞钠通道（epithelial Na^+ channel, ENaC），只对钠离子反应，介导低钠（＜100 mM）引起的钠味觉（又称低盐味觉，食欲反应），可被阿米洛利（amiloride）所抑制。第二个咸味觉亚系统对高浓度氯化钠（＞300 mM）及其他盐相应。这一高盐系统不被阿米洛利所抑制，并常常引起拒食反应。人类的舌头似乎不表达 ENaC，而且人类的咸味觉不受阿米洛利影响，提示人类的咸味觉可能利用其他机制。

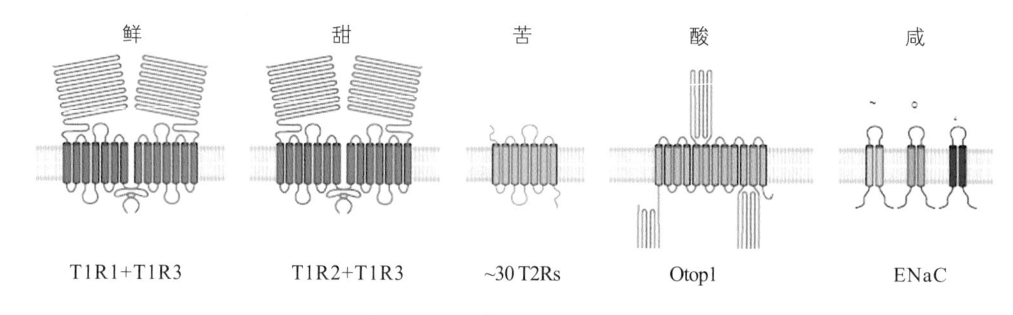

图 10－3　哺乳动物味觉受体

二、味觉信息的中枢传递与处理

味觉信息向中枢的传递主体也符合“路线标记”假说，即味觉在味觉细胞的层面已经分离，这种分离一直保持到岛叶皮质。动物对于某种特定味觉的反应决定于被激活的味觉细胞，而非味觉受体。如，人类的苦味受体 T2R16 识别一种小鼠不能识别的苦味素。当将人 T2R16 表达于小鼠的甜味细胞时，给予小鼠 T2R16 对应的苦味素，会诱发小鼠喜欢的味觉反应。如将该受体表达于感受苦味的味觉细胞，相应的苦味素会引起小鼠的厌恶反应。这些结果提示特定的味觉感受来自于与激活的特定味觉细胞相对应的特定味觉通路，即“标记的线路”。

如上所述，味细胞接受味分子刺激后，将信息传向味觉感觉神经元。一个味觉感觉神经元接受多个味觉细胞的信息传入。传导味觉的第一级神经元胞体分别位于面神经的膝神经节、舌咽神经的下（岩）神经节和迷走神经的下（结节）神经节，这些神经节细胞都是假单极神经元，其周围突分布于舌、会厌部等处味蕾内的特殊味觉细胞（化学感受器），中枢突随各自脑神经进入延髓加入孤束，而与孤束核的神经元（二级神经元）形成突触，味觉冲动在该核的吻端中继。孤束核发出的二级味觉纤维（孤束丘脑纤维），大部分左右交叉，以后与内侧丘系伴行上行，止于丘脑腹后内侧核（第三级神经元）的内侧尖部。第三级神经元的轴突参加丘脑中央辐射，经内囊投射到大脑皮质中央后回的下端（43 区）和岛叶皮质。感受酸、甜、苦、咸的味蕾在舌表面相互混杂地散在分布，但这四种味觉信息在孤束核、丘脑和皮质的传递和呈现却是分离的。

大部分人们感知的食物味道（flavor）来源于嗅觉系统提供的信息，食物中挥发性物质通过后鼻腔的嗅上皮传入，但大脑却告诉人们是舌头而非鼻腔感觉到了味道。来自于舌的感觉纤维传入与来自鼻腔后端的嗅觉传入在躯体感觉皮质引起神经元活动的“耦合”（coincidence），从而皮质定位错误，将“味道”误判为来源于口腔。因此，临床上失味（Ageusia，舌头味觉功能障碍）有时会与失嗅（anosmia，嗅觉功能障碍）混淆。

思考题

1. 嗅觉信息在嗅上皮和嗅球是如何被接收和传递的？

2. 何为外激素？其功能意义是什么？

3. 为什么说外激素和味觉信息的传递都符合“路线标记假说”？请结合其他章节思考是否还有其他感觉信息的传递也符合“路线标记”假说？

（王亚周）

参考文献

[1] Kandel E R, Schwartz J H, Jessell T M, et al. Principles of Neurosciences. Fifth Edition. The McGraw - Hill Education, 2013.

[2] Luo L. Principles of Neurobiology, Taste, eat or not eat? CRC press, 2021.

[3] Luo M, Katz L C. Encoding pheromonal signals in the mammalian vomeronasal system. Curr Opin Neurobiol, 2004,14(4):428 - 434.

[4] Leinwand S G, Chalasani S H. Olfactory networks: from sensation to perception. Curr Opin Genet Dev, 2011,21(6):806 - 811.

[5] Liman E R, Zhang Y V, Montell C. Peripheral coding of taste. Neuron,2014,81(5):984 - 1000.

[6] Buck L, Axel R. A novel multigene family may encode odorant receptors: a molecular basis for odor recognition. Cell, 2004.

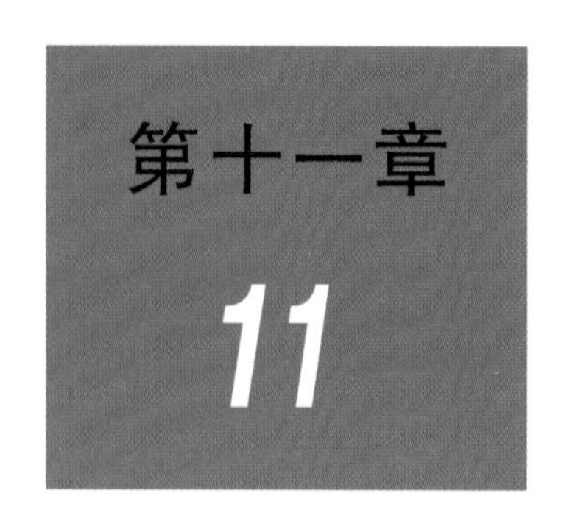

第十一章 运动与运动调控

生命在于运动,运动是维持生命、完成任务、改造客观世界的基础。运动是由接受中枢神经系统控制的肌肉收缩或舒张而产生的。运动时,中枢神经系统整合各种信息从而发出相应指令,使肌肉按照运动的需要依次收缩或舒张,同时控制运动的各种参数以适应完成各种类型运动的需要。

根据运动的复杂程度及运动调控的随意程度,可将运动分为三类:①简单而非随意性的反射运动;②重复而具有协调性的节律运动;③复杂而具有目的性的随意运动。复杂运动的计划和调控需要依靠感觉系统的反馈,也会受到注意力、动机和情绪等的影响,因此也可以说运动是脑内多种功能的最终执行者和表现者。

通常人们将调控运动的各个神经结构合称为脑的运动系统(motor system)。运动系统是以分级的方式由各级中枢构成的,与运动调控有关的神经结构可分为四个相对独立但又紧密联系的亚系统(图 11-1)。

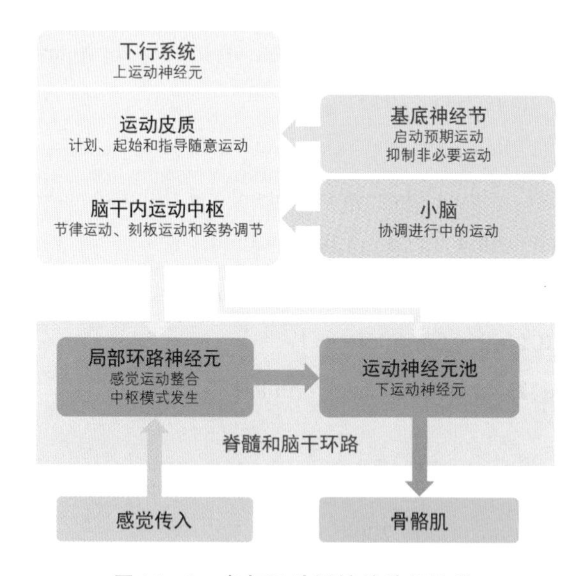

图 11-1 参与运动调控的神经结构

第一个亚系统包括位于脊髓灰质和脑干核团中的局部环路,涉及的神经元包括下运动神经元(lower motor neurons)和局部环路神经元(local circuit neurons)。无论是反射运动还是随意运动，都需要兴奋下运动神经元引起肌肉收缩才能实现，因此著名的英国神经生物学家谢灵顿（Charles Sherrington）将下运动神经元称为运动的“最后公路”（final common path）。局部环路神经元接收感觉信息传入和高位中枢的下行投射，因此局部环路是各类信息互相整合的部位，除介导反射运动外，也参与随意运动的组织和调控。

第二个亚系统包括脑干内运动中枢和运动皮质所发出的下行传导系统，涉及的神经元为上运动神经元（upper motor neurons）。其胞体位于脑干和大脑皮质内，轴突下行与下运动神经元或局部环路神经元形成突触，功能上与随意运动的调控密切相关。起自前额叶的上运动神经元通路与运动的策划、起始和指向有关；而起自脑干内的上运动神经元通路整合前庭、躯体、听觉和视觉信息，协调眼、头和躯体运动，与驱动躯体行进、姿势体位维持等基本运动有关。

第三个亚系统为小脑，它不直接作用于下运动神经元，而是通过影响上运动神经元来发挥作用，主要功能是校正皮质发出的运动指令与运动实际执行情况之间的差异，从而协调复杂运动。

第四个亚系统为基底神经节，它不直接作用于下运动神经元，而是通过影响上运动神经元来发挥作用，与随意运动的选择和启动有关。

尽管人们已经做出了很多努力，目前仍不清楚从意向到运动这一过程中各种事件的发生顺序。在本章，我们将初步了解参与运动调控的各亚系统的结构及其基本功能。

第一节　脊髓环路对躯体运动的调控

一、运动单位

早期束路追踪研究表明，脊髓内的下运动神经元位于前角，包括 α 运动神经元和 γ 运动神经元。α 运动神经元支配梭外肌，其轴突末梢在肌肉中分成许多小支，每一小支支配一根肌纤维。因此，在正常情况下当这一神经元发生兴奋时，兴奋可传导到受其支配的许多肌纤维引起收缩。一个 α 运动神经元和其支配的所有肌纤维构成了运动控制的基本成分，称为运动单位（motor unit）。运动单位的大小，决定于神经元轴突末梢分支数目的多少。一般来说，参与粗大运动的肌肉，其运动单位所包含的肌纤维数量较多，而参与精细运动的肌肉，其运动单位所包含的肌纤维数目较少。大多数肌肉具有大小不等的运动单位，运动时这些运动单位被顺序募集，即最先募集较小的运动单位，而最后募集较大的运动单位。由于小的运动单位具有小的 α 运动神经元，而大的运动单位具有大的 α 运动神经元，因此运动神经元的顺序募集是由 α 运动神经元的大小决定的，即遵循神经生理学家 Elwood Henneman 提出的大小原则（Henneman's size principle）。

根据 α 运动神经元的大小以及其支配的肌纤维的类型，运动单位可分为以下三类：

慢运动单位(slow motor unit, S):包含耐疲劳的红色肌纤维(含大量线粒体及氧化代谢所需的酶,血供较丰富),其肌纤维收缩时间长、收缩张力小,不易发生疲劳。其 α 运动神经元胞体较小、轴突较细、传导速度较慢,以相对稳定的低频放电活动(10 ~ 20 Hz)为特征,在一些需要持续收缩的活动中发挥重要作用,如维持直立姿势等。

快疲劳运动单位(fast fatigable motor unit, FF):包含易疲劳的白色肌纤维(含较少线粒体和血管,主要进行厌氧代谢),其肌纤维收缩速度快、收缩张力大,极易疲劳。其 α 运动神经元胞体较大、轴突较粗、传导速度较快,偶尔发生高频的爆发性发放(30 ~ 60 Hz),在一些需要强有力短暂收缩的活动中发挥重要作用,如跑步或跳跃等。

第三种运动单位介于上述两者之间,为快抗疲劳运动单位(fast fatigue-resistant motor unit, FR),其收缩张力大约为慢运动单位的两倍,肌纤维具有一定的抗疲劳性。其 α 运动神经元胞体中等大小、轴突传导速度中等。

尽管多种类型的肌纤维可以、并且常常共存于一块肌肉中,但每一个运动单位却仅包含一种类型的肌纤维。

支配一块肌肉的所有 α 运动神经元集合叫做运动神经元池(motor neuron pool)。在脊髓中,运动神经元池形成与脊髓长轴平行的柱形细胞群,跨越一个或多个脊髓节段,并且其与所支配的肌肉具有一定的躯体定位分布:①支配上肢的运动神经元池位于颈膨大处(C_3 ~ T_1),支配下肢的则在腰膨大处(L_1 ~ S_3);②支配躯干部肌肉的运动神经元池位于脊髓前角灰质最内侧,由此向外排列的神经元池则支配肢体由近及远分布的肌肉;③支配屈肌的神经元池位于支配伸肌的神经元池的背侧。

γ 运动神经元的胞体分散在 α 运动神经元之间,其胞体较 α 运动神经元小,支配梭内肌。γ 运动神经元的兴奋性较高,常以较高频率持续放电。在安静和麻醉的动物中都观察到,即使 α 运动神经元无放电,一些 γ 运动神经元仍持续放电。在一般情况下,当 α 运动神经元活动增加时,γ 运动神经元也相应增加,从而调节肌梭对牵拉刺激的敏感性。

二、脊髓环路对躯体运动的调控

肌肉的收缩是由运动单位中 α 运动神经元与肌纤维的兴奋 - 收缩偶联而实现的。其中 α 运动神经元与来自背根节神经元的中枢突、来自运动皮质和脑干上运动神经元的下行纤维,以及脊髓中间神经元形成突触联系,对运动的最终执行发挥调控作用。

1. 与感觉 - 运动反射相关的脊髓环路 牵张反射:指骨骼肌受到外力牵拉时引起受牵拉的同一肌肉收缩的反射活动,包括腱反射和肌紧张。牵张反射的感受器为肌梭和腱器官,经 Ia 类的快传导、粗的有髓纤维,传入支配同名肌的脊髓前角 α 运动神经元,从而发动牵张反射。腱反射是指快速牵拉肌腱时发生的位相性牵张反射,其为单突触反射,表现为受牵拉的肌肉迅速而明显地缩短,如膝腱反射、跟腱反射和肱二头肌反射等。肌紧张是指缓慢持续牵拉肌腱时发生的紧张性牵张反射,其可能为多突触反射,表现为受牵拉的肌肉发生紧张性收缩，阻止被拉长。肌紧张是维持躯体姿势最基本的反射活动，是姿势反射的基础。

屈肌反射：当肢体突然受到伤害性刺激（如针刺、热烫等）时，该肢体的屈肌强烈收缩，伸肌舒张，使该肢体出现屈曲反应，以使该肢体脱离伤害性刺激，此种反应称为屈肌反射。如刺激强度更大，则受刺激的肢体屈曲的同时伴有对侧肢体伸展，称为对侧伸肌反射。其传入神经是传导伤害性刺激信息的 Aδ 纤维和 C 纤维，主要借助中间神经元实现兴奋同侧屈肌和对侧伸肌的效应。对侧伸肌反射是姿势反射之一，具有维持姿势的生理意义。

2. **与行进有关的脊髓环路**　脊髓环路不仅参与感觉－运动反射，还参与调控节律性运动，如行进和游泳。行进中肢体的运动过程是由两个时相构成的周期运动：站立时相（肢体伸展，与地面接触以支撑身体）和摆动时相（肢体屈曲以离开地面）。研究表明，肢体在行进中的基本节律并不取决于来自高级中枢的下行投射，也不取决于感觉输入的调控，而是由位于脊髓的中枢模式发生器（central pattern generator，CPG）来控制的。CPG 是一种类似心脏窦房结的节律性生物电发生器，其可使脊髓在完全失去下行运动支配和上行感觉传入的情况下自动产生固定动作的节律性行走。脊髓中间神经元具有类似起搏器的作用，其可驱动运动神经元的节律性活动，从而指挥行走这样的周期性行为。

第二节　下行传导系统对躯体运动的调控

一、下行传导系统

运动神经元在脊髓前角内按照躯体定位模式排列：前角内侧的神经元池支配躯干肌和肢体近侧的肌肉；前角外侧的神经元池支配肢体远侧端的肌肉。同样，位于脊髓中间带的中间神经元也具有相应的躯体定位模式：中间带内侧的中间神经元与前角内侧的运动神经元形成突触，中间带外侧的中间神经元与前角外侧的运动神经元形成突触。脊髓中间带内侧部与外侧部中间神经元纤维联系的特点不同：内侧部的中间神经元轴突较长，可以支配多个节段的前角内侧运动神经元，有的甚至支配全部脊髓节段，有时还会越过中线支配对侧前角内侧的运动神经元；外侧部的中间神经元轴突较短，最多不超过 5 个节段，且主要支配同侧。此外，脊髓中间带内、外侧中间神经元的功能亦不同：内侧部主管姿势维持，需要同时协调躯干肌和近端肌肉的活动；外侧部主管肢体远端肌肉精细、独立的活动，神经元间的联系相对局限。

脑干和皮质下行投射系统也具有特定的躯体定位模式：大多数投射到脊髓前角内侧部的纤维也投射到中间带内侧部，涉及的节段较多且双侧支配；投射到脊髓前角外侧部的纤维一般局限于前角或中间带神经元，属单侧支配，仅限于少数节段。由此可见，无论是脊髓内的局部环路还是支配其的下行结构都能区分为内、外两个通路。

二、外侧下行传导通路

外侧下行传导通路包括皮质脊髓束和红核脊髓束(图 11－2),它们控制远端肌肉的随意运动。

1. **皮质脊髓束** 皮质脊髓束(corticospinal tract)起源于新皮质,是中枢神经系统中最长、最大的纤维束(有 10^6 根轴突,图 11－2A)。皮质脊髓束中的 2/3 轴突起源于大脑皮质前叶的 Brodmann 4 区和 6 区,合称运动皮质(motor cortex)。其余 1/3 轴突中的大部分起源于顶叶的躯体感觉区,这些轴突的作用是调节传入至大脑的躯体感觉信息流。皮质脊髓束经内囊下行至中脑腹侧,分散穿过桥脑核,在延髓集合成锥体继续下行至延髓和脊髓交界处,约 3/4 的纤维交叉至对侧而在脊髓的背外侧束下行,称为外侧皮质脊髓束,其余的 1/4 纤维不交叉而在脊髓腹侧下行,称为腹侧皮质脊髓束。外侧皮质脊髓束主要终止于脊髓腹角外侧的运动神经元和中间带内的中间神经元;而腹侧皮质脊髓束则主要投射至双侧位于腹角内侧的运动神经元和中间神经元,支配双侧躯干中轴肌肉和肢体近端肌肉。

2. **红核脊髓束** 红核脊髓束(rubrospinal tract)起源于中脑的红核。红核因其在新鲜脑切面上呈清楚的粉红色而得名(图 11－2B)。发自红核的轴突几乎立即在脑桥发生交叉,然后汇入穿行在脊髓外侧柱的皮质脊髓束。红核的主要传入脑区为额叶皮质,该脑区也是皮质脊髓束的主要来源。在灵长类动物进化的过程中,间接的皮质－红核－脊髓通路已大部分被直接的皮质脊髓通路所取代。因此,对大多数哺乳动物来说,红核脊髓束在运动调控中非常重要,但对于人类它的重要性却明显减少了,大部分功能已被皮质脊髓束所替代。

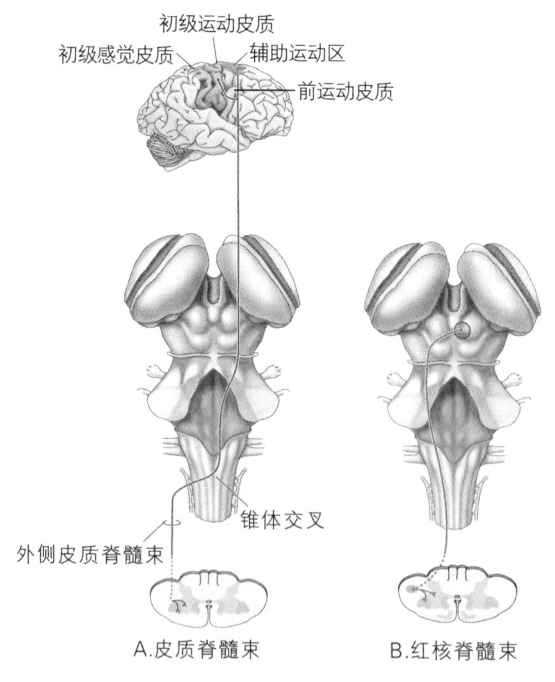

图 11－2 外侧下行传导通路

3. 外侧下行传导通路的损毁效应　20 世纪 60 年代末，Donald Lawrence 和 Hans Kuypers 通过实验开启了外侧下行传导通路的功能研究。他们损毁了猴的皮质脊髓束和红核脊髓束，观察到猴子不能进行手臂和手的独立运动，如猴子可以用手抓住物体，但不能单独使用手指。此外，猴子的随意运动也变得迟缓和不准确，但猴子仍能坐直，站立姿势亦正常。单独损毁皮质脊髓束会引起与损毁脊髓外侧柱一样严重的运动障碍。然而有趣的是，许多功能在损毁后几个月却能够逐渐恢复。事实上，永久性的功能障碍仅限于远端屈肌的无力，以及手指不能独立运动。在损毁皮质脊髓束的基础上，再次损毁红核脊髓束将彻底消除这种功能恢复。这些结果提示，随着时间的流逝，皮质 - 红核 - 脊髓通路将能部分地代偿皮质脊髓束的功能丧失。

三、内侧下行传导通路

内侧下行传导通路包含三条起源于脑干的下行纤维束，包括前庭脊髓束、顶盖脊髓束以及网状脊髓束（图 11 - 3）。这些纤维束均终止于那些控制躯干和近端肌的脊髓中间神经元上，利用平衡、体位和视觉环境的感觉信息，反射性地维持躯体的平衡和身体的姿势。

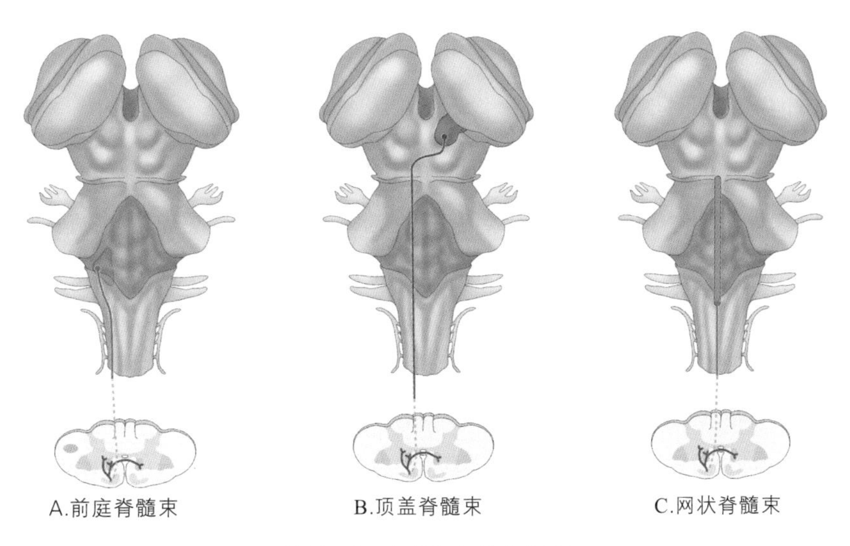

图 11 - 3　内侧下行传导通路

1. 前庭脊髓束　前庭脊髓束（vestibulospinal tract）起源于延髓的前庭核（图 11 - 3A）。前庭核接收来自内耳前庭迷路的有关头部位置觉的信息。前庭脊髓束中的一部分纤维双侧性地下行投射至脊髓颈段，激活脊髓中控制颈部和背部肌肉运动的神经环路，从而控制头部的运动。前庭脊髓束的另一部分纤维同侧性地向下投射至脊髓腰段，通过增强腿部伸肌运动神经元的活动，维持直立和平衡姿势。由于身体运动时头部，特别是眼球的稳定，对于维持外部环境在视网膜中的清晰成像至关重要，前庭脊髓束中部分纤维投射至脑干与眼球运动相关的下运动神经元，参与头部运动时眼球位置的维持。

2. 顶盖脊髓束　顶盖脊髓束(tectospinal tract)起源于中脑的上丘,其纤维投射至脊髓颈段内侧部,参与颈部肌肉的运动,特别是头部的定向运动(图 11 - 3B)。上丘亦称为视顶盖,其除了接收视网膜的直接输入外,还接收来自视皮质的纤维输入,以及携带躯体感觉和听觉信息的纤维输入。依靠这些输入,上丘形成了关于周围环境的图像。对这图像上任意一点的刺激均会引起头部和眼球的朝向运动,以使空间事物在视网膜中央凹上成像。

3. 网状脊髓束　网状脊髓束(reticulospinal tract)起源于脑干的网状结构,其纤维投射至脊髓内侧部,通过作用于局部环路的中间神经元,调控躯干肌及近端肌的运动(图 11 - 3C)。网状结构沿脑干长轴排列在内部,位于中脑导水管和第四脑室的下方,是一个神经元和神经纤维相互交织的复杂的网状结构。网状结构接收多个来源的输入,参与众多功能的调控,如心血管、呼吸、睡眠与觉醒、感觉运动反射、姿势维持以及运动的时间与空间的协调等。位于中脑和脑干吻侧部的网状结构主要参与前脑的活动,而位于脑干尾侧部和延髓的网状脊髓束主要参与躯体运动和内脏运动的协调,后者按照部位又可分为脑桥网状脊髓束和延髓网状脊髓束。

第三节　大脑皮质对躯体运动的调控

一、运动皮质

运动皮质是参与随意运动的计划、调控和执行的大脑皮质,其为运动调控的最高水平。经典的运动皮质位于中央前回背侧和中央沟之前,主要由三部分组成,即初级运动皮质(primary motor cortex)、前运动皮质(premotor cortex)和辅助运动区(supplementary motor area)(图 11 - 2)。这三个部分可通过皮质脊髓束直接投射至脊髓,亦可通过作用于脑干的下行传导系统间接影响脊髓。

初级运动皮质,即 Brodmann 4 区,解剖学特点为含有较大的 Betz 锥体细胞,其轴突下行至脊髓同中间神经元或 α 运动神经元形成突触,在运动的计划和执行中发挥重要作用。

前运动皮质,位于 Brodmann 6 区的外侧部,接收来自初级运动皮质的短程皮质 - 皮质连接(即所谓的 U 型纤维),以及来自后顶叶皮质的纤维投射,传出纤维参与组成皮质脊髓束或经内侧下行传导通路中继投射至控制躯干肌和近端肌的脊髓内侧部,参与视觉支配的手臂抓握运动。其腹侧部分属于 Broca 区,与言语发生功能相关。此外,其内有镜像神经元,可能与动作的模仿、学习,以及解读他人意图有关。

辅助运动区,位于 Brodmann 6 区的内侧部,大部分位于大脑半球的内侧面。其功能与运动的计划有关,主要参与机体自身产生和控制的运动,而不是在外界刺激下所产生的运动。在运动的准备、学习掌握运动的顺序以及躯体双侧运动的协调与控制等方面发挥重要作用。

除上述运动皮质外，其他皮质区域亦参与了运动的计划。后顶叶皮质（posterior parietal cortex）有两个特别有趣的区域：Brodmann 5 区——位于顶上小叶前部，是初级躯体感觉皮质的传入靶区；Brodmann 7 区——位于顶上小叶的后部，是高级视皮质的传入靶区。因此，后顶叶皮质在整合视觉和躯体感觉信息，根据视觉信息主导手眼协调指向目标的编程，以及随意运动空间控制的编程中发挥重要的作用。后顶叶皮质受损的患者会出现奇怪的身体影像和空间位置感觉异常，最极端的症状是患者感觉不到一侧肢体的存在，否认该侧肢体是自己的。前额叶皮质（prefrontal cortex）在人类的高级认知功能，如注意、思考、推理、决策、执行等方面具有重要的作用。其与后顶叶皮质类似，位于背侧前额叶的部分脑区可发出轴突至 6 区，在延时执行指令性提示中发挥重要的作用。

二、初级运动皮质的躯体定位模式

初级运动皮质对骨骼肌运动的管理具有一定的局部定位关系，其特点为：①具有交叉支配的性质，即一侧运动皮质主要支配对侧肢体的运动。但这种交叉支配不是绝对的，一些与联合运动有关的肌肉则受双侧运动皮质的支配。如头面部肌肉的支配多数是双侧性的，像咀嚼肌、喉肌以及表情肌的支配都是双侧性的，然而面神经支配的下部面肌及舌下神经支配的舌肌却主要受对侧皮质控制。因此，在一侧内囊损伤产生所谓上运动神经元麻痹时，头面部多数肌肉并不完全麻痹，但对侧下部面肌及舌肌发生麻痹。②具有上下颠倒的定位关系，即从运动区的上下分布来看，其定位排布呈身体的倒影，即下肢代表区在顶部（膝关节以下肌肉代表区在皮质内侧面），上肢代表区在中间部，头面部代表区在底部（头面部代表区内部的排布仍为正立而不倒置）。此外，从运动区的前后分布来看，躯干和肢体近端肌肉的代表区在前部（6 区），肢体远端肌肉的代表区在后部（4 区），手指、足趾、唇和舌的肌肉代表区在中央沟前缘。③具有精细的功能定位，即皮质代表区的大小与运动的精细复杂程度有关，运动愈精细而复杂的肌肉，其代表区也愈大，手与五指所占的区域几乎与整个下肢所占的区域大小相等。

第四节　基底神经节对躯体运动的调控

基底神经节（basal ganglia）是位于大脑半球白质中的一系列灰质核团，包括尾状核、豆状核（壳和苍白球）、底丘脑核和黑质。其他参与边缘系统与基底核环路的核团，如伏核、腹侧苍白球，以及杏仁核，亦可归于基底神经节。人们早已明确了基底神经节的功能与运动调控有关。早期人们认为其发出下行纤维至脊髓，参与所谓的“锥体外系”，直接调控运动。但随着神经束路追踪技术的发展，人们对基底神经节纤维联系的认识有了很大进展，证实了基底神经节的主要传出联系并不是下行至脑干或脊髓的运动核团，而是上行至大脑皮质运动区和其他皮质部位。基底神经节是从大脑皮质出发、经过丘脑又回到大脑皮质这样一个复杂神经环路的中继站，是皮质下运动调控中枢之一。其并不直接发起和执行运动，而是在运动的整合、优化、精细调控中发挥重要作用，并可通过调节肌张力和联合运动维持机体的正常姿势。

一、基底神经节的纤维联系

基底神经节主要的传入纤维为来自大脑皮质至纹状体（尾状核和壳）的纤维投射。这些纤维来自大脑皮质的广泛区域，主要来自额叶和枕叶联合区，此外亦有部分纤维来自颞叶、岛叶以及扣带回。该皮质－纹状体通路以谷氨酸为神经递质，将兴奋性信息传递给纹状体。纹状体的另一个主要传入为来自黑质致密部的纤维投射。该黑质－纹状体通路以多巴胺为神经递质，对纹状体中参与直接通路的神经元为兴奋性作用，而对纹状体中参与间接通路的神经元为抑制性作用。

基底神经节的传出纤维为起自内侧苍白球和黑质网状部的以 GABA 为神经递质的抑制性通路。在运动调控中，黑质网状部的神经元投射至上丘眼球运动相关核团，主要传递头颈运动的相关信息。而内侧苍白球的神经元投射至丘脑腹外侧核和腹前核，进而将躯体其他部位的信息传递至整个额叶，特别是将有关运动调控的信息传递至初级运动皮质、前运动皮质以及辅助运动区，在运动的计划阶段发挥重要的作用（图 11－4）。

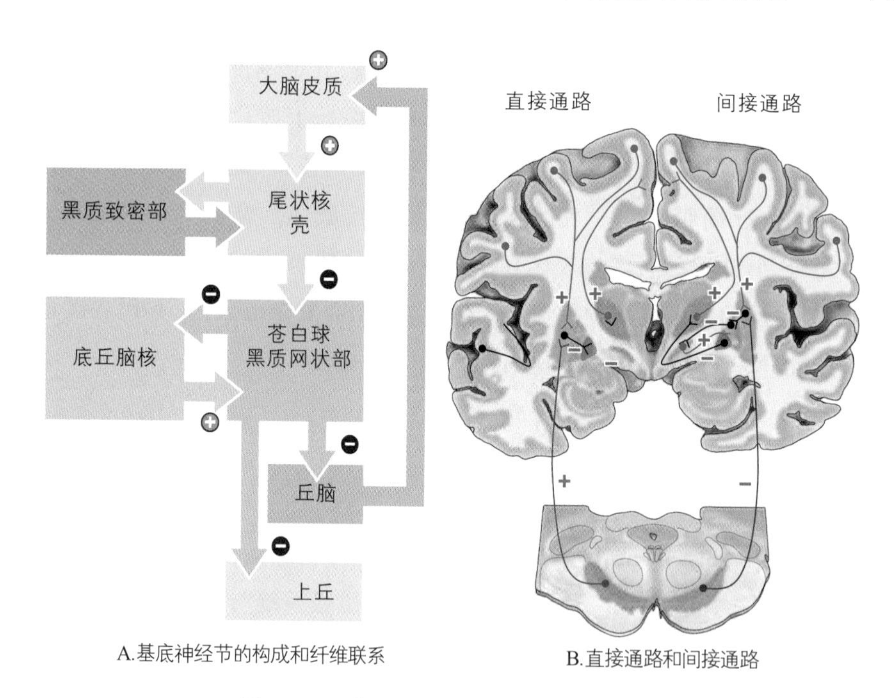

图 11－4　基底神经节的构成和纤维联系

二、基底神经节对躯体运动的调控

纹状体是基底神经节中接收信息的主要结构，大脑皮质在纹状体中的投射具有一定的规律。一般来讲,额叶皮质投射至纹状体前部,而顶、枕、颞叶皮质投射至纹状体后部。不同皮质在纹状体中的投射部位不同,但其纤维末梢分布相互间有一定的重叠,这就提示纹状体可能参与来自不同脑区皮质的信息整合。其可过滤掉运动皮质下达的不合适的运动,对随意运动进行一定的选择和启动。此外,其在掌握新的动作、运动的排序以及对新刺激信息的运动反应等方面亦有一定的作用。

在基底神经节中有两条主要的传入和传出通路,直接通路将纹状体的信息直接传递至内侧苍白球或黑质网状部,进而通过丘脑和初级运动皮质以及前运动皮质的连接易化运动;间接通路则将纹状体的信息首先传递至外侧苍白球,然后至底丘脑核,最终经内侧苍白球或黑质网状部,进而通过丘脑和初级运动皮质以及前运动皮质的连接抑制运动(图 11 - 4)。这两条通路对运动的调控作用相反:激活直接通路的净效应为易化运动,而激活间接通路的净效应为抑制运动。此外,黑质 - 纹状体多巴胺能投射对这两条通路的活动起着重要的调控作用。正常情况下,这两种作用是相互制约、相互平衡的。一旦当这两条通路中的某一环节发生紊乱或某种递质代谢出现问题时,这种平衡就会被打破,从而产生运动功能亢进或运动功能减退的运动障碍。

运动功能亢进的运动障碍:这类运动障碍具有运动过多而肌张力不全的特点,主要表现为不自主运动的增多,并且这些过度运动伴有无目的性、难启动和难停止等特点,常伴有肌张力减低。可见于舞蹈症、手足徐动症以及偏身投掷症等,病变主要位于纹状体。

运动功能减退的运动障碍:这类运动障碍具有运动过少而肌张力过高的特点,主要表现为以运动启动困难为主要特点的运动不能和以动作幅度和速度减低为主要特征的运动迟缓,可伴有震颤。常见于帕金森病,病变主要位于黑质和苍白球。

第五节　小脑对躯体运动的调控

小脑是重要的运动调控中枢,其主要作用是维持躯体平衡、调节肌张力以及协调随意运动。小脑并不直接发起运动或支配肌肉,而是作为皮质下运动调控中枢,通过调控皮质及下行传导系统参与运动调控。损毁小脑并不会影响运动的发起和执行,但会导致运动变得不协调、不精确,即所谓共济失调。

一、小脑的结构

小脑位于脑干的背侧,经三对小脑脚与脑干相连,外形上分为两侧的小脑半球和中间的蚓部。小脑由位于外层的皮质、内部的白质以及白质深部的小脑深核所组成。小脑的传入纤维主要来自前庭、脊髓和大脑皮质等处,到达小脑的传入纤维分别与小脑深核和小脑皮质的神经元形成突触联系。小脑皮质的传出纤维,即浦肯野细胞(Purkinje cell)的轴突大多数投射到小脑深核,再由小脑深核神经元发出离核纤维构成小脑的传出,投射到皮质运动区和脑干的运动核团。另外，也有少部分小脑皮质传出纤维直接投射到前庭核。所有的小脑传入和传出纤维均经过三对小脑脚：小脑下脚（绳状体）、小脑中脚（脑桥臂）和小脑上脚（结合臂）进出小脑。

根据小脑皮质浦肯野细胞轴突投射到小脑深核，即所谓皮质－核团投射的规律，人们提出了小脑的纵区构筑，或矢状区构筑的概念。将小脑自内侧向外侧，纵向地划分成三个纵区：内侧区、中间区和外侧区。内侧区（蚓部）皮质的浦肯野细胞主要投射到顶核，部分投射到前庭外侧核；中间区（蚓旁部）和外侧区的浦肯野细胞则分别投射到间位核和齿状核；小脑体之外的绒球小结叶的浦肯野细胞投射到前庭核，而不是任何小脑深核，故可将前庭核视为小脑的转移核团。

从生理学的角度来看，小脑的这三个纵区除了表现出各具规律的皮质－核团投射之外，其发生以及与其他脑区之间的神经连接也具有各自特定的规律，故与横向的小叶构筑相比，按纵区构筑的原理更容易理解小脑不同部位之间的功能差异。一般来说，小脑内侧区经顶核与内侧下行传导通路相连接，控制躯干及近端肢体的活动；中间区经间位核连接外侧下行传导通路，主要调控远端肢体的活动；外侧区通过齿状核与初级运动皮质和前运动皮质相联系，参与随意运动的计划和编程（图 11－5）。

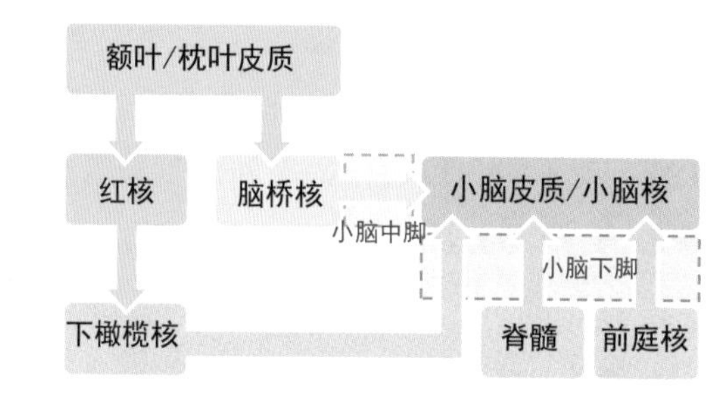

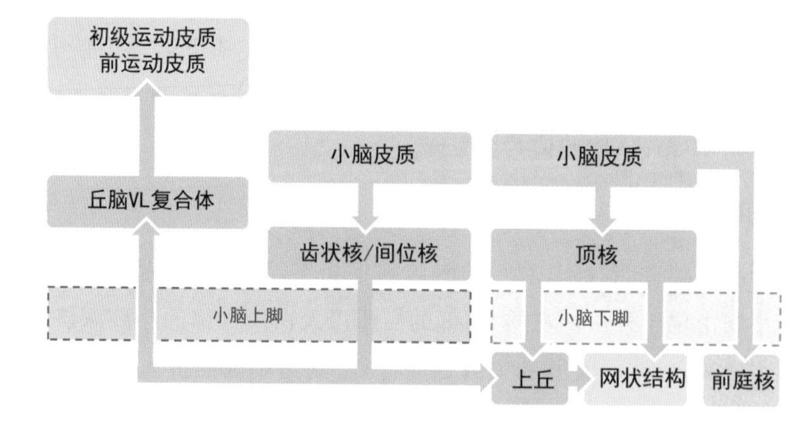

图 11－5　小脑结构与纤维联系

二、小脑对躯体运动的调控

从功能和进化的角度可以将小脑划分成前庭小脑、脊髓小脑和皮质小脑三个主要的功能部分。

（一）前庭小脑维持躯体平衡和眼球的运动

前庭小脑主要是绒球小结叶。靠近绒球小结叶的蚓垂等处也接收前庭系统的传入。其初级传入纤维起自两侧半规管和壶腹嵴，次级传入纤维则是起源于前庭核的间接投射。它们向小脑传递头部位置变化和头部相对于重力作用方向的信息。前庭小脑通过前庭核，经前庭脊髓束影响脊髓中支配中轴肌肉的运动神经元的兴奋性活动，控制躯干和肢体近端肌肉的收缩活动，维持躯体的姿势和平衡。

前庭小脑也接收经脑桥核中继的外侧膝状体、上丘和纹状区等处的视觉传入，因此其还通过影响眼外肌运动神经核的传出，控制眼球的运动和协调头部运动时眼球为保持视像而进行的凝视运动。

绒球小结叶的病变将导致明显的平衡障碍，患者出现躯体性共济失调（站立不稳、共济失调步态和代偿性的宽基步等）、凝视性眼球震颤及凝视不稳定等症状。

（二）脊髓小脑调节肌张力并适时调控进行中的运动

脊髓小脑纵贯小脑体的前叶和后叶的正中部分，包括内侧区和中间区两个纵区，主要包括前叶、后叶的蚓锥体和蚓垂。

脊髓小脑的传入信息主要来自于脊髓。躯体感觉信息经直接或间接的脊髓－小脑通路到达小脑。此外，脊髓小脑还接收来自视觉、听觉和前庭信息的传入。所有这些传入均具有躯体－小脑皮质定位特征，但其躯体感觉定位是相当粗糙的。除外周传入之外，脊髓小脑还接收经脑桥核中继的大脑皮质感觉区和运动区的传入信息。脊髓小脑的中间区是大脑皮质和脊髓传入投射汇聚之处，这就为脊髓小脑利用外周感觉反馈信息调节肌张力提供了结构基础。

脊髓小脑与下行运动系统有众多传出联系。但是小脑并不直接与脊髓运动神经元相连接，而是通过对脊髓下行传导通路的起始部位脑干和大脑皮质运动区的调控而影响运动行为。脊髓小脑内侧区的传出纤维经顶核中继投射到前庭外侧核和延髓网状结构，继而经内侧下行传导通路控制躯干及肢体近端的运动；脊髓小脑中间区的传出纤维经间位核中继，到达红核和大脑运动皮质，继而经外侧下行传导通路控制肢体远端的运动。需要注意的是，小脑－前庭－脊髓通路主要影响脊髓伸肌运动神经元的活动，而小脑－红核－脊髓通路则影响屈肌运动神经元的活动。

目前人们普遍认为，在大脑皮质运动区向脊髓发出运动指令的同时，其亦通过皮质－脑桥－小脑、皮质－网状－小脑，以及皮质－橄榄－小脑等通路向脊髓小脑发送了有关运动具体执行内容的副本。此外,运动指令所发动的随意运动也激活了各种外周感受器,其感觉信息经脊髓 - 小脑通路到达脊髓小脑,使其获得大量有关运动执行情况的反馈信息。脊髓小脑的作用就在于将这些内外反馈信息进行比较和整合,发现运行执行与运动指令之间的偏差,从而发出校正信息。一方面向上经丘脑外侧核到达运动皮质,修正运动皮质的活动,使其符合当时运动的实际情况;另一方面向下经红核脊髓束或网状脊髓束调控肌肉的运动,使运动按中枢指令预订的目标正确执行。即脊髓小脑的主要功能在于利用外周感觉反馈信息控制肌肉的张力和调控进行中的运动,配合大脑皮质对随意运动进行适时的管理。

(三)皮质小脑参与随意运动的发生和计划

皮质小脑即小脑的外侧区,其输入来自于大脑皮质的广泛区域,包括感觉区、运动区、运动前区和感觉联络区。从这些脑区传入皮质小脑的神经纤维均经脑桥核中继而投射至对侧小脑半球。皮质小脑的传出纤维从齿状核发出,经丘脑腹外侧核回到初级运动皮质和前运动皮质。此外,亦有部分齿状核发出纤维投射至红核小细胞部,发出红核橄榄束,可能作为小脑的反馈系统发挥作用。

人们认为随意运动的产生包括运动的计划和程序的编制,以及运动程序的执行两个不同阶段。皮质小脑和脊髓小脑以两个相对独立的功能部分在运动的不同阶段发挥各自的作用。皮质小脑参与运动的计划和程序的编制,其与基底神经节一起接收并处理来自感觉联络皮质的运动意向信息,编制运动指令并将生成的运动指令交给前运动皮质和初级运动皮质去执行。而脊髓小脑利用外周感觉反馈信息对运动进行适时的管理。

知识窗

瘫痪(paralysis)

随意运动功能的减退或丧失称为瘫痪。按瘫痪的病因可分为神经源性瘫痪、神经肌肉接头性瘫痪和肌源性瘫痪。按瘫痪的程度可分为不完全性瘫痪和完全性瘫痪。按瘫痪的肌张力状态可分为痉挛性瘫痪和弛缓性瘫痪。按瘫痪的分布可分为单瘫、偏瘫、交叉瘫、截瘫和四肢瘫。按运动传导通路可分为上运动神经元性瘫痪和下运动神经元性瘫痪。

上运动神经元性瘫痪,又称痉挛性瘫痪、硬瘫、中枢性瘫,是由位于脑干内的运动中枢和运动皮质神经元及其发出的下行纤维病变所致。主要表现为瘫痪范围较广泛,以整个肢体为主、肌力减弱、肌张力增高、腱反射活跃或亢进、浅反射减退或消失、病理反射阳性,但早期并无明显的肌肉萎缩,后期可出现轻度失用性肌肉萎缩,多无皮肤营养障碍,无肌束颤动或肌纤维颤动,肌电图检查可见神经传导速度正常,无失神经电位。

下运动神经元性瘫痪,又称弛缓性瘫痪、软瘫、周围性瘓,是由位于脑干运动核团和脊髓前角神经元及其发出的周围神经病变所致。主要表现为瘫痪范围较局限,以肌群为主、肌力减弱、肌张力减低或消失、腱反射减弱或消失、浅反射减退或消失、病理反射阴性，肌肉萎缩明显，常伴皮肤营养障碍，可有肌束颤动或肌纤维颤动，肌电图检查可见神经传导速度异常，出现失神经电位。

思考题

1. 参与运动调控的神经结构有哪些？它们是如何参与运动调控的？
2. 初级运动皮质的躯体定位模式有哪些特点？
3. 上运动神经元损伤和下运动神经损伤的区别有哪些？

（陈　晶　蔡国洪）

参考文献

[1] 鞠躬，武胜昔．神经生物学．西安：第四军医大学出版社，2015.
[2] 李云庆．神经科学基础．3 版．北京：高等教育出版社，2017.
[3] Dale P. Neuroscience. 6rd Edition. New York: Oxford University Press, 2018: 355–445.
[4] 李云庆，赵钢，汪昕，等．临床神经解剖学：病例解析．2 版．天津：天津科技翻译出版公司，2021.

第三篇

高级脑功能

第十二章 12 神经环路

"人类应当知道,因为有了脑,我们才有了乐趣、欣喜、欢笑和运动,才有了悲喜、真伪、绝望和无尽的忧思。因为有了脑我们才以一种独特的方式拥有了智慧,获得了知识,我们才看得见,听得到,才懂得了美与丑、善与恶,我们才感受到了甜美与无味……同样,因为有了脑,我们才会发狂和神志昏迷,才会被畏惧和恐惧所侵扰……我们之所以会遭受这样的折磨是因为脑有了病恙……由于这一系列原因,我认为大脑在一个机体中行使了至高无上的权利。"早在公元前4世纪,古希腊著名的医师希波克拉底就曾这样在自己的著作《论神圣的疾病》中描绘出自己对大脑功能的见解。他认为大脑是感觉的器官和智慧的发源地。大脑是神经系统最高级部分,由左、右两个大脑半球组成,两半球间有横行的神经纤维相联系。每个半球包括:大脑皮质——是表面的一层灰质(神经细胞的细胞体集中部分)。人的大脑表面有很多往下凹的沟(裂),沟(裂)之间有隆起的回,因而大大增加了大脑皮质面积。人的大脑最为发达,是意识、精神、语言、学习、记忆和思维的器官,主导机体内一切活动过程,并调节机体与周围环境的平衡,大脑是高级神经活动的物质基础。脑究竟是如何控制行为的?神经环路在这发挥重要作用。

第一节 神经环路的分类

神经系统是由众多神经元组成,神经元与神经元又通过突触建立联系,而每个神经元又有大量的突触,于是便构成了一群相互连接、共同实现某一特异功能的信息传递和加工神经元集合,即神经环路(neural circuit)。神经环路的神经元互相连接,信息进行传递和协同工作,为动物进行方向导航、做决策,或让人类得以表达情感,创造意识。单个神经元极少单独地执行某种行为功能,神经环路是大脑内部信息处理的基本单位。脑内不同性质和功能的神经元通过各种形式的复杂连接,在不同水平构成神经环路和神经网络(neural network),以类似串联、并联、前馈、反馈等多种形式活动。譬如介导脊髓反射的神经环路是最为简单的神经环路,是包含两个互相连接的神经元的突触结构。即一个负责从环境中接收感觉刺激的感觉神经元和一个负责控制肌肉收缩的运动神经元,上一级神经元的轴突分支一方面兴奋一个神经元，另一方面通过兴奋中间神经元抑制该神经元，从而在一个最小的环路上达到兴奋与抑制的平衡。更复杂的神经环路可见于神经网络的不同层次水平。在环路中兴奋性与抑制性活动相互作用，其最终效应取决于许多神经元活动正负相消后的净得值，也就是神经活动的整合作用。

神经环路的结构基础是特定神经元群体之间的突触连接，因此，神经环路功能活动的特点一定是基于突触活动。神经元间的连接方式除了一对一连接之外，还有三种经典方式，即发散式、聚合式、环式等，使得神经冲动能够以各种方式传导。如在发散式连接中，一个神经元的轴突通过它的末梢分支与许多神经元(胞体或树突)发生突触联系，这种联系使一个神经元的活动有可能引起许多神经元的同时兴奋或抑制。

从解剖学及生理学上看，脑内两个神经元间通过突触建立联系，这个联系途径即神经传导路径。在突触上，突触前神经元与突触后神经元组成连接界面，往往是突触前神经元的轴突分支经过突触连接到下一个神经元的树突；可以有不同来源的传入与这个神经元形成不同的突触。如果兴奋达到阈值，这个神经元的轴丘(轴突开始处)会发出一个动作电位，最后沿着轴突发出电信号。这就是它的功能，但这仅仅是一个大致轮廓。神经环路的输入、突触后神经元上的受体，都会影响环路输出的质和量。

一、神经环路的输入与输出

神经环路的输入与传入冲动组构型式有关，例如一排冲动(volley)或一串冲动(train)。对任何神经环路来说，传入冲动或是由多根纤维传导的一排冲动，或是从一根纤维传导的先后一串冲动。另外，即使是一串冲动，冲动的疏密型式、频率高低也可以不同。复杂神经环路输入的突触组构特点包括了更丰富的内容，例如不同类型的突触，如兴奋性突触和抑制性突触在神经元上的不同分布；对化学突触来讲，还有不同类型受体在突触面上的分布等等。

输出是指神经环路的传出放电及其所引起的功能后果。例如，脊髓运动反射的效果就是肌肉运动，视觉冲动向大脑皮质的传入就是指视觉冲动所引起的大脑视觉皮质放电变化。以上是一些最简单的例子，对某些复杂的神经环路来讲，输出的功能后果是整体脑功能表现的基础。

二、不同类型的神经环路

脑内包含不同层次的各种神经环路，有简单与复杂之分，功能也大不相同，大致有以下几种：

(一)有明确解剖学基础的神经传导径

神经传导径可以看成一种神经环路，如感觉(上行)与运动(下行)传导径。有相似或互补功能的神经环路可以组成平行加工系统，相同功能的神经环路之间可以相互协调。上行、下行有时会组成一种相互作用的关系,即反馈或调节作用的关系(图12 -1)。

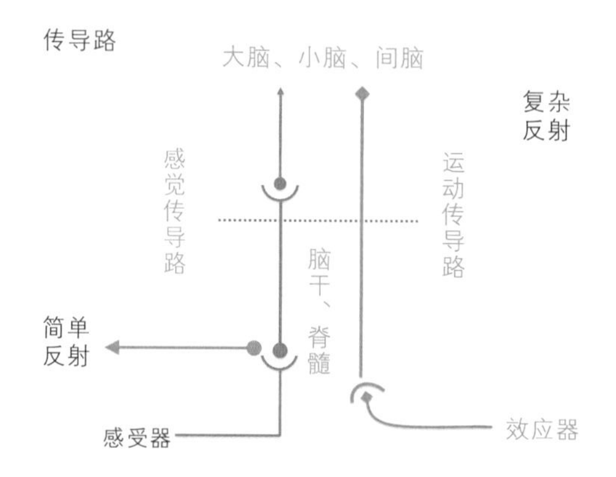

图 12 -1 感觉和运动传导通路

(二)局部神经环路

神经传导通路输入到达靶区以后,往往还要经过中间神经元组成局部环路。如在脊髓背角,初级传入神经与中间神经元组成局部环路(图 12 -2)。其他局部脑区内的功能调节系统有嗅球的僧帽细胞 - 颗粒细胞微环路等,脊髓的交互抑制环路等也属于局部神经环路;在视网膜、小脑、大脑皮质的各层次之间,也有局部神经环路存在。

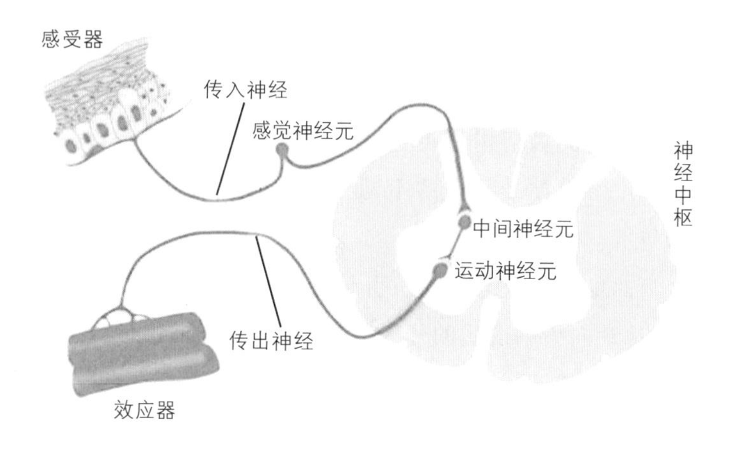

图 12 -2 反射弧

(三)脑区间的环路

神经环路不仅是两个点之间的,也可由三个以上的多个点串联或并联组成。具有整体性表现的神经调控过程,往往需通过脑区间的环路来实现,复杂神经环路活动往往由多个较简单神经环路的活动整合而组成。具有较明确功能含义的脑区间神经环路的例子有:在基底神经节 - 丘脑 - 皮质神经环路中,投射到纹状体通过两条途径—直接途径和间接途径(图 12－3)。复杂的功能如随意运动,需要运动系统多成分的配合,包括锥体系与锥体外系的配合,系统内还可以有反馈环路。

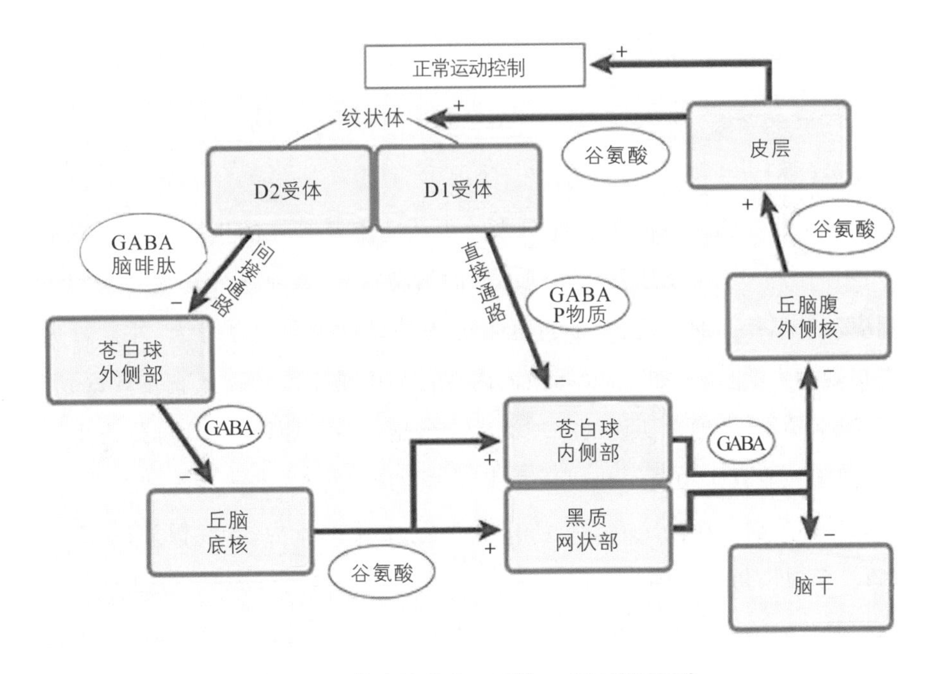

图 12－3　基底神经节－丘脑－皮层神经环路

(四)调制性神经环路

脑内的兴奋与抑制过程分别由谷氨酸与 γ－氨基丁酸(γ－aminobutyric acid,GABA)和甘氨酸介导;还有主要起调制性作用的调制系统,它们由肾上腺素、去甲肾上腺素、多巴胺、5－羟色胺等神经递质负责传递,譬如奖赏神经环路(图 12－4)。这些调制性神经环路对于神经和精神系统具有举足轻重的重要性。

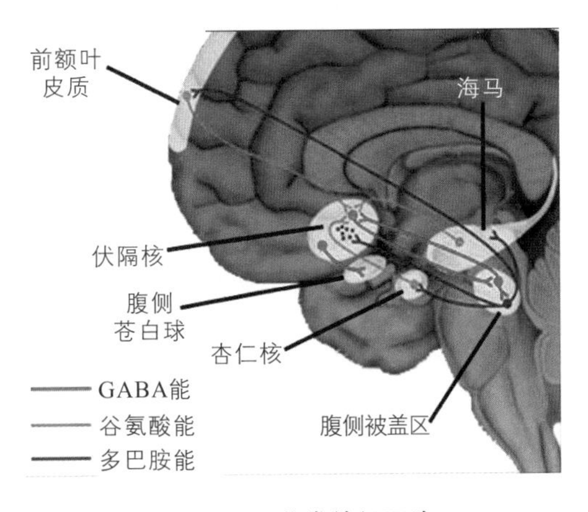

图 12－4　奖赏神经环路

对于实现较复杂的神经功能而言,更多的是解剖学基础不甚明确,但功能与病理意义又很重要的神经环路。人们所知道的实际上是相互影响的脑区之间兴奋活动的传送，可称为脑区间的兴奋流。兴奋流其实是一个比较松散的名词，例如辨认物体的大脑皮质通路、负责视觉不同特征的腹侧兴奋流和背侧兴奋流。

第二节　神经环路与行为

行为是人类或动物在生活中表现出来的生活态度及具体的生活方式。它是在一定的条件下，不同的个人、动物或群体表现出来的活动特征，或对内外环境因素刺激所做出的能动反应。根据行为的表现，人的行为可分为外显行为和内在行为：外显行为是可以被他人直接观察到的行为，如言谈举止；而内在行为则是不能被他人直接观察到的行为，如意识、思维活动等，即通常所说的心理活动。根据产生的原因，行为可分为个体行为和群体行为；由于人兼具生物属性和社会属性，人类的行为分为本能行为和社会行为，本能行为是由人的生物属性所决定，包括：①摄食行为；②睡眠行为；③性行为；④攻击和自我防御行为；⑤学习模仿行为等。人的本能行为与动物的本能行为有本质的区别，因其受到文化、心理、社会诸因素的影响；社会行为是由人的社会属性所决定，社会性行为是人与周围环境相适应的行为，是通过社会化过程确立的。社会行为的来源包括：①家庭；②学校；③社会团体与组织等。人类就是这样通过不间断地学习、模仿、受教育、与他人交往的过程，逐步理解须使自己所做事情得到社会承认，符合道德规范，具有社会价值。

动物行为按行为获得途径可分为先天性行为和后天性学习行为。先天性行为是动物生来就有，由动物体内遗传物质决定的行为。如：袋鼠爬到母袋鼠育儿袋内吃奶；学习行为，在遗传基因的基础上，通过环境因素的作用，用生活经验和学习获得的行为。学习行为是建立在先天性行为基础之上的，没有先天性行为很难形成学习行为。因此，任何一种动物都有先天性行为，先天性行为和学习行为都与遗传物质有关。

行为是自然选择的产物，它允许动物通过与环境相互作用增加存活和繁殖的概率。因此，对动物行为在自然环境下的研究是非常有价值的。行为会受到许多因素的影响：外界刺激、内在驱动力、脑部活动状态以及个体动物的遗传背景和生活历史等。因此，研究者在实验室中需要尽可能控制实验条件研究动物行为。

一、行为的生理机制

一般的行为需要有感受和应答的能力才能完成。原生动物行为最简单，只有趋向性，能感受环境的刺激并靠近或远离之。腔肠动物有神经网，扁形动物以上有神经节和感受器，脊椎动物更有中枢神经系统、周围神经系统等，感受器官也高度发达。无脊椎动物已有内分泌器官,而脊椎动物内分泌系统越来越复杂。神经系统和内分泌系统是行为的生理学基础。动物的行为需要内外两方面的刺激:例如进食行为的内刺激为饥饿感,外刺激是通过视觉和嗅觉发现外界的食物。内在状态(饱或饥)也常称为动机。感受器接受信息,将它转变为神经冲动,经感觉神经传入中枢神经系统,经过解码,并作出决策。运动神经又将决策送到肌肉或腺体等效应器,于是出现应答。反射指动物通过神经系统对内外环境刺激的规律性应答。反射分为非条件反射和条件反射。非条件反射是先天的,条件反射是出生后在非条件反射的基础上通过训练形成的,又有经典式条件反射和操作式条件反射之分。条件反射使动物更能适应环境条件的变化。所谓本能就是一系列非条件反射,而学习过程实际是条件反射的建立过程。内分泌对某些行为有明显影响,如性激素与性行为就有密切关系。内分泌系统活动又受神经系统的控制,因而也受环境影响。

二、行为的遗传和发育

许多行为有其遗传基础。例如,使“清洁型”和“不清洁型”蜜蜂杂交,发现其子代中出现 4 种行为类型的个体,其个体数相近,这说明行为是由多基因控制的。本能行为比较定型。但环境是多变的,仅靠定型的本能行为无法应付种种“意外”,因而在绝大多数动物中都可见到程度不等的学习能力。在高等动物,适应环境的本领还可以通过行为学习传给下代,这常称为文化传递,以区别于遗传传递。正是依赖这种文化传递,才出现了种种有“智慧”的动物,才出现了人类及现代文明。

学习的主要生理机制是巴甫洛夫的经典式条件反射。斯金纳的操作式条件反射见于所谓“尝试与错误”,即“试错”的学习方式中。这种学习方式无论在动物还是人类都很常见。事实上,在许多学习事例中,两种反射都起作用。操作式条件反射决定了动物采取何种行为,而经典式条件反射则决定了动物采取这种行为时的动机强度。

三、行为学实验

行为学实验能够被用来评估一般的感觉运动功能。最简单的实验就是通过摄像机记录动物在其饲养笼中几天的行为,再对影像进行人工或者自动分析。这一记录允许研究人员在实验室环境中在最小的干预条件下评估动物一般的运动活动、昼夜节律以及饮食、睡眠和筑巢行为。另一种实验是将动物安置在开放的区域,记录、分析、定量分析该动物在给定时间内的运动轨迹。运动协调性也可以通过将动物的足部染色再记录其足印获得,或者通过测量动物能够在旋转杆上维持的时间确定,旋转杆的速度可以维持恒定或者随时间增加以调控任务的难度。这些分析能够评估神经系统的基本功能,包括大脑皮质、小脑、基底节以及脊髓功能。特定的实验可以用来检测特定的感觉功能。譬如,热盘测试中，将动物的尾巴或者后肢放置于实验盘上，逐渐升高实验盘温度，通过测定实验动物弹尾巴或者舔舐后足的时间来检测动物对温度和疼痛的感知。

行为实验也能够用于测定动物的认知，譬如学习和记忆能力。莫尔斯水迷宫、情景相关或者听觉相关恐惧条件化实验被广泛用于测定海马体和杏仁核在学习和记忆中的功能。另一个常用实验是放射状八臂迷宫实验，用于检测空间和工作记忆。这种迷宫具有多个放射臂，在放射臂的末端放置有食物。迷宫被放置在具有许多视觉信号的房子里，这些视觉信号分散在迷宫周围。在大鼠/小鼠对迷宫和屋子适应后，被放置在迷宫中间饥饿的动物会高效率地进入每一个放射臂获取食物，在这个过程中，动物会尽量少地重新进入已经获取过食物的放射臂。通过记录动物进入迷宫中不同放射臂的轨迹，能够评估海马和前额叶的功能，它们分别对空间记忆和工作记忆起重要作用。

还有用于模拟人类精神障碍疾病的实验，用于评估动物与人类精神分裂症、抑郁、焦虑或自闭症相似的行为表现。譬如，用来检测焦虑情绪的旷场实验，当小鼠被放置在开放区域时，他们的自然习性是躲在边上，可能是因为当它们暴露在开放空间时更容易被捕猎者攻击，但是正常的小鼠偶尔也会进入开放区域中央。小鼠减少进入开放区域中央的行为可以被视为焦虑的一个表现。另一个常用焦虑实验是高架十字迷宫。在这个实验中，小鼠/大鼠被放置在高架的四臂迷宫中，其中两个臂两侧有高墙挡板而另外两个臂没有。尽管小鼠/大鼠更倾向于待在有挡板的闭合臂中，但是正常小鼠/大鼠也会在开放臂中待一段时间来探索开放臂。潜在的焦虑小鼠在开放臂中的时间明显减少。

还有检测社会行为的实验，用于人类自闭症谱系障碍小鼠模型的研究。譬如，三隔室的小鼠社交联系实验，小鼠首先被放置在三隔室实验环境中进行适应，这一过程中他们可以自由地在隔室中跑动。之后，两侧的两个隔室各被放置了一个小笼子，其中一个有一只活鼠，另一个没有。大多数小鼠都会在具有自己同类的隔室中待更长时间，小鼠处于两隔室的相对时间被认为其社会性的检测值，处于有小鼠隔室中的时间减少被看作社会性降低。

人类大脑由近一百亿个神经细胞组成，可粗略地分为感觉、运动和整合系统，每个系统又可分为若干子系统（例如，感觉中的视觉、听觉、嗅觉、躯体感觉，等等），其功能的实施依赖于不同类型、处于神经系统不同部位的细胞之间形成的精确联系。这种具有明确功能意义的、神经细胞之间的纤维联系就是神经环路或神经网络。近二十多年来，神经科学在分子和细胞水平上的研究取得了突飞猛进的发展，在系统水平上的整合研究也取得了许多重要进展。然而，我们仍然不能对神经系统的工作原理进行有效描述。其根本原因之一是尚未能建立从微观分子、细胞水平研究到宏观整体研究的密切联系，而神经回路正是联系分子细胞功能与整体行为功能之间的桥梁。

知识窗

常见的神经环路研究方法

大脑神经网络是由数目庞大，以及形态、特性各异的神经元通过突触连接构成的复杂结构，是大脑行使认知、情感、记忆、想象等活动的结构基础。揭示大脑神经网络的结构，是最终理解大脑处理信息机制的基本前提，常见神经环路的研究方法如下：

1. 脑成像技术探索神经环路　脑成像就是通过计算机 X 线断层(computed Tomography, CT)扫描、正电子发射断层(positron emission tomography, PET)扫描、磁共振成像、血管造影术等技术使得神经科学家可以看到活体脑的内部，理解脑特定区域与其功能之间的关系。

2. 标记记录神经元的形态结构　利用顺行/逆行神经示踪剂神经元轴浆运输示踪神经元的形态结构。

3. 跨突触病毒追踪　嗜神经病毒(neurotropic virus)是一类能感染神经细胞，且能沿神经环路传播增殖的病毒。利用嗜神经病毒作为示踪工具，与传统的示踪剂相比有如下特点：①可以跨突触传播；②跨突触方向可控，可特异顺行或逆行传播；③病毒跨突触后可复制，信号不衰减；④可携带多种标示物。利用嗜神经病毒跨突触标记策略，是目前揭示神经网络结构最有效的手段之一。

4. 透明组织成像　利用化学或物理原理与方法将大块组织或完整器官透明化处理的技术，通过光学仪器直接对组织或器官内的细胞等结构进行观察研究。

5. 在体钙成像揭示神经元网络活动　利用钙离子指示剂监测组织内钙离子浓度的方法。在神经系统研究方面，在整体或者离体实验中，钙成像技术被广泛应用于同时监测成百上千个神经元内钙离子的变化，或检测群体神经元的活动情况，以及树突和树突棘的活动。

6. 在体光遗传学操纵神经环路　光遗传学神经调控技术是整合了光学、基因工程、电生理以及电子工程的一种全新的多学科交叉生物技术。其主要原理是首先采用基因技术将光感基因转入到神经系统中特定类型的细胞中进行表达，使其在细胞膜上形成特殊的离子通道。这些离子通道在不同波长的光照刺激下达到对细胞选择性地兴奋或者抑制的目的，从而可以对特定细胞类型的神经通路进行毫秒级精准的开启或者关闭。

思考题

1. 神经环路的生物学意义是什么？

2. 如何研究神经环路？

（徐　晖）

参考文献

[1] Bear M F, Conners B W, Paradise N A. 神经科学:探索脑. 王建军,译. 北京:高等教育出版社, 2004.

[2] Luo L Q. 神经生物学原理(中文版). 李沉简,李芃芃,高小井,等,译. 北京:高等教育出版社,2018.

[3] Kandel E R, Schwartz J H, Jssell T M. Principles of neural science. 4rd ed. Norwalk: Appleton & Lange Press,1996.

[4] 陈宜张. 神经环路研究. 科学,2014.

第十三章 13 学习与记忆

神经系统的一个突出特点是它能够根据生物体经历做出适应性的改变。机体从外界接受环境刺激并作出反应的同时，也是通过其感受和反应过程进行学习(learning)的过程。学习是机体接受外界环境信息而影响自身行为的神经活动，学习会在大脑神经系统带来持续性的功能和结构性改变，从而将学习到的信息储存起来，这一过程就是记忆(memory)。记忆是学习到的信息贮存和“读出”的神经活动。学习和记忆是两个不同而又相互联系的过程，学习赋予生物体独立于进化机制以外，更为快速地适应环境的能力。记忆则更多地赋予生物体个性和多样性。学习与记忆的基本过程包括获得、巩固和再提取过程，其定义为：

获得(acquisition)：感知外界事物或接受外界信息(外界刺激)的阶段，也即通过感觉系统向脑内输入讯号——学习过程。

巩固(consolidation)：获取的信息在脑内编码贮存和保持的阶段。

再提取(retrieval)：将贮存于脑内的信息提取出来使之再现于意识中的过程——回忆过程。

第一节　学习与记忆概述

一、学习的形式

按照刺激和反应之间有无关联，将学习分为非联合型学习和联合型学习。

(一)非联合型学习(nonassociative learning)

是不需要在刺激和反应之间形成某种明确联系的学习。不同形式的刺激使突触活动发生习惯化、敏感化等可塑性改变，就属于这种类型的学习。习惯化是指当一个不产生伤害性效应的刺激重复作用时，机体对该刺激的反射反应逐渐减弱的过程，例如人们对有规律而重复出现的噪音逐渐适应，不再对它产生反应。一个弱伤害性刺激仅引起弱的反应，但在伤害性刺激作用后弱刺激的反应就明显加强的现象是敏感化。在这里，强刺激与弱刺激之间并不需要建立什么联系。

(二)联合型学习(associative learning)

是在时间上很接近的两个刺激重复地发生,最后在脑内逐渐形成联系的学习方式,如条件反射的建立和消退。巴甫洛夫把反射分为非条件反射(unconditioned reflex)和条件反射(conditioned reflex)两类。非条件反射是指在生来就有、数量有限、比较固定和形式低级的反射活动。在人和动物长期的种系发展中形成,对于个体和种系的生存具有重要意义;而条件反射则为通过后天学习和训练而形成的高级反射活动。它是人和动物在个体的生活过程中,在非条件反射基础上不断建立起来的反射,其数量是无限的,可以建立,也可以消退。

1. 经典条件反射 在巴甫洛夫的经典条件反射动物实验中,给狗喂食物,可引起唾液分泌,这是非条件反射,食物就是非条件刺激。给狗以铃声刺激,不会引起唾液分泌,因为铃声与食物无关。但是,如果每次给食物之前先出现一次铃声,然后再给予食物,这样多次结合以后,当铃声一出现,动物就会分泌唾液。这种情况下铃声成为条件刺激。条件反射就是由条件刺激与非条件刺激在时间上结合而建立起来的。这个过程称为强化(reinforcement)。实验表明,非条件刺激若不能激动奖赏系统或惩罚系统,条件反射将很难建立;如果非条件刺激能通过这两个系统引起愉快或痛苦的情绪活动,则条件反射比较容易建立。

在上述经典条件反射建立后,如果多次只给予条件刺激(铃声),而缺乏非条件刺激(喂食)强化,条件反射(唾液分泌)就会减弱,最后完全消失。这称为条件反射的消退(extinction)。条件反射的消退不是条件反射的简单丧失,而是中枢把原先引起兴奋性效应的信号转变为产生抑制性效应的信号。

2. 操作式条件反射 训练动物建立这种条件反射时,要求动物对所给刺激作出的反应是执行和完成一定的操作。例如,先训练动物学会踩动杠杆而得到食物的操作。然后,以灯光或其他信号作为条件刺激,建立条件反射,即在出现某种信号后,动物必须踩杠杆才能得到食物,所以称为操作式条件反射(operant conditioning)。得到食物是一种奖赏性刺激,因此这种操作式条件反射是一种趋向性条件反射(conditioned approach reflex)。如果预先在食物中注入一种不影响食物的色香味但动物食用后会发生呕吐或其他不适的药物,则动物在多次强化训练后,再见到信号就不再踩动杠杆。这种由于得到惩罚而产生的抑制性条件反射,称为回避性条件反射(conditioned avoidance reflex)。

二、记忆的类型

(一)根据记忆的储存和回忆方式分类

可分为陈述性记忆(declarative memory)和非陈述性记忆(nondeclarative memory)。

1. 陈述性记忆 对事实和时间的记忆称为陈述性记忆。我们日常生活中所说的记忆主要是指陈述性记忆。而陈述性记忆则被称做外显记忆(explicit memory),它有更多意识成分参与,依赖于记忆在海马、内侧颞叶及其他脑区内的滞留时间。陈述性记忆还可分为情景式记忆(episodic memory)和语义式记忆(semantic memory)。前者是记忆一件具体事物或一个场面,后者则为记忆文字和语言等。

2. 非陈述性记忆 我们还能记住许多不能用语言表达出来的,如技巧、习惯等等,称为非陈述性记忆。非陈述性记忆通常被称作内隐记忆(implicit memory),它来源于直接经历,也不涉及记忆在海马的滞留时间,如某些技巧性的动作、习惯性的行为和条件反射等。

这两种记忆形式可以转化,如在学习骑自行车的过程中需对某些情景有陈述性记忆,一旦学会后,就成为一种技巧性动作,由陈述性记忆转变为非陈述性记忆。

(二)根据记忆保留时间的长短分类

可分为瞬时记忆、短时记忆和长时记忆。

1. 瞬时记忆(transient memory) 又称感觉记忆,当客观刺激停止作用后,感觉信息在极短的时间内被保存下来,它是记忆系统的开始阶段。感觉记忆的存储时间为0.25~4秒。

2. 短时记忆(short-term memory) 是感觉记忆和长时记忆的中间阶段,保持时间为5~60秒。编码方式以言语听觉形式为主,也存在视觉和语义的编码,其特点是:①信息保持的时间稍长,但最长不超过1分钟;②记忆容量有限,一般为7+2个组块;③从短时记忆在信息加工过程中的地位来说,短时记忆是一种实际起作用的记忆,是当前一刻心理活动的中心。如打电话时的拨号,拨完后记忆随即消失。

3. 长时记忆(long-term memory) 长时记忆是指保持时间在1分钟以上的记忆,其特点在于:①保持时间超出1分钟,直到数周、数年乃至终生。②记忆容量无限。③信息的编码方式是语义编码和表象编码。有些内容,如与自己和最接近的人密切有关的信息,可终生保持记忆,为永久性记忆。

还可以根据记忆过程中起主导作用的感受器不同,可分为视觉记忆、听觉记忆、运动觉记忆、嗅觉记忆等类型。

三、记忆的过程

外界通过感觉器官进入大脑的信息量是很大的,据估计仅有1%的信息能被较长期地贮存,而大部分被遗忘。能被长期贮存的信息都是对个体具有重要意义的,且是反复作用的信息。因此,在信息贮存过程中必然包含着对信息的选择和遗忘两个因素。

人类的记忆过程可以细分成四个阶段，即感觉性记忆、第一级记忆、第二级记忆和第三级记忆；前二个阶段相当于上述的短时性记忆，后二个阶段相当于长时性记忆。感觉性记忆是指通过感觉系统获得信息后，首先在脑的感觉区内贮存的阶段；这阶段贮存的时间很短，一般不超过1分钟，如果没有经过注意和处理就会很快消失。如果在这阶段经过加工处理，把引起不持续的、先后进来的信息整合成新的连续痕迹，就可以从短暂的感觉性记忆转入第一级记忆。这种转移一般可通过两种途径来实现，一种是通过把感觉性的资料变成口头表达符号（如语言符号）而转移到第一级记忆，这是最常见的；另一种非口头表达性的途径，这在目前还了解得不多，但它是幼儿学习所必须采取的途径。信息在第一级记忆中停留时间仍然很短暂，平均约几秒钟；通过反复运用学习，信息便在第一级记忆中循环，从而延长了信息在第一级记忆中停留的时间，这样就使信息容易转入第二级记忆之中。第二级记忆是一个大而持久的贮存系统。发生在第二级记忆内的遗忘，似乎是由于先前的或后来的信息干扰所造成的；这种干扰分别称为前活动性干扰和后活动性干扰。有些记忆的痕迹，如自己的名字和每天都在进行操作的手艺等，通过长年累月的运动，是不易遗忘的，这一类记忆是贮存在第三级记忆中。

四、记忆障碍

遗忘是指对识记过的材料不能回忆或再认、或者表现为错误的回忆或再认，是保持的对立面，也是机体巩固记忆的基础。如果不遗忘那些不必要的内容，要想记住和恢复那些必要的材料是困难的。记忆障碍是由于病理生理性的或情境性原因引起的不能记住或回忆信息或技能的状态，可以是永久性或暂时性的。临床上把记忆障碍分为两类，即顺行性遗忘症（anterograde amnesia）和逆行性遗忘症（retrograde amnesia）。凡不能保留新近获得的信息的称为顺行性遗忘症。患者对于一个新的感觉性信息虽能做出合适的反应，但只限于该刺激出现时，一旦该刺激物消失，患者在数秒钟就失去做出正确反应的能力。患者易忘近事，而远的记忆仍存在。本症见于慢性乙醇中毒者。发生本症的机制，可能是由于信息不能从第一级记忆转入第二级记忆；一般认为，这种障碍与海马的功能损坏有关。前文已述及，海马及其环路的功能遭受破坏，会发生近期记忆障碍。凡正常脑功能发生障碍之前一段时间内的记忆均已丧失，称为逆行性遗忘症。患者不能回忆紧接着本症发生前一段时间的经历。一些非特异性脑疾患（脑震荡、电击等）和麻醉均可引起本症。例如，车祸造成脑震荡的患者在恢复后，不能记起发生车祸前一段时期内的事情，但自己的名字等仍能记得。所以，发生本症的机制可能是第二级记忆发生了紊乱，而第三级记忆却不受影响。

第二节 学习与记忆的神经机制

一、学习与记忆的神经机制

(一)学习与记忆的脑功能定位

事实表明,学习和记忆在脑内有一定的功能定位。目前已知,与记忆功能有密切关系的脑内结构有大脑皮质联络区、海马及其邻近结构、杏仁核、丘脑和脑干网状结构等。

1. **大脑皮质联络区** 大脑皮质联络区是指感觉区、运动区以外的广大新皮质区,它接受来自多方面的信息,通过区内广泛的纤维联系,可对信息进行加工、处理,成为记忆的最后储存区域。破坏联络区的不同部分,可引起各种选择性的遗忘症(包括各种失语症和失用症),而电刺激清醒癫痫患者颞叶皮质外侧表面,能诱发对往事的回忆;刺激颞上回,患者似乎听到以往曾听过的音乐演奏,甚至还似乎看到乐队的影像。顶叶皮质可能储存有关地点的影像记忆。额叶皮质在短时程记忆中起重要作用。

2. **海马及其邻近结构** 大量实验资料和临床观察表明,海马与空间学习记忆有关。如损伤海马、穹隆、下丘脑乳头体或乳头体丘脑束及其邻近结构,可引起近期记忆功能的丧失。目前认为,与近期记忆有关的神经结构是海马回路(hippocampa circuit):海马通过穹隆与下丘脑乳头体相连,再通过乳头体 - 丘脑束抵达丘脑前核,后者发出纤维投射到扣带回,扣带回则发出纤维又回到海马。

20 世纪初,俄罗斯精神病学家和神经生理学家 Vladimir Bekhterev 通过对患者持续性记忆障碍的观察研究后首先提出海马在记忆中可能具有重要作用。该观点通过对一个癫痫患者(Henry Molaison,又称 Henry M,1926—2008)的研究进一步证实。1933 年以前,Henry M 还是美国康涅狄格州一个普通的小孩,但他的生活因为这一年的一场车祸发生了改变:Henry 骑自行车出车祸留下了难治性癫痫的后遗症,久治不愈。更糟的是,病情在他 16 岁以后越来越重,他甚至无法找到合适的工作。1953 年他找到了哈特福德(美国康涅狄格州)医院的 William Scoville 医生。Scoville 医生经过检查后建议他手术治疗。1953 年 8 月 23 日,Scoville 医生手术切除了 Henry 双侧中部颞叶,导致 2/3 的海马结构、旁海马回、内嗅皮质和杏仁核

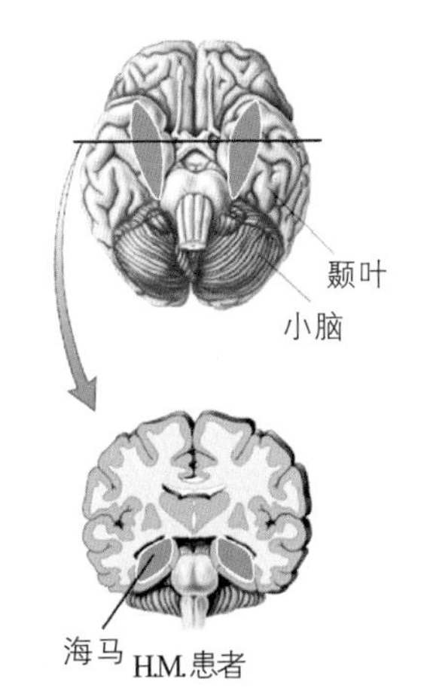

图 13-1 Henry Molaison 手术切除区域与正常人脑组织比较

损害(图 13-1 中上排脑平面中绿色区域)。手术后 Henry 的癫痫确实不再发作了,但 Scoville 医生发现了一个新问题,Henry 无法记住手术后新发生的任何事。经过检查, Scoville医生证实 Henry 手术后丧失了形成新记忆的能力,同时以手术时间为界限向过去追溯,越靠近手术时间,Henry 的记忆保存就越差,而远期记忆完好无损(图 13-2),譬如他知道父母亲的故乡,知道第二次世界大战。值得注意的是:他非陈述性记忆还是完整的,他甚至可以学会骑摩托车等一些复杂的操作,尽管不记得是如何学会的。

Henry M 的病例让人们首次明确注意到脑内有一些区域与记忆的形成是密切相关的,其中包括海马。同时,非陈述性记忆与这些区域是没有关系的。这也同时证明了不同类型的记忆涉及脑区是不同的。由于 Henry M 损伤的脑区比较广,为了进一步研究到底是哪些或者哪个脑区与记忆的形成有关,人们在动物上进行了一系列的实验,试图寻找与记忆形成密切相关的脑内结构。

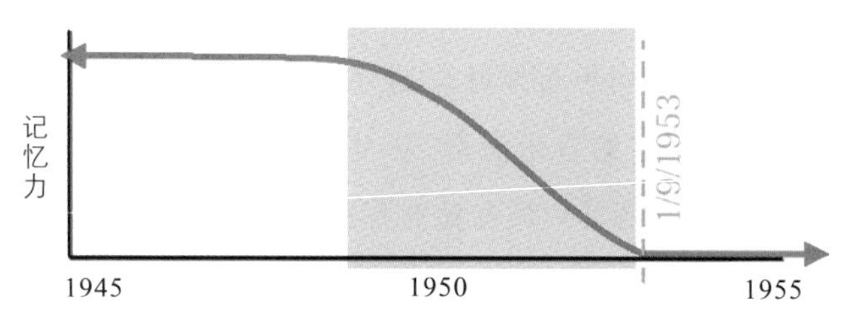

图 13-2　Henry M 的记忆变化

以 1953 年 9 月 1 日为分界,向 1955 年方向无新记忆形成,往 1945 年方向,损害程度逐渐减轻,绿色边界外则不受影响。

3. **其他脑区**　丘脑的损伤也可引起记忆丧失,但主要引起顺行性遗忘,而对已经形成的久远记忆影响较小。杏仁核参与和情绪有关的记忆,主要是通过对海马活动的控制而实现。纹状体参与非陈述性记忆的形成。

(二)神经生理学机制

突触可塑性(synaptic plasticity)是指突触连接强度在经历事件和神经活动过程中的改变。突触可塑性改变可能是学习和记忆的神经生理学基础。学习和记忆过程主要是改变了突触连接的强度,突触连接是可以被改变的(包括形成、消除、增强和减弱)。Hebb 法则认为,当突触前神经元对突触后神经元的持续刺激引发突触后神经元兴奋时,它们间的突触连接将增强;相反,当突触前神经元的兴奋不能引发突触后神经元的兴奋时,它们间的突触连接将减弱。

1. **长时程增强(Long term potentiation,LTP)**　在 1973 年,Bliss 和 Lomo 首次在海马结构的谷氨酸能突触处观察到 LTP。这个结构位于脑的颞叶,由在横切面上呈 C 形的皮层条片的两部分——海马与齿状回,再加上相邻的下托组成。Bliss 和 Lomo 证明,高频刺激齿状回细胞的前穿通纤维通路,引起长达数小时,甚至数天的 EPSP 幅度的增加(图 13－3)。这种现象称为同突触(homosynaptic)LTP。虽然 LTP 在其他脑区,包括若干新皮质区,甚至在螯虾的神经肌肉接头上也发生,但主要的研究工作则是在离体海马脑片上进行的。

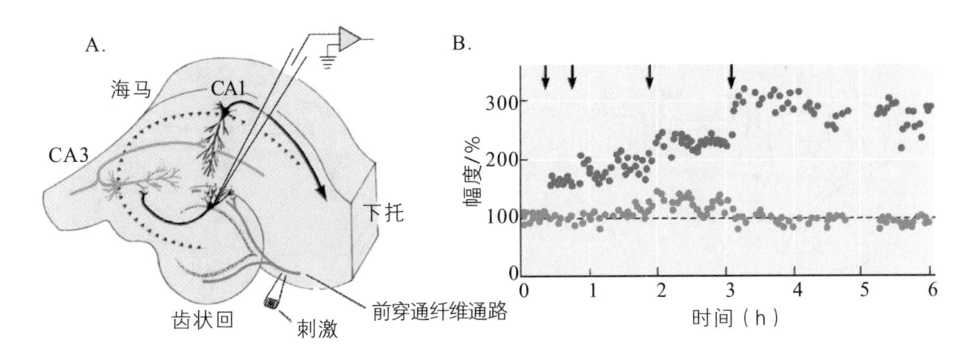

图 13－3 海马齿状回的 LTP

注:A. 刺激前穿质纤维通路,引起齿状回颗粒细胞的突触反应。B. 在箭头指示处,给予短暂的强直刺激(15 Hz,持续 10 秒)。每次强直刺激引起突触反应幅度的增加(灰点),最终持续数小时。同一细胞上,对未接受强直刺激(直线附近的黑点)的对照通路的刺激的反映未改变(引自尼克尔斯等著,杨雄里等译。神经生物学－从神经元到脑)。

2. LTP 诱导的机制 LTP 诱导的机制尚未形成完整的认识。然而,普遍认为突触后细胞内钙浓度的增加是一个重要因素。在 CAl 区的锥体细胞,这种增加是通过 NMDA 型谷氨酸受体的钙内流所引起。N-甲基-D-天冬氨酸受体(N-methyl-D-aspartic acid receptor,NMDA)受体形成的阳离子通道的特点是,在正常静息电位时它们被阻遏。这种阻遏是由胞外液中镁离子占据了通道所引起的。当受体去极化时,镁离子被移走。大多数谷氨酸敏感的细胞,在突触后膜上均表达 NMDA 和非 NMDA 受体。所以,兴奋性突触前终末释放的谷氨酸,可以激活这两种受体。

静息电位或者较弱刺激释放的谷氨酸与 α-氨基-3-羟基-5-甲基-4-异噁唑丙酸(α-amino-3-hydroxy-5-methyl-4-isoxazolepropionic acid,AMPA)受体结合,产生了去极化,但这个去极化不足以解除 Mg^{2+} 对 NMDA 的阻挡。突触前刺激加强,更多的谷氨酸释放,与更多 AMPA 结合,产生更强的去极化,这个时候 Mg^{2+} 从 NMDA 上移开,谷氨酸与 NMDA 结合,NMDA 受体通道开放,钙离子内流,进而激活 PKC 等信使途径,使突触后膜受体功能长时间改变,导致 LTP(图 13－4)。

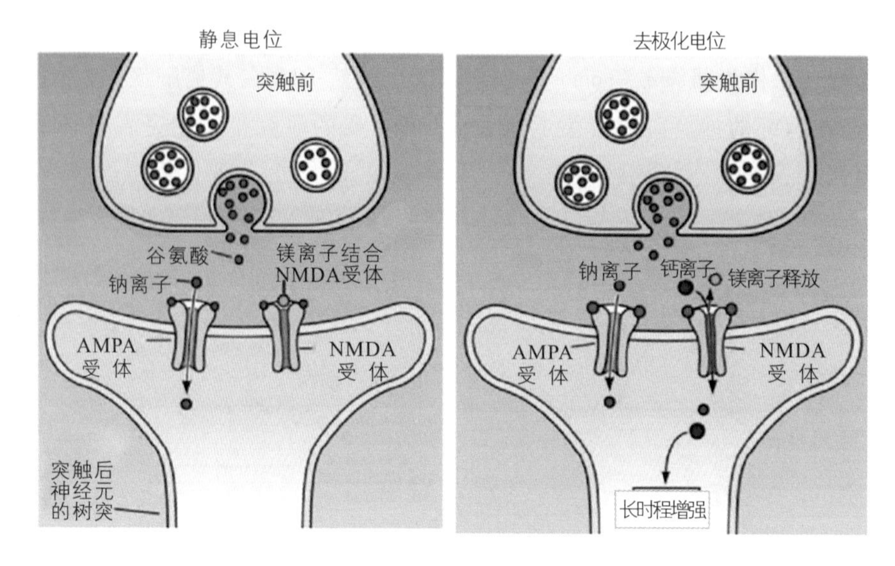

图 13－4　LTP NMDA 受体依赖性机制

3. **LTP 的表达**　LTP 表达存在突触前(更多量子释放)和突触后(单量子引起更大的反应)两种机制。

(1)寂静突触　突触后细胞的变化,怎么能表现为突触反应中量子数的增加呢?如果认为突触后膜是静态结构,那么突触电位中量子含量的增加,只能是突触前终末释放的量子数增加。然而,假设只含有几个功能性 AMPA 受体,或完全没有此受体的树突棘上的突触后区上,有若干突触前兴奋性突触终扣。在静息情况下,从这样一个突触终扣释放一个量子的谷氨酸,将引起很小的反应,或不引起反应,该突触是"寂静"的。现假设 LTP 诱导后 AMPA 型谷氨酸受体被嵌入到寂静突触的突触后膜中。这些受体会对突触前终末释放的量子起反应,且反应中的量子含量会增大。

(2)受体的上调　大量证据表明,AMPA 受体在 LTP 表达期间被上调。最直接的证据是,重复刺激激活 NMDA 受体后,AMPA 受体亚基被装配到树突棘上。AMPA 受体的 GluRl 亚基用绿色荧光蛋白(green fluorescent protein, GFP)标记后,在海马 CAl 区锥体细胞中短暂表达,当用激光扫描显微术和电镜观察细胞的树突时,树突中大多数蛋白(GluR－GFP)见于胞内小室中,只有半数树突棘显示荧光。在刺激后,标记的受体被快速地运送至树突棘,且聚集在树突。几乎所有的树突棘均有荧光,甚至在刺激前完全未标记的树突也如此。这些结果提示,许多兴奋性树突棘是寂静的,在重复刺激后,得到了 AMPA 受体的补足。

Malenka 和 Nicoll 总结了其他关于 AMPA 受体上调的证据。例如,免疫组织化学研究显示,所有 schaffer 侧支纤维通路的突触都有 NMDA 受体,但只有少数有 AMPA 受体共存。相应地,电生理实验揭示,CAl 区锥体细胞中的许多突触,只被 NMDA 激活;在 LTP 期间,这些突触呈现出 AMPA 反应。突触后注入干扰膜融合的化合物,引起 LTP 降低,这一观察支持这种特性的获得是由于新受体的嵌入。还有其他实验证实,LTP 诱导后,CAl 区锥体细胞树突上出现了新的树突棘。突触反应增强 80% 伴有树突棘密度约 13% 的增加。

在静息电位时,许多树突棘(也许有一半)最初只包含对谷氨酸无反应的 NMDA 受体。当树突去极化足够大时,重复突触激活该受体,引起钙内流。内流的钙与钙调蛋白结合,钙 - 钙调蛋白复合体激活钙离子/钙调蛋白依赖的蛋白激酶Ⅱ(calcium ion/calmodulin dependent protein kinase Ⅱ, CaMKⅡ)。随后,CaMKⅡ自身磷酸化,转变成一种在钙浓度回到基础水平时仍有活性的一种物质。CaMKⅡ对突触传递有两方面的作用:①它能使膜上的 AMPA 受体磷酸化,增加通道电导,从而使量子大小增大;②它能易化储备的 AMPA 受体从胞质动员入细胞膜,从而使神经终末释放的量子化谷氨酸有更多突触后反应位点。

(3)突触前 LTP　某些突触的 LTP 是突触前的,或至少有突触前成分。一个例子是,齿状回颗粒细胞的苔状纤维和海马 CA3 区锥体细胞形成的突触群。当阻遏 NMDA 受体后,甚至在完全没有突触后反应时,LTP 还是能被诱导,提示这种现象完全是突触前的。然而,后来的实验表明这种 LTP,仍伴有突触后钙浓度升高。钙浓度升高和 LTP 均取决于代谢型谷氨酸受体(metabotropicglutamate receptor, mGluR)的激活,且能为环腺苷酸依赖性蛋白激酶抑制剂阻遏。这提示,钙浓度的升高由胞内钙库的钙释放所致。

也许人们可以推断,苔状纤维 - CA3 区锥体细胞突触的 LTP 是突触后的,由 mGluR 介导。然而,有观察似与这种结论不符:该突触的 LTP,伴有易化的减小。在大多数中枢突触,当两个间隔 50 毫秒的刺激作用于突触前时,第二个刺激的突触后反应被易化。这种成对脉冲易化的机制与神经肌肉接头处相同,即由于突触前终末释放的递质量子数增加。因为当平均量子数增加时,易化减弱,因此伴随 LTP 所发生的易化的减小提示终末量子释放会增加。不管怎样,易化的减弱提示突触前发生了变化。这个标准已被用来作为许多其他突触有无突触前 LTP 的指标。

突触后代谢型受体的激活,引起突触前 LTP 的表达,提示有越过突触的逆行信使存在。信使之一可能是一氧化氮(nitric oxide, NO),它能在突触后细胞合成,并快速扩散至周围组织。

4. 长时程抑制(Long term depression, LTD)　与 LTP 相反的是突触传递的 LTD,这是在 Schaffer 侧支输入到 CAl 区锥体细胞的突触上首次报道的。之后,已在包括海马 CA3 区、齿状回、各种皮质区和小脑的若干区域都进行了研究。同突触 LTD(homosynaptic LTD),是同一通路上前一重复活动引起的突触传递的 LTD(图 13 - 5A)。多种刺激模式,例如长串的低频刺激(1 ~ 5 Hz,持续 5 ~ 15 分钟)、低频成对刺激或短暂的高频刺激(50 ~ 100 Hz,持续 1 ~ 5 秒),均可引起 LTD。在 Schaffer 侧支,同突触的 LTD,能为NMDA 拮抗剂、锥体细胞的超极化,以及突触后注入钙螯合剂所阻遏。然而,在其他脑区,mGluR

似乎参与了 LTD 的诱导，而 NMDA 拮抗剂则无作用。

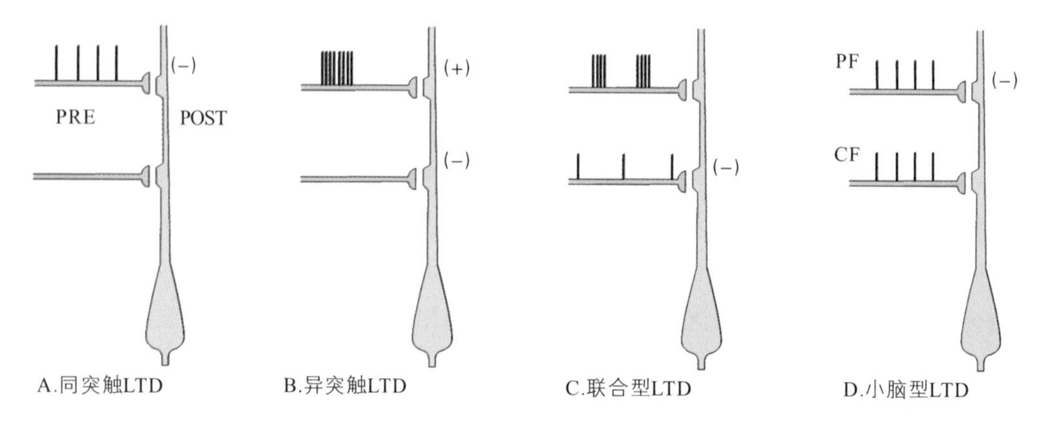

图 13-5 按刺激模式对长时程抑制分型

注：(+)和(-)分别表示条件刺激后突触反应的增强或抑制。A. 对同一传入通路的长时间低频刺激，引起同突触的 LTD。B. 强直刺激相邻通路(刺激串后，本身也可能被增强了)，产生异突触的 LTD。C. 低频刺激测试通路，与短暂的异相强直刺激条件通路相结合，引起联合型 LTD。D. 攀缘纤维(CF)和平行纤维(PF)的协调低频刺激输入浦肯野细胞，在小脑产生 LTD。

异突触 LTD(heterosynaptic LTD)，是由对同一细胞不同传入通路中前一活动所引起的突触传递长时程抑制(图 13-5B)。这种形式的 LTD，最先是作为 Schaffer 侧支到 CA1 锥体细胞突触上与同突触 LTP 的相关现象而报道的。也就是说，某通路中 LTP 的诱导，导致了相邻突触的传递压抑。在以后的实验中，在前穿质纤维—齿状回突触上的慢性记录表明，该压抑能持续数天。在急性标本上，异突触的 LTD 能维持数小时。这种现象需要胞外钙的存在，并伴有突触后钙浓度的升高。在海马，NMDA 受体的激活参与了 LTD，但无 NMDA 受体激活时，突触后去极化也能产生 LTD。在齿状回，LTD 能被 L 型钙通道阻断剂所阻遏。

已报道联合型 LTD(图 13-5C)可由与联合型 LTP 类似的刺激模式所引起。在两个输入处强、弱刺激相结合，引起弱刺激输入的反应被压抑。联合型 LTP 和联合型 LTD 刺激模式的差别在于，LTD 诱导期间的两个刺激应异相性施加。与在联合型 LTP 中一样，突触后的去极化脉冲能代替强的突触刺激。

小脑皮质是产生 LTD 的一个重要部位。在此，浦肯野细胞接受两种兴奋性输入：从颗粒细胞来的平行纤维广泛分支，在次级和第三级树突上形成大量的突触；下橄榄核来的攀缘纤维，与胞体和近端树突丛形成强的突触连接。平行纤维的递质为谷氨酸，该突触既包含 mGluR，也含 AMPA 受体。攀缘纤维的递质尚未得到确切鉴定。在成年动物，小脑没有 NMDA 受体。

Ito 及其同事首次研究了小脑的 LTD(图 13-5D)。他们采用了持续 5 分钟的低频(1～4 Hz)成对系列刺激，作用于平行纤维和攀缘纤维通路上。刺激平行纤维随后的反应被压抑了数小时(图 13－5B)。而且,当谷氨酸施加于树突野范围内,与刺激攀缘纤维相配时,随后对谷氨酸的反应被压抑。这提示,该现象由突触后变化所介导。在活体动物上,小脑 LTD 的可靠诱导有点困难,但在小脑脑片标本和培养细胞上,已确定这是一种肯定的现象。

在脑片和培养小脑细胞上的实验也表明,浦肯野细胞树突上钙动作电位引起的去极化,能取代攀缘纤维的刺激,诱导 LTD。然而,无论是单独刺激攀缘纤维,还是单独的去极化,均不能有效诱导 LTD。只有与刺激平行纤维,或直接施加谷氨酸引起谷氨酸受体共激活时,才能产生 LTD。在刺激平行纤维的情况下,LTD 是输入特异性的,也就是说,只有被刺激的输入通路才被压抑。突触后注入钙螯合剂可阻遏 LTD 的诱导。在刺激攀缘纤维后,有大量钙积累。

(1)LTD 的诱导　产生 LTD 的条件,随研究的突触类型和部位有很大的差异。所以,诱导 LTD 的条件很难一致。许多评述文献已对各种情况作了总结。与 LTP 一样,一个不变的特征是,LTD 取决于突触后钙积聚。在海马,虽然异突触 LTD 能为单独去极化所诱导,不需受体激活,且能为 L 型钙通道阻断剂所减小,但钙的进入似主要通过 NMDA 受体。这提示,局部去极化和通过 NMDA 受体的钙积累,引起激活的输入通路的 LTP,而去极化扩布到邻近突触区,通过经电压门控钙通道的钙内流,产生 LTD。在其他脑区,激活 mGluR 后,IP_3 引起的胞内钙库的钙释放可使游离钙浓度升高。在无 NMDA 受体的小脑浦肯野细胞,钙是通过产生树突动作电位的电压敏感性钙通道内流入细胞的。

突触后神经元细胞内较高浓度钙积累,产生 LTP;较低浓度钙升高,产生 LTD。与这一观点相符,仅在正常胞外钙浓度时诱导 CA1 区细胞产生同突触 LTP 的刺激,在胞外钙浓度降低时,产生 LTD。

(2)LTD 的表达　突触后敏感性降低参与了 LTD 的表达。除了已描述的对施加谷氨酸的敏感性降低以外,在 LTD 期间,EPSP 的幅度也常减小。这些变化伴有AMPA受体的 GluR1 亚基的去磷酸化,提示单通道电导的减小。而且,在培养海马细胞的 LTD 期间,聚集于突触后膜上的 AMPA 受体数减少。所以,LTD 表达的机制,似与 LTP 的刚好相反。

学习和记忆包含了突触效能的长时程变化。因此,LTP 和 LTD 的机制受到特别关注。因为这两种现象具有 Donald Hebb 所假设的对联合学习必需的特性(即当突触前和突触后成分协同活动时,突触强度将增加),LTP 和 LTD 得到了更进一步的关注。

研究表明,完整动物的空间学习和海马薄片上的 LTP 间存在若干相关。例如,两者均可为 NMDA 受体拮抗剂或 mGluR 的拮抗剂,以及钙/钙调蛋白依赖性蛋白激酶的抑制剂所阻遏。然而,与这些阻遏相关行为缺损的本质并不总是清楚的。例如,大鼠施加 NMDA 拮抗剂后,有全身感觉－运动的紊乱,干扰了水迷宫中的判断(意味着学习能力减弱)。但若先让大鼠熟悉测试作业的基本要求,它们便能很容易学会。所以,NMDA 受体介导的 LTP,看来并非完全必需的。基因剔除的实验,也遇到了类似的不确定性:有些去除了 LTP 后,导致空间学习能力的缺损,有些则不能。虽然在 LTP 和 LTD 与包括学习的行为间有某些关联,但目前尚未确立长时程突触变化和记忆形成之间的确切关系。

知识窗

LTP 的发现

LTP 是由泰耶·勒莫 1966 年首次在挪威奥斯陆佩尔·安德森的实验室中观察到的。在那儿勒莫对经过麻醉的兔进行了一系列神经生理学实验,以研究海马体在长期记忆中的作用。

勒莫的实验聚焦于从穿通纤维到齿状回的突触,刺激穿通通路的突触前纤维和记录齿状回突触后细胞的反应来进行这些实验。正如预期的那样,单脉冲电信号刺激穿通通路纤维引发了齿状回细胞的兴奋性突触后电位。勒莫意外地观察到,当他对突触前纤维施加高频度刺激时,突触后细胞群对这些单脉冲刺激的反应会增强很长一段时间。也就是说,当高频刺激被结束后,后续的单脉冲刺激会在一段时间内突触后细胞群 EPSP 的斜率和幅度增大。这种现象——即高频刺激可引发突触后细胞的持久增强反应——最初被称为“持久增强作用”(long - lasting potentiation)。

蒂莫西·布利斯 1968 年加入安德森的实验室,与勒莫合作,二人在 1973 年发表了第一篇关于海马体长时程增强作用的论文。布利斯和托尼·加德纳 - 梅德温在同一期刊物中发表了在清醒动物身上观察到长时程增强效应的类似报告。1975 年,道格拉斯和戈达德提出将“长时程增强”作为持久增强作用的新名称。安德森建议发现者采纳这个新名词,也许是因为其缩写“LTP”更容易发音。

Morris 水迷宫实验(Morris water maze trial)

学习和记忆是其他高等动物和人类对自然环境一种最主要的适应方式。对于人类来说,学习和记忆主要是对社会环境的适应。人和动物的内部心理过程是无法直接观察到的,只能根据可观察到的刺激和反应来推测脑内发生的过程,对脑内记忆过程的研究只能从人类或动物学习或执行某项任务后间隔一定时间,测量他们的操作成绩或反应时间来衡量这些过程的编码形式、贮存量、保持时间和它们所依赖的条件等。学习、记忆行为实验方法的基础是条件反射,各种各样的方法均由此衍化出来。Morris 水迷宫实验是研究啮齿类动物学习与记忆常用的实验方法之一。

Morris 水迷宫是由英国心理学家理查德·莫里斯发明,并应用于学习记忆的研究,用于检测动物空间记忆学习能力。Morris 水迷宫由圆形水池、摄像头及分析系统组成(图 13 -6)。大鼠为了避免下沉会在水中不停地游泳,圆形水面被通过圆心的两条假想垂线划分为 4 个象限。在其中一个象限的正中水域内放置一方形透明平台,平台隐于水面下

2 cm 处,大鼠无法看到。水温保持25℃左右。通常在水中加入牛奶等不透明剂,以避免实验对象直接观察到平台。实验分为定位航行试验和空间探索试验两个阶段。定位航行实验时将动物随机从某个象限的中点面壁式放入水池,动物入水后尽力游动,当发现平台后则栖身其上,每次的训练时间多为 120 秒或 180 秒,定为最大潜伏期,动物找到平台后允许其在平台上停留,桶外墙上不同位置有三个不同形状的标识为大鼠在桶内活动辨别方向的参照。如果动物在规定时间内无法发现安全平台,则由实验者将其引至平台并停留,实验时间记为最大潜伏期。记录动物每次找到平台所需时间、动物游泳轨迹、游泳速度等。空间探索实验时撤去平台,让动物在水中自由游泳,记录最大潜伏期内各象限中的时间及经过原平台位置的次数。实验通过图像采集系统实时记录动物找到平台的潜伏期及游泳轨迹等参数。

对照组的大鼠在初次入水后需要很长时间寻找,才能发现隐藏平台。但经过10 次训练后,大鼠会很快向平台游去。说明大鼠经过训练后记住了平台的位置。

如果在训练大鼠之前在大鼠海马注射 NMDA 受体的阻断剂,然后再让大鼠在桶内寻找平台,这时即使经过 10 次训练后,大鼠仍然需要花很多时间才能找到平台。提示,阻断 NMDA 的活动就阻断了新记忆形成。由于 NMDA 受体是海马 LTP 的重要机制之一,阻断 NMDA 受体能阻断新记忆形成的实验表明 LTP 这种突触可塑性可能与记忆的形成有密切的关系。

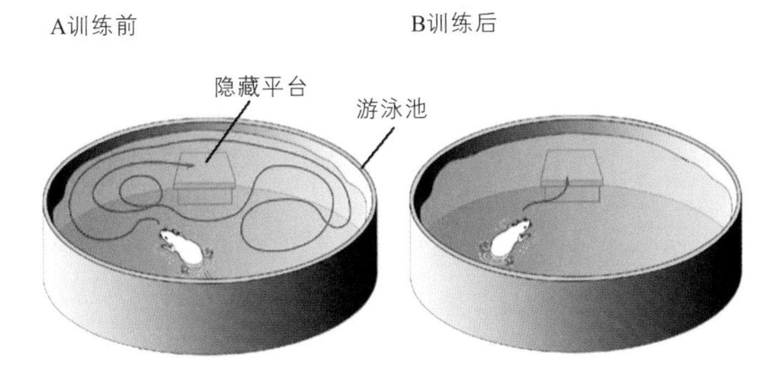

图 13-6 Morris 水迷宫实验示意图

思考题

1. LTP 的神经生物学机制是什么?
2. 阐述海马 LTP 为什么是学习与记忆的机制?

(徐 晖)

参考文献

[1] 韩济生. 神经科学. 3 版. 北京:北京大学医学出版社,2009.

[2] Bear M F, Conners B W, Paradise N A. 神经科学:探索脑(中文版). 王建军,译. 北京:高等教育出版社, 2004.

[3] Kandel E R, Schwartz J H, Jssell T M. Principles of neural science. 4rd ed. Norwalk: Appleton & Lange Press,1996.

[4] Luo L Q. 神经生物学原理. 李沉简,李芃芃,高小井,等,译. 北京:高等教育出版社,2018.

[5] Nicholls J G. 神经生物学:从神经元到脑. 杨雄里,译. 北京:科学出版社,2014.

第十四章 14 睡眠与节律

睡眠和觉醒是人及大多数动物普遍存在的生理现象，占人类一生 1/3 的时间。人类曾试图通过睡眠剥夺的方式去挑战睡眠，保持了 264 小时 12 分钟无眠的世界纪录，但最终因无法坚持而立刻进入了深睡状态。可我们为什么要睡眠？为什么在睡眠的大部分时间里机体会变得软弱无力并处于植物性状态，其余的时间则四肢瘫软、充满幻觉？对多数神经科学家来说，试图回答这个“为什么”仍然是最深奥和最具挑战性的问题。

第一节　睡眠概述和生理特征

世界上许多著名的思想家和科学家，如亚里士多德、希波克拉底、弗洛伊德和巴甫洛夫等都曾经试图阐明睡眠及其睡眠与做梦的生理与病理学基础。但是真正使睡眠医学研究取得显著进展的，还是得益于现代科学技术的进步与研究手段的提高，尤其是大脑皮质电活动的发现，使得脑电图（electroencephalogram，EEG）技术成为研究睡眠的重要工具。

1957 年，Dement 和 Kleitmen 在记录 EEG、下颏肌电图和眼电图的同时，又记录了心电、鼻气流和呼吸活动等多项生理指标，创建了多导睡眠图，发现睡眠是由非快速眼动（non - rapid eye movement，NREM）和快速眼动（rapid eye movement，REM）两种状态组成的周期性行为。

一、正常人的脑电波

EEG 监测到的脑电波与大脑活动密切相关，在睡眠、觉醒行为上也表现出显著的特征。一般根据脑电波的频率和幅度进行分类，分为 α 波、β 波、θ 波和 δ 波。α 波是成年人处于安静状态的主要脑电波，在清醒、安静并闭眼时出现。睁开眼睛时 α 波立即消失而呈现快波（β 波），这种现象称为 α 波阻断。β 波频率最高，δ 波波幅最高，分别代表着睡眠的不同状态和分期（图 14 - 1）。

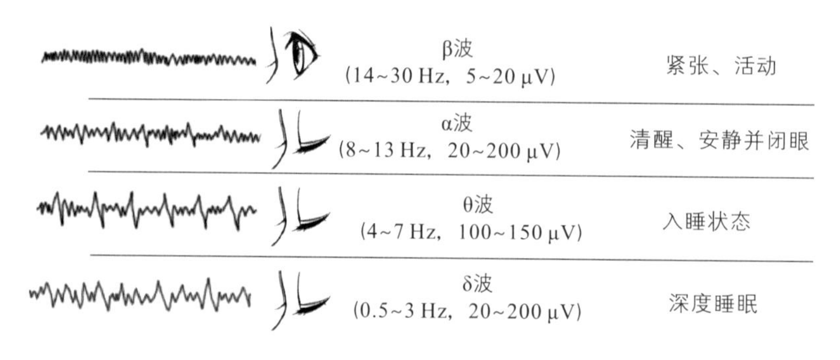

图 14－1　正常人的 4 种基本脑电波

二、NREM 睡眠(non－rapid eye movement, NREM)

1957 年,Dement 和 Cleboterman 根据脑电图出现的特征性规律变化将 NREM 睡眠分为 1～4 期(图 14－2,表 14－1)。

NREM 睡眠即非快速眼动睡眠,这期睡眠的整体特点是副交感神经兴奋的表现,全身代谢减慢,肌肉放松,心跳和呼吸频率减慢,血压降低,分泌物减少,生长激素分泌增加,蛋白合成增加,大部分脑区域神经元活动减少,被称为“休闲的脑,可动的躯体”(an idling brain in a movable body)。

(一)NREM－1 期

是人清醒状态向睡眠状态的过渡阶段。此期 EEG 的频率以 α 波为主,但波幅逐渐降低(图 14－2,表 14－1)。此期受试者意识朦胧,可出现梦境样心理活动,不少人尚能模糊感知外界刺激,因此常认为自己并未入睡。与此同时,心率减慢,呼吸减缓,躯体肌肉进一步放松。这一阶段大概占到整个睡眠时间的 5%,约持续 7 分钟。

(二)NREM－2 期睡眠

介于 1 期浅睡与 3～4 期睡眠之间的睡眠阶段,可与 1 期睡眠统称为浅睡。其特征为 EEG 相对低波幅混合频率的背景上,出现频率为 11～16 Hz(最常见 12～14 Hz)成串出现、明显可辨的纺锤波(图 14－2,表 14－1)。2 期睡眠时全身肌张力显著降低,几乎无眼球运动,意识逐渐消失,但尚有短暂不连贯的思维活动,这一阶段占到整个睡眠时间 50%,但是生物学意义尚不完全清楚。

(三)NREM－3 期和 NREM－4 期睡眠

慢波增多,波幅增高但频率减低,δ 波所占比例在 20%～50% 处于 3 期,在 50% 以上进入 4 期睡眠,可统称为 δ 波或慢波睡眠期(图 14－2,表 14－1),这是深度睡眠的重要标志之一。EMG 呈电静息,说明肌肉张力明显受到抑制,受试者已经达到深度睡眠,已经不容易被唤醒。

所以,NREM 睡眠期并不是一个均质状态,是一个由浅入深、逐步递进的状态。伴随着深度睡眠的到来,δ 波比例逐渐升高,表现为神经元活动的同步性增大,因此 NREM 睡眠还被称为慢波睡眠(slow wave sleep, SWS)、同步化睡眠、正向睡眠。

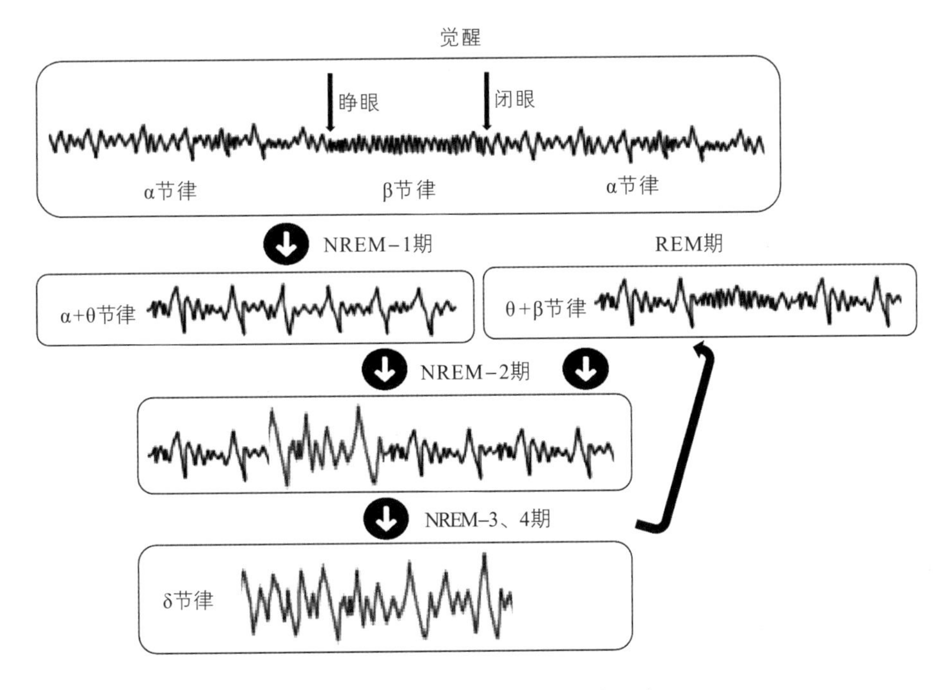

图 14-2 不同睡眠分期的脑电特点

表 14-1 睡眠不同分期的脑电活动和生理学特点

睡眠分期	脑电活动	眼球活动	肌电活动
觉醒期	α 波和 β 波的混合频率	快速眼动或眨眼	相对的高电压
NREM-1 期	频率以 α 波为主,但波幅逐渐降低,可出现低幅 θ 波	慢速钟摆样游动	较低
NREM-2 期	相对低电压混合频率背景上,出现纺锤波和 K 综合波	偶有游动或无眼动	低平
NREM-3 期	高幅慢 δ 波占 20% ~50%	无眼动	平坦
NREM-4 期	高幅慢 δ 波达 50% 以上	无眼动	更平坦
REM 睡眠	与 NREM-1 期相似,呈现低幅高频 θ 波和 β 波	快速眼动	最平坦(零)

三、REM 睡眠(rapid eye movement, REM)

相对于 NREM 睡眠,REM 则称为快波睡眠、去同步化睡眠或异相睡眠。EEG 呈现低幅高频的 θ 波和 β 波的混合波,类似 1 期睡眠的脑电波(图 14-2,表 14-1)。眼动图上出现两眼同向的快速协同运动,为该期的特征性表现。此期肌张力完全消失,无肌电活动,肌肉得以充分休息,因此有人称之为“活跃的脑,瘫痪的躯体”(an active, hallucinating brain in a paralyzed body)。唤醒阈明显增高,表明睡眠进一步加深。

REM 期交感神经表现比副交感神经更为活跃,产生“交感风暴”,血压、心率和呼吸频率和幅度有较大波动,颅内压有所增高,内耳肌活跃,女性外阴充血,男性阴茎勃起,眼球快速转动,这也是哮喘、溃疡穿孔、心脑血管病发作和睡眠呼吸障碍等疾病为什么好发于 REM 期的主要原因。REM 另一个特点就是产生鲜明的幻觉性心理活动即梦境。从 REM 睡眠中被唤醒的人有 74% ~95% 诉说正在做梦,而从慢波睡眠中被唤醒的人只有 7% 能回忆起梦境,因此猜想 REM 睡眠可能与脑内信息整理储存有关。

四、睡眠结构

健康成人由觉醒经过 10 ~30 分钟的睡眠潜伏期后开始入睡,先进入 NREM 睡眠,此时睡眠由浅入深分为 4 期(即 1 ~4 期)。然后由深变浅,通常再由 2 期进入 REM 睡眠,形成 NREM/REM 睡眠的第一个睡眠周期。REM 睡眠结束后,又重复以上规律,睡眠转入第二个 NREM/REM 周期。全夜正常睡眠可有 3 ~6 个周期,老年人的周期次数较年轻人为少。每个周期成人为 90 ~120 分钟,婴儿一般为 50 ~60 分钟(图 14 -3)。随周期的增多,NREM 睡眠的 3 ~4 期时间逐次缩短,甚至消失。REM 睡眠的时间则逐次延长,在第一个周期中可以仅有 1 ~2 分钟,而到末次周期可长至 30 分钟以上,有时以该期告终而觉醒起床。

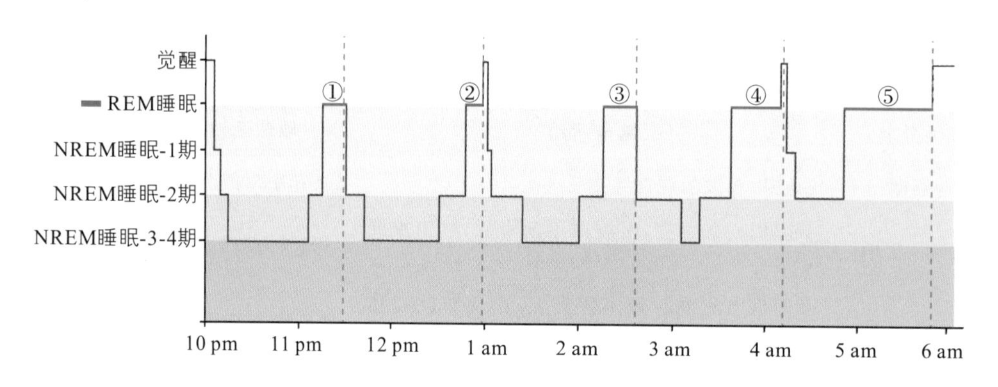

图 14 -3 正常成年人整晚睡眠图示例

成人在正常睡眠期间,NREM 或 REM 睡眠时相均可直接转变为觉醒状态,但由 REM 自动醒来的可能性要大于 NREM 的任何阶段。由觉醒状态不能直接进入 REM 睡眠,而只能进入 NREM 睡眠。如果成年人出现直接进入 REM 这种现象,称之为发作性睡病,患者会发生猝倒,目前认为是一种遗传性疾病,并与下丘脑食欲肽(orexin)神经元的活动密切相关。但婴儿可从觉醒直接进入 REM 睡眠,称为“睡眠始发性 REM 睡眠(sleep - onset REM sleep)”。从 NREM 睡眠与 REM 睡眠的循环转化可以看出,睡眠过程并非一入睡就由浅入深并持续至天明,而是深一阵、浅一阵。

第二节　睡眠和觉醒的神经生物学机制

睡眠不是觉醒状态的简单终结，是大脑的另一种工作状态，是中枢神经系统内节律性的主动过程，需要脑各部分参与。近年研究认为，睡眠发生与中枢神经系统内某些特定的神经结构密切相关，伴随不同神经元的活动变化以及各种递质的释放。这些核团和递质彼此间形成相互作用、相互制约的神经网络。利用毁损和刺激方法，以及光遗传学技术以及影像学方法均可以帮助我们寻找影响睡眠和觉醒的调节区域以及相关的中枢。

一、觉醒发生的促进系统

1937 年生理学家 Bremer 建立了猫的孤立脑（isolated brain）和孤立头（isolated head）标本。孤立脑模型是在中脑四叠体的上丘和下丘之间横断猫脑，猫可陷入永久的睡眠。如果在脊髓和延髓之间横断猫脑，则建立了孤立头模型，猫的睡眠和觉醒均不受影响。这就意味着延髓和中脑之间的脑干中存在着调节睡眠和觉醒的中枢结构。

（一）上行投射系统

Moruzzi 和 Magoun 通过电刺激的方式证明了脑干上部的网状结构参与了觉醒，这部分结构称之为脑干网状结构上行激活系统（ascending reticular activating system，ARAS）。ARAS 是迄今为止公认维持觉醒的重要脑结构。ARAS 属于上行投射系统中的非特异性投射系统，躯体和内脏的各种传入冲动通过特异性和非特异性上行投射系统激活 ARAS，ARAS 再通过丘脑的非特异性投射系统到达大脑皮质，对皮质的兴奋性起主要激活作用，使觉醒状态得以维持（图 14－4）。

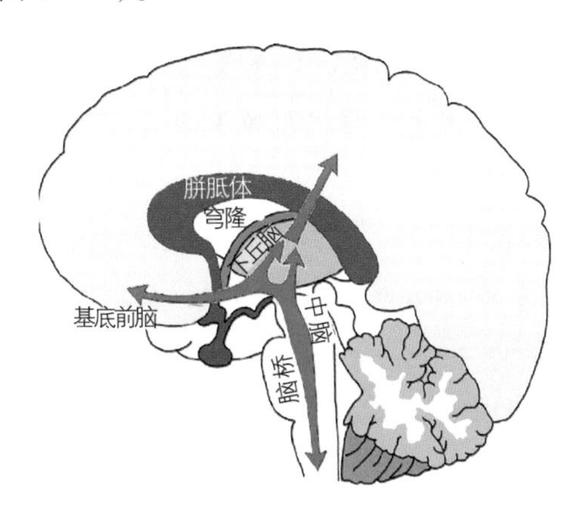

图 14－4　上行网状激活系统（ARAS）示意图

（二）蓝斑核和中脑

20 世纪 50 年代后期，Batini 等在探讨 ARAS 时发现网状结构中的头端含有维持觉醒所必需的神经元，其中蓝斑（loucus coeruleus，LC）去甲肾上腺素能系统和中脑多巴胺（Dopamine，DA）系统是必不可少的。LC 是脑内去甲肾上腺素能神经元最密集的区域，LC 在觉醒期神经元放电最为活跃，NREM 时减弱，REM 开始时停止放电，因此也被称为 REM 关闭（REM－off）神经元。这群神经元投射到其他睡眠觉醒靶区，通过 α_1/α_2 受体的作用兴奋觉醒相关神经元，抑制睡眠相关神经元以维持脑电觉醒状态。中脑内的黑质和腹侧被盖区是 DA 能神经元的聚集地，其纤维可以通过纹状体、基底前脑至皮质维持觉醒，主要是行为觉醒。破坏中脑黑质 DA 系统后，动物在行为上不能表现为觉醒，但脑电仍有快波出现。目前已有针对多巴胺再摄取抑制剂的药物用于治疗帕金森病的嗜睡症。

（三）中缝背核

中缝背核（dorsal raphe nucleus，DRN）是脑内 5－羟色胺（5－hydroxytryptamine，5－HT）能神经元的主要分布区域，其神经元放电在觉醒期最为活跃，NREM 时减弱，REM 开始时停止放电，因此与 NA 能神经元相似，也被称为 REM－off 神经元。药物性激动 5－HT的 1 型和 3 型受体会增加觉醒，减少 NREM 和 REM 睡眠成分。

（四）背外侧被盖核和脚桥被盖核

背外侧被盖核（laterodorsal tegmental nucleus，LDT）和脚桥被盖核（pedunculopontine tegmental nucleus，PPT）分别位于脑桥吻侧和中脑尾侧。LDT 和 PPT 的神经元放电在觉醒期活跃，NREM 时减弱，REM 又重新开始活跃，因此与之前的 LC 和 DRN 神经元作用刚好相反，因此称为 REM 睡眠启动（REM－on）神经元。

（五）丘脑

丘脑作为一个重要环节，负责将 ARAS 的各类传入信息传递给皮质维持觉醒，但丘脑结构复杂，含有 30 多个核团，很多重要问题尚未阐明，究竟哪些特定丘脑核团参与觉醒及其相关环路呢？

随着光遗传等现代研究技术发展，新的认识在不断刷新。陆军军医大学胡志安课题组发现光遗传激活丘脑室旁核（paraventricular thalamus，PVT）会促进睡眠向觉醒的转换，依赖 PVT－伏隔核（nucleus accumbens，NAc）环路，受控于外侧下丘脑食欲素神经元的调控。除此之外，丘脑中央内侧核、丘脑腹内侧核的激活均能快速诱发觉醒。

（六）下丘脑

下丘脑食欲肽（orexin）能神经元位于下丘脑外侧，数量较少，仅有数千个，但纤维投射却很广泛，主要密切投射到 LC、DRN、TMN、LDT 以及皮质等脑区，促进觉醒相关递质的释放，兴奋大脑皮质，减少睡眠，增加与维持觉醒。当向 LC、LDT 注射 Orexin，可明显增加觉醒,抑制睡眠。同时 orexin 能神经元的变性是导致发作性睡病的重要病因,包括猝倒和病态 REM 睡眠等症状。

结节乳头体核(tuberomammillary nucleus, TMN)是公认的促觉醒调节中枢,5 - HT 能神经元的胞体集中分布,其神经元的自发性放电随着睡眠 - 觉醒周期发生频率变化,觉醒期 5 - HT 的浓度是睡眠期的 4 倍之多。

二、NREM 睡眠发生的神经生物学机制

(一)下丘脑腹外侧视前区

下丘脑腹外侧视前区(ventrolateral preoptic nucleus, VLPO)是公认调控睡眠的关键核团之一,VLPO 的兴奋性程度与睡眠量成正相关。VLPO 内神经元根据分布方式分为“密集区”和“弥散区”,它们对睡眠的影响也不尽相同。密集区神经元与 NREM 睡眠时长密切相关,当毁损该区域后,δ 波会减少 60% ~70% ,严重干扰睡眠质量。相对于密集区,弥散区神经元更多与 REM 睡眠期相关。

VLPO 区神经元与之前提到的多个觉醒相关脑区均有双向纤维联系,这是睡眠周期中不同睡眠状态相互切换的解剖学基础。VLPO 会向 PPT、LDT、DRN、LC、TMN 等脑区发出投射,通过抑制性神经递质 γ - 氨基丁酸(γ - aminobutyric acid, GABA)和甘丙肽(galanin)抑制觉醒脑区神经元的兴奋性,促进觉醒向睡眠的转化,特别是 NREM 深度睡眠的增加。反之,VLPO 也接受 5 - HT 能和 NA 能的纤维投射,这种彼此的交互抑制,形成一个双稳态反馈环路,触发睡眠和觉醒两种状态的交替出现。

(二)基底前脑及视前区

基底前脑和视前区(preoptic area, POA)内的 GABA 能神经元发挥着睡眠促进作用,其神经元放电在睡眠期明显高于觉醒期。觉醒期,LC 神经元放电活跃,发出的纤维优势抑制基底前脑和 POA 的 GABA 能神经元,随着 LC 神经元放电减弱,对基底前脑和 POA 抑制的减弱,基底前脑和 POA 的 GABA 能神经元去抑制而活化,会反过来优势抑制觉醒神经元(下丘脑 orexin 神经元、TMN 和 LC),促进 NREM 睡眠的发生。

三、REM 睡眠发生的神经生物学机制

REM 睡眠具有鲜明的特色,其发生机制更为复杂。通过前面觉醒和 NREM 睡眠相关脑区和神经递质的介绍,我们已经知道存在两种不同的触发 REM 开始和终止的神经元群,即 REM - on 神经元和 REM - off 神经元。这两群神经元均分布在脑干,因此脑干是 REM 睡眠的中枢所在。位于 LDT 和 PPT 的胆碱能神经元就是 REM - on 神经元,这类神经元在觉醒期保持静止,但在 RENM 之前和 REM 期间活性增强。REM - off 神经元则位于 DRN 和 LC,属于 5 - HT 能和 NA 能,它们在觉醒期放电频率很高,NREM 期开始减少,至 REM 直接静息。

于是有研究者提出了 REM－off 与 REM－on 交互抑制作用模型(图 14－5)。当机体觉醒时,REM－off 神经元持续活动,对 REM－on 起抑制作用。随着进入 NREM 睡眠,这种抑制作用逐渐减弱,REM－on 神经元活动增强,最终引发 REM 睡眠。同时REM－on神经元活动增强会进一步兴奋 REM－off 神经元,导致 REM－off 神经元活动又开始再次升高,最终达到抑制 REM－on 神经元的水平,导致 REM 睡眠的结束。

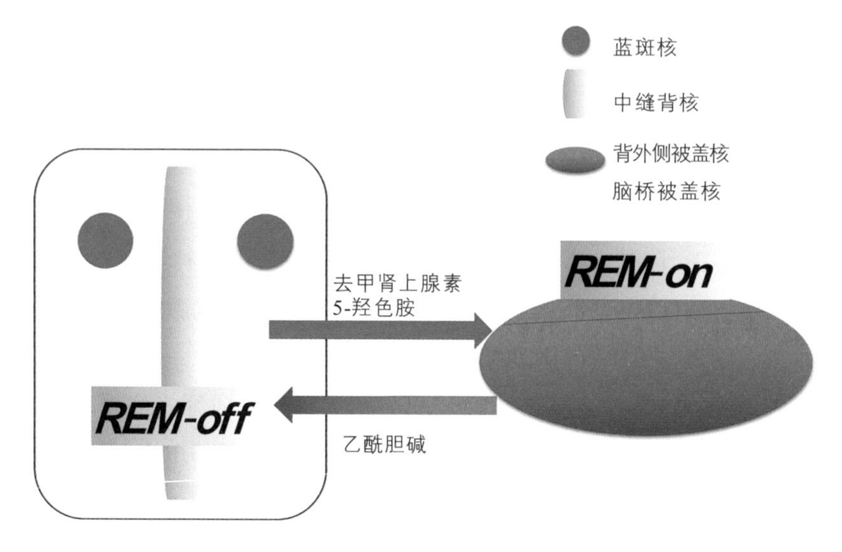

图 14－5　REM 睡眠的交互抑制作用.

四、与睡眠－觉醒有关的内源性物质

除了以上脑区和神经递质的核心作用外,睡眠的调节还离不开众多神经肽、激素和细胞因子。最早提出催眠素(hypnotoxin)概念的是法国生理学家 Pieron 和日本生理学家石森国臣,他们将睡眠剥夺 150～293 小时的狗的脑脊液注射到清醒狗的脑室内,注射动物都发生了 2～6 小时的睡眠行为,肯定了睡眠物质的存在。随着近期检测技术的进步,越来越多的因子和肽类被认为与睡眠有关。最为重要的研究集中在了褪黑素(melatonin, MT)、前列腺素 D_2(prostaglandin D_2, PGD_2)和腺苷。MT 的分泌表现出明显的节律性,作用于视交叉上核(supra-chiasmatic nucleus, SCN)等部位打开睡眠的"闸门"。失眠与抑郁症患者血液中 MT 含量降低,使用 MT 后能够缩短入睡潜伏期,不影响睡眠结构。大量文献报道证明,MT 对于时差变化综合征、轮班工作导致的睡眠障碍、睡眠时相延迟综合征、非 24 小时睡眠周期综合征等均有显著的疗效。

前列腺素 D_2 是存在于哺乳动物脑内的一种重要前列腺素,被认为是睡眠的生理性调节物质,其诱导的睡眠与机体的自然睡眠无区别。脑室内灌注 PGD_2 可增加大鼠、小鼠和猴的 NREM 和 REM 睡眠。腺苷 A_2A 激动剂是唯一与 PGD_2 类似的催眠物质。腺苷 A_2A 拮抗剂可阻断腺苷 A_2A 激动剂和 PGD_2 的催眠作用,提示 PGD_2 诱导的催眠效应可能通过腺苷 A_2A 受体系统介导。

第三节 睡眠-觉醒生物节律

相较于睡眠结构中 NREM 和 REM 的交替循环,睡眠和觉醒可以说是人类和哺乳动物中最为明显的生物节律。这种与自然昼夜交替大致同步的生理活动周期独立于自然界的昼夜交替而自我维持,受机体内部不同震荡机制的调控。

一、视交叉上核(supra-chiasmatic nucleus, SCN)

睡眠-觉醒节律是中枢特定结构活动的结果。大量的实验发现,电刺激视交叉上核(supra-chiasmatic nucleus, SCN)可引起预期的生理性昼夜节律的改变。毁损 SCN 可破坏大鼠各种内源性的行为和激素分泌的昼夜节律,包括睡眠-觉醒行为模式。在人类,先天性视网膜-SCN 连接系统未发育者则失去睡眠-觉醒昼夜周期的感觉。这些结果都指向 SCN 是高等动物的生物钟所在部位。SCN 具有对光照周期的敏感性,产生与明暗变化同步的节律。

SCN 位于大脑中线的两侧,紧挨着第三脑室,体积不超过 0.3 mm^3,其神经元是全脑最小的。组织学研究证明,SCN 中有来自视网膜-下丘脑投射纤维的直接输入及来自中缝核的纤维投射。核内有密集的树突突触将细胞紧密连接,因此使它们倾向于进行同步活动。

SCN 发挥作用的机制,主要是通过视网膜感光,再经视网膜-视神经-外侧膝状体通路到达下丘脑,影响 SCN 的活动。入睡前给予光照可使睡眠延缓发生,而在凌晨施加光照会使睡眠提前结束。但在白日光亮时施加光照,则对睡眠基本无影响。正常人如果较长时间与光线隔离,醒/眠周期在 10~20 天后即延长至以 25 小时为一个周期,引起节律的紊乱。因此,约有 2/3 的盲人出现睡眠紊乱。切断视束或损毁视交叉尾侧时,光照仍能诱导动物的醒/眠周期,这一现象提示可能另有某种视网膜-下丘脑通路,将光信息传递至下丘脑的 SCN。

在分子水平,昼夜节律涉及有关基因及其在 SCN 中的蛋白产物。正负生物反馈机制的联馈反应,可产生一整套在 24 小时内准时反复发生的分子信号,由 SCN 细胞表达并转变为反复发生的细胞事件(如膜电位的变化),再被传递到连接神经元,最终到达控制昼夜节律的生理活动过程中。这些生理活动过程的信息又从不同细胞组织反馈到 SCN。昼夜节律信息又与下丘脑前核中需要睡眠的信息相整合,下丘脑前核又与来自下丘脑后核、基底和脑干的唤醒系统相互作用,以调控睡眠的发生。睡眠时,位于中脑和脑桥交界处次昼夜(ultradian)震荡器调控着 REM 和 NREM 的规律性交替反应,而睡眠周期与其神经调节施加影响于前脑,后者则影响着行为、意识和认知功能。

近年发现大鼠含有某种“时钟”基因,其突变可导致昼夜节律的延长。在 SCN,Clock

基因产生可抑制进一步转录的蛋白质(图 14－6)。Clock 基因动物生理性昼夜节律的分子遗传学分析提供了一个重要的切入点。目前至少已有 9 个基因被认为是哺乳动物生物钟的分子成分。人类某些睡眠障碍如睡眠时相提前综合征,也具有遗传性和家族性特征。利用克隆技术对哺乳动物正常和变异的“时钟”基因和其他相关基因进行精确分析,有助于了解哺乳动物昼夜节律的基因机制。

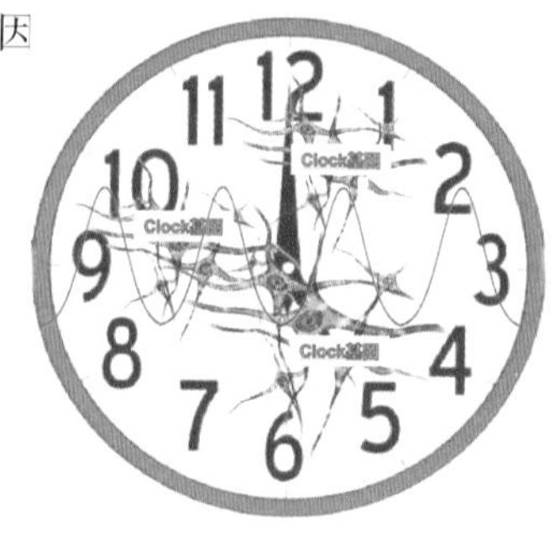

图 14－6　Clock 基因的昼夜节律

二、松果体和褪黑素(melatonin, MT)

近年发现松果体分泌的褪黑素(melatonin, MT)对生物钟和昼夜节律也产生重要影响。MT 分泌的节律性主要受到光线的调节。在低等动物(如青蛙和蜥蜴)的松果体柄很长,直接伸到皮肤下面,而且与眼睛一样在其前端也有感光细胞。当光线通过皮肤到达松果体,使松果体能感受到太阳光线的照射量,从而具有辨别明暗的功能。在人类,环境的光信号进入机体的主要途径是经过视网膜－松果体神经通路。可见松果体分泌功能的节律性变动,受到环境明暗变化的直接影响和调节,MT 的昼夜分泌节律与睡眠的昼夜节律之间有固定的相位关系。因此,MT 的分泌节律被认为是外因性节律。当 MT 被分泌后,可作为一种内源性的授时因子或同步因子,对机体某些生理功能的昼夜节律起协调作用。MT 能够作用于视交叉上核等部位,通过打开睡眠的“闸门”而使动物容易入睡。

第四节　睡眠的功能和意义

所有的哺乳动物、鸟类和爬行动物似乎都需要睡眠,但只有哺乳动物和一些鸟类有 REM 睡眠。不同动物的睡眠时间的差异很大,蝙蝠一天需要睡 18 小时,而马和长颈鹿一天只需睡 3 小时。一些人认为,像睡眠这样普遍的行为必然具有极其重要的功能;否则,一些物种就会在进化过程中失去对睡眠的需求。但睡眠的功能是什么?

睡眠是生命延续必须的。实验中睡眠剥夺的动物会死去,不正常的睡眠会威胁到个体的生存,无论是直接的(阻塞性睡眠呼吸暂停)或是间接的(与睡眠相关的车祸等)都是这样。目前已经知道 NREM 和 REM 睡眠反映了脑的不同功能状态,但是这两种睡眠所具有的确切生理作用尚未完全阐明。

一、NREM 睡眠的意义

NREM 睡眠对促进生长、消除疲劳及恢复体力起主要作用。如果白天从事剧烈的运动,当夜和第二夜 NREM 睡眠会增加一倍左右,提示 NREM 可能与消除疲劳有关。NREM 睡眠期间,动物心率减慢,血压下降,呼吸频率降低,机体能量消耗减少,有利于合成代谢。NREM睡眠期间，脑垂体的各种激素分泌增多，特别是生长激素(GH)的分泌，有助于蛋白质和核糖核酸的合成，促进全身细胞的新陈代谢，利于养精蓄锐。

二、REM睡眠的意义

(一)REM睡眠是神经系统发育到高级阶段的产物

NREM睡眠能够在大部分爬行类动物见到，但在两栖类和鱼类均未清楚呈现。但REM睡眠只在哺乳动物和鸟类中存在，在鱼类和爬行类等低等动物不出现REM睡眠。哺乳动物REM睡眠时间占15%～20%，且随着脑进化程度的提高而增加。

(二)REM睡眠与神经系统发育成熟的关系

在个体发育中，人类睡眠最显著的成熟特征是REM睡眠占总睡眠时间比例的变化。正常成人的睡眠有20%～25%是交感神经活动占优势的REM睡眠期，婴幼儿期则高达50%，较成人多出一倍以上。REM睡眠期间脑内蛋白质合成加快，新的突触联系建立，这均与促进婴幼儿神经系统发育成熟和促进记忆有关。痴呆儿童的REM睡眠量显著少于同年龄的正常儿童，早老性痴呆患者的REM睡眠量亦明显减少。这些事实都说明，睡眠对脑功能的发育和发展有着重要作用，但REM睡眠促进脑功能发育和发展的确切机制不详。国外有人根据一些研究结果推测，脑功能的发育和发展依赖于活跃的神经功能，且脑的某一部位活动还可影响到其他部位功能的发育和发展。神经功能活跃的REM睡眠，正是提供了这样一种内在的环境和条件。Mirmiran更认为，婴幼儿中REM睡眠比例较高，是对觉醒时间过少的一种代偿，REM睡眠的数量是衡量脑发育程度的一项指标。

(三)REM睡眠与学习记忆

记忆是大脑的一项重要功能，学习和训练可以增加REM睡眠。有实验证明，仅仅一夜的睡眠剥夺就会损害前额叶功能，其中对记忆的影响最为显著。近年来，利用睡眠剥夺实验证明，与动作行为有关的记忆与NREM睡眠2期有关，而其他的记忆功能主要与REM睡眠有关。REM睡眠中的做梦就是记忆信息的再现，对信息进行重新处理，可能形成新的神经联系，提高学习和记忆效果。此外，最新的研究发现遗忘也许也是一种主动行为，并与REM密切相关，REM睡眠可以消除过时的记忆、减少或者屏蔽无用或者不需要的信息以巩固重要的习得信息。

(四)REM睡眠与体温调节

REM睡眠时一个显著的生理现象是所有哺乳动物均丧失体温调节能力。若环境温度开始下降，动物可能因冷而醒，出现睡眠中断。在REM睡眠期脑活动增强的同时，体温调节却丧失，提示REM睡眠的另一功能可能是有助于脑功能恢复，并选择性的使承担重要调节功能的神经元得到充分休息。

（五）REM 睡眠与某些疾病的关系

REM 睡眠间断出现，常常伴随心率、血压、呼吸和自主神经系统发生不规律性的阵发性变化。因此，REM 睡眠阶段常易发生意外事件，例如急性脑血管疾病、心绞痛、哮喘发作等。除此之外，与 REM 睡眠相关联的一种生理现象就是阴茎或阴蒂的勃起。根据出现在男性的每个 REM 睡眠阶段阴茎勃起的现象，临床上可以用来鉴别器质性阳痿或功能性阳痿。

大脑活跃的功能状态，有助于促进脑功能的发育、发展和保持。它与 NREM 睡眠在正常睡眠中一定比例的结合，既保证了机体及大脑贮备能量，又使觉醒时大脑能发挥最佳功能。REM 睡眠期间脑内蛋白质合成加快，新的突触联系建立，这均与促进婴幼儿神经系统发育成熟和促进记忆有关。痴呆儿童的 REM 睡眠量显著少于同年龄的正常儿童，早老性痴呆患者的 REM 睡眠量亦明显减少。

知识窗

“短睡眠”基因

当今世界，睡眠不足成了普遍现象，人们总是用工作、学习、游戏甚至娱乐活动占满所有的时间，既然时间不能再多，能不能不睡或者少睡来弥补这一切呢？当你还在为这些问题苦恼的时候，有人却天生“短睡眠”，睡得少还活力充沛。

第一个“短睡眠”基因：DEC_2 的发现

2009 年，一对母女的睡眠问题引起了关注。她们很困惑自己每天早上 4 点左右就能起床，而且比起“早睡早起”者，她们晚上睡得并不算早。检查发现：这对母女的 12 号染色体上一个基因（DEC_2 基因）发生了突变。于是 Ying Hui Fu 教授及其团队制造了携带这个突变的转基因果蝇和小鼠，发现果蝇和小鼠也获得了超能力，分别可以每天少睡 1、2 个小时。这项结果当年发表在 *Science* 上，引起了轰动。

第二个“短睡眠”基因：$ADRB_1$

在找出了第一个促使人天生少睡的基因后，研究者找到更多连续几代人天生睡得少的家族，发现上面所说的 DEC_2 基因并不能完全解释他们的超能力。十年磨一剑！就在最近，这支研究团队终于确定了让人拥有短睡眠能力的第二个基因——$ADRB_1$ 的基因。这个基因编码的蛋白与肾上腺素的信号有关，当它发生特定突变时，携带这一突变基因的人，每晚睡眠时间平均不到 6 小时。这一全新的基因突变到底是如何导致短睡眠呢？于是，一批经过基因工程改造后含有与人类相同的 $ADRB_1$ 突变的小鼠告诉我们了答案。$ADRB_1$ 基因负责编码肾上腺素能 β 受体，突变后会导致受体稳定性下降，功能受到影响。小鼠的行为表现为睡眠减少 55 分钟，并在光刺激后立刻醒来。

比起“常人”需要 7 ~ 9 小时才能真正让大脑完成充电，“天生的短睡眠者”可以说每天都赢在起跑线上。咖啡续命？不需要的。

思考题

1. 为什么我们花这么多时间睡觉？产生这种状态的机制是什么？

2. 睡眠的周期是怎样组织的？每个阶段有哪些特征？

3. 不同的神经系统促进觉醒和睡眠，这与调节非快速眼动睡眠和快速眼动睡眠有关吗？

（刘　玲）

参考文献

[1] Bear M F, Conners B W, Paradise N A. 神经科学：探索脑. 王建军，译. 北京：高等教育出版社, 2004.

[2] 赵忠新. 临床睡眠障碍学. 上海：第二军医大学出版社，2003.

[3] 孙凤艳. 医学神经生物学. 上海：上海科学技术出版社，2016.

[4] Dale P. Neuroscience . 3rd edition. Sinauer Associates Inc, 2004.

[5] Hudson A J. Consciousness: physiological dependence on rapid memory access. Frontiers in Bioscience, 2009, 14(7):2779 - 2800.

[6] Flávio A, Alexandre P, Rosa H. Mecanismos do ciclo sono-vigília. Revista Brasileira de Psiquiatria, 2005.

第十五章 15 情绪与动机

法国神经生物学家 Broca 于 1878 年提出,在所有哺乳动物的大脑半球内侧面,有一个明显区别于周围皮质的环形结构,由隔区、扣带回、海马旁回、海马和齿状回等围绕胼胝体的结构组成,称为边缘叶(limbic lobe)。现代神经科学研究证实,边缘叶加上与它联系密切的皮质(额叶眶回后部、岛叶前部和颞极)及皮质下结构,如杏仁体、隔核、下丘脑、上丘脑、丘脑前核和中脑被盖等,组成了边缘系统(limbic system)。边缘系统也被称作内脏脑,其功能涉及内脏活动、情绪、动机、行为、记忆等。

第一节 情 绪

情绪,简单来讲就是我们的喜怒哀乐。好的情绪有益于身心健康,有助于提高做事效率,坏的情绪则会造成相反结果。已经获得的对于情绪的认识,一方面来自对临床病例的深入观察,另一方面则来自于动物实验。神经科学领域常用研究感觉和运动系统的技术都很难应用于对情绪的研究。因为研究动物情绪不是一件容易的事情,动物不能诉说主观感受(即情绪体验),所以只能观察到动物内部情绪的行为表现(即情绪表达)。这些都给情绪的神经基础研究带来困难,需要研究者根据动物的行为表现正确判断其情绪体验。

一、情绪和边缘系统

情绪(emotion),是人的各种感觉、思想和行为的一种综合的心理和生理状态,是对外界刺激所产生的心理反应,以及相应的生理反应,如:喜、怒、哀、乐等。对于情绪的分类古今中外的观点很多,就我国来说,就有多种分类。如《中庸》的“喜、怒、哀、乐”,《礼记·礼运》的“喜、怒、哀、惧、爱、恶、欲”,《素问》的“喜、怒、悲、忧、恐”等。美国著名心理学家克雷奇认为人类有四种基本情绪:快乐、悲哀、愤怒和恐惧。从心理学的角度来讲,情绪是个人的主观体验和感受。从神经基础的角度来讲,情绪又是什么呢? 对于情绪的发生,神经科学家们的认识也经历了多个阶段,包括 James-Lange 学说、Cannon-Bard 学说等。

美国神经生物学家 Papez 认为,“情绪系统”存在于脑的内侧面(被称为帕佩兹回路或 Papez 环)。Papez 环始于海马,通过联合后穹隆投射到乳头体,然后从乳头体通过乳头丘脑束投射到丘脑前核,丘脑前核接着又投射到扣带回,扣带回又投射回海马。Papez 环涉及学习、记忆、情感等,最初被认为是情感体验的解剖学基础,随着研究的深入,杏仁核、基底前脑和前额叶皮层也被认为是 Papez 环的补充部分,在情感中发挥着深刻的作用。Papez 环是边缘系统的基本组成部分,后来美国生理学家Maclean在边缘叶和 Papez 环的基础上创造了“边缘系统”这一术语。下面,我们以几种情绪为例,具体说明神经环路如何参与情绪的形成。

二、恐惧和焦虑

恐惧(fear)是指人们在面临某种危险情境,企图摆脱而又无能为力时所产生的担惊受怕的一种强烈压抑情绪体验。恐惧是个体在威胁或潜在威胁情境产生的一种反应,这种反应是个体生存和种族繁衍必须的,并且是在生物进化过程中高度保守的。焦虑(anxiety)是人们预期到某种危险或痛苦境遇即将发生时的一种适应反应或为生物学的防御现象,是一种复杂的综合情绪。是由紧张、焦急、忧虑、担心和恐惧等感受交织而成。焦虑是机体对应激源(感知的威胁)产生的一种不恰当的反应,这种威胁经常是并不存在的,或当前并不具有威胁的。恐惧和焦虑引起的防御性反应有助于机体避免或减少伤害,确保个体的生存。在许多动物物种中都可以观察到恐惧和焦虑相关的行为,这反应了恐惧和焦虑在适应潜在危险环境的重要性,但是过度恐惧和(或)慢性焦虑会影响日常生活和工作,严重的会给个人和整个社会产生负担。

早期研究发现,损伤恒河猴的杏仁核会导致猴子情绪性行为的改变,尤其是恐惧行为的改变,主要表现为恐惧缺失。大鼠切除双侧杏仁核后会咬安静的猫的耳朵。在人类也有类似的案例,有一名 30 岁的女患者,由于疾病而致使双侧杏仁核损毁,但她的智力正常,研究发现她对恐惧的认识降低。说明人类杏仁核损毁也会导致恐惧情绪的减少。与上述杏仁核损毁后的结果相反,电刺激猫杏仁核的外侧部会增加恐惧和暴力攻击,而电刺激人的杏仁核则会导致焦虑和恐惧。杏仁核位于海马旁回沟的深面,与尾状核尾相续,包括基底外侧核、皮质内侧核和中央核。杏仁核的纤维联系广泛,包括丘脑、下丘脑、隔核、眶额皮质、扣带回、海马、海马旁回和脑干等。功能核磁共振揭示刺激导致的焦虑会引起杏仁核、海马旁回、额皮质等区域的脑活动增强。

Urbach - Wiethe 病是临床上发现的一种非常罕见的常染色体隐性遗传病,患者双侧杏仁核钙化,这种双侧杏仁核的神经退行性病变局限在杏仁核的基底外侧核,而不涉及中央杏仁核。研究发现,和正常人相比,Urbach - Wiethe 病患者在面对即将来临但仍有机会逃脱的威胁时,会产生更强的惊吓和被动冻结行为,而不是积极的逃避行为。惊吓是一种防御反射,通常在不可逃脱的威胁时增强,而在为快速主动逃跑行为做准备时减弱。研究发现,当啮齿动物和人类面临迫在眉睫的威胁时,杏仁核的基底外侧核对快速逃跑行为的选择和执行至关重要，基底外侧核对于从被动防御行为转变为主动防御行为的逃跑行为是必要的。影像学数据显示，在迫在眉睫的威胁下，基底外侧核损伤的人的脑桥脑干异常活跃，该区域在启动被动防御行为中起关键作用。基底外侧核的神经元激活中央杏仁核外侧核的神经元，后者抑制中央杏仁核内侧核，最终导致个体在面临迫在眉睫的威胁时选择积极的快速逃跑行为。

当恐惧的视觉或听觉信息被感觉器官捕获后，首先到达丘脑，然后传入杏仁核的基底外侧区，由这里的细胞发出轴突至中央核，同时杏仁核还整合来自感觉皮质和海马的信息，最终由中央核发出的神经纤维投射至下丘脑、导水管周围灰质和终纹床核等区域，产生自主反应和相应的行为反应（图 15－1）。有关情绪体验则被认为是投射至大脑皮质后，建立在大脑皮质活动的基础上。

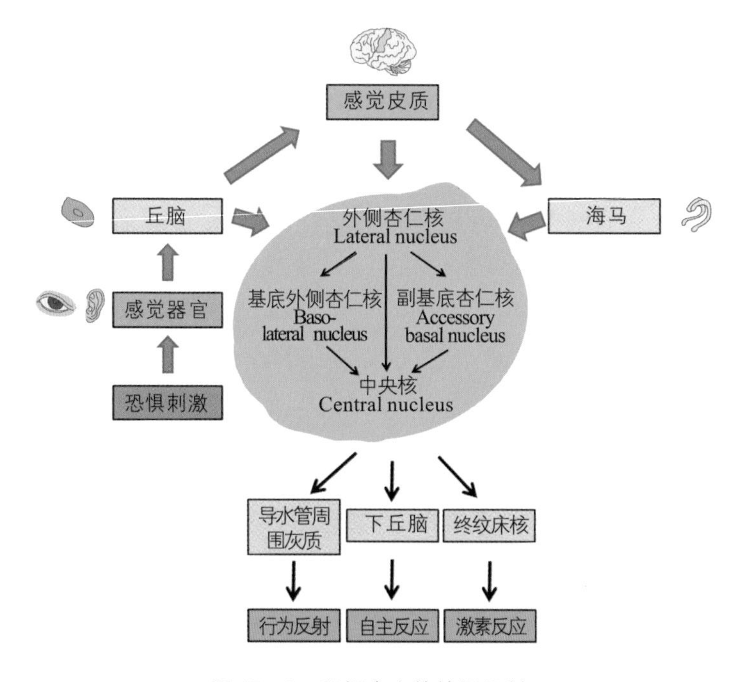

图 15－1　恐惧产生的神经机制

下丘脑－垂体－肾上腺轴会针对急性应激产生神经内分泌应答。下丘脑分泌促肾上腺皮质激素释放激素和加压素释放到垂体门脉系统中，作用于垂体前叶，使其合成分泌促肾上腺皮质激素，促进肾上腺皮质释放糖皮质激素。下丘脑－垂体－肾上腺轴受杏仁核和海马调节。在一些焦虑障碍中，杏仁核会出现不正常激活，作用于终纹床核，继而激活下丘脑－垂体－肾上腺轴。而海马、下丘脑和垂体有糖皮质激素受体，当血液中皮质醇过高时会抑制下丘脑－垂体－肾上腺轴。

恐惧是有记忆的，杏仁核被认为是恐惧记忆获得和存储的重要脑结构。条件性恐惧实验是依照巴浦洛夫经典条件反射模式，将某一中性刺激（通常是一种音调、一束光或一种气味）与一些能够引起恐惧的非条件刺激（如足底电击）相结合，经过一段时间训练后发现，仅仅给予中性刺激，动物就会产生相应的应答，如防御性行为，血压升高，心率加快，内分泌系统激素释放发生改变等。这些反应是机体固有的，对威胁自动产生的应答，是一种本能反应。感觉信息主要传入杏仁核的基底外侧核，基底外侧核的损伤会妨碍条件性恐惧的形成。条件性恐惧实验在家兔、大鼠到人的多个种属中都得到了验证。功能核磁共振图像结果显示，条件性恐惧实验中，当给予人类中性刺激时，杏仁核和下丘脑的活动明显增强。在习得性恐惧的神经环路中，杏仁核还参与调节其他脑结构的功能，如皮质和海马。

5－羟色胺（5－hydroxy tryptamine，5－HT）能神经元位于脑干中缝核，其神经纤维投射到前脑和边缘系统（如杏仁核、丘脑、下丘脑、基底神经节、海马和额叶等）。5－羟色胺是单胺类神经递质，具有广泛的调节作用，包括痛觉、睡眠、摄食和情绪等。恐惧和焦虑刺激能活化5－羟色胺能神经元，通过其投射纤维作用到杏仁核和参与下丘脑－垂体－肾上腺轴的下丘脑部分发挥功能。5－羟色胺和选择性5－羟色胺再摄入抑制剂（selective serotonin reuptake inhibitor，SSRI）能治疗焦虑障碍，其作用原理之一是抑制杏仁核的过度活化。

三、愤怒和攻击

愤怒（anger）指当愿望不能实现或为达到目的的行动受到挫折时引起的一种紧张而不愉快的情绪，或对社会现象以及他人遭遇甚至与自己无关事项的极度反感。

愤怒的感觉是非常具体的，实际上是普遍的，但它仍然是研究最少的基本情绪之一。挑衅，一种被认为具有威胁性或厌恶性的刺激，是愤怒的常见诱因。不管引发愤怒的因素是什么（如感知到的威胁、不公平待遇），愤怒都会以不同的内部状态表现出来，并在一个正性的反馈循环中传播和升级。与其他哺乳动物完全依赖攻击性输出来衡量对抗情绪不同，人类表现出多种非语言和语言的表达，这些表达很容易被自己和他人识别为愤怒。愤怒通过不同的组成部分反映出来，包括觉醒部分，就像在压力反应中伴随着自主觉醒；认知成分，包括对威胁的高度关注、高度警惕和敌对归因；外在表现包括特定的面部表情、威胁的身体表现、声音韵律以及反映主观体验（如生气、愤怒等）的标准语言表达。因此，愤怒通过这些组成部分来体验和表达，而愤怒的自我调节可以通过改变部分或全部这些组成部分来实现。在愤怒升级的过程中，情绪的自我调节可能会失败，愤怒的表现最终会发展为攻击性行为。

攻击是以伤害另一生命身体或心理为目的的行为，即对他人的敌视、伤害或破坏性行为，包括身体、心理或言语等方面。攻击可以分为情感性攻击（也称为防御性愤怒）和掠夺性攻击。动物情感性攻击主要发生于领地或幼崽受到威胁时，其行为特征是弓背、咆哮、发出嘶嘶声、瞳孔扩大、心率和血压增加等。掠夺性攻击的目的是攻击其他动物以获得食物,这种攻击会对目标产生伤害,而这种伤害经常是致命性的。

下丘脑内侧部和中脑导水管周围灰质是表达情感性攻击所必须的结构,因为产生"情感性攻击"的神经元存在于此。当下丘脑内侧的"情感性攻击"神经元活化,发出的轴突通过背侧纵束到达中脑,激活中脑导水管周围灰质内的"情感性攻击"神经元,继而兴奋脑干和脊髓相应的神经元,产生情感性攻击行为。掠夺性攻击与下丘脑外侧部有关。下丘脑外侧部神经元发出的轴突投射至中脑的腹侧被盖区。电刺激下丘脑外侧部的动物会产生掠夺性攻击的行为特征。相反,电刺激下丘脑内侧部的动物会产生情感性攻击(图 15－2)。大量临床病例表明,下丘脑－中脑导水管周围灰质轴的肿瘤患者会有攻击性行为的改变。

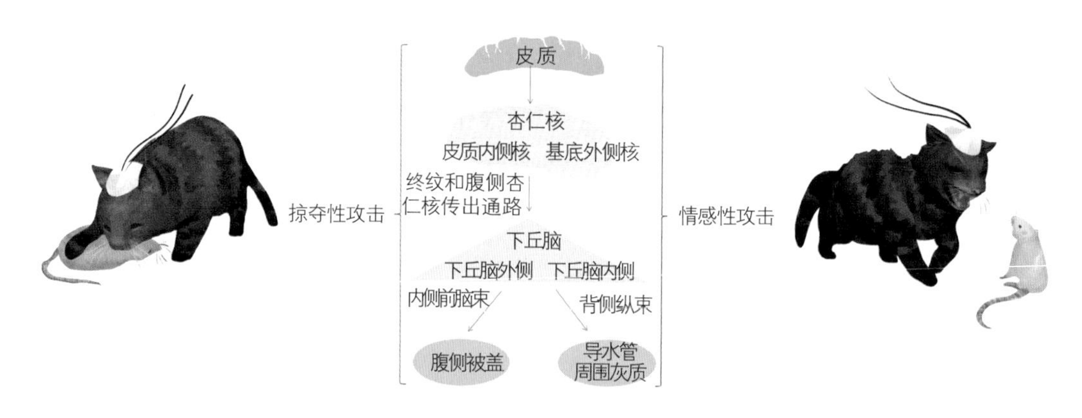

图 15－2　攻击行为的两条通路

愤怒和攻击同样受边缘系统的调节。通过研究损毁或电刺激杏仁核动物的行为以及杏仁核肿瘤患者的临床表现,发现杏仁核是调节愤怒情绪和攻击行为一个最重要的环节。野山猫切除双侧杏仁核后会变得温顺。研究发现,杏仁核在攻击行为方面的作用不是单一的,不同的杏仁核亚区发挥了不同的作用。杏仁核的基底外侧核的神经纤维通过腹侧杏仁核投射到下丘脑和脑干,与情感性攻击有关。电刺激基底外侧核导致情感性攻击,损毁基底外侧核则能够减少情感性攻击。皮质内侧核的神经元对攻击有抑制作用,其发出的神经纤维通过终纹投射到下丘脑,损毁皮质内侧核或终纹增加掠夺性攻击。

动物实验发现,除了杏仁核还有一些其他边缘系统脑结构参与调节动物的攻击行为,如海马、隔区、前额叶皮质和扣带回前部等。

单胺氧化酶 A(Monoamine oxidase A, MAO A)存在于线粒体外膜,是一类催化单胺类神经递质进行氧化脱氨反应的酶(图 15－3),其基因位于 X 染色体。MAO A 的作用底物主要是 5－羟色胺、去甲肾上腺素和多巴胺等。MAO A 酶水平降低,人和动物都会出现单胺类神经递质升高,尤其是 5－羟色胺的显著升高。先天缺失 MAO A 基因的人或动物神经系统发育异常,MAO A 基因突变的人多有暴力倾向,MAO A 基因敲除的小鼠会出现社交行为减少、刻板行为等类似自闭症样的行为,并伴有显著的攻击行为。

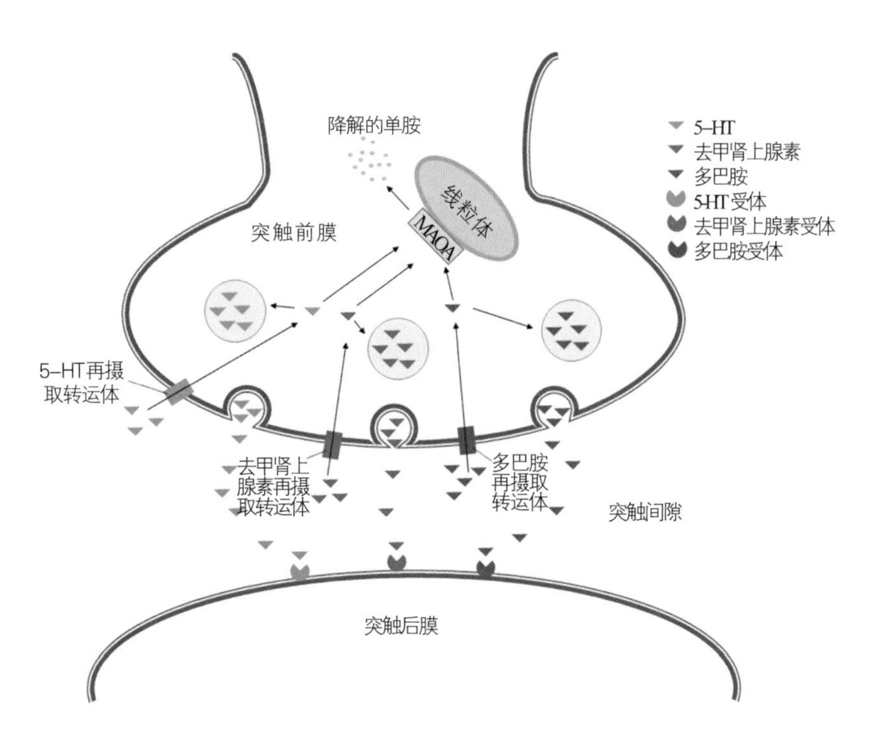

图 15-3 单胺氧化酶 A 的作用机制

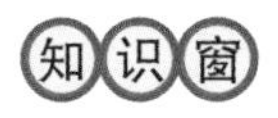

暴力基因

第一个与暴力有关的基因于1993年在一个以暴力而臭名昭著的荷兰大家族中被发现。荷兰教授汉·布伦纳在研究一个男性世代表现出极端暴力攻击性的荷兰家族时，发现了该家族携带一种罕见的 MAO A 基因突变，导致 MAO A 酶水平极低，这个家族有强奸犯、纵火犯和其他暴力罪犯。布伦纳教授研究了该家族中有暴力倾向和行为的9位男性，发现他们完全失去了 MAO A 基因。这些男性也表现出低智商水平，而且被发现是内向的，很少有社会融入和社会活动，他们的行为充满了频繁的暴力爆发，几乎没有理由。研究发现，家族中 MAO A 基因正常的男性接受了正常的教育，从事着正常的工作，也没有表现出与基因突变的男性亲属相同的反社会暴力攻击行为。布伦纳教授的研究结果于1993年发表在 *Science* 杂志上。后来一些社会学研究者发现，MAO A 基因突变的个体参加犯罪团伙的概率也远远高于正常人。因而 MAO A 基因又被称为“暴力基因”或“战士基因”。

四、抑郁

随着现代社会各种压力的增多，人群中抑郁症的发病率也有所增加，它表现为以抑郁为主要症状的一组不愉快的情绪体验，是我们最常见的一种情绪异常疾病。抑郁症的症状包括睡眠、饮食和注意力的改变等多脑区功能的变化，提示与脑内的中枢弥散性调制系统有关。大量临床案例和实验结果证实,抑郁症和脑内单胺类神经递质的释放水平密切相关。目前普遍公认的抗抑郁药包括有:单胺氧化酶抑制剂(monoamine oxidase inhibitor,MAOI)、三环类抗抑郁药(tricyclic antidepressants,TCA)和选择性 5-羟色胺再摄取抑制剂。这些药物的作用机制正是通过各种方法来提高突触间隙内单胺类神经递质浓度,特别是 5-羟色胺的浓度,从而起到抗抑郁作用。选择性 5-羟色胺再摄取抑制剂还具有抗抑郁和抗焦虑双重作用。

从这些临床治疗行为来看,5-羟色胺在情绪调控中发挥着重要作用。在一项研究中,实验者通过给予 10 岁左右的男孩以快速色氨酸(色氨酸是 5-羟色胺的前体)食物补充后,可以改善受试者面对挑衅时的反应调节能力,并使他们更具有换位思考的能力,和给予他人帮助的能力。

因为实验技术的限制,这里仅仅讨论了少数几种情绪的研究。近年来功能性核磁共振技术的发展,使得科学家可以对志愿者进行无创性的实验,对脑高级功能研究起到极大的促进作用。

第二节 动　机

动机(motivation)是行为发生的驱动力,代表着某种行为发生的可能性。动机可能被某种行为所需要,但是并不能确保一定发生这种行为。目前关于动机方面的研究主要集中在对于最基本的生存行为包括摄食、饮水、体温调节等活动的研究。鉴于摄食动机的研究目前比较系统,且具有代表性,本节主要讨论摄食的动机。

一、摄食动机的调控因素

(一)瘦素(leptin)

摄食是维持个体生存和种族繁衍最基本的行为,但是外部食物的供给却不是时时都有的。因此,促使我们进食的一个最根本原因,就是维持机体的能量储备。当能量储备与能量消耗的速率相等,系统就达到了适当的平衡。如果能量摄入和储备持续超过能量利用,就会导致脂肪堆积和肥胖。如果能量摄入长期不能满足机体的需求,脂肪组织将会被消耗,个体消瘦。这种平衡是由大脑来调节的,当体内能量存储下降,就会产生饥饿感,脑会产生信号减少能量消耗并增加进食来维持能量存储;反之,若机体营养过剩,脑就会产生信号,减少进食同时增加消耗来维持体重。

局部毁损大鼠双侧下丘脑对大鼠摄食行为和体脂有很大的影响。双侧毁损下丘脑外侧区会导致动物厌食(anorexia)。相反,双侧毁损下丘脑腹内侧区则会引起动物过度进食。由毁损下丘脑外侧区而引起的厌食通常叫做下丘脑外侧区综合征,由毁损下丘脑腹内侧区导致的多食和肥胖叫做下丘脑腹内侧区综合征。

在20世纪60年代,美国一个研究遗传性肥胖小鼠的实验室用一种名为*ob/ob*小鼠的品系肥胖小鼠(其DNA缺乏两个叫做*ob*基因的拷贝)设计了一种“联体”实验,利用外科手术缝合使联体动物之间共享血液供应。实验发现当*ob/ob*小鼠与正常小鼠联体后,它们的过度摄食行为和肥胖现象都显著减轻,似乎它们所缺乏的*ob*基因编码的蛋白质(他们推测是一种激素)由正常小鼠血液内的某种物质而得到了补偿。1994年,洛克菲勒大学的实验小组最终分离出了*ob*基因编码的蛋白质,并将其命名为瘦素。实验证实,瘦素是由脂肪细胞释放的激素,通过对下丘脑神经元的直接作用来调节体重。体重增加时会增加瘦素的释放,传递外周脂肪存储的信息到下丘脑的中枢效应器来调节摄食和能量消耗(图15-4)。在这个途径中,瘦素作为“脂肪过多”的信号将外周脂肪存储的信息传递到中枢神经系统。

二十世纪九十年代末期,临床上相继发现了许多因为瘦素编码基因或瘦素受体编码基因突变的病例,这些患者无一例外的都是严重的肥胖患者。这些肥胖患者的症状很相似,出生时都是正常体重,在随后几个月内会出现体重的快速增长,主要是躯干和四肢的脂肪堆积。由于剧烈的饥饿感以及进食后满足感的丧失,这些肥胖患者都会摄食过量,进食量为正常同龄人的3~5倍,且若觅食行为遭到拒绝会出现暴力攻击行为。对于*ob/ob*小鼠和瘦素编码基因突变的肥胖患者,用瘦素治疗可以彻底逆转肥胖和摄食过量。

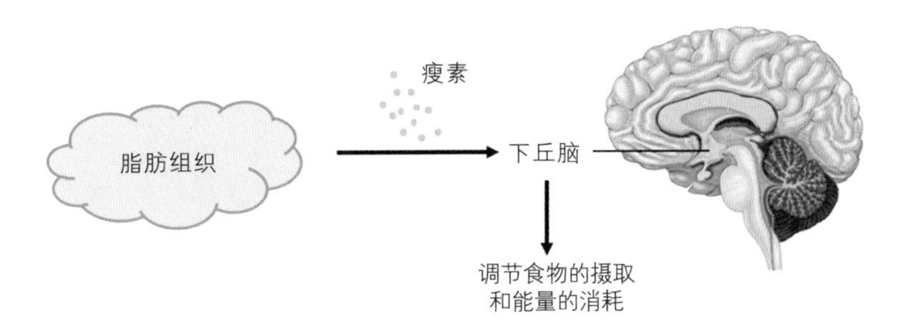

图15-4 瘦素对摄食的调节

下丘脑弓状核神经元上存在瘦素受体。当脂肪细胞释放入血中的瘦素水平升高,激活弓状核α-黑色素细胞-刺激激素(alpha-melanocyte-stimulating-hormone,αMSH)神经元和可卡因-苯丙胺-调节的转录本(cocaine-and amphetamine-regulated transcript,CART)神经元,这些神经元的神经纤维会投射到下丘脑室旁核,激活下丘脑-垂体-肾上腺轴和下丘脑-垂体-甲状腺轴,提高机体代谢率;投射到下丘脑外侧区抑制摄食行为;投射到低位脑干增加自主神经系统的交感神经活动。αMSH或CART因而被称为致厌食肽。

相反，当脂肪细胞释放入血中的瘦素水平降低，会刺激弓状核神经肽 Y（neuropeptide Y，NPY）神经元和刺鼠相关肽（agouti-related peptide，AgRP）神经元。NPY 和 AgRP 的作用与 αMSH 和 CART 相反，能抑制促甲状腺激素和促肾上腺皮质激素的分泌，刺激自主神经系统的副交感神经活动，促进下丘脑外侧区释放黑色素浓集激素（melanin-concentrating hormone，MCH）和食欲肽（orexin），促进摄食行为。NPY、AgRP、MCH 和 orexin 被称为促食欲肽。

除了下丘脑弓状核，下丘脑的其他区域如外侧区、背内侧核、腹内侧核以及腹侧前乳头核都有瘦素受体表达。在外周组织如肝脏、肾脏、心脏、脾脏、睾丸、骨骼肌、脂肪组织及胰岛细胞表面也都有瘦素受体的表达。

（二）饱信号

除了瘦素外，体内还有其他对觅食和进食进行调节的因素，如饱信号。饱信号包括胃扩张、胆囊收缩素和胰岛素。胃壁有丰富的机械感受纤维支配，其中大多数通过迷走神经激活延髓孤束核神经元，投射到下丘脑，抑制摄食行为。胆囊收缩素也是通过迷走神经上行到脑，和胃扩张协同作用抑制摄食行为。而胰岛素通过血流直接作用于下丘脑腹内侧核和弓状核发挥抑制摄食行为。

脑－肠轴是双向联系中枢神经系统和胃肠道的神经内分泌网络。研究发现很多脑肠肽都与食欲、饱腹感和能量代谢有关。除了上面提到的胆囊收缩素和胰岛素外，还有胰高血糖素、胰淀素、蛙皮素等都能减少食物摄取，而生长激素释放肽可以增加食物摄取。生长激素释放肽可以通过迷走神经将信息传到孤束核，孤束核的神经元投射到下丘脑弓状核，促进摄食行为。

二、食物奖赏

摄食行为是一个复杂的行为，包括能量平衡和享受食物的双重特性。摄食既能满足机体对能量的需求，也能通过进食过程产生愉悦的感觉。一些食物，尤其是富含脂肪和糖的食物，由于具有作为能量储备以抵抗食物匮乏时能量不足的优势，所以在进化过程中，机体自然形成了对这种食物的渴求，即奖赏。而在现代社会，食物的获取已经很容易，所以这种渴求已经转换成为一种偏爱。例如，即使在饱腹的状态下，高脂高糖食物如巧克力也会刺激产生摄食动机。

多巴胺、阿片肽、γ－氨基丁酸（GABA）、5－羟色胺等神经递质都参与了食物摄取的平衡调节。与“喜欢”有关的神经递质主要有阿片肽和 GABA。其解剖结构位于下丘脑外侧区、伏隔核、腹侧苍白球、眶额叶皮质和脑岛（大脑中原始味觉区域）。伏隔核和腹侧苍白球区的阿片肽信号介导对食物的“喜欢”。与“渴求”有关的神经递质主要是多巴胺。当接触到美味的食物时，腹侧被盖区多巴胺能神经元会增加多巴胺的分泌，导致伏隔区多巴胺释放增多。多巴胺合成受阻的转基因小鼠在4周大时死于饥饿，原因是缺乏多巴胺导致对食物没有欲望。应用功能核磁共振成像技术比较美味食物与一般食物对大脑的刺激，发现美食在海马、脑岛和尾核表现出更强的信号，说明这些脑区与美食"渴求"相关。

脑奖赏环路表达食欲肽受体，尤其是腹侧被盖区和伏隔区，下丘脑外侧区的食欲肽神经元末梢可以直接投射到腹侧被盖区多巴胺能神经元，刺激伏隔区多巴胺的释放，说明脑内源的食欲肽系统能活化中脑边缘系统，调节动机。行为学实验显示，食欲肽信号促进奖赏为基础的高脂肪食物摄入。中脑腹侧被盖区和黑质的多巴胺能神经元和GABA能神经元也表达瘦素受体，瘦素可以作用于中脑腹侧被盖区调节多巴胺奖赏系统。升高腹侧被盖区瘦素水平，能减少食物摄入，降低腹侧被盖区神经元的瘦素受体水平，增加食物摄入，高脂肪食物的摄入也剧烈增加，说明腹侧被盖区瘦素信号能调节正常的摄食行为和享乐行为。脑内与奖赏有关的环路也会因过度摄食而做出适应性改变，使摄食行为失去自主控制，这和药物成瘾的机制有类似之处。脑成像显示，过度肥胖与药物成瘾患者纹状体内D_2多巴胺受体密度有类似的降低。肥胖患者D_2多巴胺受体的密度与体重指数成反比，说明内源性多巴胺系统的功能降低与过度摄食有关。

摄食是一种天然奖赏，美味可口的食物可以激活奖赏通路。但是对于一些食物的摄取可以从随意进食变成强制性进食，导致成瘾，其原理类似药物成瘾。

三、摄食、情绪和奖赏

人类摄食行为是一种复杂的过程，和奖赏有关，同时又受情绪的影响。脑内调节能量平衡和情绪的区域也有大量的重叠。情绪状态会影响食物的选择和能量代谢。研究显示，情绪如生气和高兴等对食欲和食物的选择有重要影响。人类和动物模型显示通常过度摄食和肥胖与抑郁和焦虑有关。大部分抑郁患者内分泌和代谢状态异常。当个体处于抑郁状态时会偏爱美食，通过摄入美食来达到消除负面情绪的作用。尽管从短期来看，美食能释放负面情绪，但是长期摄入高卡路里的食物最终会导致肥胖，转而促进抑郁和焦虑的产生。

食物可以直接影响脑的神经递质系统，进而影响情绪，产生奖赏机制。巧克力对情绪有强烈影响，可以增加愉快的感觉，缓解紧张情绪。巧克力含有精神活性物质能通过作用于5－羟色胺和大麻素的受体信号通路刺激脑产生快乐情绪，其独特的味道和口感也是导致"渴求"的原因，但是过分摄入会导致因肥胖引起的罪恶感，从而产生负面情绪。咖啡或茶中的咖啡因，可以作用在大麻素受体1信号通路，不仅能刺激敏感人群增强警惕警觉，也可以增加焦虑。长期进食咖啡因的人给予短期咖啡因剥夺会导致戒断症状。微量元素如维生素B_1和铁也和情绪密切相关。提高维生素B_1水平可以增加幸福感，缺乏维生素B_1会导致情绪和认知功能受损。缺铁性贫血会导致情绪抑郁，注意力下降。

但是它们影响情绪的信号通路目前还未知。

除了食物中的成分直接影响中枢神经系统外，脑－肠轴产生的激素也能调节情绪和摄食。瘦素是既能调节能量平衡又能调节情绪的一个信号分子。瘦素水平的波动与体重的变化及各种认知状态如紧张、抑郁、精神分裂等相关，中枢神经系统瘦素水平异常是肥胖和抑郁的病因之一。

边缘系统参与情绪、动机和奖赏等高级脑功能的调节，此外，一些边缘结构也有其他功能。例如，嗅觉和学习记忆等。多种高级脑功能或其他感觉之间存在着有意思的联系，这些联系与脑结构的多重功能是什么关系，大脑是如何发挥如此众多而又相互联系的功能？这些答案还有待于进一步的研究来揭晓。

思考题

1. 恐惧产生的神经环路是什么？
2. 参与愤怒和攻击的神经核团有哪些？
3. 瘦素是否可以有效治疗肥胖？

（薛　茜）

参考文献

[1] 王建军主译. 神经科学：探索脑：第 2 版. 北京：高等教育出版社. 2004.
[2] 鞠躬，武胜昔. 神经生物学. 西安：第四军医大学出版社，2015.
[3] 韩济生. 神经科学. 3 版. 北京：北京大学医学出版社，2009.
[4] David T, Diego S, Rodrigo T D R, et al. The Basolateral Amygdala Is Essential for Rapid Escape: A Human and Rodent Study. Cell，2018, 18，175(3)：723－735. e16.

第十六章 16 奖赏与成瘾

在漫长的进化过程中，生物个体为了生存而寻求食物，为了繁衍而寻求配偶，这种对生存、繁衍的渴求会产生驱动力和行为，当渴求得到满足时则产生满足感或奖赏。由此可见，渴求、驱动、奖赏是推动个体生存和种族繁衍的生物学原动力。

我们脑中存在这样一个特定系统，即奖赏系统（reward system），为我们带来快乐和满足，但这一系统一旦被某些外源性物质反复地异常激活（如药物滥用），则引起神经系统的慢性适应性改变，进一步发展为成瘾（addiction）。那快乐和满足产生的奖赏机制是什么？其功能意义是什么？为什么毒品可以引起与摄食和求偶一样的快感？从神经生物学的角度出发，我们需要重点理解哪些脑区、哪些环路、哪些细胞和分子参与其中。

第一节 奖 赏

一、概述

（一）奖赏的基本概念

从昆虫到灵长类动物均广泛存在奖赏系统。人类的奖赏更加复杂和抽象，除了食物和性，还可表现为金钱、审美、认知、社会刺激等，毕竟人不仅是生物的人，还是社会的人。因此无论什么来源，我们将因某些行为而获得愉悦和满足感，并将产生驱动力的感受定义为奖赏。更广义地讲，正性感受的满足和负性感受的消除均可视为奖赏。

依据来源不同，可将奖赏分为初级奖赏和次级奖赏。初级奖赏是指和个体生存息息相关的奖赏。新生儿一落地就知道要吃喝，否则会哭闹示威；青春期后就自然产生追求异性的愿望，“求之不得，辗转反侧”，表现出强烈的心理“渴求”。次级奖赏是指个体在社会化过程中习得的，比如金钱和社会赞许。除此之外，还有另一种分类，将其分为天然奖赏和药物奖赏。天然奖赏是动物的天性，生下来就存在，是个体存活及种族繁衍所必需的，如对食物的渴求和对异性的追求，这与之前的初级奖赏基本一致。药物奖赏是指接触或服用一些物质后，对该物质产生精神上和身体上的依赖。这种奖赏在给人类带来乐趣的同时也带来了灾难——一旦停用则产生极度渴求,甚至不惜生命,必欲得之而后快。因此,药物奖赏也可被称为物质成瘾或简称成瘾。引起成瘾的这类物质称为“成瘾性物质”,如毒品、吗啡、可卡因等。但随着社会的发展,不仅乙醇、尼古丁等能够导致程度不同的成瘾现象,甚至某些行为如赌博、网络、购物也具有了成瘾性,称为成瘾性行为。这将在第二节进行讨论。

(二)奖赏的基本组成

无论何种来源的奖赏,都会促使生物体为得到满足感产生强烈的驱动力(drive),并促使朝向某些目标产生相应行为,从而维持满足感的持续性产生。因此,奖赏发生带有鲜明的特点,具有明确的功能。奖赏能促进目标导向性行为,产生正性情绪,随后奖赏会刺激这些行为反复发生。所以,奖赏具有三方面的功能:①引起愉悦的情感体验;②诱导动机行为(包括渴望和完成两个阶段);③诱导学习记忆,个体能够基于相关因素预测奖赏事件发生。归纳一下,我们可以分别称之为喜欢(liking)、动机(wanting)和学习(learning),这也就构成了奖赏的三种组成成分。

正如自我刺激的大鼠因为迷恋脑区的电刺激而不断地按压踏板,这就是 liking。为了持续得到这种电刺激,有了不断按压踏板的动力,它会主动去获取就是 wanting 的体现。当然大鼠在选择继续按压踏板的同时,脑内会计算获得这种电刺激所需要付出的代价,它的经验和学习让大鼠最终决定要获得这种电刺激(learning),所以就产生了按压踏板的行为。当奖赏发生时,liking、wanting 和 learning 都会有所体现,但它们所占的比例却是动态变化的。

二、奖赏的神经生物学机制

(一)奖赏系统的发现

对奖赏的认识始于一次意外的实验发现。20 世纪 50 年代早期,加州理工学院 James Olds 和 Peter Milner 进行了一项实验,他们将电极埋植于大鼠的脑内,这样就可以随时对动物的特定脑区进行电刺激。大鼠可在一个 3 英尺见方的盒中自由活动,当大鼠走到一个角落时,给予一次电刺激,离开角落后刺激停止。他们发现,大鼠会迅速返回,然后又受到一次刺激。不久大鼠将会一直停留在角落中,明显希望寻求电刺激。Olds 和 Milner 又重新设计了一个新盒子,盒子中有一个杠杆,当大鼠踩踏杠杆时,脑部就受到一次刺激(图 16-1)。起初大鼠走动时偶尔踏到杠杆,不久它就会不断重复踩踏杠杆以期获得持续的电刺激。这种行为被称为自我电刺激(elec-

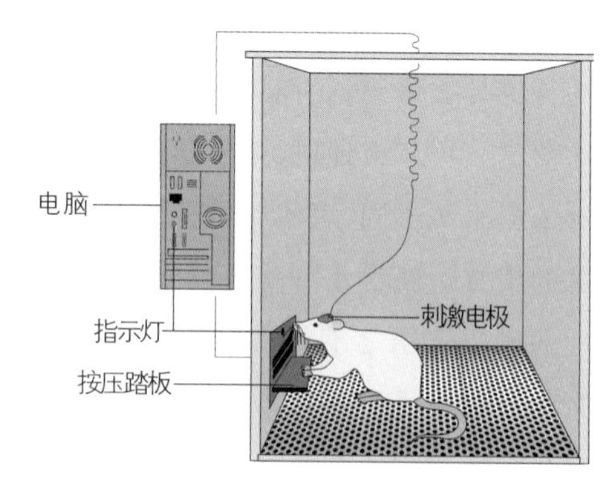

图 16-1 大鼠自我电刺激实验模式图

trical self-stimulation)。

Olds 和 Milner 实验的发现激发了人们对摄食、饮水、性以及成瘾行为的生理学研究和病理学研究。更多新的问题被提出。电极插入了大鼠的什么脑区能产生自我刺激？大鼠为什么会反复刺激自己？是一种愉悦的感受吗？这与食物和性所给予的满足和愉悦是否一致？

在 Olds 和 Milner 发现该现象后的 10 年中，陆续发现大鼠脑内存在多个自我刺激位点，包括隔区、下丘脑外侧区（Lateral Hypothalamic area, LH）、内侧前脑束（Medial Forebrain Bundle, MFB）和腹侧被盖区（Ventral Tegmental Area, VTA）（图 16－2）。

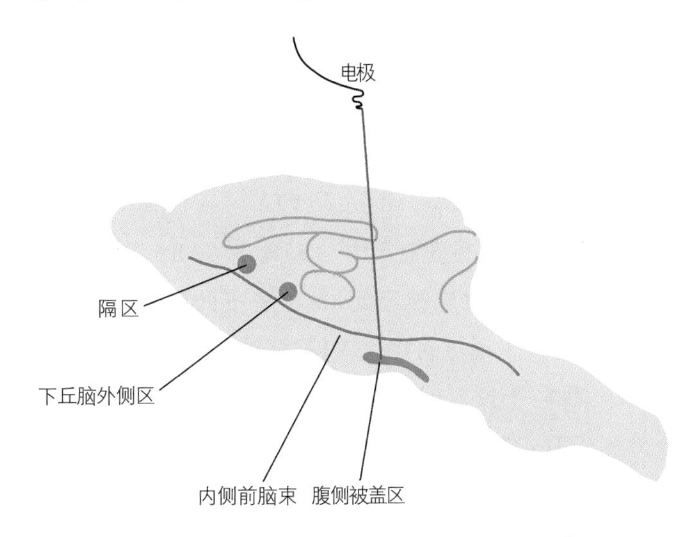

图 16－2 大鼠脑内存在的散在自我刺激位点

我们对大量分散的自我刺激位点提出的解释是：它们通过一条共同的通路相互连接，参与正常的奖赏行为。研究发现，埋置于 MFB 和 VTA 电极可引起高比例的自我刺激。就目前的研究，大家认可这些核团参与了奖赏的发生，并起到主要的调控作用。

（二）奖赏系统的解剖学结构

随后，运用解剖学方法、电生理方法、影像学成像，结合行为学实验，进一步明晰了脑内功能高度分化的奖赏系统。该奖赏系统主要涉及 VTA、伏隔核（nucleus accumbens, NAc）、纹状体、杏仁核、海马、外侧缰核、中脑导水管周围灰质（PAG）和腹内侧前额叶皮质等重要脑区（图 16－3）。各种奖赏刺激通过各自的传入通路最终汇聚到中脑，激活中脑－皮质－边缘多巴胺系统从而实现奖赏。位于 VTA（和黑质）的多巴胺能神经元，胞体发出轴突通过 MFB 密集投射到脑的广泛区域，主要包括边缘系统和皮质部分。其中中脑边缘多巴胺系统（mesolimbic dopamine system, MLDS）是其关键，VTA 及其投射区 NAc 是主要的神经基础，多巴胺（Dopamin, DA）是最重要的神经递质，VTA 向 NAc 的投射被认为是奖赏系统最核心的通路。

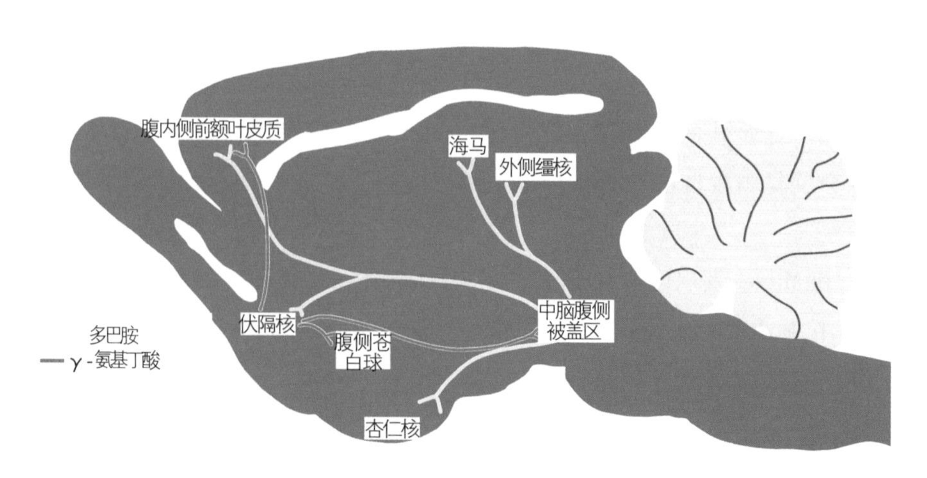

图 16-3　与奖赏相关的脑内核团

1. 与奖赏相关的核团

(1)中脑腹侧被盖区(ventral tegmental area, VTA)　VTA 位于黑质与红核之间,其中65%为多巴胺能神经元,除此之外还含有30%～35%的GABA能神经元和2%～3%的谷氨酸能神经元。多巴胺细胞作为效应神经元,发出密集的纤维投射,同时也接受其他核团的投射。Stephan Lammel 等人通过对单个 VTA 投射靶区注射逆行标记物将 VTA 多巴胺能神经元分为了五个亚群:①投射到 mPFC 的中脑皮质 DA 能神经元。②投射到 NAc 外侧壳的中脑边缘外侧壳 DA 能神经元。③投射到 NAc 内侧壳的中脑边缘内侧壳 DA 能神经元。④投射到 NAc 核部的中脑边缘核心部 DA 能神经元。⑤投射到基底外侧杏仁核的中脑杏仁核 DA 能神经元。当然还有陆续的研究发现 VTA 向背侧海马的投射。面对不同的刺激信号,这些不同亚群的神经元在反应性、递质释放、神经元放电等多个方面也千差万别。GABA 细胞是中间神经元参与调控 DA 能神经元的紧张性。奖赏的刺激信息激活 VTA 神经元后,胞体合成的多巴胺便会通过轴浆转运至各个投射靶点,最终通过靶细胞的多巴胺受体发挥作用。

(2)伏隔核(nucleus accumbens, NAC)　NAc 是基底前脑的一个重要核团,是腹侧纹状体的一个组成部分,分为两个主要亚区,壳区(shell)和核心区(core),均可接受来自 VTA 的密集纤维投射,伏隔核内 DA 的浓度决定了奖赏的效应和强度。伏隔核中90%～95%以上的神经元为表达多巴胺1型受体和2型受体的中型多棘神经元(分别称为 D1 MSN 及 D2 MSN)。其他类型神经元还发现有无棘胆碱能中间神经元。最近有研究人员首次使用单细胞测序和 MERFISH (multiplexed error - robust FISH) 技术构建了成年小鼠伏隔核细胞图谱,区分出 D1 MSN、D2 MSN、中间神经元等主要细胞类型,并鉴定出 8 个 D1 MSN 亚类(可进一步细分为30个亚类)、8 个 D2 MSN 亚类(可进一步细分为27个亚类)和 13 个中间神经元亚类,极大地丰富了人们对该脑区细胞 - 结构 - 功能关系的认识。壳区投射至腹侧苍白球和 VTA 腹侧中央部分,与奖赏效应的产生有关;核心发出的投射分布于背侧、腹侧苍白球和黑质，与奖赏效应的保存记忆有关。

(3)海马　作为边缘系统的一个古老结构，在前面的学习与记忆章节已经论述的很清楚、详尽，在此不再赘述。奖赏和成瘾形成过程有多种学习记忆系统的参与，其涉及的脑区范围远远超过中脑 DA 系统。海马的兴奋性谷氨酸能神经纤维会投射到 NAc 核心区，通过 NAc 参与诱导习惯性记忆的形成。最新研究表明，电刺激海马中富含谷氨酸的腹侧下脚可诱发大鼠对可卡因的觅药行为，通过 VTA 内谷氨酸传递引起 DA 神经元放电增加。所以，海马作为奖赏系统的一个重要结构介导了奖赏发生时重要组分之一 learning 的发生。

(4)杏仁核(amygdala)　杏仁核是一个小而古老的大脑区域，人的杏仁核位于靠近太阳穴的大脑表皮下方，即颞叶的颞极中，由于它的形状，而用希腊文"almond"命名为杏仁核。细分其解剖结构，杏仁核簇通常被分为 3 组：基底外侧核(basolateral amygdala, BLA)、皮质内侧核和中央核(图 16-4)。长期以来杏仁核被认为对体验和表达情感有着极其重要的作用。之前情绪章节已经详细讲述了它在情绪尤其是恐惧、焦虑中的核心作用。除此之外，杏仁核还参与了中脑边缘 DA 奖赏回路，BLA 存在向伏隔核壳区的纤维联系，通过谷氨酸能投射对 NAc 多巴胺的释放产生调节作用。

(5)下丘脑　作为重要的摄食、能量平衡调控中心，下丘脑可以通过神经元活动及分泌的神经肽调节机体的摄食行为。早在 1989 年，就有学者指出进食是受人类脑中的奖赏系统——中脑边缘的多巴胺系统调控。下丘脑腹内侧核(Ventromedial nucleus of Hypothalamus, VMH)、腹外侧区(Lateral Hypothalamic area, LH)分别是"饱腹"和"饥饿"中枢。LH 与中脑边缘的多巴胺系统存在广泛的神经联系，分泌的食欲素(orexin, Ox)对动机性行为尤为重要，并能调节多巴胺的释放。将 Ox 注射到 VTA 会引起 NAc 内 DA 的显著增加，使神经元持续性活化。

(6)前额叶皮质(Prefrontal Cortex, PFC)　灵长类动物和其他哺乳动物的一个最明显的解剖学区别就是灵长类有很大的额叶。额叶吻侧末端的 PFC 非常发达，但与皮质的感觉和运动功能分区相比，PFC 的功能尚不是很清楚。在人类，一般认为与自我意识、复杂的认知密切相关。随着研究的不断发现，因其与内侧颞叶和间脑结构相连，认为可能参与学习与记忆。近来的研究又发现，PFC 与动机密切相关。自我电刺激实验中如果把电极插入 PFC，大鼠每小时按杠杆次数可达到大约为 3000 次。

2. 与奖赏系统相关的神经环路　通过前面与奖赏相关解剖结构的介绍，我们已经发现奖赏的发生不能简单的用几个核团来概括，涉及的脑区应该更加广泛。

(1)与奖赏系统相关的神经环路　目前认为参与奖赏发生的环路包括：①VTA-NAc 通路，这是核心和基础，当奖赏性刺激活化脑区时，只有该通路被激活才能引发奖赏，人们才能感受到愉悦和满足，并通过学习和记忆对此产生渴求行为。②VTA-mPFC 通路，VTA 向 mPFC 的投射构成了中脑皮质多巴胺通路，mPFC 参与多种认知包括注意力、学习记忆等功能。③mPFC-NAc 通路，mPFC 通过其与皮质下区域(如丘脑、纹状体、杏仁核和海马)的紧密互连,通过谷氨酸能投射在厌恶和奖赏性刺激的处理中发挥重要作用。④mPFC - VTA 通路,mPFC 除了直接向 VTA 投射,还可以通过脚脑桥被盖核和侧向被盖核间接向 VTA 进行纤维投射,利用多突触环路和谷氨酸、胆碱和 GABA 多方面调控 VTA 多巴胺神经元的活动度。⑤海马 - VTA 环路,海马 - VTA 环路参与短时记忆向长时记忆转换这一过程。海马所产生的信号通过海马下托、NAc 和腹侧苍白球等结构传递给 VTA。反过来,多巴胺在海马内释放,产生长时程增强(long-term Potentiation, LTP)和学习记忆的增强。⑥BLA - NAc 通路,BLA 接收来源于 VTA 的多巴胺能神经支配,D_1 受体和 D_2 受体在 BLA 都有表达。在线索诱发奖赏行为过程中,BLA 神经元对线索的应答反应先于 NAc 神经元,并且 NAc 神经元的反应依赖于 BLA 传入。这些结果表明,BLA 输入是 NAc 神经元对线索应答所必需的,并且是环境线索促进奖励寻求行为的基础。⑦LH - VTA 通路,下丘脑是产生食欲素的中枢区域,其到 VTA 的投射在奖赏和成瘾行为中起着重要的作用(图 16 - 4)。除此之外,陆陆续续还有外侧缰核 - VTA 通路、下丘脑室旁核 - NAc 通路、终纹床核 - VTA 通路以及蓝斑核 - VTA 通路的发现,人们对奖赏的认识还在不断更新和扩充中。

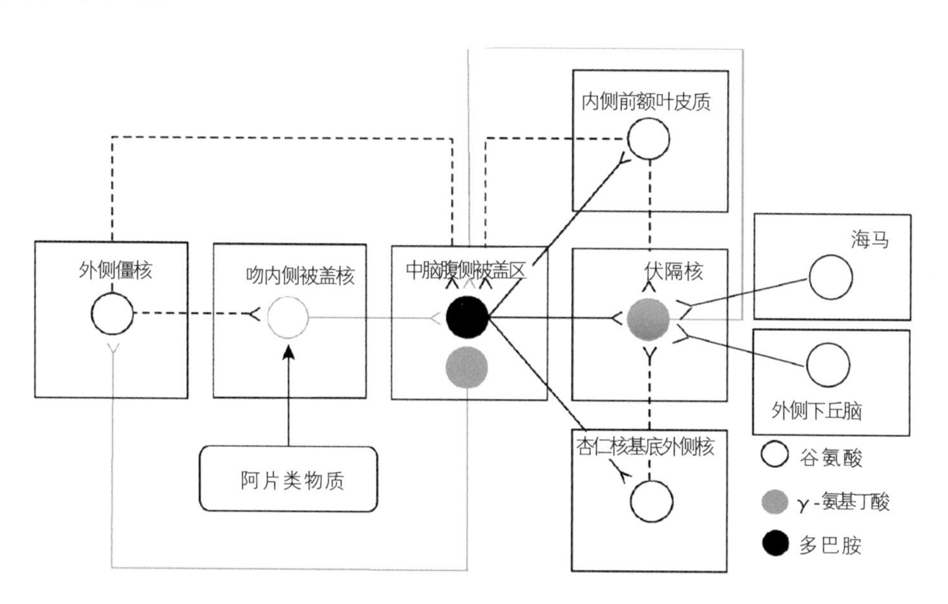

图 16 - 4 脑奖赏环路

(2)与奖赏有关的核心通路——VTA - NAc 通路 VTA - NAc 通路的奖赏效应是由中脑 - 皮质 - 边缘多巴胺系统介导的,包括中脑 - 边缘多巴胺系统(Mesolimbic Dopamine System, MLDS)和中脑 - 皮质多巴胺系统(图 16 - 5)。其中 MLDS 是由位于 VTA 的多巴胺能神经元发出轴突向 NAc、海马、杏仁核等边缘系统结构进行投射,并通过 DA 进行信息传递的多巴胺能系统。中脑 - 皮质多巴胺系统同样起源于 VTA 的多巴胺能神经元,长长的轴突延伸到大脑的 PFC,发挥着导向决策和认知功能。

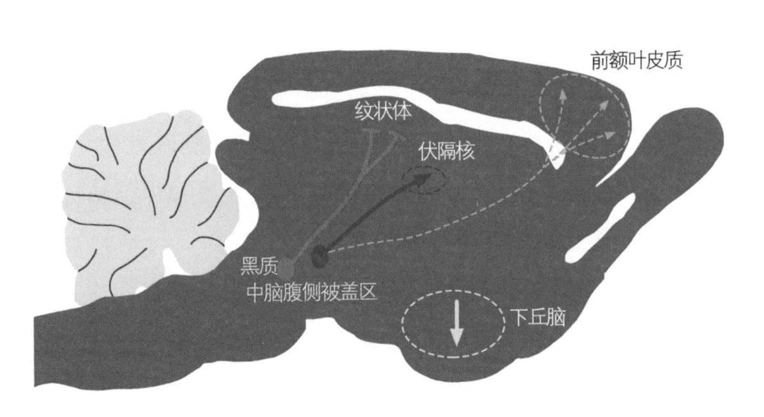

图 16－5　脑内四条多巴胺能通路(其中 MLDS 和中脑－皮质多巴胺系统与奖赏密切相关)

VTA－NAc 通路的紧张活动度受到内源性阿片系统的负向调控。内源性阿片肽包括脑啡肽、β 内啡肽和强啡肽。这三类内源性阿片肽有一个共同的结构(图 16－6),即其氨基端的 4 个氨基酸残基均为 Tyr,Gly,Gly,Phe,特别是第一位氨基酸残基不能更换,否则失去了与阿片受体结合的能力。内源性阿片肽的作用极为广泛,包括神经、精神、呼吸、循环、消化、泌尿、生殖、内分泌、感觉、运动及免疫等功能的调节。

阿片受体属于 G 蛋白偶联受体超家族,主要分为 μ、δ 和 κ 型。μ 受体主要分布于前脑、中脑和脑干,介导阿片的欣快感效应。δ 受体的结合部位在脑内分布于与嗅觉有关的脑区、新皮质、尾－壳核、伏隔核和杏仁核,与吗啡的镇痛作用有关。κ 受体在尾－壳核、伏隔核、杏仁核、下丘脑、神经垂体、正中隆起和孤束和内表达最高,其次为中央灰质、中缝核、三叉神经核和脊髓背角胶质,与内脏化学刺激疼痛有关,并参与了戒断症状的表达,但与吗啡的镇痛及奖赏作用无关。

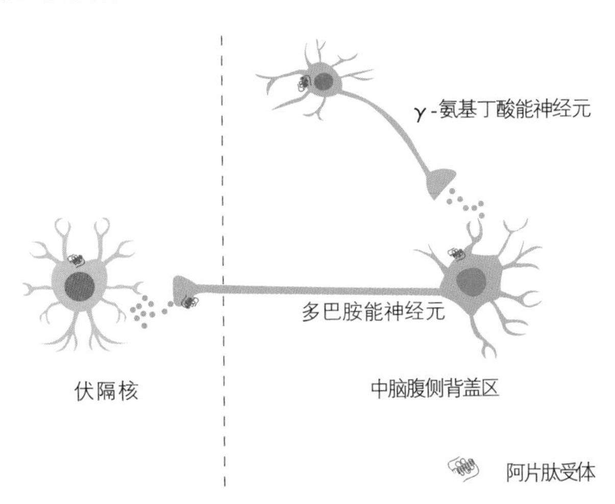

图 16－6　内源性阿片肽受体在脑内(VTA 脑区)的分布

3. 参与奖赏的神经递质及其受体

(1)多巴胺　奖赏有关的研究中,多巴胺是研究最多的一种神经递质。多巴胺是同时参与天然奖赏和药物奖赏的重要神经递质,是所有奖赏通路最终的神经递质。多巴胺能神经元主要位于 VTA,神经纤维经 MFB 大部分投射到 NAc,其他的投射区还有背侧纹状体(尾核和壳核)、杏仁核、海马、皮质、边缘区和下丘脑外侧区。

介导奖赏的环路广泛而多样,但是重要的神经纤维区域和神经核已经被确定。中脑边缘多巴胺通路和中脑皮质多巴胺通路是重要的奖赏环路。当动物被训练进行自我电刺激时,这些刺激能活化 VTA 的多巴胺能神经元增加中脑皮质轴突多巴胺的释放。药理学方法阻断这些系统,可以阻断或减弱药物对下丘脑刺激的强化作用,也可以减弱食物和水引起的饥渴动物下丘脑激活。MFB 神经通路是电刺激产生快感的重要部位,多巴胺拮抗剂可以减弱 MFB 受到电刺激引起的奖赏效应。相反,多巴胺激动剂(如可卡因和安非他明)和一些刺激前脑多巴胺系统的药物(如尼古丁和吗啡)能增强前脑内侧束受到电刺激引起的奖赏效应。对这些药物的敏感性和奖赏系统的解剖学分布与 VTA 多巴胺细胞群的背侧和腹侧边界相一致。这些研究都证明中脑-皮质-边缘多巴胺通路在奖赏激动的行为中有重要作用。

(2)γ-氨基丁酸(gamma amino-butyric acid, GABA)　GABA 是一种重要的抑制性神经递质。生理状态下,VTA 多巴胺能神经元受到 GABA 紧张性抑制。研究发现,阿片类药物并不直接作用于多巴胺能神经元,而是通过激动 GABA 中间神经元的 μ 受体,解除其对多巴胺能神经元的抑制作用,间接激活 VTA 多巴胺能神经元,使 NAc 等投射区的多巴胺增加。研究发现,激活 VTA 中 GABAB 受体可以减弱精神兴奋药(如尼古丁)的奖赏作用。

(3)催产素(oxytocin, OT)　OT 是下丘脑分泌的神经肽,目前已证明 OT 可以影响中脑-皮质-边缘多巴胺系统内的多巴胺能活性,通过与 NAc 壳及 VTA 内的 DA 互作,参与奖赏相关的学习。配偶联系、父母与子女间的联系作为一种社会互作,同样具有奖赏价值。已发现 OT 在草原田鼠配偶关系形成中通过与 D_2 受体相互调节激活中枢奖赏环路,雄性在帮助抚育后代中,“好爸爸”体内的 OT 水平较风流成性的雄性高出很多,甚至 OT 可通过增强男性脑内奖赏系统对自己的配偶产生更多关注,这些都证明了 OT 在奖励和动机行为中起着至关重要的作用。

(4)谷氨酸　只用 DA 来解释药物的奖赏效应并不充分,VTA 和 NAc 接受来自前额叶皮质、海马、杏仁核等脑区的纤维投射,杏仁核和 PFC 之间存在纤维投射,这些连接均是谷氨酸能的,目前很多证据表明谷氨酸也参与了药物的奖赏和复吸过程,在奖赏中发挥重要的作用。谷氨酸能神经纤维与 VTA 多巴胺神经元的突触传递、NAc 突触后谷氨酸的转运以及 PFC 谷氨酸能神经元的电生理活动都与奖赏和成瘾的发生、复吸等行为密切相关。已经证实 PFC 到 NAc 的谷氨酸能投射在海洛因复吸中起关键作用。基底外侧杏仁核到 NAc 的投射编码奖赏的预测线索并对这些线索做出选择。

4.食物奖赏　食物奖赏是一种天然奖赏，指进食可口的食物后获得满足感。（详见第十五章第二节）。

5.性奖赏　性奖赏依赖于中脑皮质边缘多巴胺系统，包括腹侧被盖区内的多巴胺能神经元即从腹侧被盖区到伏隔核、前额皮质和其他相关脑区的多巴胺能神经投射。在啮齿类动物中，交配可以产生奖赏效应，如雄性和雌性田鼠都喜欢在他们交配过的小盒子中停留更长时间，即条件性位置偏爱（Conditioned Place Preference，CPP）。交配诱导的条件性位置偏爱依赖于伏隔核多巴胺受体的激活，交配行为和性接触（如接吻）能够刺激腹侧被盖区，导致前额皮质和伏隔核多巴胺增加。伏隔核局部注射多巴胺受体拮抗剂可以阻断交配诱导的偏爱行为。缺乏多巴胺 D_2 样受体的小鼠在阿片类药物诱导的奖赏实验中表现出异常的条件性地点偏好，说明其与性奖赏效应密切相关。人类的脑成像研究显示，看到爱恋对象的照片时，功能性磁共振图像显示出的脑活动方式与给予有强烈奖赏效应的可卡因时显示活动方式非常相似，如腹侧被盖区和纹状体的活动增强。正电子发射断层扫描技术显示，在男人射精期间 VTA 和纹状体表现出的强烈活动，与阿片类药物成瘾者中海洛因冲击唤起的活动模式高度相似，这些研究表明，性活动是具有奖赏效应的动机行为。

第二节　成　瘾

成瘾（addiction）通常用于描述入迷、习惯性且伴有明显快感的特征或状态。成瘾与奖赏使用共同的脑内神经通路。最新统计数据显示，截至 2019 年底，中国在册吸毒人员 214.8 万名，占全国人口总数的 0.16%，但普遍认为，实际吸毒人数是在册吸毒人数的 5 倍以上，提示我国可能有超过 1200 万人为毒品受害者。毒品种类纷繁多样，除海洛因、吗啡、冰毒等常见毒品，还有氯胺酮、摇头丸、大麻，甚至出现其他替代性毒品，如杜冷丁、安眠酮等管制药物，均具有成瘾性。成瘾分为药物成瘾和成瘾性行为。

一、药物成瘾

药物成瘾是药物与机体相互作用所造成的一种精神状态，有时也包括身体状态。日常我们说的“吸毒”就属于药物成瘾，它表现出一种强迫性连续定期用药行为和其他反应，为的是要去感受它的精神效应，或是为了避免由于断药所引起的不舒适。使用成瘾性药物后，用药者可感受到一种强烈的欣快感。随着反复使用，用药者中枢神经系统发生适应性改变，表现为对药物的耐受、依赖，以及停药后的复发或复吸，最终趋向发展为一种强迫性的用药状态，即药物成瘾。

(一)成瘾药物的分类

能够产生依赖的药物有很多,以国际禁毒公约为依据,将依赖药物分为以下三类:

1.麻醉药物 阿片类(opioids):包括天然阿片及从中提取的有效成分如吗啡(morphine)、可待因(codeine),以及将有效成分加工所得的海洛因(heroin),也包括类似阿片作用的人工合成品,如哌替啶(pethidine)、美沙酮(methadone)等。我们常说的鸦片则是吗啡类生物碱,包括10% ~14%吗啡、1% ~3%可待因。

可卡因类(cocaines):包括可卡因碱(cocaine base)、盐酸可卡因(cocaine hydrochloride)、古柯叶(coca leaf)、古柯糊(coca paste)等。

大麻类(cannabis):其有效成分是大麻酚。目前"大麻是否是毒品"在全球仍具争议。吸食大麻在大部分国家是违法的。但乌拉圭、荷兰、巴基斯坦、印度、加拿大则可以在法律范围内吸食大麻。在美国,科罗拉多州和华盛顿州是最先通过法律对大麻进行合法化的,随后加利福尼亚州和马萨诸塞州也通过了大麻合法化法案。

2.精神药物 镇静催眠药及抗焦虑药:如巴比妥类、苯二氮䓬类等。

中枢兴奋剂:苯丙胺类、哌醋甲酯、咖啡因等。如安非他命(Amphetamine)属于苯丙胺类,最初作为许多国家的合法非处方药用来治疗嗜睡症、肥胖症等。冰毒则是在安非他命的基础上人工合成的甲基安非他命。

致幻剂:如麦角二乙胺、麦司卡林、西洛西宾等。

3.其他 如乙醇、烟草,也包括挥发性有机溶剂。

产生依赖的药物有多种,但世界各国对毒品的定义范围却不尽相同,我国刑法第三百五十七条明确规定,毒品是指鸦片、海洛因、甲基苯丙胺(冰毒)、吗啡、大麻、可卡因以及国家规定管制的其他能够使人形成瘾癖的麻醉药品和精神药品。

(二)药物成瘾的特征

由于重复使用某种药物,产生包括耐药力、生理依赖、心理依赖及继续使用药物的强烈冲动,表现为身体依赖性和精神依赖性两个方面。具有以下特征:①有一种不可抗拒的力量强制性驱使人们使用该药,并不择手段去获得。②对该药的需要冲动超过身体上的需要,有增加剂量的趋势。③对该药的效应产生精神依赖和躯体依赖。④对个人和社会都产生危害。

一旦停药,用药者出现一系列难以忍受的症状和体征,称为戒断症状。

根据权威医学期刊 *The Lancet* 发表的有关研究,常见管制药品(毒品)的依赖性〔出现依赖和戒断症状(Dependence and withdrawal)的概率〕和生理程度如下图16-7所示。值得注意的是,乙醇和烟草对人体的生理伤害与依赖性强度并不亚于未提纯的鸦片。

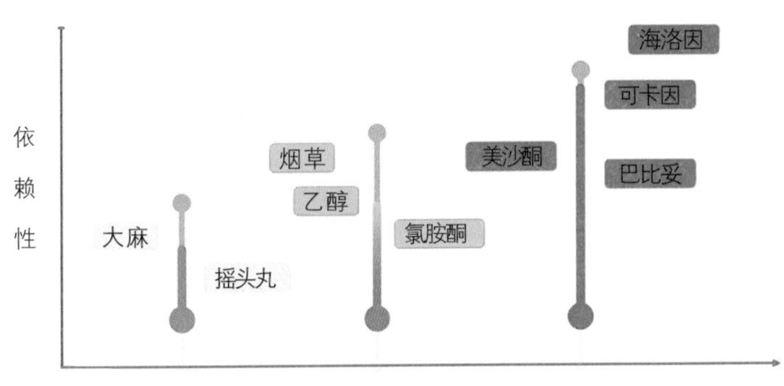

图 16－7　常见药物伤害性和成瘾性的比较

(三)药物成瘾的神经生物学机制

强迫自我给药行为的反复持续会出现耐受性和适应性,一旦撤药则可出现戒断症状,表现为短期、长期和超长期的症状,导致对药物的渴求和复发。这些成瘾行为的发生与成瘾物质的奖赏作用相关,尤其是介导天然奖赏的关键通路——MLDS。MLDS 是脑内自然奖赏和药物成瘾的共同神经环路,激活 VTA－NAc 多巴胺投射是多种毒品成瘾的共同神经生物学特点,伴随 VTA 多巴胺神经元放电活动增强,直接或间接升高 NAc 内 DA 水平。杏仁核参与介导与复吸有关的机制。海马主要参与奖赏有关的记忆,该效应是通过 μ 阿片受体实现的。

参与药物成瘾奖赏效应的脑区有很多,这些核团在药物成瘾中发挥不同的作用。大部分成瘾性药物都能最终导致中脑边缘多巴胺系统功能的增加,但各种药物作用的靶点不一样。各种成瘾药物作用的根本原因是拟神经递质作用(表 16－1)。

表 16－1　几种常见的依赖性药物的作用方式

药物	作用靶点	拟神经递质	作用方式
阿片类	μ 阿片受体	β 内啡肽	与 VTA 内 GABA 能突触前膜上的阿片受体结合,抑制 GABA 释放,使 DA 能神经元去抑制转入兴奋
精神兴奋剂(可卡因、苯丙胺等)	多巴胺转运体	多巴胺	可卡因阻断 DA 转运体,使 DA 重摄取减少,胞外游离 DA 增多;苯丙胺与 DA 转运体结合进入细胞,与胞内囊泡单胺转运体作用,促进 DA 释放
大麻	CB_1 受体	内源性大麻素	激活神经元 CB_1 受体调节多巴胺能信号
尼古丁	尼古丁受体	γ－氨基丁酸和谷氨酸	直接与 DA 神经元胞膜上的烟碱受体相结合,增加了 DA 神经元的放电频率
乙醇	多种靶点,包括 GABA 和谷氨酸受体	乙酰胆碱	作用于 VTA 的 GABA 能中间神经元,抑制 GABA中间神经元的作用,导致 DA 能神经元兴奋

1. 多巴胺与成瘾 海洛因、尼古丁、可卡因等药物尽管在脑中作用于不同的受体引发不同神经递质系统的改变，但都有一个共同点，就是最终激发 DA 的释放。VTA 是多巴胺能神经元的聚集地，胞体上存在海洛因和尼古丁的作用位点，当将药物直接注射到 VTA 位点时，动物就表现出明显的成瘾性。VTA 通过内侧前脑束发出轴突至前脑，主要是 NAc，轴突的终末表达有阿片和尼古丁型乙酰胆碱受体，给予可卡因后可延长 DA 与其受体的作用。所以，这些成瘾药物要么增加了 DA 的释放，要么增强了 DA 与受体的相互作用。利用一种可以和未被多巴胺占位的 D_2 受体结合的放射示踪剂，通过 PET 系统成像研究，发现如尼古丁、乙醇和大麻等能增加背侧和腹侧纹状体多巴胺的释放，多巴胺的增加与可利用 D_2 受体的减少成正比。很多研究报道，当药物引起多巴胺释放增加时，志愿者会感到强烈的欣快感。成瘾药物进入大脑的速度（药代动力学）对于药物作用的增强起着关键作用。当可卡因快速进入大脑（抽烟或静脉注射等方式）比缓慢进入大脑（用鼻子吸毒品）产生更强烈的欣快感。可卡因成瘾个体观看有关可卡因的录像（个体吸食可卡因）背侧纹状体的多巴胺会明显增加。

兴奋性药物哌醋甲酯和可卡因一样，通过阻断多巴胺转运体来增加多巴胺，哌醋甲酯和可卡因在人类大脑有着相似的分布，当静脉给药时有着相似的行为效应。通过比较哌醋甲酯对可卡因成瘾个体和脱毒 3 ~ 6 周的个体的作用，发现在脱毒个体的纹状体，哌醋甲酯诱导的多巴胺的增加明显减少近 50%。

2. 阿片肽与成瘾 阿片系统在镇痛、学习和记忆、情绪控制及维持脑奖赏环路的紧张性等方面有着重要作用。高选择性的 μ 受体阻断剂能阻断阿片的强化效应。阿片类通过激动 μ、δ 及解除 GABA 神经元对多巴胺的抑制作用，间接促进多巴胺的释放。

法国 Kieffer 实验室在 1996 年成功构建了一种 μ 受体基因敲除的小鼠，这种小鼠除了无 μ 受体外，其他如生长、发育、生殖及周期活动与正常小鼠无差别，而且 δ 型和 κ 型受体的分布、内源性阿片肽的表达及对热刺激的敏感性均与正常小鼠无差别。研究发现这种小鼠不能诱导出吗啡条件位置偏爱和撤药症状，表明 μ 受体介导了吗啡的身体依赖性。

3. 谷氨酸与成瘾 研究表明，药物引起的欣快感及成瘾需要伏隔核内多巴胺的释放，但是当长期反复用药后，前额叶皮质及其投射到伏隔核等的谷氨酸能神经元参与调控 DA 的系统会发生改变。在药物成瘾过程中，谷氨酸直接或间接地调节多巴胺系统的功能，促进多巴胺的释放，参与药物相关线索、应激及药物本身诱发觅药行为的重建（复吸）。

（四）药物成瘾的治疗策略

药物成瘾的治疗也称戒毒，包括脱毒、康复和回归社会等多个环节，是一项生物 - 心理 - 社会多方面对诱发复吸进行干预的系统工程。当前国内外主要采取的治疗药物成瘾的方法有药物治疗和非药物治疗两类。

1. 药物疗法 药物疗法又分为模拟成瘾作用的药物和阻断成瘾性药物奖赏效应的

药物两种。模拟成瘾作用的药物要求作用必须缓慢而持久，使其脑内浓度保持平台式，不发生大幅度波动。就阿片类药物成瘾而言，目前国际上推崇的是美沙酮和丁丙诺啡。美沙酮是一种人工合成的 μ 阿片受体激动剂，对部分人确实行之有效，但实质是用另一种成瘾物质替代了现有的成瘾物质，需要长期用药加以维持。丁丙诺啡是阿片受体的激动 - 拮抗剂，小剂量使用产生激动剂作用，用量过大时转为拮抗剂作用。

应用大剂量阿片受体阻断剂纳曲酮将体内阿片受体阻断，海洛因和吗啡不能引起欣快感，但是服用纳曲酮期间会出现某些戒断反应（包括疼痛、抑郁、失眠等），影响了继续治疗的依从性。

2. 非药物疗法　包括针刺和经皮穴位电刺激、颅脑手术和心理矫正等方法。

针刺和经皮穴位电刺激可以促使中枢神经系统内源性阿片肽（脑啡肽、内啡肽和强啡肽等）的释放，作用于有关受体，减轻戒断症状，从而逐渐减少甚至消除对海洛因的依赖。颅脑手术是通过损毁奖赏通路以达到戒毒的目的，但是这种手术在破坏药物奖赏的同时也会影响天然奖赏。由于药物成瘾者的心理状态已经极度扭曲，所以不论采用何种戒毒疗法，配合心理矫正疗法都是十分必要的，缺乏心理治疗，任何疗法都会功亏一篑。

二、成瘾性行为

除了药物成瘾外，还有一些行为的特征与药物成瘾相似，都能获得高度欣快感，并产生渴求和耐受，如病理性赌博、网络游戏成瘾（internet addiction，IA）。还记得前面提到的那只自我刺激大鼠吗？从开始喜欢电流刺激带来的满足和愉悦而不停地按压踏板，最后达到了每小时 2000 次按压的频率，疯狂的实验大鼠只关注一件事情，那就是自我电刺激，渴死、饿死也在所不惜。这行为的本身已远远超过了食物和水带来的满足，甚至可与药品成瘾相提并论。

所以，成瘾性行为和药物成瘾的脑机制被认为是大致相同的，中脑 - 边缘奖赏系统在其形成和维持过程中起着重要的作用。如病理性赌博者在赌博时大脑会出现和吸毒者类似的变化。功能性核磁共振成像显示，病理性赌博者腹侧纹状体和前额叶皮质的功能降低。

近年来，IA 在全球广泛流行，很多人都玩过一些大热游戏，一款受欢迎的游戏设计，总是符合科学的大脑激励原理，才会让你玩的时候感到“根本停不下来”。当你沉浸在这种“停不下来”的状态时，我们脑内已经悄悄发生了改变，已经证实 IA 人群普遍存在实质性的大脑损伤（大脑灰质容积减少，并与成瘾概率呈正性相关）伴随认知障碍、记忆损害等行为表现，其发生机制与药物成瘾有着类似的神经生物学基础，都会引起奖赏相关脑区的过度激活，且这种异常多与多巴胺系统的功能障碍相关。单光子发射计算机断层脑扫描显示，IA 患者纹状体多巴胺转运体的表达水平较正常人显著降低，纹状体的体积、重量以及和全脑的比率都下降。但网络成瘾与毒品成瘾又不完全一样，有学者根据神经影像学研究提出 IA 患者大脑结构和功能异常也具有自身的特点，损伤范围相对狭窄，更加倾向于学习记忆的损伤和动机损伤。IA 患者双侧海马和杏仁核灰质密度明显降低,同时杏仁核与左侧背外侧前额叶间的功能联系降低,表明 IA 患者不能及时有效控制由成瘾快乐记忆诱发的网游寻求动机,表现为较高的冲动型网游行为。

三、奖赏和成瘾的区别和关系

奖赏和成瘾拥有共同的脑内神经通路,但是它们有着明显的区别(表 16 - 2)。依赖性药物通过模拟自然奖赏的刺激信号,导致超量的多巴胺释放,引起比自然奖赏更强烈的愉悦感;天然奖赏多巴胺的释放是缓起缓降,而药物成瘾脑内多巴胺浓度升高速度快,幅度大(尤其是静脉注射毒品时);天然奖赏受负反馈抑制;成瘾对机体内环境的稳态或繁殖后代不仅没有作用,反而损害机体健康。

表 16 - 2　奖赏和成瘾的区别

奖赏和成瘾的区别	天然奖赏	药物成瘾
愉悦和满足感	有	强烈的欣快感
伏隔核 DA 浓度变化	浓度低,慢而延长	浓度高,快而短暂
反映复杂程度	多级传导	直接兴奋中枢系统
作用持续时间	易发生耐受	多次注射有效
意义	生存、繁衍	损害机体

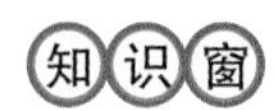

知识窗

研究奖赏或成瘾常用的生物学手段

研究奖赏系统的方法有多种,除了一般通用的神经解剖学方法、电生理学方法、神经药理学方法外,颅内自我电刺激(intracranial electrical self-stimulation, ICSS)和颅内微注射(intracranial microinjection)方法常被用于研究与奖赏有关的神经环路。随着近些年光遗传技术和无创脑影像学的广泛应用,结合新的动物行为学方法的建立,人们对奖赏的认识不断被刷新。

1. **颅内电刺激法**　前面提到的大鼠自我刺激实验就是颅内电刺激法的经典实例,可以精准定位神经通路,缺点是不能直接分析参与药物奖赏的神经递质。内侧前脑束(MFB)经过的下丘脑外侧区(lateral hypothalamus, LH)是最受研究者关注的区域之一。刺激 LH 引起的奖赏效应可被很多成瘾性药物加强,而注射 DA 拮抗剂则可阻断或削弱脑内电刺激的奖赏效应。特异性地损毁 DA 系统也可削弱或阻断颅内刺激的奖赏效应。另外,自我刺激 LH 伴随 NAc 和 mPFC 区 DA 及其代谢产物的增加。目前很多实验都在此基础上进行了改进。

2. **脑区局部损毁法**　常用于研究奖赏系统的脑区局部损毁法有:6 - OHDA 损毁、兴奋性毒性损毁等。损毁外侧杏仁核、梨形核或腹侧海马可阻断安非他明引起的 CPP 的形成及表达,损毁杏仁核的外侧核同样可阻断食物引起的 CPP。说明这些核团中的谷氨酸能神经递质在相应的药物和自然奖赏中都发挥重要作用。

3.**条件性位置偏爱(Conditioned Place Preference,CPP)实验** 条件性位置偏爱实验最早创建于 1979 年,是目前评价药物精神依赖性的经典实验模型,也是广泛应用于寻找抗觅药行为的有效工具。CPP 实验的基本观念是,环境刺激与作为条件性强化的某种药物搭配,使动物在环境刺激与药物之间建立联系,形成操作性反射行为,从而可以观察动物对搭配环境的偏爱程度来测定搭配药物的强化效应。简单的说就是将奖赏刺激与某个特定的非奖赏中性刺激(如某特定环境)反复联系之后,后者便能获得条件性奖赏特性(图 16-8)。CPP 可以对各种具有依赖性的药物进行实验,包括海洛因、吗啡、安非他明、尼古丁、可卡因等。对于一些具有镇静或肌肉松弛的药物,如安定类,CPP 比自身给药实验更有效。

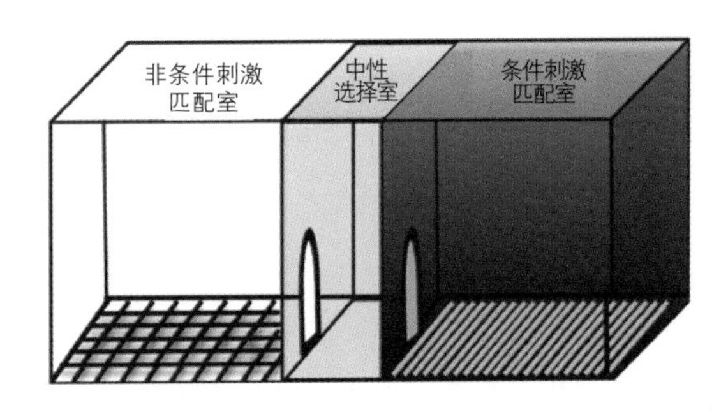

图 16-8 条件性位置偏爱实验装置

4.**光遗传技术** 光遗传学是光学和分子遗传学结合产生的革命性技术。该技术是将光敏通道蛋白表达到特定神经元中,通过不同波长或频率的光刺激选择性开启这些通道,激活或者沉默目标神经元实现精确的时间和空间控制,是深入理解神经元功能、神经元兴奋性、突触传递等问题的有力工具。脑的高级活动离不开神经系统复杂纤维投射和环路工作,除了药理学手段和电刺激手段,光遗传技术会更加精准的调控目标神经元,实时有效的记录神经元体内的放电情况。在奖赏和成瘾的研究领域,利用该技术分析奖赏-觅药行为的相关环路,MDLS 系统在成瘾中的机制,成瘾递质的研究,成瘾脑区神经元突触可塑性的改变以及不同亚型细胞对奖赏成瘾的功能异常都有突破性进展。

5.**无创脑影像学** 作为以研究人类大脑为对象的理想技术和手段,应用到奖赏和成瘾的研究领域体现了巨大的优势。通过事件相关功能磁共振方法可以研究多刺激、多任务在不同脑功能区的相互影响。激活的脑区与行为有很强的相关性,在有关金钱奖赏的研究中,奖赏期待主要激活了 NAc,奖赏反馈主要激活了 mPFC。利用正电子发射断层扫描发现,当受到金钱奖励时,腹侧纹状体血流和代谢活性明显激发,证明腹侧纹状体参与处理了药物奖赏和社会性奖赏。

思考题

1. 药物成瘾的治疗能否达到精准治疗？

2. 参与奖赏的神经递质有哪些？

（刘　玲）

参考文献

[1] 韩济生. 神经科学. 3 版. 北京:北京大学医学出版社,2009.

[2] 鞠躬. 神经生物学. 北京:人民卫生出版社,2004.

[3] Kandel E R, Schwartz J H, Jessell T M. 神经科学原理:4 版. 北京:科学出版社,2001.

[4] Bear M F, Conners B W, Paradise N A. 神经科学:探索脑. 王建军,译. 2 版. 北京:高等教育出版社,2011.

[5] Berke J. What does dopamine mean? Nat Neurosci,2018, 21(6): 787 -793.

[6] Salamone J D, Correa C. The Mysterious Motivational Functions of Mesolimbic Dopamine. Neuron, 2012, 76 (3): 470 -485.

[7] Cooper S, Robison A J, Mazei-Robison M S. Reward Circuitry in Addiction. Neurotherapeutics, 2017, 14:687 -697.

[8] David N, Leslie A K, William S, et al. Development of a rational scale to assess the harm of drugs of potential misuse. Lancet,2007, 369(9566):1047 -53.

[9] Andre D A, Athina M. The neurobiology of anhedonia and other reward-related deficits. Trends Neurosci,2012, 35(1):68 -77.

[10] Kane J M, McGlashan T H. Treatment of schizophrenia. Lancet,1995, 346(8978): 820 -825.

第十七章 17 语言与失语

人类神经系统具有感知、运动等基本功能,也拥有学习记忆、情绪等高级功能。许多物种都有这些功能,如感知和运动是昆虫到鸟类再到灵长类动物基本的能力。又如睡眠、奖赏、学习记忆等,这些对生物个体有积极作用——确保个体的生存、使其能更好地适应环境。但有一种行为是人类特有的,其他动物——即使与人类近亲的非人灵长类动物都不具备,这就是语言。语言与其他高级脑功能不同之处在于:它是促进人类群体、种族交流的重要方式,而不仅仅局限于影响个体活动。毫不夸张地说,语言是人类得以在进化中快速发展、占据自然界食物链顶端的重要推动力之一。它能让人类活动突破时间和空间的限制:能使今人与几千年前的古人交流,也可横跨整个地球与人沟通。语言的人类独有性,使得我们对语言的认识很大程度源自于对人脑损伤导致语言损伤的病例。通过这些研究,人们认识到语言涉及表达、理解和命名等多个方面,语言的处理需要到多个不同的脑区相互作用。现代科学为语言的研究提供了多种方法,促进了我们对语言的认识。

第一节 语言概述

一、语言的定义及作用

(一)语言的定义

语言(language)是一个由声音、符号和手势组成用于交流的复杂系统。理解这个定义需要注意两个关键词:交流和复杂。第一个是"复杂"。语言的产生涉及听觉、视觉、发声和运动多个系统,每个系统都异常复杂。而语言需要这些复杂系统的密切配合才能正常工作(图 17-1)。当这些系统出现冲突时,可能导致语言理解出现问题。麦格克效应(The McGurk Effect)就是一个有趣的例子,它反映了视觉和听觉在语言处理中的相互配合作用:人们在对话时,通常眼睛看到的口型和我们听到的声音是一致的,即当一个面对你的人说出"语言"这个词时,你看到他的口型和发出的声音都提示你这个人说的是"语言”这个词。当听到的语音和看到的口型不一致时,人脑处理语言就产生了冲突,从而影响到实际的语言感知,这就是麦格克效应。可见,通过上述多个系统的配合使得语言能够高效准确传递信息,从而实现交流的目的。

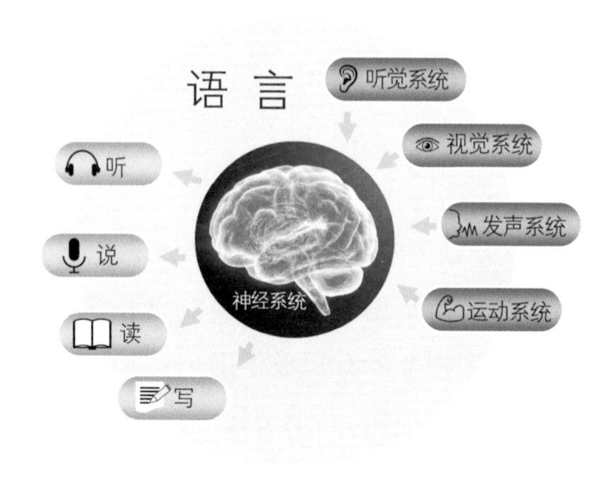

图 17-1 语言的复杂性

注:语言需要听觉、发声、视觉和运动多个系统的密切配合来发挥听、说、读、写四项功能。

(二)语言的作用

人类需要语言系统实现交流的目的何在?现在普遍认为,语言是人类进化过程个体间相互协作中孕育而生的。我们设想这样一个场景:你是一个掌握语言并善于捕猎的原始人,但不会生火烤制熟食;有另外两个原始人,一个会语言,一个不会语言,都会生火,但不善于捕猎。你拿着你打到的猎物找到其中一个不会语言的人,想以分给他一半食物的代价让他帮忙烤制猎物。你把你辛辛苦苦打到的猎物交给他,他却以为你想把猎物送给他,拿起来就走;换一个场景,假设你找到那个会语言的人,和他说:我们合作,我负责打猎,你负责生火烤制食物,两个人共享食物。他说没有问题,这样合作就完成了。这个设想的场景说明了语言在日常生活工作的推动作用。通过语言,原始人可以相互交流制作工具的心得,分工协作,从而极大地推动了人类进化。反过来说,如果某个人类个体丧失了语言和交流能力,也会导致这个人与社会的脱节,从而影响到他本人,甚至他家庭的正常生活。现实中就有这样一个群体,他们被称为“星星的孩子”。他们最突出的特点就是和他人缺乏语言和交流,这些就是孤独症患者。在中国,20 年之内孤独症人口增加了百余倍。这类人群的增长,不仅给他们和他们的家庭带来了不幸,也为整个社会增加了巨大的负担。可见,缺乏或者丧失语言,将会对患者的生活带来巨大的影响。

语言的作用仅仅是促进交流吗?目前所知全世界正在使用的语言有 6000 ~ 7000 种。不同国家或者种族之间由于语言的不同导致交流受到阻碍。以欧盟为例:目前欧盟有 27

个成员国，其官方语言多达23种。为了让这27个成员国之间能相互交流，欧盟每年在翻译上的花费高达10亿欧元。由此可见，语言的交流作用是相对的，它在不同种族之间还有天然壁垒和保护的作用。

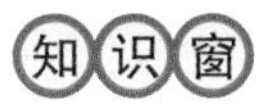

孤独症的语言障碍

孤独症，又称孤独谱系障碍(autism spectrum disorder，ASD)，是一种神经发育性疾病，可早在出生后6个月起病，一般在2～3岁确诊。ASD可影响到不同种族、不同宗教和不同社会阶层的人群，通常患病男孩是女孩的4倍。据美国疾控中心估计，2016年美国每59个儿童中有1人患有ASD。一项2020年的流行病学调查显示近年来我国儿童ASD发病率为0.7%左右。ASD一个突出的症状是语言障碍，具体有以下几种表现：①重复的或刻板的语言。ASD儿童，有时会说一些毫无意义或与他人对话无关的话。例如，一个孩子可能会在与数字无关的对话中反复从1数到5。或者一个孩子可能会不断重复他或她听到的单词——这种情况被称为模仿言语(Echolalia)。例如，孩子可能会通过问同样的问题来回答问题。在延迟模仿言语(Delayed echolalia)，ASD患儿会重复着听到的单词。比如当他想要一杯饮料时，会说："你想喝点什么吗?"一些ASD患儿会用高音或唱歌的声音说话，或者使用机器人般的语言，可能会用老套的短语来开始对话。例如，一个孩子当他与朋友或家人交谈时可能会不停地说，"我的名字是汤姆"。还有一些人可能会重复他们在电视节目或广告中听到的。②不均衡的语言发育。许多ASD患儿能够掌握基本的语言技能，但没有达到同龄正常儿童水平，他们的语言发展常不均衡。例如，他们可能很快就会在一个特别感兴趣的领域掌握大量的词汇。有的孩子对刚刚听到或看到的信息有很好记忆。有些则可能在5岁之前就能读懂单词，但可能无法理解他们读过的内容。他们通常对别人的讲话没有反应，甚至对自己的名字也没有反应。因此，有时候这些孩子会以听力异常就诊。③非口语交流能力差。ASD儿童通常无法使用手势——比如指着一个物体来表达他们的意思。他们经常避免眼神交流，这会让他们显得粗鲁、不感兴趣或漫不经心。由于缺乏手势或其他非口语交流能力，许多ASD患儿无法清楚地表达自己的感受、想法和需求，因此会感到沮丧，进而通过大声或其他不恰当的行为来发泄他们的不满。这加剧了他们的社交障碍。

目前大多数ASD的发病机制尚不清楚，可能涉及包括母亲患有免疫性疾病，围产期异常，如低体重儿、怀孕期间感染或暴露在污染环境下、怀孕期间使用某些药物、具有家族遗传史，少数患者是由于单基因突变导致的——这为研究ASD提供了重要的切入点。截至2020年12月，一项自闭症研究计划的人类基因模块数据库(https://gene.sfari.org/autdb/Welcome.do)已经收录了1231个与ASD有关的基因。这些基因涉及突触支架蛋白和细胞骨架(如SHANK3)、染色体重构和转录(如MECP2)、蛋白质合成和降解(如

FMRP)、突触受体和细胞黏附分子(如 NEUREXIN/NEUROLIGIN)等。值得注意的是,这些基因的编码产物均可直接或间接地调控突触的发育,从而影响到突触的结构和功能。与此相对应的是,ASD 作为一种神经发育性疾病,其临床表现在出生后发育的关键时期开始出现。这个阶段中枢神经系统接收和处理大量信息,通过活动依赖性机制促使神经元之间兴奋性突触的形成、成熟或消退,以及抑制性突触的发育,从而导致神经环路连接发生改变。这些研究为理解 ASD 的发病机制提供了理论依据。

二、语言的特点

(一)人类语言的特点

语言是人类特有的吗?这个问题一直是科学家们争论的一个焦点。可以肯定的是,人类以外的动物具有各自交流方式,它们也可以运用声音、手势、表情等进行交流。比如蜜蜂是通过跳舞告诉其他蜜蜂采蜜点的信息,变色龙可以通过皮肤变色来交流。但是,目前比较公认的是,人类以外动物的交流方式不能称为语言。动物的交流方式和人类的语言存在很大的不同。具体如下:

人类的语言具有无限、复杂和进化三大特点。

无限:从构成语言重要的文字或单词来看,字母或者部首形成字的组合无限,字与字组合成词汇无限,词汇的排列形成句子的组合无限。因此,人类语言会不断有新词新句等出现。

复杂:人类语言通过一套简单的语法规则建立复杂的语句,用来描述复杂的场景和事物。同时,人类的语言可以用多种方式进行表达,比如说、写或者手势等。

进化:通过无限和复杂的特性相互配合,使得人类语言从整体上呈现为一个开放的系统,随时可以有新的内容加入到整个系统中,语言也随着人类进步而不断进化。

(二)动物交流方式的特点

与人类的语言相比,动物的交流方式则是有限、简单和固化。有限指的是动物交流的发音很有限,仅有几种方式表示警示危险,宣誓领地等;简单指的是动物的交流没有明确的语法规则,无法组成复杂的句子和段落以表达精确和清晰的意思;固化指的是动物的交流方式比较固定,无法进化。因此,就目前的研究而言,人们普遍认为动物具有交流能力,但这些交流不能称之为语言。曾经也有人试图教动物学习人类语言。例如,20 世纪 40 年代,有科学家试图教黑猩猩说话。但最终发现黑猩猩不具有人类特有的发声结构,无法学会人类说话。此后,人们又试图教非人灵长类动物学习人类的手势语言。最著名的是一只名叫 Koko 的雌性低地大猩猩,它学会了大约 1000 个美国手语,知道大约 2000 个英语词汇,智力介于 70 ~ 95。尽管这样,科学家仍然不认为它掌握了人类的语言。因为科学家一直没有发现它能利用所掌握的词汇造出新句子或者新词。研究推测,它可能更多只是记住了这些手势。

三、语言研究的历史

语言的人类特有性,影响了人类对语言的研究,因为人类自身是研究语言的最佳对象,这极大限制了对研究对象展开实验进程,尤其是在现代科学研究手段诞生之前。即使这样,通过对语言障碍患者的观察,语言中枢机制的研究仍然在逐步推进。在古希腊和罗马帝国时期,人们认为语言主要由舌头控制。当出现语言障碍,人们就认为问题源自口腔,因此通常给予有语言障碍患者特制的漱口水或者舌头按摩。到了16世纪,人们注意到语言的丧失可以和舌头无关,尽管如此,主要的治疗还是集中在口腔和舌头上,包括切除舌头、放血、水蛭疗法等。大约在1770年,德国医生约翰·格斯纳(Johann Gesner)首先发现失语症患者的认知能力正常,但发音表达出现问题。随后,德国神经解剖学家弗兰兹·约瑟夫·高尔(Franz Joseph Gall)注意到语言丧失可不伴有智力的障碍,提出了脑内可能存在一个特殊的区域控制语言。1825年,法国医生强尼·巴普蒂斯特·比多(Jean Baptiste Bouillaud)提出语言由额叶(frontal lobes)控制。1861年西蒙·奥伯汀(Simon Aubertin)在抢救一个企图自杀的患者时发现,用压舌板压迫患者暴露的额叶可以使正在说话的患者停止说话,证实了比多的推测。1864年,法国医生保罗·布洛卡(Paul Broca)通过对失语症患者的研究提出语言主要由一侧大脑,通常是左侧半球控制。1874年,德国医生、解剖学家卡尔·韦尼克(Karl Wernicke)报道,左侧半球布洛卡区以外的一个区域受损也会影响语言。至此,语言产生中枢定位机制的基石基本形成。现代语言中枢的研究就建立在Broca和Wernicke的发现基础上。从中我们不难发现:语言的机制研究很大程度上是依赖于人们对有语言障碍患者的研究。这一方面是受当时研究手段的局限,另一方面也与语言的人类特有性有密切的关系。因此,对语言障碍患者的观察是语言机制研究重要的手段。

第二节 失语症与语言研究

语言障碍可以涉及语言的多种表现方式。失语症(Aphasia),是指由于脑损伤导致的部分或完全丧失语言能力,通常不伴有认知的障碍和控制发音肌肉的异常。此外,相关的疾病还包括脑疾病导致的理解书面语言(或者说符号)的能力丧失——失读症(alexia),而失写症(Agraphia)则是脑疾病导致的文字书写能力丧失。本节仅就失语症进行介绍。

一、代表性失语症

根据临床表现,失语症可以分成几种不同的类型。通常可以从以下几个方面判别失语症的类型:第一,语言表达是否流利;第二,是否符合语法习惯(语法习惯是理解句子的保证。不遵循语法习惯,说出的句子旁人听起来就会产生困惑或歧义);第三,与人对话是否理解其意思;第四,用词是否正确。

(一)布洛卡失语症

布洛卡失语症(Broca aphasia)又叫运动性失语症或者表达性失语症。主要是由左额下回,包括布罗德曼分区法的44区和45区损伤导致的失语症(图17-2)。因为患者表现出口头表达的困难,但能够理解读到的文字或听到的话语,所以又称运动性或者表达性失语症。布洛卡失语症主要的表现如下:

1. 口语表达障碍,说话不流畅。
2. 找词困难,无法选择正确的词汇表述所见的物体,又称忘名病(Anomia)。
3. 电报式语言:说话以实词为主,缺乏连接词。
4. 不能运用正确的语法:又叫失语法症(Agrammatism)。
5. 错语:说白字、错字。

以往认为布洛卡失语症患者的理解力通常较好,但现在看来并没有那么简单。布洛卡失语症通常在对话比较简单时理解力是没有问题的。如患者可以理解"那个女孩吃的苹果是绿色的"。患者通过常识可以判断只可能是女孩吃苹果,苹果可以是绿色,女孩则不可能是绿色,从而推断出句子的含义。因此,对这种句子的理解不需要语法也可以。但是当问题比较复杂时,涉及语法规则时,患者就无所适从了。如,告诉患者一句话:"老虎杀了狮子。"问他到底谁死了。这个时候患者就无法判断了。因为从常识上看老虎可以杀死狮子,狮子也可以杀死老虎。由此,研究认为布洛卡失语症患者对语法的判定也有障碍。

由于患者主要表现为能理解,但表达不出来,因此布洛卡失语症又叫表达性失语症。有研究认为,布洛卡区参与了音素装配成单词和单词组成句子的功能,由于布洛卡区与控制口腔和嘴唇的运动区域有关,因此布洛卡区被认为与清晰语音表达有关。此外,该脑区还在语言的关系方面,包括句子的语法结构和恰当性使用语法词汇和动词具有作用。因此,当该区域受损,患者表现出各种表达的障碍,如说话不流利、找词困难和电报式语言。

(二)韦尼克失语症

韦尼克失语症(Wernicke aphasia)又叫感觉性失语症。韦尼克区是指颞上回后部,布罗德曼分区法22区的位置(图17-2)。韦尼克失语症主要表现为:

1. 语言表达流畅,对功能词和实词的运用也无问题。
2. 讲话内容无意义。
3. 错语情况远多于Broca失语症患者。
4. 完全不能理解问题。

从患者的表现来看,我们可以发现韦尼克失语症和布洛卡失语症的主要区别是:听不懂、无法理解别人的问题,但说话却很流利,说出的话多数是文不对题。有意思的是,韦尼克失语症的患者有时在书写和唱歌甚至弹琴中出现类似的胡言乱语现象。由于 Wernicke 区位置紧靠着初级听觉皮质,所以有人认为 Wernicke 区的功能主要是在建立声音输入与其所表示意义之间的联系中起关键作用。因此,韦尼克失语症又叫感觉性失语症。

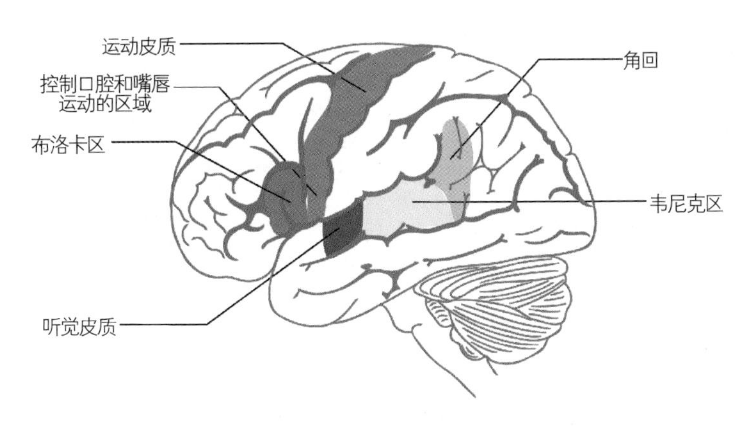

图 17－2　布洛卡区、韦尼克区相邻的脑区

二、语言的韦尼克－格斯温德模型

通过研究布洛卡失语症和韦尼克失语症我们不难发现这两个脑区在语言形成中的不同作用。人们根据失语症及其他语言障碍提出了语言处理的中枢机制模型:韦尼克－格斯温德模型(Wernicke-Geschwind model)。该模型首先由韦尼克提出,美国行为神经科学先驱之一的诺曼·格斯温德进一步做了完善。

图 17－3A 分别显示了韦尼克－格斯温德模型中几个主要脑区的功能。①初级听觉皮质,负责接收口语的单词和句子;②初级视觉皮质,负责接收书写的文字;③角回,负责将看到的单词转换为听觉语言信号;④韦尼克区,负责理解语言;⑤弓状纤维束,负责将韦尼克区的信号发送到布洛卡区;⑥布洛卡区,负责选择合适的发声程序;⑦初级运动皮质,负责控制发音系统的肌肉发声。需要说明的一点是,这个模型是个简化模型,目前认为实际情况比这更为复杂,但这个模型仍然对临床诊断有一定的指导意义,而且目前的理论也是以此模型为基础进行扩充的。

该模型又是如何解释语言的产生过程呢?首先了解一下该模型如何解释人们回答听到的问题。当问题提出时,初级听觉皮质接收到问题信息并将其发送到韦尼克区,韦尼克区理解了问题并产生答案,然后将答案通过弓状束传输到布洛卡区,布洛卡区选择合适的语音操作程序,传送到初级运动皮质,控制发音系统发出语音,产生回答(图 17－3B)。这个模型又是如何解释人们念出看到的句子呢?首先,初级视皮质接收到文字信息，并将其传送到角回，角回将信息转换成听觉语音信号，韦尼克区接收到这些语音信号并加以理解，然后通过弓状束传送到布洛卡区，布洛卡区选择合适的语音操作程序，传送到初级运动皮质，控制发音系统发出语音念出句子（图 17 – 3C）。

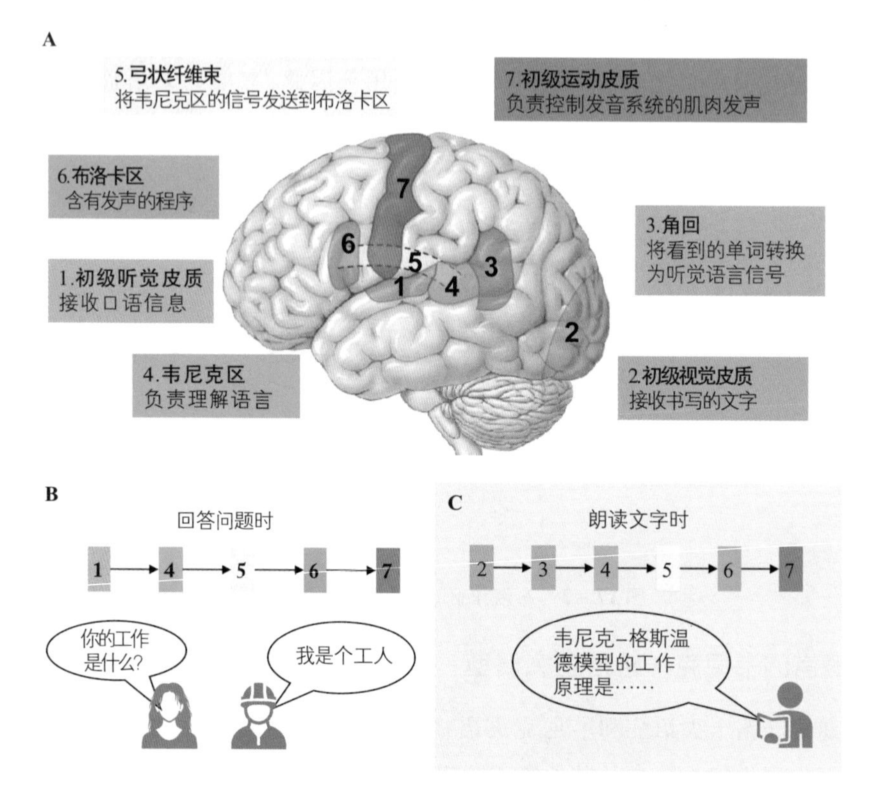

图 17 – 3　韦尼克 – 格斯温德模型的组成及工作原理示意图

注：A. 韦尼克 – 格斯温德模型的组成；B. 韦尼克 – 格斯温德模型如何解释回答问题；C. 韦尼克 – 格斯温德模型如何大声朗读。

那么，我们如何用韦尼克 – 格斯温德模型解释布洛卡失语症呢？当患者听到问题时，听觉皮质仍然可以将信号转到韦尼克区，韦尼克区正常，因此可以理解问题，并产生答案，并将答案经弓状束发给布洛卡区。但由于布洛卡区受损，无法选择合适的语音操作程序，导致发送到初级运动皮质的程序混乱，从而造成表达障碍，但理解力正常。韦尼克 – 格斯温德模型如何解释韦尼克失语症呢？当患者听到问题时，听觉皮质可以将信号转到韦尼克区，但韦尼克区出现问题，无法理解问题，产生错误答案，错误答案经弓状束发给布洛卡区。布洛卡区根据错误答案选择语音操作程序，发送到初级运动皮质，因此患者说话流利，但和提问不符。

从韦尼克 – 格斯温德模型中我们可以发现这个模型的核心其实主要是韦尼克区 – 弓状纤维束 – 布洛卡区的连接上。那么，如果韦尼克区和布洛卡都正常，而弓状纤维束受损，根据该模型会有什么样的表现？临床上确实发现了存在这样的患者：脑损伤切断了韦尼克区和布洛卡区之间的联系,但没有累及这两个脑区,对于这种类型的失语症,韦尼克－格斯温德模型该如何解释呢?传导性失语症就是由于弓状纤维束受损引起,其主要表现为理解力正常,语言表达也比较流畅,但重复词汇有困难。对于听到的词汇,患者试图重复,但重复的词汇通常被其他词替代、省略、或者说成错别字。有意思的是,有些患者能够理解他读出的句子,即使其中包含了大量的错别字。以上表现提示患者的理解力正常,问题出在理解与语言表达之间的转换处——弓状纤维束(表17－1)。

表17－1 三种失语症的比较

失语症类型	脑损伤部位	理解力	表达能力	复述困难	错语	其他表现
布洛卡失语症	额叶运动联合皮质	好	不流畅,有语法错误	是	有	右侧偏瘫抑郁
韦尼克失语症	颞叶后部	差	流畅,无语法错误,无意义表达	是	较严重	运动可,焦虑,偏执
传导性失语症	弓状纤维束	好	流畅,无语法错误	是	有	通常无

正如上文提到,韦尼克－格斯温德模型是一个简化模型,仍然存在许多问题。例如,我们在阅读时并不需要转换成听觉反应。事实上,视觉信息可以直接到达布洛卡区,而不必经过角回。而一些皮质下结构如丘脑和尾状核受损时也会出现失语症,而这两个脑区并没有在韦尼克－格斯温德模型中出现。另一个相关证据是,脑卒中早期患者出现的语言障碍会在后期慢慢恢复和改善,提示语言可能存在其他脑区的代偿作用。最后一个问题是布洛卡失语症和韦尼克失语症其实都存在理解和表达的双重障碍。因此,在皮质处理语言的过程中,模型中提到的功能明显不同的区域可能并不存在。尽管该模型存在诸多的问题,但因具有简单易懂、近似有效的特点,仍然在临床得以应用。

三、特殊人群语言障碍研究

之前我们提到,由于语言是人类所特有的,因此临床出现的失语症是研究语言神经机制的重要手段。实际临床中存在一些诸如双语者、聋哑人等特殊群体,由于不同原因导致语言神经中枢损伤后,产生了独特的临床表现,这些可以为语言中枢机制的研究提供新的视角。例如,说双语的人,两种语言在中枢的控制是在同一位置还是不同位置?如果患了失语症,两种语言受到的影响是一致的吗?对于这两个问题的回答可以揭示语言中枢的分布特点。目前研究发现,对这两个问题的回答取决于以下几种因素:学习两种语言的先后、熟练程度以及最近的使用情况。一般说来,较早学习、且使用较熟练的语言更易被保留下来。如果一个人同时学习两种语言、且它们的熟练程度相当,那么,脑损伤可能使两种语言受到同等程度的损害。但如果在不同时期学习两种语言,那么,脑损伤可能对其中一种语言的影响更大。这意味着两种语言可能由不同的神经元群进行加工,尽管这两群神经元可以有重叠。此外,对于聋人失语症的研究也为揭示语言的中枢机制提供了新的线索。由于聋人没有听觉信号从初级听皮质传入,而根据韦尼克－格斯温德模型,韦尼克区在理解语言时需要直接的听觉信号或者由角回转换成听觉信号。那么,聋人的手势语言的中枢定位是不是有另外的区域呢?事实上,在聋人也发现了和听觉正常人类似的失语症,比如打手语也有类似的布洛卡失语症和韦尼克失语症。从中我们可以看出语言的处理中枢具有一定的普遍性。不管是语音系统或者是手势的处理,在中枢都共享同一机制。

第三节　语言神经机制研究的方法

语言的人类独有性很大程度地限制了语言神经机制的深入研究。然而,随着神经科学不断地发展,科学家不断扩展思路,使得不断有可供临床及实验动物研究的方法用于语言神经机制研究,这些方法不仅对于语言的机制研究意义非常,也对于某些情况下临床的治疗也至关重要。例如,当需要手术移除脑肿瘤或者做癫痫的颞叶切除手术可能累及语言中枢时,可能就需要知道手术是否会导致失语症,从而确定或更改手术方案。本节主要介绍研究语言的临床实验。此外,研究者也在动物模型上也进行了语言和交流方面的研究,加深我们对语言的神经机制的理解。

一、Wada 实验

Wada,加拿大籍日本裔神经学家,以在癫痫领域研究著称。他发明了一项简单的技术,用于检测一侧大脑半球的功能。其原理就是基于大脑血液供应的特点:大脑主要由颈内动脉和椎动脉供血。颈内动脉分支形成大脑前、中动脉,供应大脑半球前 2/3,间脑吻侧 2/3;椎动脉分支形成大脑后动脉,供应半球的后 1/3,间脑尾侧 1/3、小脑和脑干。在脑底部,两条动脉的分支形成大脑动脉环(Willis 环)。平时左右之间混合较少,当给一侧颈内动脉注入造影剂时,只有一侧大脑前、中动脉显影。由于平时大脑半球的血液供应相对独立,在一侧颈内动脉注入麻醉剂,比如异戊巴比妥纳,麻醉剂顺血流分布到一侧大脑前 2/3,引起该半球麻痹,效果非常迅速和强烈,注射几秒钟就会出现对侧肢体的偏瘫和体感丧失,通常持续 10 分钟左右(图 17－4A)。这个时候患者仍处于清醒状态,可以向患者问一些问题,如果患者这侧半球是支配语言的,患者将无法回答问题,直到麻醉效应消退;如果这侧是非语言支配侧,患者就可以回答问题。根据 Wada 实验的结果,96% 的右利手人语言是左侧支配,70% 的左利手人的语言也是左侧支配(图17－4B)。由于 90% 的人是右利手,这意味着大约 93% 的人其语言是左侧大脑半球支配。有很少部分人(包括左利手和右利手)是右侧支配,另外有极少的左利手是双侧支配。Wada

实验简单易行，但由于维持时间短，不适合设计精巧实验长期研究。有科学家利用了一类特殊的患者群体——裂脑人，对左右侧大脑半球在语言处理中的作用做了详细研究。

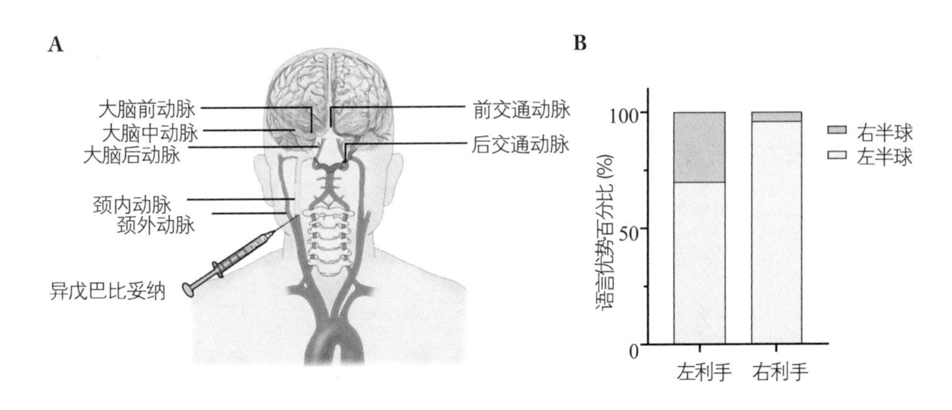

图 17－4　Wada 实验原理及语言优势半球统计数据

二、裂脑研究

裂脑研究最初是用于治疗难治性癫痫。部分癫痫病患者发作时会出现痫性放电，通过胼胝体跨半球传递，引起癫痫大发作。当发作频率较高、药物治疗无效时，有人就想到通过切断胼胝体（胼胝体是联系左右大脑半球最大的一束连合纤维），以阻断癫痫电活动在两侧半球的传播。做过裂脑手术（切断胼胝体）的患者被称为裂脑人。而随后对这些患者的研究揭示了双侧大脑半球在处理语言时具有不同功能。第一个对裂脑机制进行详尽研究的是美国科学家罗杰·斯佩里（Roger Sperry），因其在裂脑研究的开创性工作获得 1981 年诺贝尔生理或医学奖。斯佩里的学生，迈克尔·加扎尼加（Michael Gazzaniga），对裂脑人进行了更为深入的研究。

在对裂脑人进行语言机制研究时，通常会给予裂脑人一侧大脑半球传递一个视觉信息，然后让裂脑人回答问题来判断其是否接受到相应的视觉信息，以及是如何处理这些信息的。由于胼胝体的切除，裂脑人左右大脑半球的大部分信息无法相互连通。但是，人的双眼都位于面部，如何保证给予的视觉刺激仅仅传递到一侧大脑半球呢？加扎尼加利用视觉传导路的特点做到了这一点：在双眼保持不动的前提下，左侧视野的视觉信息只会通过双眼的右侧视网膜传递到右侧的初级视皮质。同理，右侧视野的物体仅会激活左侧视皮质的神经元。因此，只要呈现图像的时间短于眼球移动所需要的时间，图像只能被一侧脑半球感知（图 17－5A）。

裂脑人在大多数情况下表现和常人无异，但当一些问题单独呈现给一侧半球时，患者用语言回答问题的能力就会表现出明显不对称性。例如，患者可以毫无困难地复述或描述呈现在右侧视野的数字、单词和图像，这是因为左半球通常为语言优势半球。同样，患者也可以描述被右手触摸到的物体(两只眼睛都看不到该物体)。但是,右半球并不具有这种用语言描述感觉输入的能力(图 17-5B)。一幅图像只呈现在左侧视野,或者一个物体只能被左手触摸到,裂脑人不能对其进行描述,且常声称什么也不存在。把一个物体放在患者的左手(两只眼睛都看不到该物体),他甚至不会用语言表示他已觉察到该物体。如果仔细观察裂脑人,你会发现他们的日常生活方式有些不同寻常。他们不能描述出现在注视点左侧的任何东西:如面孔的左侧,房间的左半边等。但令人惊奇的是,患者的生活似乎并没有因此受到干扰。

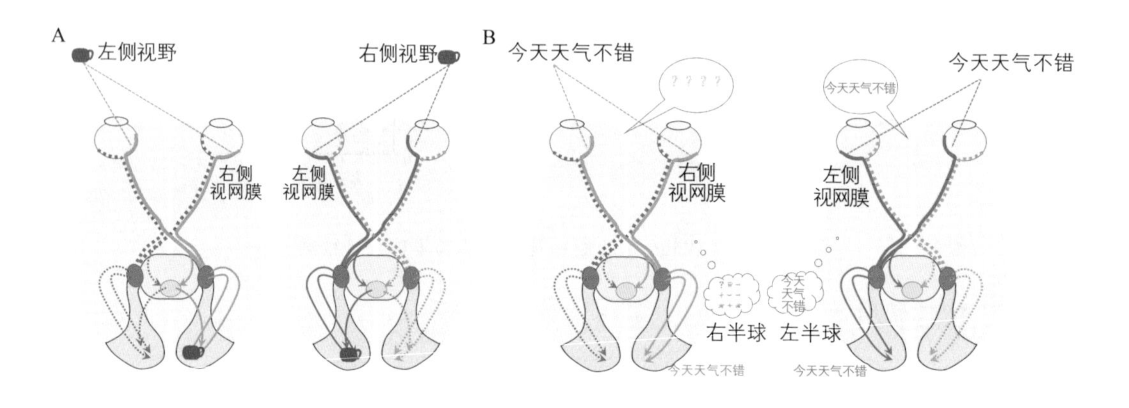

图 17-5 裂脑实验原理

注:A. 视觉传导路特点;B. 裂脑人对右侧视野和左侧视野文字不同的反应。

此外,研究者还发现右脑可以读和理解数字、字母和短词,但不能用语言表达。如果一个裂脑人左侧视野中出现一个单词 Ball,他会说什么也没看到。因为控制处理语言的左脑并没有"看到"这个词。而右脑"看到"了这个词,但不会说。然而,左手(由右脑控制)可以根据看到的词拾起对应的物体,表明右脑对语言是有理解力的。

以上研究证明了双侧大脑半球在语言处理中的不同作用,但具体到各个半球具体脑区在语言处理中有何作用,这些方法并不适合。除了研究脑损伤患者外,有什么其他办法可以对语言的中枢定位进行精确研究吗?

三、其他研究语言的方法

(一)电刺激皮质研究语言

加拿大神经外科医生 Wilder Graves Penfield 开创性运用刺激电极刺激脑区来精确定位人脑高级功能的皮质分区。他在做癫痫脑科手术时,使患者保持清醒,此时用电极刺激患者的脑区,患者可以描述感受。他发现电刺激脑区引起的效应主要是三种:发声、言语中断和言语困难(类似失语症)。随后大量脑刺激的工作表明脑内涉及语言的区域实际上比韦尼克-格斯温德模型更为复杂。

（二）语言加工的功能成像

以 fMRI 和 PET 为代表的功能成像技术的出现，使得无创性研究正常人语言功能成为可能。有研究者利用 fMRI 研究正常说英语者和懂英语手语的聋人在进行语言测试时脑活动的区域。结果有意料之中的也有意料之外的。fMRI 显示，正常说英语者读写英文句子时可以观察到左侧大脑有活跃区，包括了经典的布洛卡区和韦尼克区。而当正常说英语者看用美国手势语言表述的句子时激活的脑区，fMRI 可见两侧大脑均未见明显的活跃区。由于测试者不懂手势语言，这也可以理解。当给懂手势语言的聋人看手势语言表述的句子时，可以看到左侧布洛卡区和韦尼克区都有激活，提示手势语言处理中枢和正常语音语言处理中枢有重叠。这也不意外。但让人意外的是，聋人不仅左侧脑区有激活，右脑也有激活。而且在处理语音的脑区颞上回有激活。该实验表明，耳聋者脑部在处理手势语言时即遵循了经典语言处理中枢机制，也存在其他尚不完全清楚的机制。

（三）语言的基因研究

有人提出，人脑中应该有个特化的结构或组织利于婴儿语言学习，而特化的结构或组织通常可以在基因水平找到证据。尽管目前基因水平的研究如火如荼，但语言作为高级脑功能，涉及脑区多，机制复杂，很难用某个基因来解释。1990 年第一个报道与语言有关的基因 *FOXP2* 出现了。这源于一个英国家庭，祖孙三代当中一半的成员有语言障碍。对他们的基因分析发现，*FOXP2* 基因出现了突变。*FOXP2* 蛋白是一种转录因子，可能调控与语言有关的其他基因打开和关闭。而在黄莺（黄莺鸣叫机制与人类婴儿学习语言的机制非常相像，因此是用于研究语言常用的动物模型）脑内敲除该基因后，黄莺也会出现学习鸣叫能力的丧失，进一步证实了 *FOXP2* 在语言学习的高度保守性。随后，*FOXP1*，*TSC1*，*SRPX2*，*CNTNAP2*，*ATP2C2*，*CMIP* 等语言有关的基因不断地被发现，为我们理解语言中枢的处理机制提供了大量数据。但是即使这样，关于语言的基因研究目前还仅是冰山一角。

语言是人类特有的，它是人类区别自然界其他物种独有特征之一。如果说神经元和神经元之间依靠突触形成整个神经网络，语言就是人与人之间交流的“突触”。人类拥有了语言，每一个体就不是孤立的。通过语言，人与人之间形成整个人类社会网络。目前人们通过临床患者研究，结合现代科学方法，诸如电生理学，功能性成像，基因组学等等，对语言的认识有了很多了解。人们认识到，语言的产生不是简单由一两个脑区完成，它涉及多个脑区的精密配合和协作。但是在彻底弄清各个脑区或系统如何执行对语言的加工和处理功能之前，人们对语言的认识还有很长的路要走。

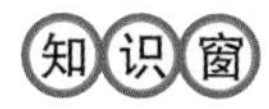

小鼠超声研究

尽管大多数研究者认为动物没有语言，但是不意味着动物没有相互交流的方式。啮齿类动物是目前实验室最常用的模式动物，研究其沟通交流对于认识人类语言和交流的神经机制仍有非常重要的意义。研究发现，大鼠、小鼠、豚鼠、田鼠和仓鼠均可以通过发出超声叫声（ultrasonic vocalizations，USVs）进行沟通和交流。记录动物 USVs 的装置如图 17－6A，将鼠笼或者行为装置放在隔音箱内。鼠笼上方悬挂着收集 USVs 的超声麦克风，可以记录 10～100 KHz 的超声波。记录到的超声波经过模数转换，利用采集软件存储在电脑上进行后期的频谱分析。图 B 显示了小鼠幼崽与母鼠分离后发生的 USVs 的典型波形，处于 30～90 KHz 范围。有人认为幼崽发出的叫声有利于激起母鼠照料幼鼠行为（maternal care）。对于大鼠的幼崽，与母鼠分离后发出 USVs 的频率有所不同，一般在 30～60 KHz。而成年大鼠的 USVs 具有另外的特征。有种理论将大鼠发出的USVs分成两个频段：一个是处于 22 KHz 的叫声，代表着动物处于负性情绪的状态。其中22 KHz长叫声（＞300 毫秒）被认为是对外界危险产生厌恶情绪的反应，而22 KHz 的短叫声则和大鼠自身内在负性情绪有关。另一种是 35～80 KHz、时程 30～40 毫秒的 USVs，则和动物正性情绪有关。小鼠有类似的区分，只是具体的频段不同，为 40 KHz USVs 和60 KHz的 USVs。40 KHz 反映负性情绪或状态，60 KHz 则相反。USVs 在成年雄性小鼠和雌性小鼠的交流中也非常重要。有研究显示，当鼠笼内有其他小鼠或其尿液时，成年雄性小鼠会发出 USVs。但引入的小鼠性别不同，雄鼠发出的 USVs 有所不同。当有雌鼠存在时，雄鼠发出的 USVs 要远比有雄性小鼠存在时发出的叫声为多。有趣的是，雌性小鼠也更愿意和发出 USVs 的雄鼠待在一起，而对不发出 USVs 的雄鼠兴趣不大。当给雌性小鼠播放雄性小鼠叫声或幼崽叫声时，雌性小鼠明显更愿意趋近播放雄性小鼠的扬声器。USVs 除了能用于研究小鼠的求偶和繁殖等生理行为外，还可以用于疾病模型的研究，如精神分裂症、自闭症、躁狂和抑郁等。例如，当小鼠在急性社交挫败状态、被束缚和探索新的空旷区域时，可以引发小鼠发出 30～45 KHz 的 USVs，随后很快减少。当给予小鼠急性安非他命注射后，可以引发小鼠以运动增多为主要表现的躁狂行为，同时可以记录到小鼠发出 50 KHz 的 USVs。类似的结果在睡眠剥夺的小鼠躁狂模型中也能见到。当给予锂剂——临床抗躁狂药后，小鼠 50 KHz 的 USVs 又会明显减少。自闭症是一种以交流障碍为主要特征的疾病，而孤独症小鼠模型的 USVs 也发现有明显改变，包括呼叫次数、呼叫时程、峰值频率、呼叫波形等均出现明显异常。因此，通过对啮齿类动物模型USVs的研究，对于理解动物基本行为的神经机制和判断动物的疾病状态均具有重要参考价值。

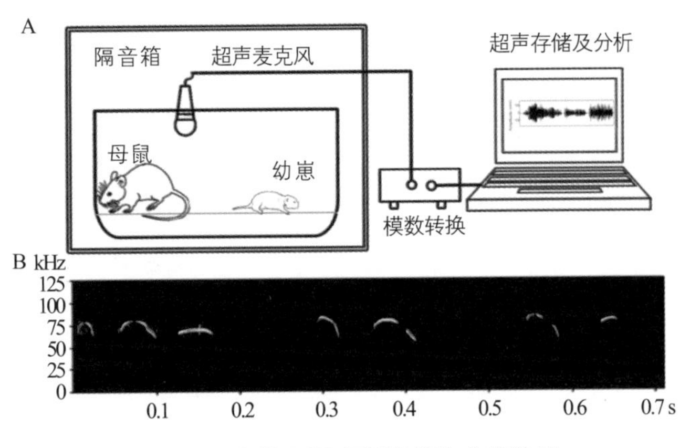

图 17－6　小鼠 USV 记录装置和典型波形

注：A. 记录装置示意图。主要由隔音箱、超声麦克风、模数转换器和采集软件及电脑组成。B. 小鼠幼崽与母鼠分离发出 USV 的典型波形。

思考题

1. 如何鉴别布洛卡失语症和韦尼克失语症？
2. 试用 Wernicke-Geschwind 模型解释布洛卡失语症和韦尼克失语症的临床表现？
3. 如何证明裂脑人左右脑在语言处理中具有的作用？

（王文挺）

参考文献

[1] 韩济生. 神经科学. 3 版. 北京：北京大学医学出版社，2009.

[2] 贝尔，克勒斯，帕罗蒂斯著. 王建军主译. 神经科学：探索脑：2 版. 北京：高等教育出版社，2004.

[3] Kandel E R，Schwartz J H，Jssell T M. Principles of Neural Science. 4rd ed. Norwalk：Appleton & Lange Press，1996.

第四篇

神经系统疾病

第十八章 18 慢性痛

慢性痛是严重危害人类身心健康和生活质量的慢性疾病，被喻为“不死的癌症”，全球发病率约33%，疾病负担远超糖尿病、心脏病及癌症的患病率总和。临床上常将持续1个月以上的疼痛称之为慢性痛。我国现有慢性痛患者超过1亿人，80%的慢性痛患者未获得有效治疗，其反复发作、迁延难治的特性使患者长期备受折磨，并且焦虑、抑郁、恐惧等负性情绪常伴随整个病程甚至终生，“痛”不欲生，严重危害人类的生命质量。

第一节 慢性痛的概况

一、慢性痛的主要特征

临床上，组织炎症、神经损伤、肿瘤侵袭等因素通常可以引起慢性痛。它们的主要特征表现为：①持续性自发痛(spontaneous pain)，即在没有受到任何外来刺激下持续发生的疼痛。②痛觉过敏(简称痛敏，hyperalgesia)，即外来伤害性刺激引起痛反应阈值下降或痛反应程度增强。痛敏依据发生部位和性质的不同又分为：原发性痛敏(primary hyperalgesia，发生在伤害性损伤部位)和继发性痛敏(secondary hyperalgesia，发生在损伤部位以外的未损伤部位)。③触诱发痛，又称异常痛觉(touch - evoked pain 或 allodynia)，非伤害性刺激在炎症或损伤时引起的痛(图18 - 1)。Lewis(1936年)和Hardy (1950年)分别用心理物理学方法(psychophysical)在人身上检测出组织损伤所诱致的原发性痛敏和继发性痛敏，并发现原发性痛敏区的痛阈下降或正常痛刺激引起的痛强度增高，该区对机械性刺激和热刺激的敏感性都增强，即发生了机械性痛敏和热痛敏；而继发性痛敏区对阈上机械性或热刺激的敏感度增高，当向此区施加非伤害性机械刺激时可以产生显著的疼痛，即触诱发痛(图18 - 1)。

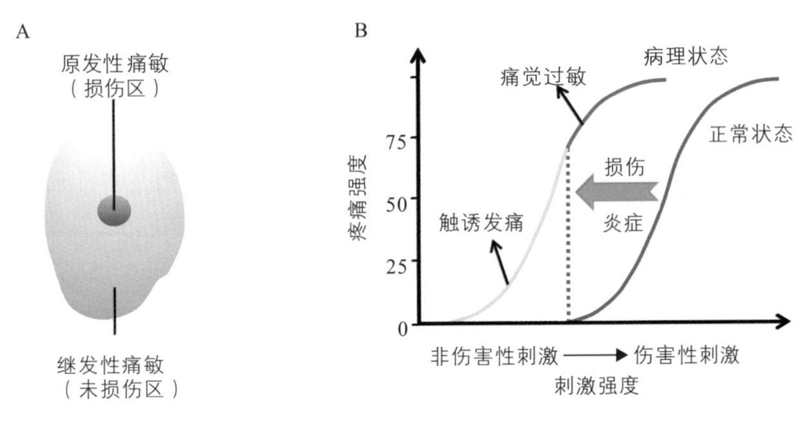

图 18 – 1　慢性痛的表现特征

注：A. 组织损伤后诱发的原发性痛敏和继发性痛敏。B. 组织损伤后诱发的痛觉过敏和触诱发痛的刺激 – 反应曲线。

二、慢性痛研究常用的动物模型

为了研究慢性痛的发生机制，建立模拟临床痛表现特征的动物模型是非常必要和重要的。目前，依据疼痛病原学特点，疼痛动物模型大致可以分为以下几类：炎性痛模型、神经病理性痛动物模型及临床疾病相关痛模型，下面以三者为例做一简单介绍。

（一）炎性痛模型（图 18 – 2）

1. 福尔马林模型　动物足底注射 1% ~5% 福尔马林可立即诱发长时程的持续自发痛反应，主要表现为自发的缩足反射、舔足、咬足行为，持续时间 1 ~2 小时。有意思的是在啮齿类动物（如大鼠、小鼠）上福尔马林诱致的自发痛反应表现为两相性，第一相为注射后立即开始到注射后 5 ~10 分钟，第二相为注射后 20 ~60 分钟，其中两相之间的 10 ~20 分钟为静息期。而在猫及猴等动物上该自发痛反应表现为一相性。

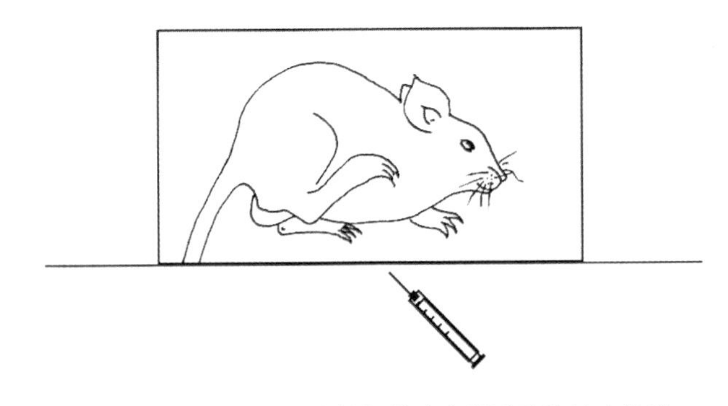

图 18 – 2　动物足底注射化学致痛剂诱致炎性痛模型

2. 蜜蜂毒模型　动物足底注射蜜蜂毒可诱致长达 1 ~2 小时的自发痛行为和 72 ~96 小时的机械性痛敏和热痛敏现象。

3. **完全弗氏佐剂模型**　动物足底注射完全弗式佐剂可诱发数周乃至数月的长时程机械性痛敏和热痛敏现象。

（二）神经病理性痛模型（图 18－3）

1. **脊髓损伤模型（spinal cord injury）**　$T_9 \sim T_{11}$（or T_{12}，T_{13}）节段水平脊髓横断或半横断损伤。

2. **背根神经节慢性压迫模型（chronic compression of dorsal root ganglia, CCD）**　通常采用不锈钢小钢柱压迫单侧 L_4/L_5 背根神经节，可以诱致明显的自发痛、机械性痛敏、热痛敏以及冷觉过敏。

3. **脊神经根结扎模型（spinal nerve ligation, SNL）**　单侧结扎 L_5/L_6 脊神经根，可以诱致明显的机械性痛敏、热痛敏和冷觉痛敏。

4. **坐骨神经结扎模型（chronic constriction injury, CCI）**　采用丝线轻微结扎单侧大鼠坐骨神经的神经痛模型。

5. **坐骨神经分支损伤模型（spared nerve injury, SNI）**　单侧结扎坐骨神经分支的胫神经和腓总神经，而保持腓肠神经正常。此模型可以诱致动物出现显著的机械性痛敏和冷觉痛敏。

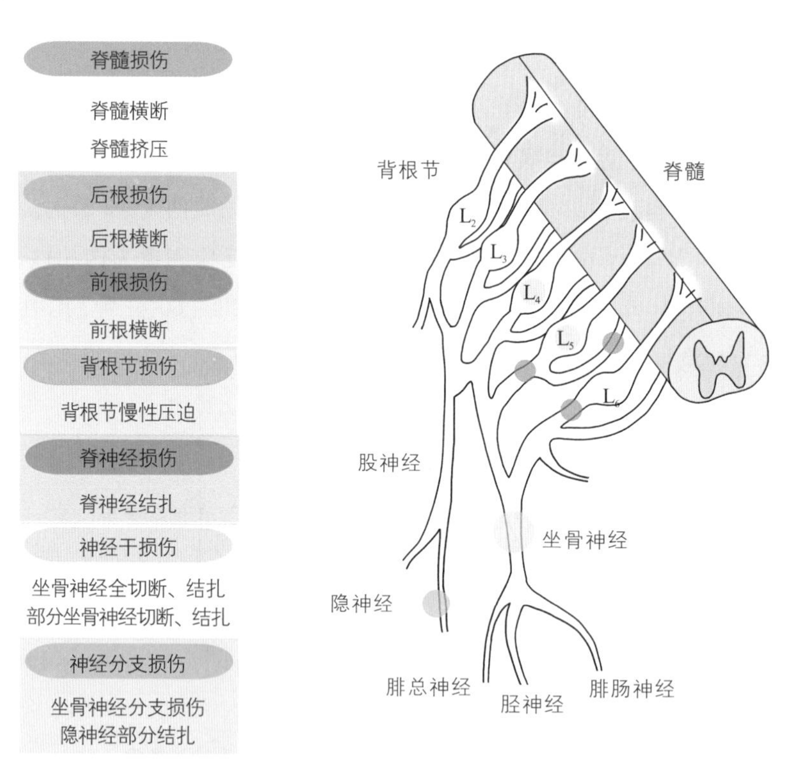

图 18－3　神经病理性痛模型示意图

(三)临床疾病相关痛模型

1. 骨癌痛模型 由于乳腺癌、前列腺癌、卵巢癌、肺癌等常发生骨转移，肿瘤骨侵袭和扩散造成骨癌痛，是癌症诱发疼痛的主要原因，所以目前关于癌痛模型的研究集中于肿瘤骨转移模型。常用方法是将溶骨性的 NCTC2472 纤维肉瘤细胞种植于小鼠股骨或跟骨的骨髓腔内，可以诱致显著的自发痛、机械性痛敏、热痛敏和冷觉痛敏现象。

2. 糖尿病痛模型 临床上常见的糖尿病通常有 1 型和 2 型糖尿病两类，患者表现有显著的痛觉过敏和超敏现象。1 型糖尿病模型主要采用小鼠或大鼠皮下或腹腔注射链脲霉素诱致，该模型具有高血糖、体重减轻、多饮、多食和多尿的特点，动物造模后呈现显著的痛觉敏化现象。2 型糖尿病主要通过高脂高糖饮食喂养诱导，通常在喂养 8 周后继以不同剂量的链脲霉素注射 1 次，动物表现为显著的痛觉过敏行为。

3. 骨骼肌痛模型 通常采用动物腓肠肌内注射酸性生理盐水（pH 4.0）诱致，具体方法是腓肠肌内注射酸性生理盐水两次，两次间隔 3 天，在第二次注射后动物便呈现非常明显的痛觉过敏行为。

4. 关节炎痛模型 动物膝关节腔内注射致炎物质，如完全弗氏佐剂、芥子油、角叉菜胶、高岭土等，可诱致动物出现明显痛觉敏化反应。

第二节 慢性痛发生的外周敏化机制

损伤或炎症状态下，伤害性感受器通常会发生敏化，阈值降低，对阈上刺激的反应增强，同时可伴有感受野的扩大，这一过程称为外周敏化。组织损伤或伤害性刺激会引起局部组织内初级传入纤维末梢和非神经组织释放大量的化学物质以及交感神经的活动参与伤害性感受器的激活与敏化过程。

一、感受器敏化

组织损伤后，伤害性刺激诱导组织释放致痛的化学物质，激活伤害性感受器，使伤害性感受器的阈值降低，反应性增强，从而产生痛敏（图 18－4，18－5）。这些化学物质包括：①感觉神经末梢释放的降钙素基因相关肽（CGRP）、P 物质（SP）、兴奋性氨基酸、一氧化氮（NO）、甘丙肽、胆囊收缩素、生长抑素等；②交感神经释放的神经肽 Y（NPY）、去甲肾上腺素、花生四烯酸代谢物等；③组织损伤后产生缓激肽（BK）、前列腺素（PGs）、五羟色胺（5－HT）、组织胺、乙酰胆碱（ACh）、三磷酸腺苷（ATP）、H^+、K^+ 等；④神经营养因子（NGF）；⑤免疫细胞产物包括白介素等。化学物质对感受器敏化的影响无外乎两方面：直接兴奋（excitation）感受器和增强感受器敏感性（sensitization）。

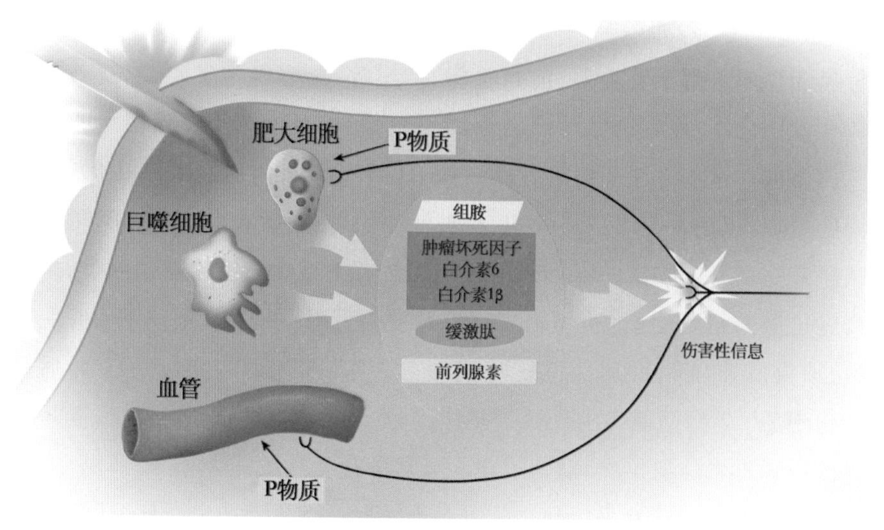

图 18－4　炎症或损伤后诱致大量的炎性介质释放

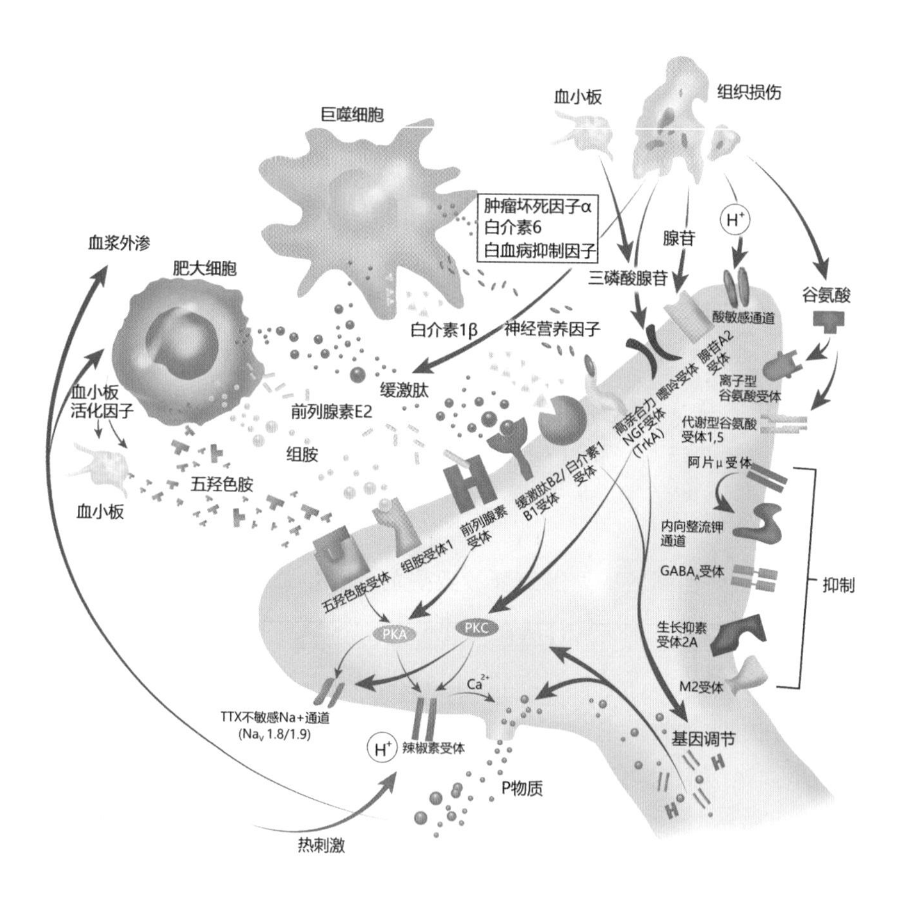

图 18－5　炎症或损伤后外周释放的炎性介质作用于其相应的受体，导致直接兴奋痛感受器或使痛感受器发生敏化

1. H^+ 和酸敏感性通道(ASIC) 组织酸化在痛觉的产生中具有重要作用。在缺血和炎症等病理性条件下,细胞外 pH 下降,引起伤害性感受器神经元长时程去极化。酸敏感性通道(ASIC)在酸诱导的痛觉中具有直接作用。ASIC 是一类由细胞外 H^+ 直接激活的阳离子通道,在 DRG、脊髓和皮质中均有丰富的表达。

2. 缓激肽(BK)及其受体 BK 是由损伤部位的酶降解血浆蛋白而形成的九肽,是最强的一种内源性致痛物质,在损伤区特别是炎症部位浓度可高达 8 mM 以上。BK 受体主要有 B_1 和 B_2 两个亚型。其中与伤害性传入有关的主要是在初级 DRG 神经元上表达的 B_2 受体。BK 激活 G 蛋白偶联的 B_2 受体,进而激活磷脂酶 C(PLC)生成三磷酸肌醇(IP_3)和甘油二酯(DAG),前者激活 IP_3 受体,刺激钙库内钙释放;后者激活蛋白酶激酶 C(PKC),使受体和通道蛋白磷酸化,开放阳离子通道使伤害性感受器去极化。

3. 前列腺素(PGs) 在损伤部位酶促合成,随炎症发展而增加。PGs 的主要作用是增强伤害性感受器对伤害性刺激的反应性,使伤害性感受器敏化,从而产生痛觉过敏。阿司匹林和其他非甾体类抗炎药物的镇痛作用,就是抑制了环氧合酶 2(COX-2),PGs 合成减少所致。

4. ATP 外周损伤引起 ATP 释放,其受体有配体门控的 7 个 P_2X 受体亚型和 6 个 G 蛋白偶联的 P_2Y 受体亚型。伤害性感受器上表达有丰富的 P_2X_3 受体,其具有增强突触前终末谷氨酸释放的作用,进而增强痛觉信息的传递。

5. NO 炎症时,NO 从外周组织的内皮细胞、巨噬细胞、白细胞中释放,作用于初级感觉神经元末梢,增强其对伤害性刺激的敏感性。

6. 5-HT 和组织胺(HA) 损伤引起血小板和肥大细胞释放 5-HT 和 HA,分别作用于 5-HT 受体和 HA 受体增加伤害性感受器的敏感性。

7. 细胞因子 细胞因子在外周炎性痛和损伤性神经病理性痛的发生和维持中发挥着重要的作用。它包括生长因子、白细胞介素、肿瘤坏死因子和干扰素。与痛觉感受相关的主要有神经生长因子(NGF)、白细胞介素-1(IL-1)、白细胞介素-6(IL-6)、白细胞介素-8(IL-8),以及肿瘤坏死因子(TNFα)等,并且具有易化伤害性感觉传入的作用。

二、交感敏化

交感神经为自主神经的一部分,调节内脏器官的活动;脊神经主管感觉和运动。正常情况下,二者各司其职,没有功能上的直接联系。因此,有研究报道正常情况下交感神经的传出兴奋不影响到伤害性感受器的活动。而在病理情况下,如外周神经损伤或组织炎症后,伤害性感受器对交感神经的兴奋变得异常敏感,这种交感敏化现象产生的解剖学基础为交感-感觉偶联。早在二战时期,临床上治疗枪弹损伤所致的灼性神经痛患者时发现,切断腰交感干可以缓解其疼痛症状,因此提示交感神经可能对痛感受器有调制作用。但是当时国际上三个著名实验室的研究都没有发现这一作用,直至20世纪80年代末,我校神经生物学教研室胡三觉教授实验室在世界上首次发现交感神经显著提高痛感受器的兴奋性。其最早揭示有关感受器水平交感－感觉偶联的实验是这样进行的:在外周皮下注射复合致痛剂后,痛感受器敏化,在传入纤维上可以记录到持续传入放电,并通过仪器记录下来。暴露腹腔交感干并给予其电刺激后,痛感受器的放电频率显著增强,表明交感神经可以兴奋痛感受器的活动。这一实验与既往在感受器水平的检测主要的区别在于感受器已处于不同的状态,即病理损伤后的超敏状态。

三、DRG 神经元的超兴奋

在近年的实验室研究中,一个颇具特色也很有收获的内容就是有关在外周神经损伤后,DRG 以及损伤神经周围出现的新的离子通道。一方面,在神经纤维损伤的过程中,髓鞘变性致使轴突上的钾通道暴露,同时新的钠通道或其他通道也插入。另一方面,其初级传入的胞体所在——DRG 作为合成新通道的基地也发生相应的变化。研究表明,损伤会造成损伤部位相应 DRG 的敏化,使 DRG 神经元出现超兴奋的变化,主要表现为电活动的敏化、放大、自发放电等特点。敏化表现为能够引发动作电位的刺激强度,也就是阈值降低;放大表现为弱刺激引起强反应,或者少数传入脉冲诱发多个冲动发放。神经元超兴奋最重要的一个特点是自发性活动。DRG 神经元会自发产生持续的异位放电,这些异位自发放电被认为是异常的疼痛行为的根本原因,因此又被称为慢性痛信号。慢性痛信号的特点就是其放电模式具有多样性。异位放电分为连续放电、簇放电或阵发放电以及不规则放电等模式。而对于某些看似不规则的自发放电,若从放电间期(Interspike interval, ISI)角度分析,可以找出其内在的规律性,如整数倍放电形式、慢波振荡等(图18－6)。这些持续的放电实际是触发和维持中枢敏化的一个重要来源。因此,如果我们可以消除痛信号的起源,在慢性痛的治疗中就可以起到一石二鸟的作用:一方面慢性损伤的信息不再传入,另一方面中枢敏化也随之而消失。因此,异常放电的起源点是一个很好的遏制慢性痛的靶位。

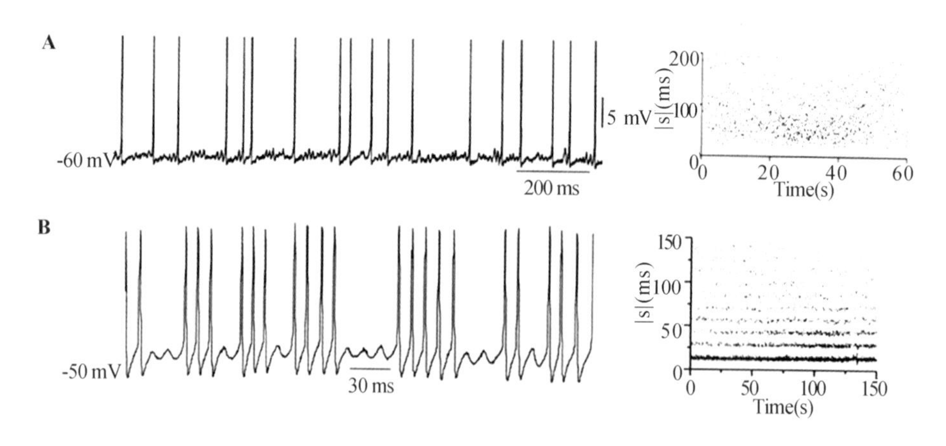

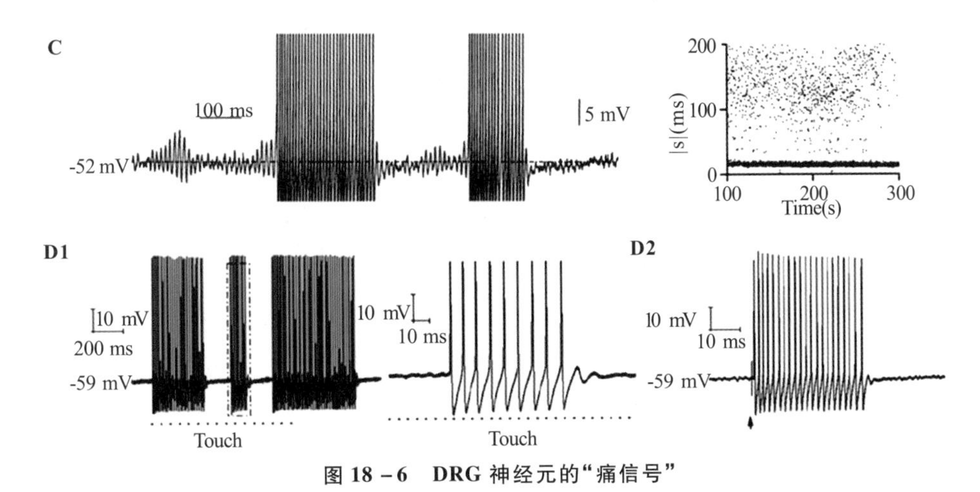

图 18－6　DRG 神经元的“痛信号”

注：A. 不规则放电；B. 整数倍放电；C. 阵发放电；D1. 外周触刺激诱发的触发簇放电；D2. 坐骨神经刺激引发的触发簇放电。Touch. 触刺激；ISI. 峰峰间期。

第三节　慢性痛发生的中枢敏化机制

外周组织或神经损伤引起的病理性痛的发生和持续慢性化是一个极其复杂的过程，它包括外周损伤部位和中枢(脊髓和脊髓上位)结构多个层次上的细胞和分子病理生理过程，是外周伤害性感受器敏化(即外周敏化，peripheral sensitization)和中枢神经元敏化(即中枢敏化，central sensitization)联合所致。中枢敏化是如何产生和维持的？20 多年来的研究结果表明，脊髓及上位脑中枢突触传递的可塑性增强、胶质细胞的激活、抑制性中间神经元活性减低等是造成中枢敏化的重要原因。

一、长时程增强(long-term potentiation，LTP)

大量的研究证实，突触传递的效能不是固定不变的，而是会发生可塑性的改变。大量研究表明在组织或神经损伤条件下，伤害性刺激可以引起脊髓及上位脑中枢等部位的突触传递效能发生长时程增强现象，即 LTP 现象。例如，1995 年刘先国等首次在动物实验上报道强直电刺激坐骨神经 C 纤维可诱发脊髓 C 纤维诱发场电位持续增强。众所周知，C 纤维的主要功能是传导痛觉信息，而 LTP 是记忆的基础，因此 C 纤维诱发电位的 LTP 也被认为是一种“痛记忆”。该记忆是介导中枢敏化和痛觉过敏的主要神经基础。

那么，介导这种痛觉 LTP 的分子机制是什么呢？为了研究这一机制的分子机制，科学家们展开了一系列深入的探讨。如图 7－5(前面痛觉神经生物学章节)所示，在生理状态下，伤害性刺激激活伤害性感受器，产生的神经冲动传递至初级传入纤维中枢突终末引发谷氨酸等神经递质的释放，随即激活突触后神经元的 AMPA 受体，引起 Na^+ 内流，从而使突触后膜去极化，介导痛觉信息的兴奋性突触传递。而 NMDA 受体不参与正常的突触传递，因为在静息膜电位下该受体被 Mg^{2+} 阻断，此时即使有谷氨酸与 NMDA 受体结合也不能引起通道的开放。只有当膜去极化达一定水平，去除了 Mg^{2+} 的阻断作用才能使通道开放。而在组织或神经损伤导致的病理条件下，伤害性刺激持续激活外周伤害性感受器，产生大量的神经冲动呈弹幕式发放。持续不断的动作电位传入引起突触前递质大量释放，释放入突触间隙的谷氨酸激活大量的 AMPA 受体，引起突触后膜的持续去极化。这时，Mg^{2+} 对 NMDA 受体的阻滞作用被消除，NMDA 受体激活，该受体通道的开放主要引起 Ca^{2+} 内流，使突触后神经元内 Ca^{2+} 急剧升高。Ca^{2+} 是细胞内重要的第二信使，可以激活一系列下游信号转导系统，如激活 Ca^{2+}/钙调蛋白依赖的蛋白激酶Ⅱ、PKA、PKC、PKG 等蛋白激酶系统，这些激酶一方面可以磷酸化突触后膜上的 AMPA 受体，另一方面还可使胞浆中的 AMPA 受体转运至突触后膜上，共同增强突触传递的效能。其次，突触后神经元增加的 Ca^{2+} 还可激活一氧化氮合酶（NOS），产生大量的 NO。值得一提的是 NO，它是一种小分子气体，除了在突触后神经元发挥作用以外，它还可能扩散至突触前的终末激活下游的信号转导系统增强突触前神经递质的进一步释放，进而增强突触传递的传递效能。通过上述的突触前和突触后的联合作用，痛觉突触的传递效能产生长时程增强现象（long-term potentiation），即 LTP 现象（图 18－7）。除了上述提到的 NMDA 受体在 LTP 中的重要作用外，NK_1 受体（SP 的受体）、代谢型谷氨酸受体、电压依赖性钙通道（VDCC）等均在 LTP 的发生过程中发挥着重要作用。

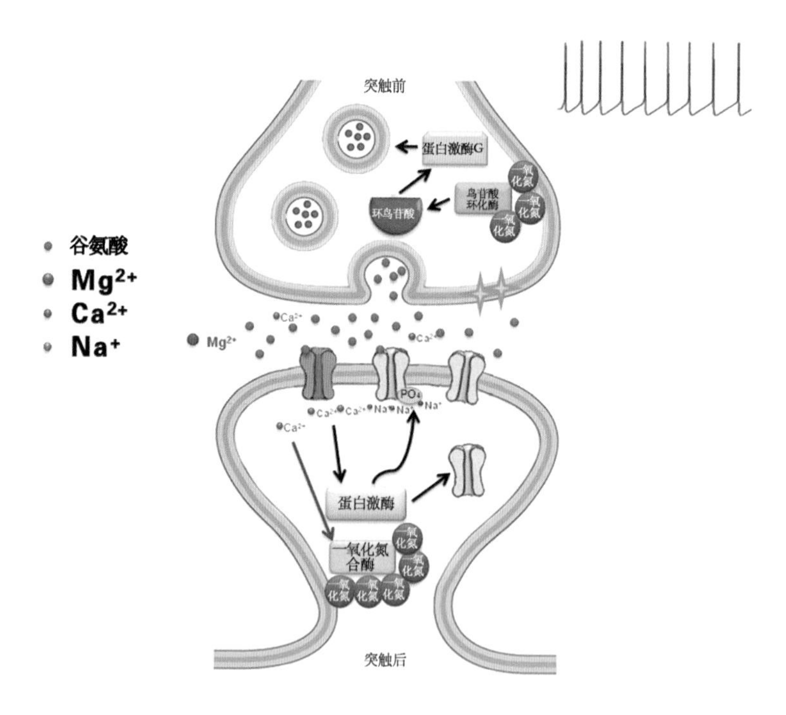

图 18－7　组织损伤或炎症条件下，初级传入纤维和脊髓背角神经元之间的突触传递发生 LTP 现象

二、胶质细胞的激活(activation of glia)

在中枢神经系统中胶质细胞的数量是神经元的10倍。神经元与胶质细胞之间存在双向信号传递过程。神经冲动可以调节胶质细胞的增生、分化和髓鞘形成等活动。反之,胶质细胞也能调节神经元突触的形成和影响突触传递效能。因此,胶质细胞的功能已不仅是“被动”地对神经元起营养、支持、保护作用,而且还“主动”参与神经系统的信息加工。越来越多的研究表明,胶质细胞在突触可塑性、学习记忆等多种神经系统功能中发挥积极重要的作用,并与许多病理过程密切相关,如慢性痛。应用GFAP标记星形胶质细胞,应用OX-42标记小胶质细胞,研究发现大鼠外周组织或神经损伤可导致脊髓背角星形胶质细胞和小胶质细胞显著激活,而在正常情况下星形胶质细胞和小胶质细胞处于相对静息状态。也有研究显示,外周伤害性刺激引起脊髓胶质细胞反应的时间早于神经元,提示胶质细胞可能更早地接受外周伤害性信息。胶质细胞被激活后可以在脊髓背角、上位脑中枢等区域释放大量的免疫细胞因子如IL-1β、IL-6、TNFα,以及ROS(reactive oxygen species)、NO、PGs、EAAs和ATP等,这些化学物质反过来作用于伤害性神经元可以增强其兴奋性、作用于突触前传入末梢可以增强神经递质如谷氨酸等的释放(图18-8)。胶质细胞的反应活性增强还可以见于细菌和病毒感染、AIDS患者、外周神经自身免疫性损伤致脱髓鞘、镜像痛和部位不明的一些痛症,所以认为胶质细胞的活动可能在中枢敏化和痛觉过敏过程中发挥重要作用。

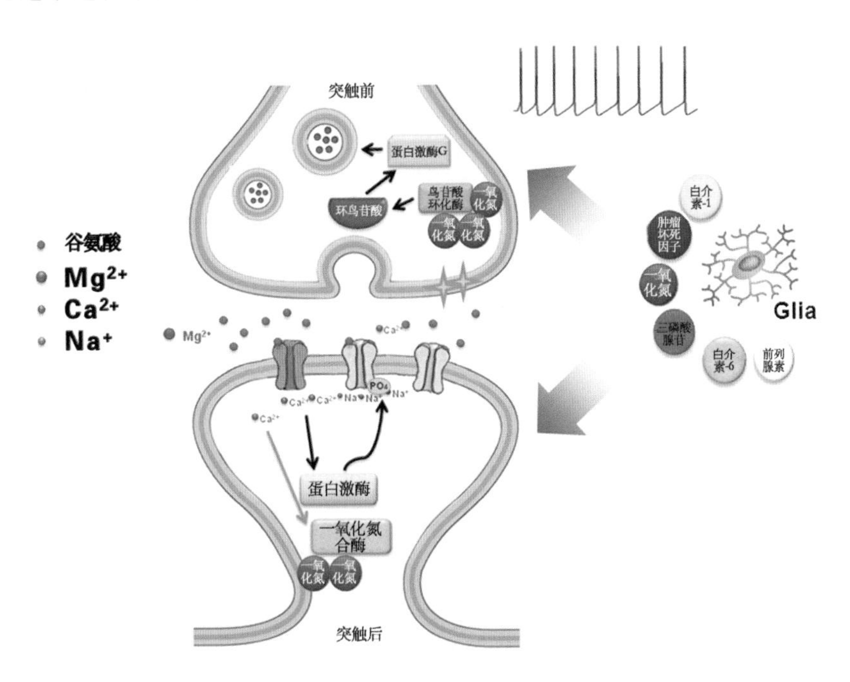

图18-8　组织损伤或炎症条件下,胶质细胞被激活释放大量的免疫细胞因子,这些化学物质反过来作用于神经元增强神经元的兴奋性和突触传递,诱致中枢敏化和慢性痛

三、脱抑制(loss of inhibition)

除了兴奋性神经元之外，神经系统还含有大量的抑制性中间神经元。γ-氨基丁酸(GABA)和甘氨酸(glycine)是两类重要的抑制性神经递质。大多数抑制性中间神经元通过直接作用于伤害性特异神经元或广动力域(WDR)神经元和(或)突触前传入神经末梢来降低伤害性感受。大量的研究显示，抑制性中间神经元对疼痛信息的感受具有重要的调节作用，如利用GABA和甘氨酸受体拮抗剂(荷包牡丹碱和士的宁)能导致一种类似临床触诱发痛的症状，而GABA受体激动剂则可以缓解损伤导致的痛觉过敏。在外周组织或神经损伤导致的病理性状态下，GABA能的抑制性中间神经元出现活性降低或选择性死亡现象，伤害性特异神经元或WDR神经元因失去抑制性中间神经元的抑制作用而呈现兴奋性增强，诱致中枢敏化(图18-9)。

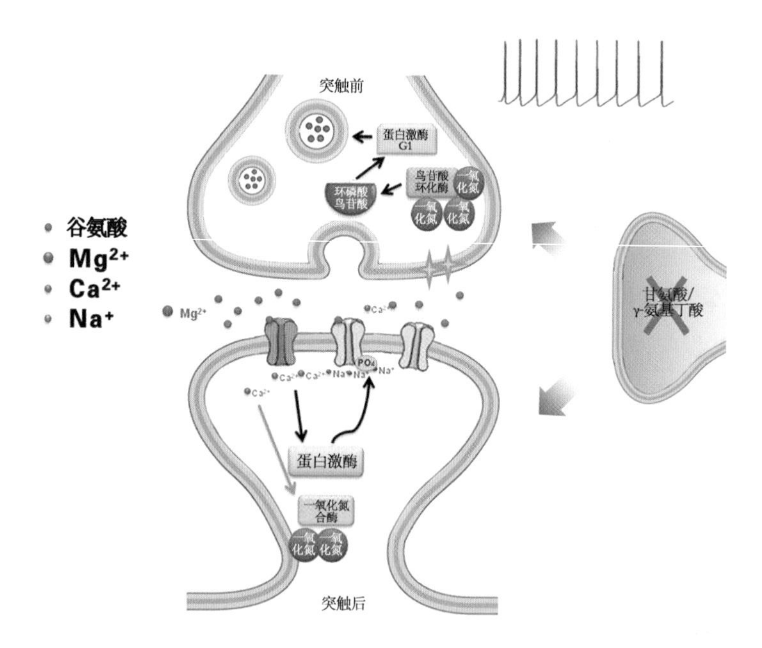

图18-9 组织损伤或炎症条件下，抑制性中间神经元出现活性降低或选择性死亡现象，导致神经元产生脱抑制而呈现兴奋性增强，诱致中枢敏化和慢性痛

第四节 痛觉的调节机制

脊髓水平神经网络和大脑下行通路可以对痛觉信息进行精细的调制，它是维持痛觉系统正常工作最为经济且必不可少的一个环节。

一、传入调节机制——闸门控制学说(gate control theory)

有关痛觉的形成，最早的学说是“特异学说”，即认为痛觉是“伤害性信息沿特定通路电缆性传入的结果”。但是一些临床现象用这一理论却无法解释，例如，在触摸胫骨损伤患者损伤区周围的皮肤时，其疼痛可以减轻。这一现象提示，轻触的传入和疼痛的传入可能存在相互作用。那么，这种相互作用可能会出现在哪个部位呢？20 世纪 60 年代，闸门控制学说（gate control theory of pain）的提出回答了这个问题。闸门控制学说是有关在脊髓水平对痛觉传递进行调节的一个假说，由 Ronald Melzack & Patrick D Wall 在麻省理工学院工作时共同提出的。这一假说发表在 1965 年 *Science* 杂志，其具体内容如图18－10所示：刺激皮肤发生的传入神经冲动分别通过 Aα、Aβ 纤维通路及 C 纤维通路进入脊髓，之后被引进三个系统：①闸门控制系统；②作用系统；③中枢控制系统。作用系统中向高级中枢传递痛觉信号的是投射神经元，一旦投射神经元的活动达到或超过临界水平时，便激活了作用系统，引起痛觉和一系列痛反应。此外，外周传入冲动还沿着传导速度很快的神经通路上行，触发特殊的脑内选择鉴别过程，反过来控制闸门系统，这就是中枢控制系统。闸门学说的核心是闸门控制系统，它调节着外周传入冲动至投射神经元的传递。闸门控制系统主要是由处于脊髓背角Ⅱ层胶状质细胞层内的抑制性中间神经元构成，如前所述，闸门控制学说认为投射神经元的活动由这些胶状质（SG）的细胞所构成的闸门所控制。当 Aα、Aβ 通路激活发生传入冲动时，可以兴奋胶状质（SG）的抑制性中间神经元。而中间神经元与投射神经元形成直接的抑制性突触联系。因而，Aα、Aβ 通路的传入冲动对投射神经元的影响是抑制其活动，使疼痛传入的闸门关闭，易于镇痛；而另一方面，Aδ、C 类纤维的冲动可以抑制胶状质（SG）的抑制性中间神经元，从而易化投射神经元的活动，使闸门开放，易于致痛。

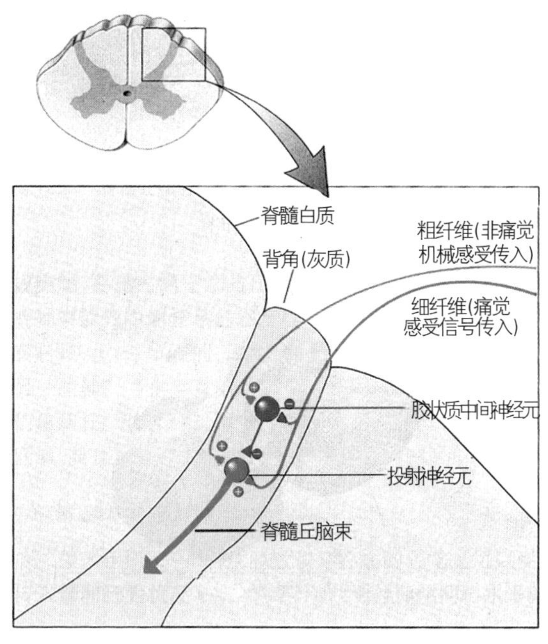

图 18－10　闸门控制学说示意图

注：Aα、Aβ 通路的传入冲动通过兴奋中间神经元而抑制投射神经元的活动，使疼痛传入的闸门关闭，易于镇痛；C 类纤维的冲动抑制胶质区（SG）的抑制性中间神经元，从而易化投射神经元的活动，使闸门开放，易于致痛。

闸门控制学说提出之后，人们对疼痛的理解已逐渐将来自外周和中枢的冲动对痛觉传递的调制和痛觉传递本身结合在一起进行综合考虑，认为疼痛实际是一系列内源性的敏化和抑制相互作用的结果。这一认识推动了许多基础研究的发展，在当时及随后的临床医生也逐步接受该理论。在这一学说提出之后，有很多疼痛的临床治疗方法衍生而来，比如经皮神经电刺激（transcutaneous electrical nerve stimulation，TENS），脊髓刺激（spinal cord stimulation，SCS）和深部脑刺激（deep brain stimulation，DBS）等。

二、下行调节机制

疼痛在上传过程中在脊髓有门控调节，而同时脊髓也接受来自中枢的下行抑制系统的调节。这一抑制系统的阐明是20世纪70年代中人们在总结大量实验资料的基础上提出的。如图18－11所示，下行抑制系统是以中脑的导水管周围灰质（periaqueductal grey matter，PAG）为核心，联结延髓的头端腹内侧网状结构（rostral ventromedial medulla，RVM），通过下行抑制通路背外侧索（dorsolateral fasciculus，DLF），对脊髓背角的痛觉传入进行的一种抑制性调节。PAG是内源性痛觉调制系统中起核心作用的重要结构。它的重要性在于凡是由激活更高级中枢所产生的镇痛效应，大多数都被证明是通过它才得以实现的。RVM内中缝大核的5－羟色胺能神经元是PAG下行抑制的重要传递站。在延髓，除了RVM，延髓尾部的外侧网状核（LRN）和蓝斑核（locus ceruleus，LC）也是下行抑制系统中的一个重要结构，去甲肾上腺素则是LC和LRN下行抑制的主要神经递质。

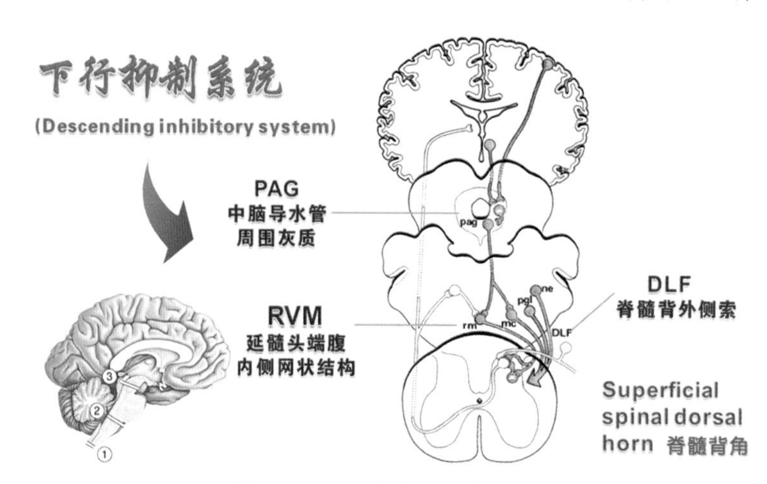

图18－11 下行抑制系统组成

注：下行抑制系统中受行为状态影响的许多脑结构能够影响中脑导水管周围灰质的活动。导水管周围灰质能影响延髓的中缝核，中缝核再通过脊髓背外侧索来调制脊髓背角的痛觉信息传入。Superficial spinal dorsal horn. 脊髓背角浅层（引自：Textbook of Pain. Drs. Stephen B McMahon，Martin Koltzenburg，Irene Tracey，and Dennis C. Turk，Elsevier，2013）。

总之，脑的高级部位的各种传出活动在调制脊髓痛觉信号的传导时，PAG和RVM起着最后驿站或共同通路的作用。这些脑的高级部位可能来源于杏仁核（amygdala）、岛叶（insular Cortex）、前脑颗粒层（frontal granular）及丘脑束旁核（parafascicular nucleus of the thalamus)等等。可以看出,下行投射系统有着明确的通路结构及精确的调节环路。从而一方面对疼痛信号的传入发挥负反馈的调控作用;另一方面,可能通过以上机制,使得疼痛刺激点与其周围邻近区域相区分。与疼痛传入的其他调节相配合,可以看出,机体提供了如此完善的痛觉形成及调控机制,使得正常痛觉能够报告任何作用于躯体上的过强刺激;报告躯体存在的异常状况,从而引发躯体的保护性反应。

第五节 临床常用镇痛策略

考虑到急性生理性痛和慢性病理性痛的不同生物学意义,国际疼痛协会(IASP)和世界卫生组织(WHO)提出理想的镇痛策略应该是能够选择性地抑制病理性痛,而对生理性痛不产生影响。基于以上讲述的疼痛敏化和调控机制,那么,临床上常用的镇痛策略有哪些呢?针对临床上常见的不同慢性疼痛,镇痛策略也有多种选择,如药物疗法、神经阻滞疗法、物理疗法、针灸疗法、手术疗法、心理疗法等。不同的镇痛策略对不同类型的疼痛疗效也有所差异。

一、药物治疗

实验研究显示多种离子通道、受体、激酶等参与了慢性痛的发生。图 18-12 列举了其中参与介导慢性痛发生的重要分子靶点。根据这些靶点研发临床上用于治疗慢性痛的药物,但是一些药物却由于严重的中枢毒副作用而无法应用于临床。目前,应用于临床治疗的镇痛药主要有以下几种。

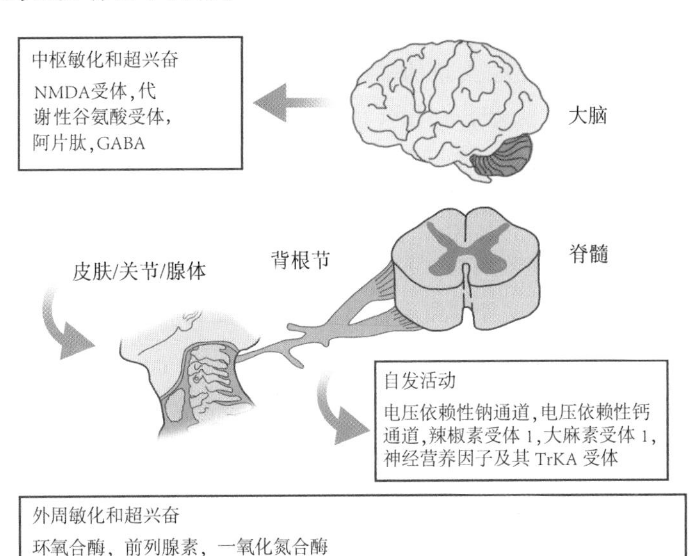

图 18-12 参与介导病理性痛的重要分子靶点

1. 阿片类镇痛药 临床应用的此类药物主要有两大类:阿片类生物碱,如吗啡、可待因等;人工合成类,如度冷丁、芬太尼等。此类药物是目前临床上镇痛效力最强的镇痛药,是治疗顽固性痛症的主要手段,主要基于激活下行抑制系统的工作原理,但是其成瘾、耐受是其最严重也是目前难以解决的副作用。

2. 非甾体类抗炎药(NSAIDs) 此类药物具有解热镇痛、抗炎、抗风湿的作用。种类繁多,多数具有不同的化学结构。共同作用基础是抑制环氧合酶,减少体内前列腺素的生物合成,进而抑制外周敏化。具有中等程度的镇痛作用,对慢性钝痛效果好,如头痛、牙痛、神经痛、肌肉关节痛、痛经等。对创伤性剧痛、内脏平滑肌绞痛效果欠佳。作用部位在外周,不产生欣快症、无成瘾性,临床应用比较广泛。但具有严重的胃肠道黏膜出血等毒副作用。

3. 抗抑郁、抗焦虑、抗惊厥药 由于慢性痛通常伴有焦虑、抑郁等情绪反应,因此,抗抑郁、抗焦虑、抗惊厥药在治疗慢性痛的过程中收到了比较好的效果,如加巴喷丁、5 - HT 重摄取抑制剂等。

二、其他治疗手段

1. 交感神经阻滞 外周组织或神经损伤可以引起损伤部位的交感神经活化,并且还可以引起交感神经在 DRG 生长篮状出芽纤维包绕初级传入细胞胞体。在正常情况下,交感神经兴奋不引起痛,但是在损伤或炎症时却可以引起痛。基于此,临床上应用交感神经阻滞方法对多种疼痛,尤其是顽固性痛进行治疗并取得了良好的治疗效果。

2. 深部脑刺激 深部脑刺激(deep brain stimulation, DBS)是一种广泛用于治疗中枢神经及精神疾病的功能型手术疗法,大量的临床实践证实 DBS 能够有效缓解多种顽固性疼痛。迄今为止,已有多个脑区被鉴定为 DBS 镇痛的有效刺激靶点,目前临床上最常选用的刺激部位有中脑导水管周围灰质(PAG)/室周灰质区(PVG)、丘脑腹后外侧核(VPL)/丘脑腹后内侧核(VPM)以及下丘脑。但是其适应证、刺激部位及参数选择仍存在一定争议,产生镇痛作用的神经机制也不完全清楚,导致其临床应用也存在一定的局限性。尽管如此,但对于那些各类镇痛药物都无法控制或患者自身无法承受药物副作用的顽固性疼痛,选择 DBS 能够有效地帮助患者摆脱疼痛困扰,改善生活质量,不失为一种好的替代选择。

除了上述介绍的几种镇痛方法之外,还有其他临床上常用的方法如针刺镇痛、应激镇痛、安慰剂镇痛等,这里不再赘述。

思考题

1. 慢性痛的主要特征有哪些?
2. 疼痛是如何持续慢性化的?
3. 如何研究和开发毒副作用小的镇痛药物?

(罗　层)

参考文献

[1] Bear M F, Conners B W, Paradise N A. 王建军, 译. 神经科学：探索脑. 2 版. 北京：高等教育出版社, 2004.

[2] 韩济生. 神经科学. 3 版. 北京:北京医科大学出版社,2008.

[3] Koltzenburg M, McMahon S, Tracey I, et al. Wall and Melzack's Textbook of Pain. 6th Edition, Saunders, 2013.

[4] Basbaum A I, Bushnell M C. Science of pain. Elsevier, 2009.

[5] Mogil J S. Animal models of pain：progress and challenges. Nat Rev Neurosci, 2009, 10(4)：283 - 294.

[6] Luo C, Kuner T, Kuner R. Synaptic plasticity in pathological pain. Trends Neurosci, 2014, 37(6)：343 - 355.

第十九章 19 神经发育相关疾病

神经系统中一个神经元与其他神经元形成突触,多个突触构建成神经环路,从而最终形成一个复杂而美丽的神经网络。网络中所有神经元协同工作,还有其他各种细胞,以及多个基因和分子相互作用,这正是我们的行为和认知产生的生物学基础。

那么,这个复杂的网络又是如何发育而来的呢?发育的过程是怎样的?这一过程受到哪些因素的调控?我们将在本章中回顾神经系统的形态发育,神经系统的细胞发育事件,尤其是神经元的细胞发育,介绍发育的分子调控机制,以及发育相关的神经疾病。

第一节 神经系统的形态发育和细胞发育

神经系统的发育来源是胚胎外胚层的神经板(neural plate),是位于外胚层背侧的一层特化增厚的组织。从神经板开始,经过一系列发育事件,形成整个神经系统。本节分别从形态发育事件和细胞发育事件两个角度来解析神经系统的发育。

一、神经形态发育

(一)神经管的形成和神经嵴的出现

在人类胚胎早期(妊娠3周)时,神经板开始形成。它是由紧邻的中胚层组织——包括脊索(notochord)和脊索旁间充质组织,诱导外胚层中线细胞变长并凸出于周边外胚层而形成。随后在神经板上形成纵行贯穿头尾的一条沟,称为神经沟(neural groove);神经沟的两个顶端、与其他外胚层的分界处形成神经褶(neural fold)。神经褶向中间合拢并在背侧融合,构成神经管(neural tube),成为独立于其他外胚层的管状结构。整个中枢神经系统都是由神经管壁发育而成的。在神经褶融合的同时,部分神经外胚层受到挤压,被包埋在神经管的侧面,这一组织被称为神经嵴(neural crest)。所有的外周神经系统中的神经元和其他细胞(如施万细胞等)都来源于神经嵴。

神经板发育成为神经管的过程称为神经胚形成(neurulation)。如前所述,外胚层细胞增殖、内陷,并最终离开外胚层表面而形成中空的神经管,这种方式称为初级神经胚形成(primary neurulation),大多数脊椎动物头部神经管采用此种方式。另外一种神经胚形成的方式是由细胞组成的实心索中空而成神经管,称为次级神经胚形成(secondary neurulation)。鱼类完全以此类方式形成神经管,而鸟类、两栖动物、哺乳动物胚胎仅尾部神经管的形成采用此方式。

（二）脑和脊髓的形成

神经管前端形成脑的过程,可以简单地分为:三脑泡阶段、五脑泡阶段和随后的成熟神经系统。我们用下图简单总结了脑形态发育的过程(图 19－1)。

三个初级脑泡(primary vesicles)包括:前脑泡(prosencephalic vesicle)、中脑泡(mesencephalic vesicle)和菱脑泡(rhombencephalic vesicle)。三个初级脑泡发育为五个次级脑泡(secondary vesicles)的过程,具体包括:前脑泡会形成端脑泡(telencephalic vesicle)和间脑泡(diencephalic vesicle),中脑泡保持不变,菱脑泡则发育形成后脑泡(metencephalic vesicle)和末脑泡(myelencephalic vesicle)。

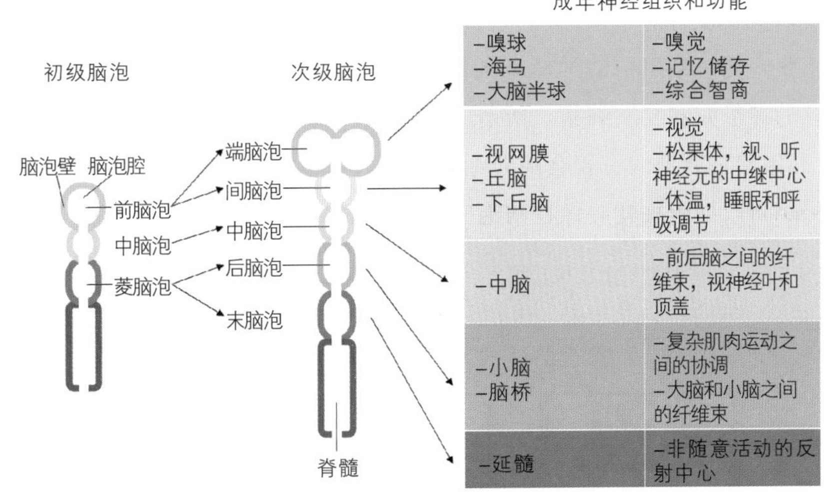

图 19－1　脑的发育示意图

与脑的发育相比,神经管尾端向脊髓的转化是非常直接的,成年后的脊髓与发育期神经管的组织细胞分布差别不大。我们用图 19－2 进行总结如下。

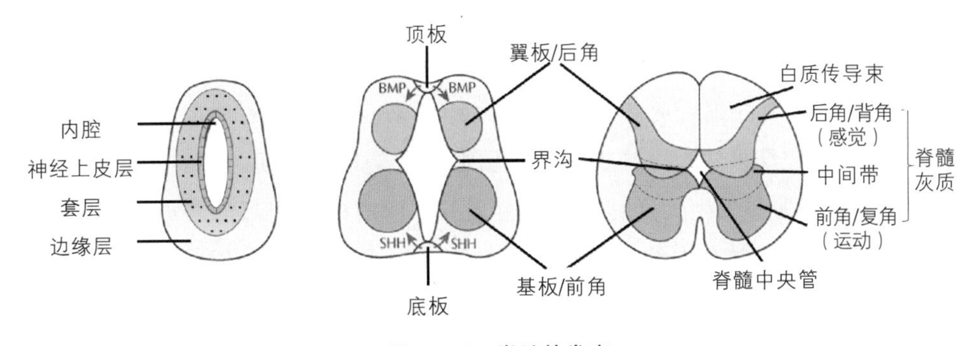

图 19－2　脊髓的发育

二、中枢神经系统的细胞发育

中枢神经系统形态发育的基础是一系列细胞发育事件。例如,均一的神经管随着发育的进行,有的部位仍然保持较细的管状结构,有的部位则扩大成脑泡,其细胞水平的基础正是各部位细胞增殖速度的差异所致。因此,中枢神经系统的细胞发育最终决定了它的大体形态和整体功能。本节以神经元为主要阐述对象。除了神经元之外,胶质细胞的发育对神经系统也尤为重要。例如,髓鞘化的过程是神经系统最终发育成熟的重要事件。我们这里仅以神经元的细胞发育为重点描述对象。

(一)神经元的发生

神经元的发生是形成神经系统的第一步。这一步的完成需要由神经干细胞经过细胞的增殖、迁移和分化,最终产生出足够数目和足够类型的神经元。

1. 增殖(proliferation) 从神经板、神经管到成熟神经系统,神经细胞的数目首先需要大量的扩增。在发育的早期,脑泡壁只有 2 层:室层和边缘层。室层位于管腔内侧,边缘层靠近软膜一侧。室层中的神经干细胞通过"细胞芭蕾舞"样的增殖模式(图 19 - 3)产生了所有的神经元和胶质细胞。所谓"芭蕾舞"样的增殖模式,指的是神经干细胞在增殖过程中,其细胞核所处的位置会随着细胞所处的细胞周期阶段而发生移动(interkinetic nuclear migration),细胞核就好像在脑泡壁进行舞蹈一样。

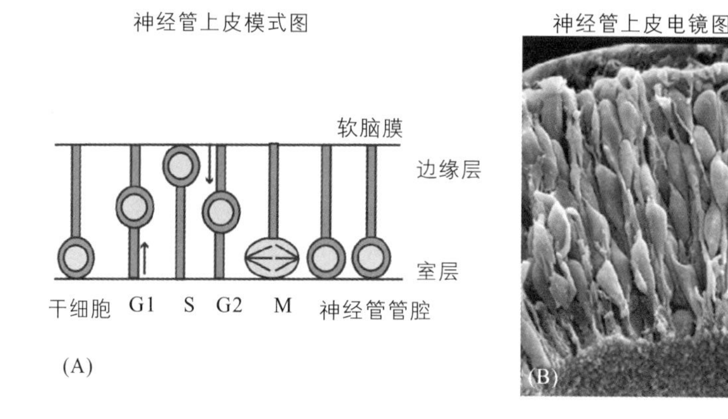

图 19 - 3　细胞芭蕾舞样增殖

2. 迁移(migration) 神经干细胞增殖分裂产生出子代细胞,许多子代细胞都是沿着从室层辐射至软脑膜的细纤维滑动的。这些纤维来自于特殊的放射状胶质细胞(图 19 - 4),目前的研究结果认为这些放射状胶质细胞就是这一时期的神经干细胞,它们的长突起提供子代细胞赖以生长迁移的支架。但并非所有的细胞都沿着放射状胶质细胞的支架来进行迁移,仍然有大约 1/3 的子代细胞会以水平迁移的方式到达皮层特定位置。位于端脑腹侧的子代神经元则以相对皮层弧线而言的切线迁移路线到达至皮层,这些神经元是皮层中抑制性神经元的来源,与皮层的兴奋性神经元一起,组成皮层的神经环路。

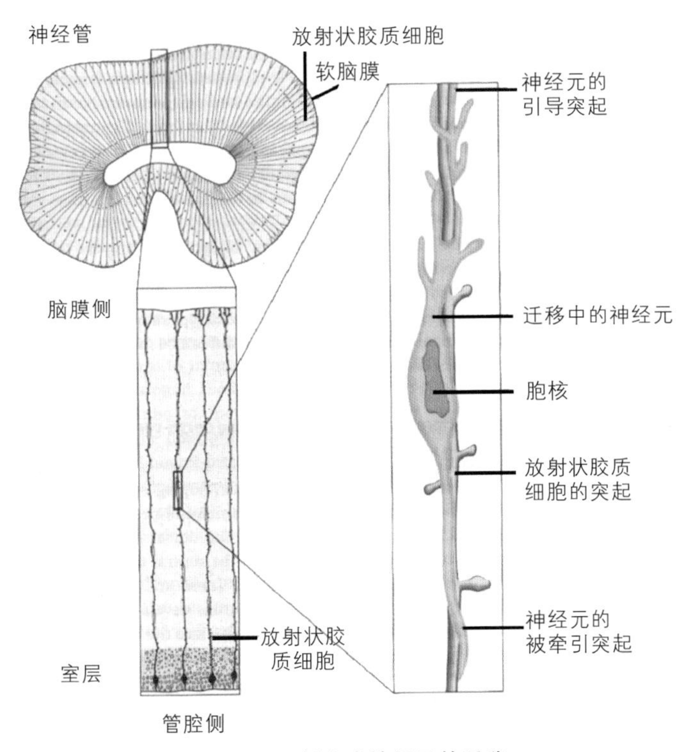

图 19－4　新生成神经元的迁移

首批从室层向外迁移的子代细胞会成为皮质下板(subplate),接着迁移出去的子代细胞会穿过皮质下板在其上方形成另一个细胞层——皮层板(cortical plate)。第一批到达皮层板的神经元将成为成年大脑皮层中的第Ⅵ层神经元,接着为第Ⅴ层、第Ⅳ层等等。所以,每一批新形成的神经细胞迁移都要越过那些已经存在于皮质板中的细胞。从这一角度来说,皮层的装配是由内向外的,这就是"inside-out"理论。

3.分化(differentiation)　细胞的分化包括两个方面:一是神经干细胞向子代命运的决定;二是神经元表型和特征的逐渐呈现,例如,神经元形态特征的发育或增殖能力的丢失等。

新生子细胞的命运决定于一系列的因素。对于室层的干细胞,进行垂直分裂和水平分裂具有不同的命运。垂直分裂,即对称性分裂,两个子细胞仍然留在室层继续进行分裂。水平分裂,即不对称性分裂,一个子细胞失去分裂能力,其余的子细胞则继续分裂增殖(详情见本书第六章)。

细胞呈现出神经元表型和特征的过程即为细胞分化。前体细胞开始长出神经突起的时候,就开始逐渐分化为神经元了。各个神经突起在最初的时候看起来一样,随着发育的进行,有的特化为轴突,有的变成树突样,有的也发生了分化。

（二）神经连接的建立

1. 轴突的生长 在神经前体细胞完成分裂并迁移至最终合适的位置后，他们开始延伸出轴突，轴突远端有一个或多个锥形的精巧结构，称为生长锥（growth cone）。生长锥前沿由扁平状的板状伪足构成，板状伪足有节奏地波动起伏。从板状伪足伸出的针状物称为丝状伪足，它们从板状伪足进进出出，用于探索周围环境。当丝状伪足触及细胞外基质中允许轴突生长的底物时，丝状伪足则拉动生长锥向前延伸；而当丝状伪足触及排斥生长的底物时，则轴突不能延伸向前。

2. 轴突的引导 轴突的生长除了驱动前进的力量之外，还存在方向引导的问题。在这一过程中发挥关键作用的是神经趋化因子（chemokine），因子和其受体所产生的引导信号，指引着轴突生长的方向和数量。引导信号可以是吸引或排斥，这取决于轴突所带的受体。相对于受体产生吸引作用时，趋化因子被称为化学吸引因子（chemoattractant），而产生排斥作用的时候，趋化因子则被称为化学排斥因子（chemorepellent）。

3. 突触的形成 一旦轴突生长锥到达它的靶点，它就会发生一系列的生化和形态改变，从而转变为突触前末梢结构。同样地，靶神经元与突触前末梢接触的部位也开始表达特征性的突触后结构组分，例如神经递质受体和第二信使分子等。未成熟的突触传递在突触结构最终成熟前就出现了，这可能是在突触形成过程中轴突和靶点之间相互作用所促使发生的现象，其分子机制和效应仍在进一步的探索中。

（三）神经系统的完善成熟

在长期的发育过程中，从胚胎期开始直至青春期结束，神经系统产生出足够数目的细胞，神经连接也越来越完善。令人惊奇的是，最重要的完善之一是发育中形成的神经元及突触大规模地减少，而不是增多。

在发育过程中，神经系统产生的神经元数目是成年大脑中神经元数目1.5～2倍。大部分神经元会发生程序性细胞死亡即凋亡。研究观点认为，细胞凋亡反映了突触前神经元对神经营养因子（neurotrophin）的竞争。神经营养因子由突触后靶细胞提供，用以维持突触前神经元的存活，但是它们是有限的，突触前神经元中不能竞争到神经营养因子的细胞就会发生凋亡。常见的神经营养因子有神经生长因子（nerve growth factor，NGF）、神经营养因子-3（neurotrophin-3，NT-3）、神经营养因子-4（neurotrophin-4，NT-4），以及脑源性神经营养因子（brain-derived neurotrophic factor，BDNF）等。发育中发生的凋亡这一过程，可能促使了突触前和突触后神经元的数量相匹配。

每一个突触后神经元能在树突和胞体上接受突触的数量也是有限的，这一数量叫做神经元的突触容量。在神经系统的整个发育过程中，突触容量在发育早期达到高峰，但随着神经元的成熟则不断减小。例如，婴幼儿的视觉皮质神经元的突触容量是成年人的1.5倍。一种观点认为，突触前神经元之间对突触后神经元的突触容量空间存在竞争关系——新形成的突触只有与突触后靶细胞进行合适的信息交流后,这一突触才能持续存在,否则就会消失,让位于其他突触。因此,神经发育过程中产生的大量突触只有一部分最终保留下来。

第二节 神经发育性疾病

神经发育性疾病(neurodevelopmental disorders,NDDs)是一组最早可发病于婴儿期或儿童早期的疾病,其特征是中枢神经系统发育成熟受到干扰,导致相关的功能受到损害或者发生迟滞。神经发育性疾病有的影响了单一脑区,造成特定脑区功能障碍,例如语言障碍、运动功能障碍等;有的影响了多个脑区,造成广泛性的功能受损和智力障碍。

神经发育异常包括严重的形态发育畸形(即严重结构性异常)和复杂功能障碍性神经发育疾病。形态发育畸形疾病,包括有无脑畸形(anencephaly)、脊柱裂(spina bifida)等神经管发育缺陷(neural tube defects, NTDs),有间脑泡发育异常等,都对应着神经发育过程中特定环节的受损。复杂功能障碍性神经发育疾病相对而言没有统一显著的形态畸形,以功能障碍更为突出,这类神经发育性疾病根据症状分类,有智力残疾(intellectual disability,ID,以往称为智力迟钝 mental retardation),自闭症谱系障碍(autism spectrum disorder,ASD),注意缺陷/多动症,学习障碍和运动障碍等。癫痫中一部分类型也与神经发育相关。此外,神经发育性疾病往往并不是单一症状的疾病,而是多种症状的混合。如,大脑皮质细胞发生异常可导致癫痫发作和不同程度的智力残疾。而自闭症谱系患者中,70%也同时具有智力残疾。

一、严重结构性异常疾病

严重结构性异常疾病,即神经形态发育畸形疾病,可能是由神经组织本身的形态结构发生的改变引起的,也可能是由神经以外相关结构(脊索、体节、间质组织和颅骨)的发育失败引起的。我们这里列举几种疾病,分别对应神经发育过程的重要形态事件:初级神经胚形成、次级神经胚形成,以及各个脑泡的具体分化过程。神经的细胞发育发生比较显著的异常时,也会导致比较严重的形态畸形,这里以皮质细胞发育异常为例来进行解释。

(一)初级神经胚形成相关的先天性神经疾病——无脑畸形和脊柱裂畸形

无脑畸形和脊柱裂畸形的发生与神经管的形成密切相关。神经褶融合形成神经管的过程首先发生在中部,然后是前部和后部。如果神经管前部愈合失败就会导致无脑畸形。无脑畸形以前脑和颅骨的退化为特征,是致命的疾病,患者无法存活。如果神经管后部的愈合失败将导致脊柱裂,严重时表现为神经板无法发育成后续的脊髓。脊柱裂通常不致命，但是治疗费用较高。

造成此类发育畸形的因素有以下几点：

（1）遗传因素：包括单基因遗传性疾患、多基因遗传性疾患及染色体病。

（2）环境因素：包括药物和环境化学物质、微生物感染、电离辐射、母体疾病等因素。

（3）营养因素：如已知某些维生素缺乏，特别是叶酸缺乏，可影响神经管的正常闭合。

妊娠 3 周时发生的神经管形成是神经系统发育的关键性环节，虽然其过程复杂并且对母体环境中的各种成分高度敏感，但在这一时期母亲饮食中提供适量的叶酸可以使该病的发生减少 70%。我国为广大孕期女性提供免费的叶酸补充剂，可在医院、社区卫生服务中心或者卫生服务站进行领取，使我们国家该疾病的发生率大大降低。叶酸含量较高的食物包括绿色蔬菜、肝脏、酵母、蛋、豆和橘子，它在许多新陈代谢途径中起着重要的作用，包括发育过程中细胞分裂所必需的 DNA 生物合成。虽然我们尚未完全了解叶酸缺乏导致神经管缺陷病症出现的机制，但其对神经管发育和神经畸形预防的作用是确证无疑的。因此，对于此类疾病的预防非常重要，也非常有效。

（二）次级神经胚形成相关的先天性神经疾病——脊髓发育不良（myelodysplasia）

哺乳动物神经管的尾部以次级神经胚形成的方式形成神经管，当次级神经胚形成发生异常导致相应脊髓节段发育畸形时，就造成脊髓发育不良。最常见的如脊髓栓系综合征（tethered cord syndrome），脊髓圆锥和马尾终丝异常固定于有缺陷的脊柱。持续的牵引对脊髓造成损伤，引起各种问题，包括感觉丧失、双腿双足不对称性生长以及肠道和膀胱的控制障碍等。母亲患有糖尿病时，出生婴儿可能会患有尾区退化综合征（caudal regression syndrome），影响了胚胎尾区的结构发育，脊髓也是受累组织之一。

（三）间脑泡相关发育异常

视隔发育不良（septooptic dysplasia，又称 de Morsier 综合征）是先天性的间脑相关区域发育不良，累及视神经、下丘脑 - 垂体以及部分中线结构受损，包括透明隔区缺失、胼胝体发育不全。婴儿出现先天性失明，可能还会有甲状腺功能减退、尿崩症和肾上腺皮质功能减退等。

（四）前脑化相关发育异常

在发育过程中，三脑泡时期的前脑泡会发育为端脑泡和间脑泡，这一过程称为前脑化（prosencephalization）。前脑化异常会造成前脑无裂畸形（holoprosencephaly）。最严重的类型是无脑叶型（alobar holoprosencephaly），患者的脑组织无法识别到脑叶，前脑脑室是一个单一的大脑室，丘脑发育不良，多个结构缺失，包括胼胝体、大脑纵裂、大脑镰、嗅球。另外一种类型是半脑叶型（semilobar holoprosencephaly），这一类型中可以看出前脑分为两个脑叶（枕叶区相对明显），大脑镰也有部分发育，大脑半球能看到脑回，脑室虽然不完善但能看到增大的侧脑室和第三脑室，一些中线结构（如透明隔区）缺失。患儿除了无脑裂畸形，通常也有面部畸形，并且大脑畸形越重，往往面部畸形也越重。

无脑裂畸形与一系列环境因素暴露相关，包括乙醇、维甲酸以及母体糖尿病；也与一些综合征有关，如13三体综合征、18三体综合征；一些基因缺陷也提示与无脑裂畸形有关，如*Shh*基因（7q36），其受到干扰后可在动物模型中模拟出类似先天性畸形。

（五）皮质发育异常

皮质发育过程中细胞迁移发生障碍时会导致异常的脑回和脑沟模式。如果脑回形成受到影响，皮质将呈现平滑的表层，称为无脑回畸形（lissencephaly）；脑回异常增大，则形成巨脑回畸形（pachygyria）。上述畸形或者影响整个皮质，或者影响局部皮质，它们也可能在同一患者中同时存在。所有的无脑回畸形都有基因缺陷，80%都可以被现在的技术检测出来。最常见的一种异常是与*LIS*基因家族有关，这一基因缺陷可以用荧光原位杂交检测出来。大部分无脑回畸形的患儿以及其他类似迁移异常相关畸形患者，都会有反复发作的癫痫表型。

发育过程中新生成的未成熟神经元如果不能从室层正常迁移出去，室层的上层位置就被成熟神经元所占据。这种异常称为异位（heterotopia）。神经影像学检测显示，异位情况经常发生于脑室周围区域。根据严重程度分类，包括轻微型和严重型，轻微型只有少数神经元群异位存在于白质或深部皮质区域，中度严重型神经影像检测时有肉眼可见的大量神经元异位存在。在最严重的病例中，一整个的细胞迁移群被阻断，导致多层灰质层与白质层交替出现，称为带状灰质异位（band heterotopia）。带状灰质异位的患者脑中，皮质细胞层过度增厚并且结构紊乱，脑室可能会异常扩大，脑回和脑沟模式也呈现明显的异常。异位异常可以伴有或者不伴有其他神经系统先天性异常。例如，异位脑可能同时存在无脑回畸形或者巨脑回畸形。异位脑也可能与癫痫以及其他发育障碍症状有关。

二、复杂功能障碍性神经发育疾病

这一类神经发育性疾病，虽然其细胞组织水平也能够看到异常，但是整体看来，其与严重结构性异常疾病不同，常常不能看到统一的明显的形态畸形。其中一部分，随着检测手段的完善，能够看到局部的结构异常，但也没有严重结构性异常那样明显，而是更多地表现为复杂的神经功能的受损。这里讨论自闭症谱系障碍、脆性X染色体综合征、智力残疾、癫痫以及精神分裂症。

（一）自闭症谱系障碍

自闭症谱系障碍（ASD）是一种典型的神经发育障碍，症状出现在儿童早期，其核心特征包括社交困难，语言障碍，狭窄的兴趣范围和重复刻板的行为。ASD之所以成为“谱系”疾病，是因为除了核心症状外，其在具体症状、受损害程度以及其他并发症状方面表现出一系列的异质性。例如，其并发症状范围很广，包括其他神经发育障碍（如多动症）、社交焦虑障碍、对立违抗性障碍和强迫症等。

除了ASD的临床表现复杂之外，ASD也具有复杂的病因。首先，ASD具有遗传性，遗传率目前估计在50%～90%。其相关的遗传变异也有多种，涉及许多基因的变异。其次是关于ASD中的常见基因变异（common gene variants）检测。这些常见基因变异可能在单个个体中不会造成很大的发病风险，但是在ASD患者中大量存在。然而，目前为止全基因组关联分析研究（Genome Wide Association Study，GWAS）还没有在自闭症谱系患者中检测出可重复的常见变异。这些研究可能需要更大的样本量，目前正在进行中，是ASD研究的热点。再次，ASD也会在其他先天性疾病或染色体异常疾病中作为共病被诊断，例如脆性X染色体综合征、雷特综合征等。这些疾病通常由单基因突变引起，具有完全外显率。脆性X染色体综合征与*Fmr*1基因有关，雷特综合征与*MECP*2基因有关。此外，编码突触后支架蛋白的*SHANK*3基因突变、编码调节突触整合和结构的*neurexin*和*neuroligin*基因突变等都与ASD相关。这些基因突变后，患者具有孤独症症状，其动物模型也通常能够模拟该疾病的主要方面。因而这些特定基因突变的疾病为我们提供了研究ASD的良好模型，深入研究这些疾病背后的神经生物学机制也将为孤独症的研究提供巨大的帮助。最后，许多早期环境风险因素也发现与ASD有关，例如，低出生体重、各种出生缺陷（birth defects）、围产期缺氧和呼吸窘迫等。基因和环境的相互作用，使得ASD的病因更加复杂。

目前研究人员的共识是，虽然ASD病因复杂，但不同的原因导致了共同的细胞学机制，即干扰了突触的发育和功能，这可能也是许多神经发育性疾病发病的共同细胞学机制。除此之外，有研究也提示ASD中存在神经细胞发生的异常、神经细胞迁移异常导致的结构紊乱等，不同的ASD患者可能存在不同的具体发育缺陷，这些都有待于更深入的神经发育学研究。

（二）脆性X染色体综合征

脆性X染色体综合征是遗传性智力发育迟缓中很常见的一类疾病。男性患者症状通常比女性患者重，并且与基因突变的程度相关。症状较轻时，有轻度智力障碍、学习功能丧失、害羞和自闭倾向。症状较重时，有中度到重度的精神智力损伤，语言障碍，往往行为内向，视觉功能弱，回避新的、意料之外的情况，并会伴有典型面容。幼儿患者身上常见到过度活跃和注意力不集中的现象，也有可能突发癫痫。

脆性X综合征的致病机制是由于X染色体上的*FMR*1基因变化，三联密码子CGG大量重复扩增，并伴有异常甲基化。正常*FMR*1基因的CGG重复范围是5～45，患者CGG重复拷贝的数目异常增多。尽管*FMR*1基因的蛋白产物FMRP在许多组织中都有表达,但它在神经元中最为丰富,并在突触的结构发育与功能成熟的过程中起到重要的作用。因而,*FMR*1 基因变化时,会引起神经发育异常,致使神经系统的结构和功能受到影响,从而产生各种神经功能受损的症状。

(三)智力残疾

智力残疾(intellectual disability,ID)又称为智力障碍,在推理、解决问题、计划、抽象思维、判断、经验学习等各个方面存在缺陷,智商(intelligence quotient, IQ)评分低于70,或者低于年龄标准化群体平均值两个标准差以上。智力残疾在人群中可能有1% ~3%的流行率。

染色体异常和单基因变异导致了大部分的 ID 病例,尤其是 IQ 低于 50 的病例。这种类型的 ID 一般表现为症候群型紊乱,即包括智力缺陷在内、具有一群特定的行为、认知和生理上的症状。最常见的一种遗传性 ID 是唐氏综合征,是由于第 21 号染色体增加了一个拷贝导致的。

还有部分 ID 表现为非综合征型 ID,最核心的症状就是智力缺陷。因此,相关基因的鉴定和研究对于理解学习和智力能力的相关过程非常重要,是目前科学研究的重点。在已经鉴定到的 ID 相关基因中,包括转录调控因子、细胞黏附因子和信号分子,例如 Rho GTP 酶信号、oligophrenin 蛋白相关基因等,都参与了大脑环路网络的发育、参与调控突触发育和功能可塑性,通过影响神经发育而调节学习和智力等高级脑功能。

环境因素中的研究表明,胚胎在妊娠 8 ~16 周暴露于风疹病毒或高水平辐射可能导致智力发育异常。这些环境因素影响神经发育过程,最终可能通过影响突触等神经网络而对智力产生损害。

(四)癫痫

癫痫(epilepsy)是由于先天或后天不同的病因所引起的慢性脑功能异常状态,其特征是部分脑区或者整个脑的神经元突然发生异常的同步兴奋放电,并且反复发作。发生一次,称为发作(seizure),每 20 人中会有一个人一生中至少有一次发作;反复发作的慢性状态,称为癫痫,大约影响 1% 的人群。

癫痫也和很多其他神经疾病一样,存在异质性,不仅包括发作时的表现具有多样性,也包括其发病特征以及病因等,也都多种多样。从发作表现来看,可以简单分为局灶性发作(focal siezure)和全身性发作(generalized seizure)。从发病年龄来看,婴幼儿期是一个高峰期,青少年期对于部分癫痫类型又是一个高峰期,60 岁以上是癫痫的另外一个高峰期。这说明癫痫是一个年龄相关性很强的疾病,提示婴幼儿和青少年期的发病与神经发育息息相关。从病因来讲,有头部损伤、感染、中风、脑部肿瘤和脑部手术等引起继发性癫痫,也有基因突变引起的原发性癫痫。研究人员已经鉴定出与原发性癫痫相关的许多基因,他们的遗传性突变或者新生突变会导致癫痫的发生。这些基因中有一些是单基因致病，另一些是风险因子。已经明确的癫痫罹患基因多数都编码离子通道亚单位（电压门控的钠、钾、钙通道或者神经递质门控的GABA受体、氯离子通道）、突触传递相关蛋白以及钙信号传导的相关分子，例如，烟碱型乙酰胆碱受体 a_4 亚基、GABAa受体a亚基、电压门控钾离子通道受体亚基、电压门控钠离子通道亚基等。其他脑疾病患者中，也具有癫痫症状。例如，雷特综合征、脆性X染色体综合征、皮质发育不良等。

尽管关于癫痫的致病根源和发病机制尚未完全清楚，但是目前认为神经环路中兴奋－抑制平衡（excitatory-inhibitory balance）的破坏是所有癫痫的一个共同的神经生物学基础。兴奋性和抑制神经元活动平衡的异常造成兴奋性神经元的超兴奋，并将这一异常兴奋扩散至整个回路。例如，有研究表明神经发育过程中的神经元迁移如果发生障碍，会导致癫痫，这也是部分难治性癫痫的主要原因之一。我们前面阐述过，神经元的迁移中，端脑腹侧的抑制性神经元以切线迁移的方式到达皮质，与皮质的兴奋性神经元一起组成神经环路。神经元迁移发生障碍，就可能导致神经兴奋－抑制失衡，有的甚至会导致患者的大脑皮质中存在局部畸形（例如我们前面所述的皮质发育不良），这些发育异常可能是其导致癫痫发生的神经机制。

（五）精神分裂症

精神分裂症（schizophrenia）是以思维、情感、行为之间不协调，精神活动和现实脱离为主要特征的一类精神疾病。该病多发于青春期晚期和成年早期，病程多迁延，进展缓慢。如前所述，典型的神经发育性疾病最早可出现在婴儿期或童年早期。虽然与典型神经发育性疾病不同，精神分裂症常常在青少年时期发病，但目前观点认为，精神分裂症也与神经发育异常有关。

精神分裂症的神经发育性疾病假说认为该病是遗传因素和环境因素联合作用的结果。患者在产前、围产期或者发育期经历了某些损伤脑部功能的有害事件，随后正常发育进程中的突触形成、髓鞘形成以及相关分子通路等可能成为生命早期形成的脑部异常的靶标，最终患者的神经发育轨道偏离正常，形成疾病。相关研究仍在进行，确定与其发病相关的因素以及调控机制是精神病学、流行病学、遗传学以及神经生物学等领域的共同挑战。

从上述疾病的描述中可以看出，在解析神经发育性疾病的机制时，一个可行的思路是追溯其相应的神经发育形态事件或者细胞事件。在特定的事件背景下，寻找基因和环境相互作用的方式，明确遗传和环境因子对于特定大脑疾病的贡献和作用机制，有望最终为疾病的治疗提供思路和方向。

神经系统的发育是一个神奇而又精巧的过程，其中任何一个环节受损，都会导致神经发育相关疾病的发生。神经科学家们综合采用了各种方法正在进行着如火如荼的研究，有计算机辅助的高分辨的神经形态学方法，有基因编辑、高通量测序、蛋白互作等分子生物学方法，有在体进行神经干预的光遗传学方法，有神经电活动检测的电生理方法等。这些研究正在一层层地揭开神经发育和发育相关疾病神秘的面纱，使其发育过程和受损机制都慢慢浮出水面，让我们能够一睹神经发育的“芳容”，也能够精确靶向神经发育障碍的“残珠”，从而更好地指导我们规避致病因素，治疗相关疾病，促进身体健康。

思考题

1. 阐述神经系统细胞发育的基本过程。
2. 列举神经形态发育畸形疾病，并推测其对应的形态发育事件异常。
3. 说说神经细胞发育异常可能会参与哪些神经疾病的发生。

（高　方　刘芳芳）

参考文献

[1] Scott F G. Developmental biology. 6th edition. Sunder land, MA: Sinauer Press, 2000.

[2] Lewis W, Reh T A, Hams W A, et al. Principles of development. 3rd edition, New York: Oxford Press, 2007.

[3] Sanes D H. Development of the Nervous System. 3rd Edition, Elsevier Inc, 2012.

[4] Haines D E. Fundamental neuroscience for basic and clinical applications. 5th Edition, Elsevier Saunders 2017.

[5] Bear M F. Neuroscience: Exploring the Brain. 4th edition. Lippincott Williams & Wilkins 2015.

第二十章 20 神经退行性疾病

神经退行性疾病(neurodegenerative diseases, NDD)是高发慢性疾病,严重威胁人类的健康和生活质量,也给社会带来了巨大的医疗和公共卫生负担。随着老龄化的加剧,其患病人数逐年上升,并已成为世界范围内尤其是中老年人,常见且日益严重的死亡和发病原因。世界卫生组织预测,到2040年,神经退行性疾病将会取代癌症,成为人类第二大致死疾病。目前神经退行性疾病的发病机制尚未清晰,治疗药物很少,且仅能缓解症状,无法逆转或阻止神经元的死亡。因此,开展神经退行性疾病研究,探索疾病发生发展机制,寻找有效的早期诊断、预防和治疗途径具有重要的现实意义。

第一节 神经退行性疾病的概念与分类

一、基本概念

神经退行性疾病,又称神经系统变性疾病,是由于神经元结构或功能丧失甚至死亡而导致神经系统功能障碍的一类疾病的统称。疾病呈进行性发展的特点,即发病后随着时间的推移,神经系统受累神经元的部位和种类不断扩散,广泛的病理损害导致患者出现各种相应的如记忆、运动、语言、智力等功能障碍,渐渐失去正常的生活能力,严重可致死。神经退行性疾病中的每种疾病都有不同的神经病理学、神经影像学、流行病学、临床症状学等特征,同时不同的疾病之间又存在着广泛重叠的特征,因此,临床表现复杂,症状体征多样,给其研究、诊断和治疗带来极大的困难。

神经退行性疾病可起病于任何年龄,老年人居多。阿尔茨海默病(Alzheimer's disease,AD)、帕金森病(Parkinson's disease,PD)是神经退行性疾病中发病率分别位居第一、第二的疾病,主要发生于中老年,目前AD及PD的发病呈年轻化趋势。而与基因突变有关的神经退行性疾病如亨廷顿病(Huntington disease,HD)、肌萎缩侧索硬化症(amyotrophic lateral sclerosis,ALS,俗称渐冻人症),以及脊髓性肌萎缩症(spinal muscular atrophy,SMA)在各个年龄均可发病。

二、分类

神经退行性疾病往往伴有多种神经并发症，在分类上很难做到泾渭分明。对于该类疾病的分类，存在多种分类方法。

（一）按表型与症状分类

1.运动姿态失调类 这类病症主要表现为运动能力的失调，病变部位在大脑，导致对肌肉运动的控制失灵，从而造成震颤、僵直、肢体协调能力下降等症状。这类的代表是PD、HD以及多发性硬化等发病率相对较高的神经退行性疾病。

2.缓发性肌无力萎缩 该类疾病最明显的特征是肌无力和肌萎缩，代表性疾病是肌萎缩性侧索硬化症，又称渐冻症。这类疾病的病变部位一般在脊髓、脑干和运动皮质。此外，患者还常伴有咀嚼困难、面瘫、吞咽困难等症状。大多数人到中年开始发病，患病2～5年死亡。

3.渐进性共济失调综合征 渐进性共济失调是一类长期、渐进性的小脑疾病。由于控制运动的脑、脊髓或小脑的损伤，导致运动协调不良、平衡障碍和步态改变等引发致病。不同共济失调的划分主要以发病起始，是否具有遗传性以及是否伴有其他神经系统相关症状作为依据，比如只有小脑发生病变的小脑性共济失调，或者小脑和脊髓同时出现异常的脊髓小脑共济失调。

4.记忆认知相关退行性疾病 可以分为两类渐进性痴呆，一类明显伴随其他症状，一类以痴呆为主要症状。前者以HD为代表，它既属于中枢神经系统病变导致的运动障碍，又属于记忆认知障碍中的一种。后者则是以AD为代表。这类神经退行性疾病的主要病变位置在大脑皮质中的颞叶和额叶，以及对学习记忆至关重要的海马及其邻近区域。此类疾病绝大多数在60岁以后发病。

5.感知系统障碍 此类疾病混合感觉和运动神经系统的疾病和单纯的视觉性或听觉性的病变。大多不会直接威胁到患者的生命，具有较高的遗传性，发病时间不仅仅局限在老年，代表如退行性视觉失明综合征。

（二）根据病理损害部位及临床主要症状分类

1.大脑皮质变性——痴呆 这类疾病主要是由于脑功能衰退所造成的持续性、获得性的记忆力、定向力、精神行为等功能障碍。依据不同的病因，又分为阿尔茨海默病、血管性痴呆、帕金森病痴呆、亨廷顿病痴呆、中毒性痴呆（砷、汞、乙醇中毒）等。

2.基底核或锥体外系变性——运动障碍 主要表现为随意运动调节功能障碍，通常分为肌张力增高、运动减少和肌张力降低、运动过多两大类，前者以运动贫乏为特征，如帕金森病，后者表现为异常不自主运动，如亨廷顿舞蹈症。

3.脊髓小脑变性——又称遗传性共济失调 是一组以共济运动障碍为突出临床表

现的慢性进行性的侵犯小脑、脑干及脊髓的变性疾病。大多数有家族史。除侵犯小脑、脑干及脊髓等几个主要部位外,有时尚伴有视神经、基底节、丘脑、丘脑下部、大脑皮质、自主神经、脊髓前角细胞和周围神经等变性,而且可有眼、骨骼、内分泌、皮肤及心脏等症状。由于神经系统受损部位和程度不同,表现的症状甚为复杂。

4. 运动神经元变性——运动神经元病 运动神经元病属于罕见疾病,是以选择性侵犯脊髓的前角、脑干后轴的运动神经元、大脑的锥体细胞以及锥体束运动神经元为突出表现的慢性进行性神经系统变性疾病,出现肌肉萎缩、言语不清、吞咽困难、瘫痪、呼吸困难等症状。

第二节 神经退行性疾病的流行病学和神经病理学

一、流行病学特点

据统计,目前全球大约有1亿多人正在遭受神经退行性疾病的困扰,其全球流行率见表20-1。该类疾病的发病与年龄高度相关,随着年龄的增长,患病风险急剧增加。我国65岁以上老年人AD患病率为3.21%,80岁以上约20%。患病人口已经超过800万,是世界上AD患病人口最多、增长速度最快的地区,预计到2050年患病人口将超过2000万。根据发病特点,AD可分为早发家族性AD和晚发散发性AD,大部分AD病例是晚发散发性的于60岁后发病,也有少数与遗传因素有关的家族性AD病例发病在30岁左右,家族性AD在整个AD中占5%~10%。随着全球人口老龄化,AD的发病率在逐年升高,发病年龄趋于年轻化。PD大部分为散发病例,约10%患者有家族史。65岁以上老年人PD的发病率为1.7%,每年新发病患者在10万人左右,呈迅速增长态势。国内PD患者已经超过250万名。

表20-1 神经退行性疾病主要类型及在全球范围内的发病率

种类	发病比例	在神经退行性疾病中的占比
阿尔茨海默病	1/300	>90%
帕金森病	1/5 000	<10%
路易体痴呆	6/100 000	
额颞叶痴呆	3/100 000	
肌萎缩侧索硬化症	2/100 000	
亨廷顿舞蹈症	6/1 000 000	

二、神经病理学特征

(一)神经元的变性或丢失

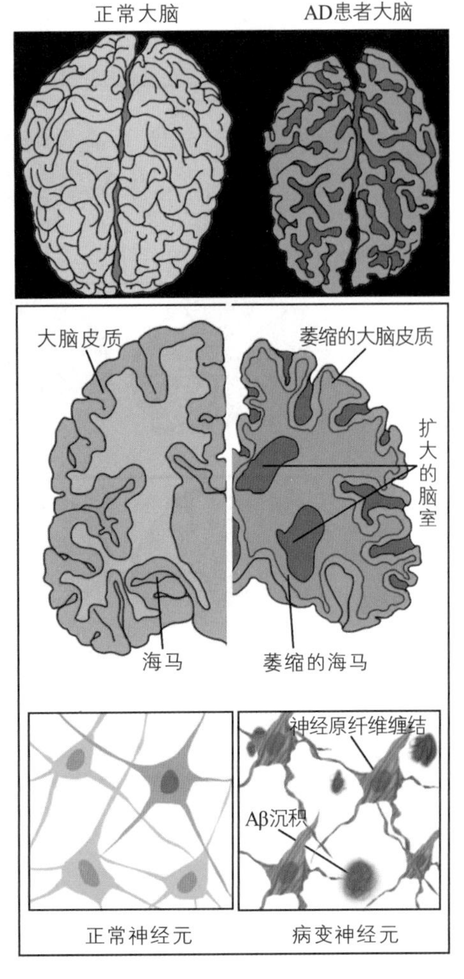

图 20-1 正常大脑与阿尔茨海默病患者大脑结构比较图

神经元的变性或丢失是神经退行性疾病最本质的病理特征。在 AD,一些脑区如内嗅皮质、海马 CA 区、斜角带核的水平支、颞叶和额叶与顶叶皮质Ⅲ层与Ⅴ层的大锥体细胞,以及中缝背核有神经元的大量缺失。在某些脑区如海马齿状回和蓝斑等部位,尽管正常老年人中这些脑区也有神经细胞的减少,但 AD 患者脑中神经细胞的缺失更为明显,见图 20-1。神经细胞缺失可见于 AD 的早期阶段,例如,轻度 AD 患者内嗅区皮质的第Ⅱ层已有 50% 的神经细胞缺失,内嗅皮质向海马脑区投射的纤维严重受损。随着疾病的进展,海马、颞叶和额叶等脑区发生更为广泛的损害,同时前脑投射性胆碱能神经元分布的脑区如 Meynert 基底核和斜角带核的神经元缺失也更为明显,这些病理改变将进一步损害记忆和认知功能。

PD 患者中脑多巴胺(DA)能神经元发生不同程度的死亡,还可见到蓝斑的去甲肾上腺素(NA)能神经元和基底前脑的胆碱能神经元的缺损。PD 患者出现临床症状时,黑质致密部多巴胺能神经元一般已经丧失 80% 左右,尾状核、壳核和黑质中 DA 含量明显减少,仅有同龄正常人脑含量的 1/10 ~ 1/5,以壳核中 DA 缺乏最严重。

(二)蛋白质的错误折叠及异常聚集

蛋白质的错误折叠以及异常聚集沉积,是多种神经退行性疾病共同的病理特征。例如,AD 中的 Aβ 蛋白形成的老年斑,AD 和 Tau 蛋白病变中 Tau 蛋白形成的神经原纤维缠结,PD 和其他突触核蛋白病变中的 α-突触核蛋白形成的路易小体聚集等等,这些沉积蛋白会随疾病的发展向不同脑区扩散,见图 20-2。

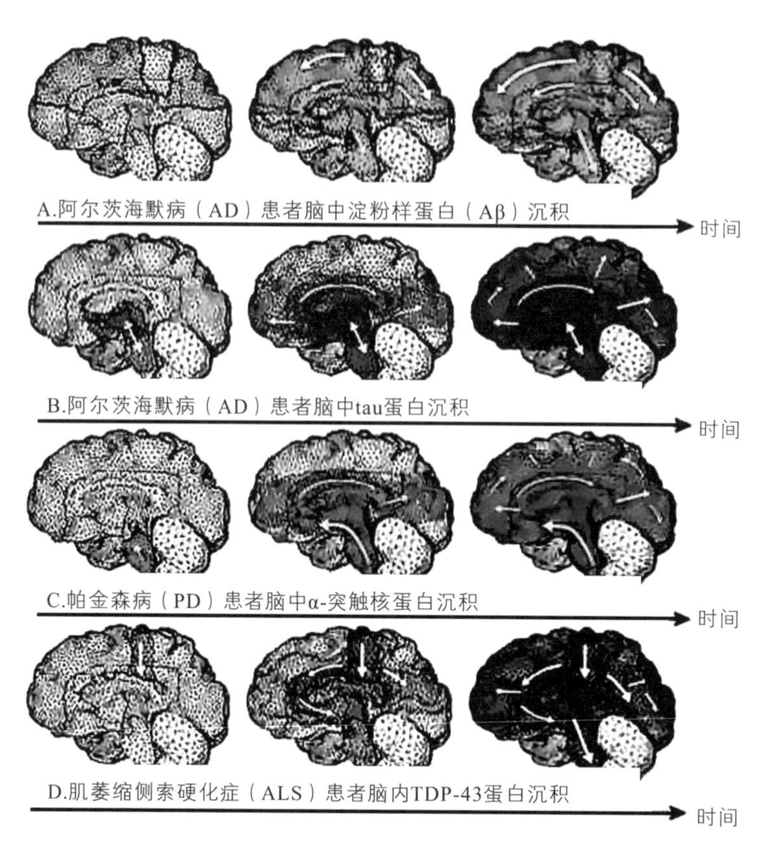

图 20－2　不同神经退行性疾病脑内异常蛋白的沉积与扩散

1.**老年斑**　老年斑是在 AD 患者脑内细胞外的病理结构。老年斑的核心物质是小分子的 β 淀粉样蛋白（β－amyloid protein，Aβ），因此老年斑又称为淀粉样斑。典型的成熟老年斑直径 50～200 μm 不等，其核心由含 β 折叠结构的小分子淀粉样蛋白质 Aβ 聚集而成，斑块周围为变性的神经终末或营养不良的神经突起和活化的胶质细胞，见图 20－3。老年斑主要分布在边缘系统，特别是海马和内嗅皮质部分，另外在大脑新皮质、间脑、脑干和脊髓中也广泛存在，其中又以颞叶或额叶皮质较为多见。

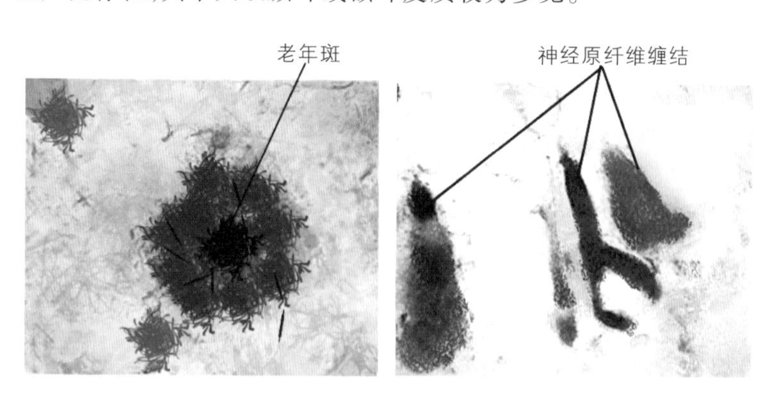

图 20－3　AD 脑内老年斑和神经原纤维缠结

2. 神经原纤维缠结(neurofibrillary tangle, NFT) AD脑内神经原纤维变性的病理表现。NFT是神经元胞体内原纤维变粗、扭曲的不规则排列,有些占据了胞质的大部分,将细胞器及细胞核挤在一隅,甚至将之完全取代,典型的NFT在形态上呈现火焰状,见图20-3。神经元变性解体后,由于NFT结构能抗拒蛋白酶水解作用遗留下来,被星形胶质细胞的增生孤立于细胞外。电镜下,NFT由变性双股螺旋纤维(paired helical filament, PHF)和少量非螺旋的直纤维(是PHF的一种变异体)所组成。免疫组织化学的研究证明NFT主要由过度磷酸化的tau蛋白构成。AD的严重程度和NFT的数目和分布有关,NFT可以说是死亡的和濒临死亡神经元的"墓碑"。在AD早期,NFT主要在嗅周、嗅内皮质以及海马部位分布,之后向岛叶和下颞叶扩展;在AD发病后期,大多数新皮质皆可被NFT受累。NFT与AD早期的记忆损害有较强的关联,其病理进展与AD病程中其他脑功能的损害也密切相关。

(三)神经炎症

神经炎症,是指神经免疫系统的小胶质细胞和星形胶质细胞过度活化介导的促炎症状态,是神经退行性疾病的病理特征之一。在神经退行性疾病中,神经炎症往往是一种无法自行解决的慢性过程,被认为是疾病的重要驱动因素。在多种神经退行性疾病中发现炎性小胶质细胞在受损神经元附近或异常沉积蛋白附近聚集。如AD患者中,在老年斑附近可见免疫炎性反应,包括大量胶质细胞增生和激活的小胶质细胞。Aβ和反应性小胶质细胞的相互作用与淀粉样斑块共定位,表明AD的这一重要病理标志与神经胶质细胞存在相互作用。利用小胶质细胞示踪剂进行的正电子发射断层扫描技术(PET)显示,活化的小胶质细胞在PD早期患者中存在并持续整个发病过程,患者黑质部位存在相对于正常人数量6倍的小胶质细胞,主要分布在死亡的多巴胺能神经元周围。在ALS中患者脑中受损神经元附近也发现了炎性小胶质细胞。

知识窗

脑老化与神经退行性疾病

脑的老化过程是脑内细胞随着生长-发育-退化的自然规律发生结构和功能减退的正常生命过程,是一种不可避免的正常健全的生理现象。随着机体的老化,机体各种物质结构和功能均有明显改变。大脑是人体中最复杂最精密的器官,也如其他器官一样,随着年龄的增长而出现年龄性改变。如神经元丢失、脑萎缩,并且在大多数正常的老年脑中,也能观察到少量的神经原纤维缠结、老年斑、路易小体、颗粒空泡变性等,尽管衰老过程中上述表现存在个体间差异,但几乎所有衰老的大脑都表现出与神经退行性变相关的特征性变化。这将衰老与神经退行性疾病联系起来,成为目前神经科学领域的重点前沿问题之一。

研究发现,伴随着年龄增长的大脑老化,包括脑部功能、结构及代谢等多方面的改变,是诸多神经退行性疾病的重要危险因素。研究衰老与神经退行性疾病间的关系对于揭示年龄相关性神经系统疾病的机制具有重要意义。如一些研究深入地描述了衰老及衰老相关的神经退行性疾病发生过程中脑细胞代谢的变化,有助于寻求新的防治方法。PET成像研究发现,脑的葡萄糖代谢能力受损发生在AD发病的极早期,甚至在显著的临床症状出现之前。尸检研究表明,AD患者的易受损脑区内葡萄糖转运体水平、ETC复合物活性以及糖酵解通量发生降低。PD患者的控制运动脑区内葡萄糖利用率降低,而脑深部电刺激苍白球(缓解震颤及运动障碍)可以提高这些脑区葡萄糖的利用率。

第三节 神经退行性疾病发生机制

一、发病相关因素

神经退行性疾病的发生并不是完全随机的,它的发病风险与很多因素有关。

1. **年龄** 衰老是大多数神经退行性疾病的主要风险因素,尤其是AD和PD。衰老细胞功能下降,更容易发生蛋白质稳态失衡、营养感应失调和氧化应激过度等,这些都会使衰老个体的神经系统更易发生不可逆的损伤。

2. **风险基因** 科学研究发现,携带特定基因的人群患神经退行性疾病的概率更大,科学家已确定了20个AD风险基因,如携带APOE4基因的人比携带其等位基因APOE3/3的人患阿尔兹海默症的风险要高4~12倍。这些风险基因都与病理蛋白的聚集和清除、神经炎症、细胞代谢、细胞免疫和氧化应激中的一种或多种生理过程相关,一旦发生突变就容易引起神经元损伤。

3. **生活习惯、居住环境** 生活习惯与环境因素会影响神经退行性疾病的患病率。不良生活习惯如吸烟、酗酒、熬夜、不健康饮食都会损伤神经系统,同时糖尿病、肥胖症、高脂血症等疾病也会提高神经退行性疾病的发病率。有流行病学证据表明,暴露在环境性有害因素中可能导致PD的发生。摄入1-甲基-4-苯基四氢吡啶(1 methly-4 pheny1,2,3,6-tetrahydropyridin,MPTP)等吡啶与某些杀虫剂化学成分有关的药物,可以导致非常严重的PD病症。多种环境因素参与PD的发病,包括长期接触铜、锰、铁、铅或长期暴露于杀虫剂可增加PD发病。

二、发病机制与学说

(一)氧化应激学说

1982年,加利福尼亚有一批吸食不纯海洛因的年轻人出现PD样症状,之后发现MPTP是引起PD样症状的化合物。这个偶然的发现促进了人们对PD病因学的认识,为PD发病的DA氧化应激学说和环境因素提供了实验依据,同时也为PD研究提供了实验模型。

DA氧化应激学说认为,DA氧化代谢产物造成的胞内氧化过强,细胞抗氧化能力不足,从而导致黑质多巴胺神经元退变和PD发生。氧化应激学说解释了黑质多巴胺能神经元变性的部分或重要原因,即在氧化应激时PD患者DA氧化代谢过程中产生大量

H_2O_2和超氧阴离子，在黑质部位Fe^{2+}催化下，进一步生成毒性更大的羟自由基，而此时黑质线粒体呼吸链的复合物1活性下降，抗氧化物(特别是谷胱甘肽)消失，无法清除自由基。因此，自由基通过氧化神经膜类脂、破坏DA神经元膜功能或直接破坏细胞DNA，最终导致神经元变性。当黑质DA神经元退化后，黑质纹状体通路的DA对壳核内GABA能神经元的调节效应减弱，尤其是对间接通路D_2受体的兴奋作用减弱，使得间接通路的兴奋性提高(正常情况下D_2受体的兴奋导致间接通路兴奋性降低)，增强了间接通路抑制运动皮质兴奋性作用，从而表现运动功能减退的临床症状。

DA氧化应激学说的提出有赖于经典的MPTP毒性实验，见图20－4。在脑内，MPTP被神经胶质细胞摄取，经单胺氧化酶B(MAOB)催化生成$MPDP^+$，再生成MPP^+。MPP^+通过DA转运体(DAT)转运到DA神经元。在神经元内的MPP^+通过抑制线粒体功能和氧化应激两条通路诱导DA神经元死亡。MPP^+选择性地抑制线粒体复合物I的活性，影响线粒体电子链的传递与氧化磷酸化，使细胞的能量供给受阻，导致细胞死亡。此外，在MPP^+代谢中产生大量的自由基，后者诱导细胞的氧化损伤，导致细胞功能障碍和死亡，见图20－4。MPTP能够选择性诱导黑质多巴胺神经元变性死亡，并在动物或人体上诱发产生酷似PD的症状，MPTP小鼠模型是目前研究PD疾病发生、药物干预实验的常用动物模型。氧化应激损伤是MPTP诱导多巴胺神经元变性的主要途径。大量研究表明，抗氧化应激可能成为延缓神经变性和疾病进程的重要干预方法。例如，研究发现多种中药成分具有抗氧化应激损伤效应，在AD与PD疾病防治中具有明显效果，逐渐引起人们的重视。

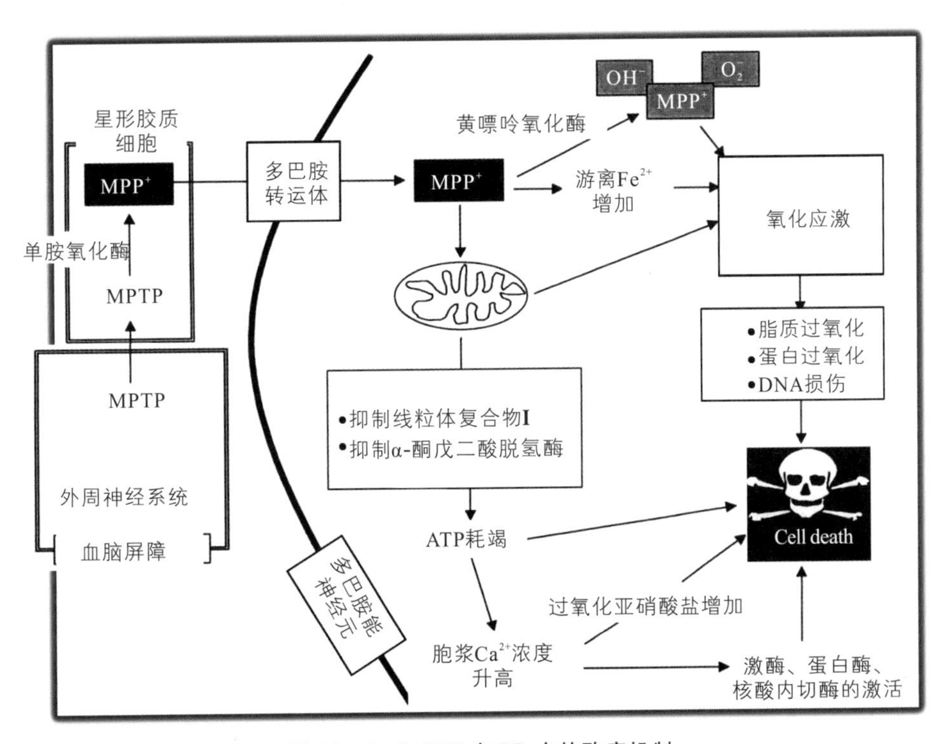

图20－4　MPTP在PD中的致病机制

（二）蛋白质代谢异常与沉积学说

蛋白沉积学说认为，神经系统内大量异常堆积的变性蛋白引起神经元的功能障碍和变性死亡，是导致神经退行性变的重要原因。

1. **淀粉样蛋白沉积** 淀粉样蛋白 Aβ 是由淀粉样前体蛋白（amyloid precursor protein，APP）经分泌酶的剪切产生。APP 蛋白是由位于 21 号染色体长臂中段的 APP 基因转录后经过不同选择性剪接形成的，作为跨膜糖蛋白，以单次跨膜的形式存在，包括胞外区、跨膜区和胞内区 3 部分。参与 APP 代谢的剪切酶目前已经基本确定，包括 α－分泌酶、β－分泌酶和 γ－分泌酶。其中，α－分泌酶裂解 APP，产生一个较长的 N 端可溶性片段，称为分泌性 APP（sAPPα），并分泌到细胞外。由于 α－分泌酶的切割位点位于 Aβ 分子内部，因此该分泌酶的剪切不产生完整的 Aβ，故被称为非 Aβ 生成途径。β－分泌酶将 APP 一分为二，产生一个 670 个氨基酸的可溶性片段 sAPPβ 和携带 Aβ 的跨膜 C 段。后者经 γ－分泌酶水解镶嵌于脂质双分子层内 Aβ C－末端的肽键，由于 γ－分泌酶的作用位点可发生飘移，导致裂解产生长度不等的 Aβ 片段分泌到细胞外。主要类型有 Aβ40、Aβ42 和 Aβ43，正常情况下多数为 Aβ40（90%），只有少量 Aβ42/43 产生。由于 Aβ 的 C－末端最后几个氨基酸残基具有很强的疏水性，所以，Aβ 能自发快速聚集形成 β－片层折叠结构，进而形成 Aβ 纤维沉积导致淀粉样蛋白沉积。Aβ 的凝集使其具有神经细胞毒性，可诱导神经细胞凋亡。因此，γ－分泌酶是决定 Aβ 产生及其毒性作用的关键，β 位 APP 的酶切是 Aβ 产生的起始步骤。在 AD 患者，α－分泌酶活性有所下降，而 β－分泌酶活性异常增加。以前认为，Aβ 生成途径中 β 位酶切是 γ 位酶切的先决条件，因此 APP 的酶切是 Aβ 产生的起始步骤。由于 Aβ 的 C 端最后几个氨基酸残基是 APP 的跨膜序列部分，具有疏水性，Aβ 的 C 端越长越容易聚集，其细胞毒性也越强。因此，γ－分泌酶是决定 Aβ 神经毒性的关键因素，见图 20－5。

Aβ 引发神经毒性的作用机制主要包括以下几个方面：

（1）诱发氧化应激 Aβ 的毒性机制中氧化应激损伤是重要方面。Aβ 介导的氧化应激涉及多个途径，包括：①Aβ 攻击生物膜脂质双层结构中的磷脂多不饱和脂肪酸，从而生成具有细胞毒性的脂质自由基和脂质过氧化物，后者可分解形成更多的自由基。②Aβ 还能增多 IP3，IP3 作用于内质网上的 IP3 受体系统，使内质网向胞浆释放 Ca^{2+}。③Aβ 还通过影响离子型受体和离子通道的活性增加细胞内 Ca^{2+} 的浓度，胞内 Ca^{2+} 超载，导致细胞的能量不足甚至耗竭，细胞结构和功能破坏，影响长时程突触增强效应，突触可塑性下降。同时胞内 Ca^{2+} 超载还促进脂质过氧化和自由基生成，增加细胞的氧化应激和兴奋性毒性。④直接或间接抑制线粒体的功能，破坏线粒体的内环境和结构，引起氧化应激。⑤Aβ 与内质网相关结合蛋白发生作用，通过内质网应激机制导致氧化应激的发生。⑥Aβ 触发胶质细胞反应，诱导其释放炎症因子，从而诱发应激反应。

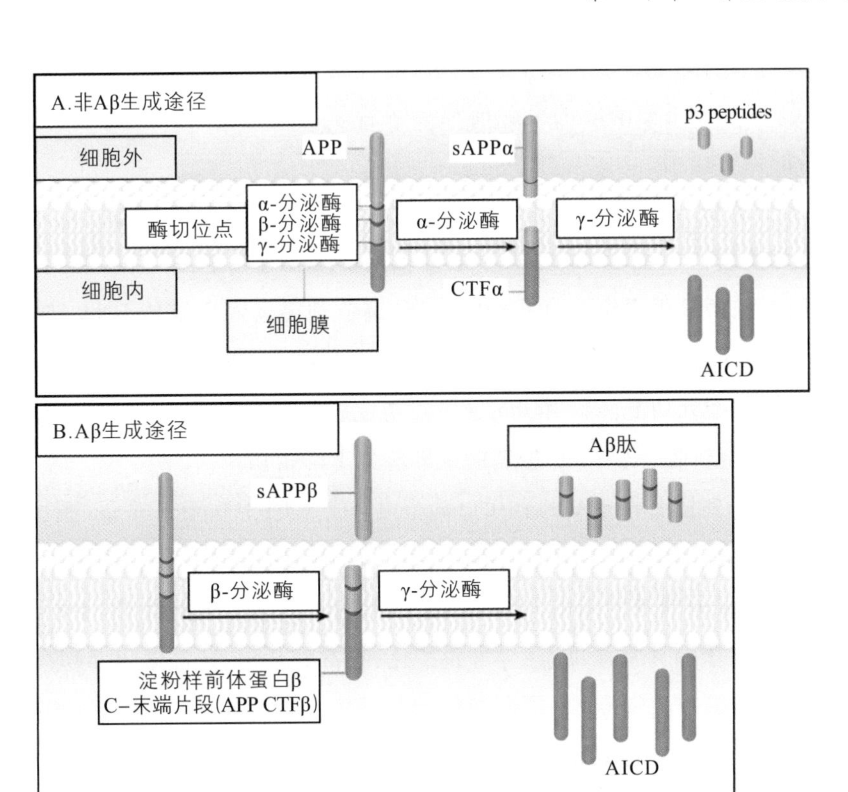

图 20-5　APP 的代谢及 Aβ 的生成

注:A.非 Aβ 生成途径,正常 APP 蛋白代谢途径,生成细胞外可溶性 sAPPα 和 P_3 肽;B.Aβ 生成途径,淀粉样蛋白生成通路,APP 蛋白代谢为细胞外可溶性 sAPPβ 和易发生聚集的 Aβ 肽。

(2)引起突触功能障碍　形态学定量研究显示,病史为 2~4 年的 AD 患者颞叶和前脑皮质突触密度降低 25%~35%,突触数目降低 15%~35%。很多证据表明,早期 AD 的记忆障碍起始于海马突触的细微改变。在 Aβ 为主要成分的老年斑周围有神经突起的变性、树突减少和神经突起走向的改变,由此损害神经网络的正常结构和功能。此外,Aβ 通过影响神经递质系统以及损害突触的结构和功能而导致神经网络的功能异常。研究认为,Aβ 损害突触的传递和抑制长时程增强作用(LTP),Aβ 损害突触结构的机制主要包括:①Aβ 诱导突触 NMDA 和 AMPA 受体的内吞,导致突触部位信息传导系统的改变,抑制 LTP 而促进 LTD。另外,Aβ 促进非突触部位谷氨酸受体的激活,诱导细胞的损伤。②Aβ 诱导树突棘的萎缩,抑制突触相关蛋白的表达。③Aβ 诱导 tau 蛋白的磷酸化和聚集进而影响突触的功能。

(3)对神经递质的影响　AD 脑内神经递质系统会发生广泛的改变,包括谷氨酸、GABA、ACh 及单胺类等。研究发现,Aβ 可从不同层面影响神经递质系统。例如,对 ACh 系统而言,Aβ 的作用包括:①诱导胆碱能神经元的死亡;②抑制神经元 ACh 合成原料胆碱的摄取;③抑制 ACh 的释放;④干扰胆碱 M_1 受体下游的信号系统;⑤纳摩尔水平的 Aβ

即激活 α_{42} 型 N 受体,这类受体通常在 GABA 能神经末梢分布,Aβ 的作用可促进GABA释放的增加;⑥Aβ 抑制谷氨酸能的突触前和突触后 a_7 型 N 受体,抑制突触前谷氨酸的释放及突触后的兴奋作用。

2. tau 蛋白沉积 tau 蛋白是正常人神经系统中存在的一种含磷蛋白质,是神经细胞主要的微管相关蛋白(microtubule associated protein,MAP)。正常的 tau 蛋白位于轴索和神经元胞体内,与微管蛋白结合具有稳定微管、调节轴突运输和维持 DNA 结构稳定的作用。已观察到翻译后修饰错误导致 tau 积累,而 tau 的病理修饰可导致其从微管中脱离,导致突触丢失、神经元功能障碍和 tau 聚集。与淀粉样蛋白沉积相比,tau 蛋白在新皮质的积累被认为发生较晚,但与 AD 患者的认知能力下降密切相关。

用不同生化分离技术可将 AD 脑中的 tau 蛋白分成 3 类:①胞浆正常 tau 蛋白(C－tau);②异常修饰易溶型 tau 蛋白(ADP－tau);③异常修饰并聚积为双螺旋丝的 tau 蛋白(PHF－tau)。神经原纤维缠结由 PHF 组成,PHF 的主要成分是异常磷酸化的 tau 蛋白。目前已发现的 tau 蛋白异常修饰有:异常磷酸化、异常糖基化、异常糖化、异常泛素化和异常截断作用。AD 脑中正常 tau 水平明显低于对照者,而总 tau 蛋白量却显著高于对照者(生化分析结果表明,AD 患者 tau 蛋白的磷酸含量比正常对照组增高 2～5 倍),其增高部分为异常过度磷酸化的 tau 蛋白。异常磷酸化使 tau 蛋白与微管蛋白结合及维持微管稳定性的生物学活性丧失,而且异常磷酸化的 tau 蛋白(ADP－tau)还可与微管蛋白竞争与正常 tau 蛋白结合,或从已经形成的微管上夺取tau 蛋白。AD P－tau 还可结合高分子量的微管相关蛋白(high molecular weight-MAP,HMW－MAP)－1 和微管相关蛋白－2,并从已形成的微管上夺取 HMW－MAP,从而使微管解聚并最终崩溃,见图 20－6。有研究发现,胚胎时期脑中 tau 蛋白含量丰富,虽以过度磷酸化形式存在(与 PHF－tau 非常相似),但保持其完好的生物学活性和功能。这与 AD 脑中 tau 蛋白异常磷酸化的特性完全不同,其机制尚不清楚。tau 蛋白的糖基化作用则主要与 PHF 结构的稳定性尤其是 PHF 结构中螺旋的周期性维持有关。糖基化作用可引起分子间的广泛交联,还可能引起“氧化应激”,并产生细胞毒性。tau 蛋白的异常磷酸化可能促进其异常糖基化,而这两种异常修饰的相互作用可能促进了 PHF/NFT 的形成。此外,AD 患者脑中泛素含量明显增高,并主要存在于 PHFⅡ/NFT 中。PHFⅡ－tau 的泛素化修饰可能是机体试图对其进行水解清除的一种代偿反应。总之,tau 蛋白以多种异常修饰参与 AD 患者的神经原纤维变性。

3. 突触核蛋白沉积 PD 患者的多巴胺能神经元细胞质中通常存在大量的 α－突触核蛋白(α－synuclein),它被确定为路易小体的主要成分。α－突触核蛋白以神经元和神经胶质细胞(主要是少突胶质细胞)内突触前蛋白的聚集为特征,可能在突触小泡运输中起作用。

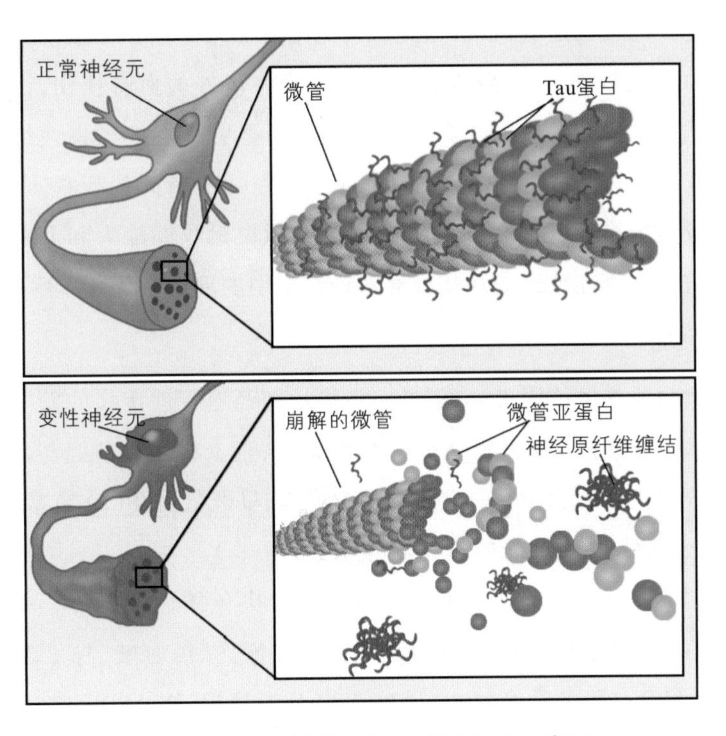

图 20－6 变性神经元中 tau 蛋白沉积示意图

（三）神经炎症假说

神经炎症假说来源于流行病学调查，患有风湿性关节炎的患者在服用非甾体类消炎药后其 AD 的发病率会明显下降或患病时间会明显推迟。后来研究发现，给 AD 患者服用非甾体类消炎药后可延缓 AD 进展。研究发现，在神经退行性疾病的发生和发展中，始终存在着由神经胶质细胞（如星形胶质细胞和小胶质细胞）驱动的神经免疫系统的急性和持续激活。胶质细胞的反应性激活会导致许多促炎性介质（例如转录因子家族 NF－κB和 STAT）的转录，进而释放促炎因子和活性氧，从而导致突触丢失，神经元功能受损，甚至神经元死亡。神经元的死亡又会促使胶质细胞进一步释放促炎因子，导致更多神经元受损，最终导致神经系统损伤。

胶质细胞具有抗炎和促炎的功能，并参与正常和疾病条件下的各类免疫功能，包括吞噬、消除自由基和细胞修复等。同时，胶质细胞还参与大脑回路建立，在突触发育和突触功能上发挥着关键作用。如星形胶质细胞负责维持神经元细胞内谷胱甘肽（GSH）的水平，并且是血脑屏障的基础。GSH 是一种主要的抗氧化剂，它参与细胞内排毒和活性氧（ROS）去除。小胶质细胞是神经系统的组织驻留巨噬细胞，占成年哺乳动物大脑胶质细胞的 5% ～20% 。在正常情况下，小胶质细胞和星形胶质细胞处于不活动状态，维持中枢神经系统正常组织稳态。在感染或损伤时，这些细胞被激活发动免疫反应及组织修复过程，感染或损伤恢复，这些细胞回到静息状态。在神经退行性疾病中，神经炎症往往是一种无法自行解决的慢性过程,被认为是疾病的重要驱动因素。小胶质细胞过度活化释放 ROS、NO 和大量炎性因子,导致神经元及神经变性以外的血管损伤,诱发或加重神经系统的退行性病变。研究发现,Aβ 激活的小胶质细胞可产生神经毒性细胞因子和趋化因子,包括 TNF、IL-6、IL-1 和 CCL2,随后导致神经功能障碍和死亡。此外,通过补体途径激活的小胶质细胞可以不恰当地吞噬突触,导致突触早期缺失和 LTP 的损伤。这些发现促使我们进一步研究神经炎症在神经退行性变中的动态变化及作用机制。

(四)基因突变

寻找与疾病相关的遗传因素,有望进一步揭示神经退行性疾病的发生发展机制。通过基因连锁技术对家族性 AD 进行研究的结果表明,至少有 4 种基因与家族性 AD 的发病密切相关。分别是 *APP*、*ApoE*、早老蛋白 I(*PS1*)和早老蛋白 Ⅱ(*PS2*)基因,这些遗传因素增加人群对 AD 的易感性或影响其发展的速度。

1. *APP* 基因突变可引起早发性家族性 AD,为常染色体显性遗传。由于第 717 位密码子正常编码的位于细胞膜内的缬氨酸替换为亮氨酸、苯丙氨酸、甘氨酸等疏水性氨基酸,从而减弱了 APP 与膜的结合能力,导致 APP 分解异常,使 APP 异常升高,从而使 Aβ 量增加,脑间质进行性堆积不溶解的 Aβ 沉积形成弥散斑块。

2. ApoE 是血浆中最重要的载脂蛋白成分之一,它与脂蛋白受体相互作用调节脂类代谢。在中枢神经系统中 ApoE 主要由星形胶质细胞所分泌,小胶质细胞和神经元在某些特殊条件下也可以分泌。在脑脊液中,ApoE 参与胆固醇、磷脂和高密度胆固醇样的复合物的代谢。*ApoE* 基因有 3 种常见基因型:*ApoE2*、*ApoE3*、*ApoE4*,三者的区别在于第 112 位和第 158 位密码子上碱基对的差异。*ApoE4* 是散发性和家族性晚发 AD 的高危因素,而 *ApoE2* 则具有保护作用。

3. 早老蛋白基因与 AD 密切相关,其突变是遗传性家族型 AD 的主要病因。PS 包括 PS1 和 PS2,属于进化保守型基因 PSl 基因和 PS2 基因分别位于第 14 号染色体和第 1 号染色体,二者具有 67% 同源性,PS 基因编码 68 次跨膜蛋白,分别由 476 个氨基酸和 448 个氨基酸组成,主要定位在内质网膜。PS 作为 γ-分泌酶的组成部分,参与 APP 前体蛋白的代谢生成 Aβ。

约 10% PD 患者有家族史。近年来,随着分子遗传学的发展,已经确定了 3 个与家族性 PD 有关的致病基因:*SNCA*、*PARK2* 和 *PARK3*。

(1)SNCA 基因又叫 *PARK1*,其编码的 α-突触核蛋白是一种存在于中枢神经系统神经突触末端的可溶性蛋白,是 Lewy 小体的重要组成部分。synuclein 在神经组织中广泛表达,以新皮质、海马、嗅球、纹状体和丘脑含量较高。synuclein 包括 α、β 和 γ-synuclein 三种类型,其中 α-synuclein 由 140 个氨基酸组成,是多种神经变性疾病中 Lewy 小体的主要成分，可能与神经可塑性有关。进一步的研究确认突变的 SNCA 基因是 PD 的致病基因，并认为 SNCA 基因突变可能只与发病年龄早、高外显率、常染色体显性遗传为特征的家族性 PD 有关，而与大多数散发性 PD 无关。

目前对 α－synuclein 的功能还不清楚，但大量研究发现其存在于许多神经系统变性疾病的突触末梢或细胞质包涵体中，多数学者认为它参与了神经元的变性过程。体外实验也发现，α－synuclein 蛋白可形成类似 Lewy 小体的聚集。由于细胞内 Lewy 小体是 PD 的特征性病理改变，因而推测 α－synuclein 参与 Lewy 小体形成，参与了 PD 神经元变性过程。虽然目前对 Lewy 小体如何形成以及 α－synuclein 在 Lewy 小体形成过程中如何发挥作用尚不清楚，但推测由于在 SNCA 基因 3 号外显子第 209 位碱基上发生错义突变，由 A 替换 G 导致 α－synuclein 蛋白 53 位丙氨酸突变为苏氨酸。丙氨酸通常存在于 α－螺旋中，在 α－螺旋的周围为 β－折叠。这种替换干扰了 α－螺旋的形成，使 β－折叠延长，引起蛋白自身积聚，聚集的 β－折叠可能有利于形成淀粉样纤维结构，参与 Lewy 小体形成。

（2）*PARK2*，已发现有 30 多种不同 *PARK2* 基因缺失突变和点突变与常染色体隐性遗传的青少年型 PD（AR－JP）有关。AR－JP 是一种独特的 PD 类型，其特点为患者发病年龄通常小于 40 岁，起病隐匿，进展缓慢，具有典型特发性 PD 的临床表现。主要病理改变是黑质致密部 DA 能神经元变性缺失，但 AR－JP 缺乏 Lewy 小体。1998 年科学家在对日本一个家族性 AR－JP 的研究中证明其致病基因为 *Parkin* 基因，该基因定位于人染色体 6q25.2－q27。*PARK2* 基因功能的缺失可能与选择性的黑质 DA 能神经元的变性有关。同时 Wang 等在散发性 PD 中发现 *PARK2* 基因的多态性位点，表明它不是散发性 PD 的危险因素，而是一种保护性因素。

PARK2 基因的表达产物 Parkin 蛋白高度保守，分子量 52 kD，由 465 个氨基酸组成，其氨基端有 76 个氨基酸与泛素同源，称为泛素样结构域（ubiquitin-like domain，UBL），羧基端称为环指结构域（ring-IBR-ring，RR）。泛素样结构域和环指结构域之间的区域称为连接区。Parkin 蛋白是一种 E_3 泛素－蛋白连接酶，在泛素－蛋白水解酶复合体通路（ubiquitinproteasome pathway，UPP）中发挥重要作用。泛素－蛋白水解酶复合体通路在进化上高度保守，是胞质和胞核内 ATP 依赖性的蛋白质非溶酶体降解机制，它高效、高选择性地降解细胞内的蛋白质。在真核细胞的内质网和细胞质内，UPP 发挥重要的蛋白质质量控制作用，如去除突变和错误折叠的蛋白，去除翻译后受损伤的蛋白。泛素的主要功能是作为细胞内多种蛋白质的降解信号。在 UPP 中，底物蛋白的泛素化与降解需要一系列酶促反应，泛素－蛋白连接的选择性主要决定于特异性的 E_3 酶，一种 E_3 通常选择性识别特异的底物蛋白。因此，在 UPP 中，E_3 具有非常重要的作用。Parkin 蛋白的 E_3 活性表明，Parkin 蛋白可能在维持多巴胺能神经元的正常功能中发挥重要作用。

第四节　神经退行性疾病的治疗与展望

纵观神经退行性疾病的研究历程，神经科学与免疫学、遗传学、物理学、信息学等其他学科的日渐渗透融合，以及成像技术、组学技术、光遗传技术、干细胞技术等生物技术的诞生和发展，为神经退行性疾病研究的推进提供了核心驱动力。如今基于神经退行性疾病机制诞生的治疗方法，以及一些新型疗法展现出强劲潜力，为神经退行性疾病治疗带来了新的希望。

一、针对变性蛋白，阻止异常蛋白聚集或加速其清除

β-分泌酶或γ-分泌酶抑制剂与α-分泌酶激动剂，阻碍Aβ的形成和聚集。β-分泌酶有BACE1和BACE2两种亚型，BACE由于其底物的专一性曾被认为是最有希望治疗AD的药物靶点，但近期研究发现BACE1还有许多底物蛋白，提示可能存在更多的副作用。目前，BACE抑制剂和抗体在向临床转化中遇到很多的困难，有些药物已经停止临床研究。γ-分泌酶底物也不止APP一个，大剂量抑制剂的使用同时也影响了其他生理功能必须的通路。目前多家企业开发的γ-分泌酶抑制剂，不仅未能减缓轻至中度AD患者的疾病进展，实际上反而令患者的认知功能更加恶化了，还伴有明显的精神、胃肠道、免疫以及其他方面的副作用。α-分泌酶本身亦参与多种信号通路机制，目前认为诱导α-分泌酶激活的药物具有潜在的临床应用价值。

Aβ主动免疫或注射抗Aβ抗体的免疫疗法，加快Aβ的清除并阻止其聚集。其机制包括：①促进Aβ从中枢神经系统向血浆重新分布；②Aβ抗体可通过Fc受体信号转导，激活单核细胞和小胶质细胞清除Aβ；③抑制Aβ的聚集，促进Aβ聚集体的解聚。从临床效果来看，Aβ抗体清除Aβ的效果非常强。此外，临床上还存在多种方法抑制Aβ的聚积，如利用金属螯合剂、短肽或化学药物等。

二、针对神经炎症

尽管神经炎症并不一定是神经退行性疾病的始发因素，但是持续的炎症反应会导致疾病的进行性加重，使神经炎症与神经元病变之间形成恶性循环，最终导致更多的神经元死亡。研究发现，长期应用非甾体类抗炎药人群的AD患病率明显较低，该类药物可同时对几个炎症靶点起作用，包括环氧酶-1、环氧酶-2和过氧化物酶体增生物激活受体（peroxisome proliferator-activated receptor，PPAR）。非甾体类抗炎药是临床上用于治疗AD的抗炎药物之一，可以减少Aβ沉积、小胶质细胞增殖及炎症因子的分泌，具有神经保护作用，从而可以减缓AD的发展。

三、干细胞移植治疗

神经退行性疾病的本质是神经元的大量丢失，因此，从理论上讲，利用干细胞的特

性,采用干细胞移植的方法,以补充脑内丢失的特定功能神经元,对于神经退行性疾病的治疗具有很好的临床应用价值。

胚胎干细胞是具有自我复制和多向分化潜能的干细胞,能在一定条件下分化成熟为各种功能细胞。神经干细胞具有干细胞的共有特征,能自我更新,具有分化为神经元、星形胶质细胞和少突胶质细胞的能力,移植入神经组织后,在合适的条件下能分化成为局部的功能性神经元。研究表明,胚胎干细胞和神经干细胞是适合于移植替代治疗的细胞。临床治疗 PD 患者中,存在少数移植治疗成功病例的报道:将胚胎中脑组织移植入 PD 患者的苍白球,10 年后进行脑功能影像学的检测,发现移植脑区的神经细胞能摄取 DA 及其前体^{18}F-dopa,DA 受体与神经递质特异结合。这表明移植存活的神经细胞可以发育为有功能的 DA 神经元。但事实上,在细胞移植治疗中还存在很多困难和问题有待解决,如干细胞的来源、增殖、诱导分化方法及与正常组织的整合等都是细胞移植治疗的重要技术环节,仍处于实验阶段。

诱导性多能干细胞(induced pluripotent stem cells,iPSCs)的出现为神经退行性疾病的细胞移植治疗带来新的希望。iPSCs 细胞是将患者身上的细胞重新编程为个体特异性的多能干细胞,然后用干细胞再分化为神经元。在这个过程中,细胞保留着患者的一整套基因,用于细胞移植治疗,可以最大限度地避免免疫排斥。目前,神经退行性疾病来源的 iPSCs 细胞库,为神经退行性疾病的发生机制研究、药物筛选及临床治疗试验创造了条件。但是 iPSCs 也有它的一些限制,比如安全性问题、制备效率、定向诱导分化及功能重建等,都是其临床转化应用亟待解决的问题。干细胞技术被 *Science*、*Nature* 等期刊评为 21 世纪生物科学领域最具发展前景的生物技术,相信随着干细胞研究的深入开展,终究会实现利用患者自身来源的全能干细胞,通过诱导分化为所需的特定组织细胞甚至器官战胜神经退行性疾病这一终极目标,见图 20 - 7。

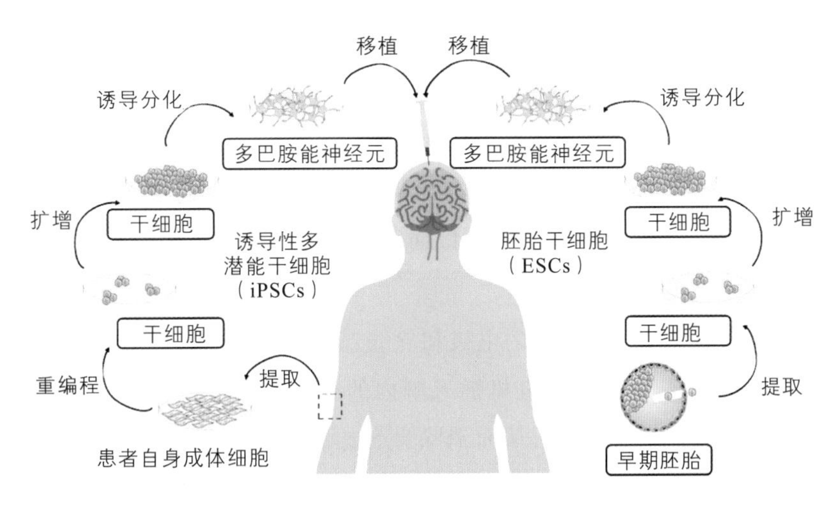

图 20 - 7 干细胞移植治疗 PD 病

四、针对神经递质系统

提高脑内乙酰胆碱(ACh)的含量,可以改善AD的认知功能及行为症状,胆碱酯酶抑制剂(AChEI)是最早被美国FDA批准的治疗AD的药物,目前仍是治疗AD的一线药物。大量临床资料显示,胆碱酯酶抑制剂改善症状的效果仅能维持1年左右,之后认知功能回到用药前的基线水平,并逐渐恶化,但恶化速度减慢。近年来对AD病因和发病机制的深入研究,研究结果显示,胆碱能系统功能低下并不是AD的原发性起因,因此,胆碱酯酶抑制剂类抗AD药物本质上仅是对症治疗,并不能阻止痴呆的进展。

在PD患者的大脑中,多巴能神经元变性、缺失,造成纹状体内DA含量显著降低,乙酰胆碱系统功能相对亢进,从而引起肌张力增加,运动减少等临床表现。因此,PD药物治疗的策略之一是补充多巴胺,恢复脑中正常的DA水平。但DA本身不透过血脑屏障,口服后在肝肠循环中很快被单胺氧化酶(MAO)和儿茶酚邻位转移酶(COMT)代谢失活。此外,全身使用时会产生严重的外周副作用。因此,DA不能直接用于PD的治疗,需要根据DA神经递质的生物转换特点,从代谢、合成和受体不同水平促进DA神经传递功能。如补充前体左旋多巴提高DA合成,通过采用转运体再摄取抑制剂或MAO和COMT抑制剂来提高突触间隙中DA含量,通过选用DA受体激动剂来提高DA神经的兴奋性等均对通过提高DA水平治疗PD有一定效果。但由于外周血中含大量多巴脱羧酶(DDC),左旋多巴口服后被快速代谢为DA,口服左旋多巴仅3%的用量进入中枢,以及随着病情进展,左旋多巴诱发的运动紊乱以及更频繁的用药引起的运动不稳定,因此,寻求新的药物仍是治疗PD的紧迫任务。

五、手术治疗

对于药物难治型的PD患者,以及由于其他病因导致的运动震颤患者,外科手术是一种可选方案。深部脑电刺激(deep brain stimulation,DBS)不仅可以显著改善PD的运动症状,而且可以有效减少左旋多巴所致的运动并发症。目前,DBS已经成为中晚期PD最有效的治疗方案之一。脑深部电刺激的优越性:不毁损靶点的神经元,对脑内核团的结构理论上可达到“无创”,可行双侧手术,手术可逆,术后可根据病情变化和副反应程度,通过皮下脉冲发生器实施可逆性调节,可以通过调整改变刺激参数的方式来获得长期疗效,减少并发症。

DBS设备包括需要植入到颅内的电极和导线部分,还有要植入到皮下的脉冲发生器部分。通过立体定位器,医生将微电机插入脑内的相应核团区域,用脉冲电信号刺激目标区域,抑制该区域的不正常放电,从而消除患者的震颤症状。虽然说DBS的副作用可以通过刺激参数的调节可以改善,但有些副作用可能伴随着刺激的治疗作用长期存在,如异动症、肌张力过低、眼睑张开困难、认知障碍、情绪障碍等。目前DBS治疗震颤的原理尚不完全明确,DBS 治疗原理的解析,术前患者的筛选,术中电极的精准植入,术后个体化程控和药物调整是进一步优化 DBS 疗效的保障。

六、精神和生活方式的调整

研究发现,社会接触面广、性格开朗的人群其 AD 发病率相对较低,而应激则被认为是导致 AD 的危险因素。动物研究发现,应激可促进 Aβ 生成和 tau 蛋白磷酸化。相反,如果动物在丰富环境中饲养,可减少 AD 转基因动物中老年斑的形成,其机制涉及 Aβ 降解酶表达的增加。另外,合理饮食和适量运动等生活方式对预防和延缓 AD 发生具有积极意义。

如今全球已发现大量的神经退行性疾病生物标志物,并已在一定程度上阐述了其发生发展机制,包括氧化应激、遗传、异常蛋白沉积等。这些研究结果不仅为这类疾病病变机制的阐明提供了大量资料,同时也为寻找相应的治疗药物提供了新的思路和作用靶点。随着老龄化社会的到来,神经退行性疾病问题的危害和严重性日益突出。建立特异、灵敏的预警和早期诊断体系,寻找新型神经保护药物以及确切有效的治疗方法势在必行。相信随着生物标记物筛查、风险基因分析及干细胞移植等研究的深入开展,在不久的将来,人类在攻克神经退行性疾病中会有更大的突破。

思考题

1. 如何解释环境因素在神经退行性疾病中的致病机制?
2. 蛋白沉积假说的合理性和存在的问题各有哪些?
3. 试联系神经退行性疾病的发病机制,分析 iPSCS 在其治疗中有何临床应用价值?

(张 坤 项 捷)

参考文献

[1] Erkkinen M G, Kim M O, Geschwind M D. Clinical Neurologyand Epidemiology of the Major Neurodegenerative Diseases. Cold Spring Harb Perspect Biol ,2018, 10(4):a033118.

[2] Katsuno M, Sahashi K, Iguchi Y. et al. Preclinical progression of neurodegenerative diseases. Nagoya J Med Sci, 2018, 80(3): 289 - 298.

[3] Kritsilis M V, Rizou S, Koutsoudaki P N, et al. Ageing, cellular senescence and neurodegenerative disease. Int J Mol Sci, 2018, 19(10):2937.

[4] Wyss C T. Ageing, neurodegeneration and brain rejuvenation. Nature, 2016, 539 (7628):180 - 186.

[5] Soto C, Pritzkow S. Protein misfolding, aggregation, and conformational strains in neurodegenerative diseases. Nat Neurosci, 2018, 21(10): 1332 - 1340.

第二十一章 21 中枢神经系统损伤与修复

中枢神经系统(central nervous system, CNS)损伤是指各种原因造成的CNS形态结构和(或)生理功能的损害。CNS损伤所造成的疾患严重危害着人类健康,一直是神经科学界和医学界所面临的棘手难题。本章节描述的是创伤性损伤,即由直接或间接外力造成的CNS损伤。交通事故、坠落砸伤、暴力事件及运动意外是造成CNS损伤的主要原因。CNS损伤后难以自发再生,功能永久丧失,预后差。我国现有创伤性脊髓损伤患者超过200万,每年新增10万~14万人,给家庭和社会造成了沉重的负担。

第一节 中枢神经系统损伤后的反应

一、损伤后神经元的反应

(一)神经元胞体的反应

轴突损伤引起的神经元胞体改变称为染色质溶解。损伤后,具有再生能力的周围神经元和不具有再生能力的中枢神经元的急性反应是相似的,这些神经元的尼氏体溶解或消失、胞核移位到细胞的边缘、胞体肿胀和轴突终末的丢失或回缩。这些变化的程度取决于受伤部位与胞体距离的远近和残留轴突侧支的数量。然而,轴突损伤引起的长期胞体反应在外周和中枢有着很大差异。周围神经损伤,例如脊髓运动神经元,胞体仍然肥大,并显示出新陈代谢和蛋白质合成增强的信号。而再生能力差的中枢神经元,不仅不会出现细胞肥大,而是出现神经元萎缩、细胞体积和树突树状结构明显减少。

(二)神经元轴突的反应

轴突通常是CNS的第一损伤部位,因此常常发生剧烈的变化。CNS轴突损伤后断端两侧的轴突发生变性崩解,断端远侧发生顺行性变性(Wallerian变性,即断端远侧轴索和髓鞘变性),断端近侧的轴膜重新封闭。轴突损伤后能否再生的关键是轴突末端是否形成生长锥状结构,它为轴突再生协调细胞内物质,整合细胞外信号。大多数成年CNS损伤的轴突末端不能形成生长锥,而是形成一个球状或球状回缩(图21-1)。例如,成年啮齿类动物脊髓损伤后，损伤的皮质脊髓束在头侧损伤处形成回缩球，且向近端变性、脱髓鞘，虽然受损轴突也尝试出芽和再生。然而，这样的出芽反应总是短暂的，以失败告终。

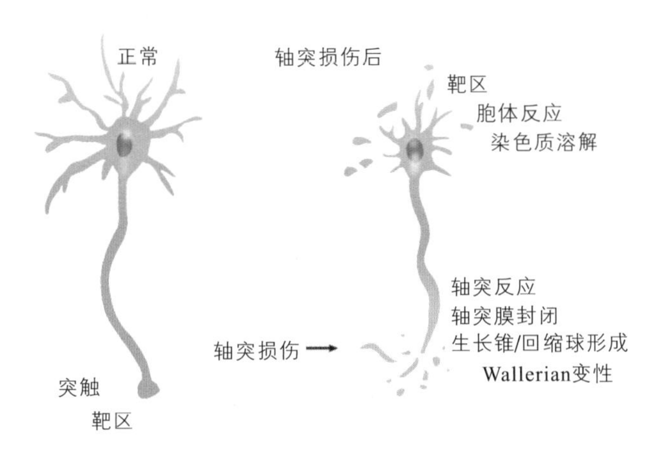

图 21－1　轴突损伤后的变化

二、损伤后胶质细胞的反应

成年 CNS 损伤会引发胶质细胞的特定反应。星形胶质细胞反应性增生肥大，其表达的硫酸软骨素蛋白多糖上调和胶质瘢痕形成，从而在物理和化学因素方面限制轴突再生。少突胶质细胞作为 CNS 的成髓鞘细胞，在损伤后发生广泛凋亡，这是继发性损伤及迟发性脱髓鞘改变的重要原因。正常情况下 CNS 的小胶质细胞呈静止状态，在 CNS 损伤时被激活，表现为胞体增生肥大，分支和突起回缩，发挥吞噬作用，清除组织溃变区血块及死亡的细胞碎屑。周围神经损伤后轴突和髓鞘残片可被有效清除，而 CNS 损伤后轴突和髓鞘残片清除的过程较缓慢。CNS 的免疫豁免状态可能会导致损伤后中枢神经系统髓鞘清除和轴突再生失败。

三、损伤后的病理改变

（一）原发性损伤和继发性损伤

CNS 损伤可分为原发性损伤（primary injury）和继发性损伤（secondary injury）两个阶段。急性机械性创伤对中枢神经系统造成的被动发生及不可逆转的损伤为原发性损伤。其典型特征是被膜破坏，灰质内血管断裂出血、白质水肿以及损伤中心区域的出血性坏死，损伤的直接后果取决于创伤的类型和程度、损伤涉及的范围和累及的神经传导通路。而继发性损伤是在原发性损伤的基础上在数小时至数天启动的一系列细胞和分子水平的生化级联反应，导致组织缺血、细胞死亡、轴突脱髓鞘等损伤，使得初始病变加重，功能障碍的程度和损伤范围也随之发展。脊髓损伤后，继发性损伤可分为急性期（损伤后 0～48 小时）、亚急性期（损伤后 48 小时至 14 天）、中间期（损伤后 14 天至 6 个月）和慢性期

(损伤超过6个月)。急性期开始在损伤之后,包括血管损伤、离子失衡、神经递质聚积(兴奋性毒性),自由基形成、钙超载、脂质过氧化、炎症、水肿和坏死细胞死亡。亚急性期包括细胞凋亡、轴突脱髓鞘、Wallerian变性、轴突末梢萎缩、细胞外基质重塑、胶质瘢痕逐渐形成。中间期及慢性期阶段改变进一步发生,包括囊腔形成、进行性轴索萎缩和胶质瘢痕完全形成(图21-2)。因此,中枢神经损伤的最终结局不但取决于原发性损伤的影响,更与继发性损伤的发展程度有关。继发性损伤是细胞和分子水平发生的主动调控过程,具有可逆转及可调控性,从而为减轻CNS损伤造成的损害提供了宝贵机会。

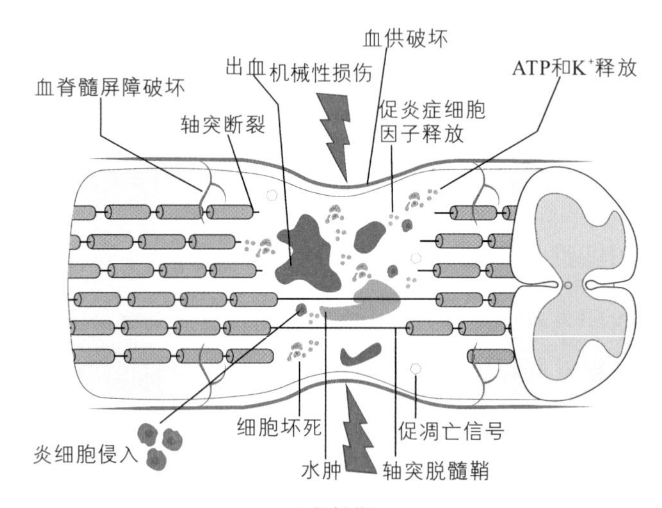

A急性期

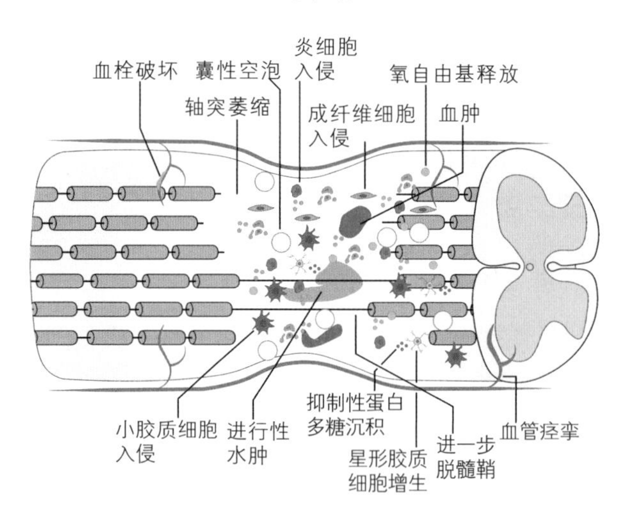

B亚急性期

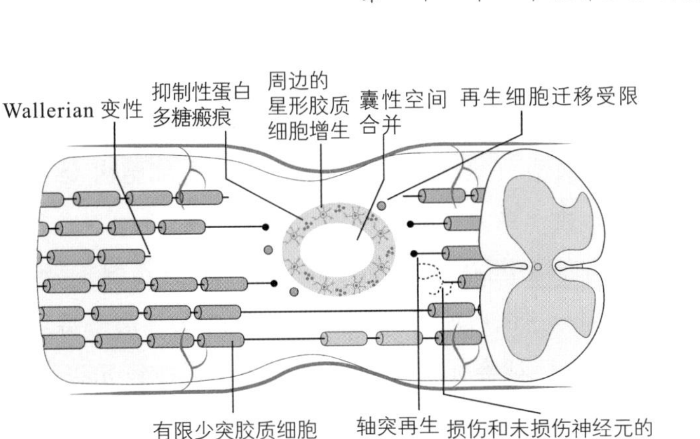

C 中间期及慢性期

图 21－2 脊髓损伤后的病理变化

(二)继发性损伤的机制

1. 血管损伤、缺血和缺氧 损伤破坏了血脑/脊髓屏障,损伤区血管断裂,血小板活化因子、血清素及内源性阿片类等物质释放,导致血管舒缩功能失调和通透性增加,微循环血流减慢或停滞,进而造成损伤区缺血、缺氧和血管源性组织水肿。水肿自损伤中心迅速向周围扩展,加重组织的缺血和缺氧。头部严重创伤后的几小时或几天内,水肿导致的颅内压升高是常见的、致命的并发症。缺血和缺氧造成能量快速损耗、Na^+-K^+ ATP 酶功能丧失及经非失活 Na^+ 通道产生的轴浆 Na^+ 蓄积,后者与造成细胞膜大量去极化的严重 K^+ 耗竭共同加重反向 Na^+-K^+ 交换和轴突 Ca^{2+} 超载。反向 Na^+ 依赖性谷氨酸转运体在损伤早期释放谷氨酸,激活谷氨酸受体使细胞外 Ca^{2+} 过量内流,胞内钙库中储备的 Ca^{2+} 也以类似肌肉"兴奋－收缩耦联"的机制释出,造成胞内 Ca^{2+} 的过量蓄积,产生包括兴奋性毒性在内的一系列与过量 Ca^{2+} 蓄积相关的损害。缺氧引起代谢障碍,糖代谢转为以无氧酵解为主,在胞内钙库失控时,也会首先动员胞内 Ca^{2+} 过量释放而造成损害。缺血再灌注后,严重的线粒体 Ca^{2+} 超载导致细胞的继发性呼吸链电子传递障碍,损伤加速恶化。损伤组织的水肿使组织压力增加和未损伤的血管痉挛进一步中断了流向组织的血流。与白质相比,灰质更容易发生缺血性损伤,因为它的毛细血管床密度高,且含有高代谢需求的神经元胞体。

2. 兴奋性毒性、离子失衡和氧化损伤 谷氨酸是神经系统的主要兴奋性神经递质,通常将神经系统损伤时兴奋性神经递质过度释放所造成的继发性损害称为谷氨酸兴奋性毒性。在原发性损伤后,Na^+-K^+ ATP 酶功能丧失,胞外 K^+ 浓度增高,Na^+ 浓度降低,导致神经元去极化,引起兴奋性神经末梢中谷氨酸囊泡胞裂外排,胞外高 K^+ 能够逆转谷氨酸高亲和性转运体的活动,把谷氨酸从突触前神经末梢的胞浆内输至胞外,导致谷氨酸细胞外浓度显著升高,谷氨酸与离子型受体(NMDA、AMPA 和 kainate 受体)以及代谢型受体结合，导致钙流入细胞内。细胞内高浓度的钙激活一系列分解代谢酶，包括损伤细胞和线粒体膜的磷脂酶，破坏细胞骨架的蛋白酶和导致 DNA 断裂的内切酶。另外，胶质细胞和内皮细胞表面都有谷氨酸受体表达。星形胶质细胞内 Ca^{2+} 水平升高也能释放过量的谷氨酸到胞外。由于脂质过氧化反应，活化星形胶质细胞对谷氨酸再吸收能力的降低，导致在 CNS 损伤环境中谷氨酸的进一步堆积。正常情况下，细胞内各个部分的钙离子浓度有着很大的差异。细胞质、线粒体和内质网中的钙离子持续增高对细胞造成了损害，而线粒体在钙依赖性神经元死亡中起主要作用。神经元谷氨酸导致的兴奋性毒性，线粒体钙超载，继而引起凋亡或坏死。

线粒体钙超载导致线粒体呼吸障碍和 ATP 耗尽，使 $Na^{+}-K^{+}$ ATP 酶丧失功能，导致细胞内钠离子增加。细胞内过量的钠离子可以逆转钠离子交换剂的活性，允许更多的钙离子流入。细胞去极化激活的电压门控钠离子通道，导致 Cl^{-} 和水随 Na^{+} 进入细胞，引起肿胀和水肿。增加 Na^{+} 浓度会过度激活 $Na^{+}-H^{+}$ 交换，导致细胞内 H^{+} 升高。结果细胞内酸中毒，增加了膜对 Ca^{2+} 的通透性，更加重了损伤引起的离子失衡。由于轴突郎飞结有高浓度的电压门控 Na^{+} 通道，轴突更容易受到离子失衡造成的损伤。

CNS 损伤后产生自由基和一氧化氮，主要机制如下：线粒体 Ca^{2+} 超载激活NADPH氧化酶（NOX），并通过电子传递链（ETC）诱导超氧化物的产生。氮氧化物等活性物质产生的活性氧和活性氮（ROS 和 RNS）激活细胞质 ADP 核糖聚合酶（poly ADP－ribose polymerase，PARP）。PARP 消耗 NAD^{+}，导致糖酵解失败、ATP 消耗和细胞死亡。此外，PARP 聚合物可诱导线粒体释放凋亡诱导因子并诱导细胞死亡。另一方面，损伤引起的酸中毒导致细胞内从铁蛋白和转铁蛋白的铁释放。Fe^{2+} 到 Fe^{3+} 的自发氧化导致更多的活性羟基自由基。随后，Fe^{3+} 和过氧化氢之间的 Fenton 反应产生高度活性的羟基自由基。

脂质和蛋白质的氧化是中枢神经继发性损伤的主要机制之一。当脂质过氧化开始，ROS 与细胞膜中的多不饱和脂肪酸相互作用，生成活性脂质，然后与自由超氧化物自由基相互作用形成脂质过氧自由基。每个脂质过氧自由基都能与相邻的脂肪酸发生反应，将其转化为活性脂质，并开始连锁反应，直到不再有不饱和脂质可用，或当反应性脂质与另一个自由基骤冷时终止。脂质过氧化"终止"步骤的最终产物是 4－羟基壬醛和 2－丙烯，它对细胞有高度毒性。脂质过氧化破坏细胞膜（如胞质膜和内质网）的稳定性，这是引起离子失衡的一个潜在原因。此外，脂质过氧化导致 $Na^{+}-K^{+}$ ATP 酶功能障碍，加剧细胞内的 Na^{+} 超载。除活性氧相关脂质过氧化外，氨基酸还受到显著的 RNS 相关氧化损伤。中枢神经损伤后的脂质和蛋白质氧化在细胞水平上具有许多危害，包括线粒体呼吸和代谢衰竭以及 DNA 改变，最终导致细胞死亡。

3. 炎症和细胞因子 由 CNS 缺乏对免疫反应至关重要的专职抗原提呈细胞和淋巴细胞，血脑/脊髓屏障在生理状态下又可阻挡有害物质和免疫细胞的进入，因此被认为是免疫豁免器官。缺乏外周组织所特有的免疫监视，CNS 损伤后免疫反应发生略为迟缓并受到限制，但在动力学和参与反应的细胞类型上，与发生于外周损伤组织中的炎性反应并无显著差异。炎症反应对于损伤的 CNS 兼具有益和有害的影响，被认为是“双刃剑”作用，这取决于免疫细胞激活的时间点和激活时的状态。

由于血脑/脊髓屏障遭到破坏，正常脊髓内难以见到的免疫细胞在损伤早期进入损伤区。受伤后最初几个小时内，中性粒细胞率先从血液渗入 CNS 实质，其数量在损伤的 CNS 中急剧增加，并在损伤后短时间内达到峰值。随着中性粒细胞侵入后，小胶质细胞/巨噬细胞聚集在受损中枢神经。巨噬细胞和小胶质细胞具有吞噬和清除中枢神经受损细胞和髓鞘碎片的能力。巨噬细胞源自血单核细胞或位于脑膜和蛛网膜下腔的血管周围区域驻留 CNS 的巨噬细胞。巨噬细胞和小胶质细胞有共同的免疫标记物，但它们的起源不同。小胶质细胞是 CNS 的常驻免疫细胞，起源于胚胎时期的卵黄囊；巨噬细胞主要来源于血液单核细胞。CNS 损伤后，血脑/脊髓屏障的破坏使单核细胞浸润组织并转化为巨噬细胞。巨噬细胞聚集在损伤的中心，而常驻小胶质细胞主要分布在损伤边缘区。一旦被激活，巨噬细胞和小胶质细胞在形态学和免疫组织学上是难以区分的。小胶质细胞的激活导致炎症反应的扩大，因为它不仅导致损伤的血脑/脊髓屏障释放炎症趋化因子如 TNF－α、IL－1β、IL－6 和 IL－12，同时也产生游离 ROS 和神经毒性分子，启动细胞死亡等其他继发性机制。小胶质细胞的慢性激活导致主要组织相容性复合物Ⅱ类的上调，进而增加神经退行性变。中性粒细胞和小胶质细胞/巨噬细胞被损伤时产生的组织碎片和其他细胞激活，既可吞噬、清除损伤组织碎片而启动早期的组织修复，也可释放炎性介质导致坏死、空洞及脱髓鞘等病理变化而造成组织进一步损伤。

T 和 B 淋巴细胞在神经损伤后的免疫反应中起着关键作用。在损伤后的第一周，淋巴细胞迅速渗入损伤的 CNS，并长期存在。T 淋巴细胞通过巨噬细胞、小胶质细胞和其他抗原呈递细胞的抗原呈递反应而激活。自动激活的 T 细胞对神经元和胶质细胞有直接的毒性作用。此外，T 细胞可通过产生促炎性细胞因子和趋化因子（如 IL－1β、TNF－a、IL－12、CCl2、CCl5 和 CXCL10）间接影响神经细胞的功能和存活。脑损伤后7 天常见活化的 B 细胞。活化的 B 细胞的一个关键功能是产生抗体。脑损伤后血液和脑脊液中存在针对脑组织抗原的自身抗体。严重脑损伤抗体靶点主要包括髓鞘碱性蛋白，细胞骨架蛋白，胶质纤维状酸性蛋白，抗体钙结合蛋白 S100－b，β 微管蛋白 3 等。除了这些结构蛋白，还包括谷氨酸的 NMDA（GluN2A 亚单位）和 AMPA，（GluA1 亚单位）受体以及乙酰胆碱 α－7 受体亚单位。除了上述神经元和胶质细胞靶点外，抗体对抗下丘脑－垂体轴以及广泛表达的蛋白质，如磷脂、组织转谷氨酰胺酶和核抗原已被证实。炎症细胞的组成和表型会随着损伤不同阶段和微环境信号的存在而发生改变。小胶质细胞/巨噬细胞、T 细胞、B 细胞能够在脑损伤/脊髓损伤中有促炎或抗炎表型。

4. 胶质瘢痕和细胞外基质　神经胶质瘢痕是一种多因素的现象,涉及激活的星形胶质细胞、少突胶质细胞前体细胞、小胶质细胞、成纤维细胞和周细胞(图 21 – 2)。各种瘢痕形成细胞和相关的细胞外基质,在损伤区形成一个细胞生化区。驻留和浸润的炎性细胞产生激活胶质细胞或破坏血脑/脊髓屏障的细胞因子(如 IL – 1β 和 IL – 6 等)、趋化因子和酶,促进胶质细胞的活化和瘢痕形成。活化的小胶质细胞/巨噬细胞产生蛋白水解酶,如基质金属蛋白酶,可增加血管通透性并进一步破坏血脑/脊髓屏障。除了胶质细胞和免疫细胞外,成纤维细胞、周细胞和室管膜细胞也参与了胶质瘢痕的形成。在一个成熟的胶质瘢痕中,活化的小胶质/巨噬细胞占据靠近由 NG2 阳性少突胶质前体细胞包围的损伤中心的最内层,而反应性星形胶质细胞位于损伤半影区形成细胞屏障。激活的星形胶质细胞在胶质瘢痕形成中起重要作用。损伤后,星形胶质细胞中间丝、胶质纤维酸性蛋白、nestin 和 vimentin 的表达增强,细胞变得肥大。反应性星形胶质细胞增殖并移动到损伤部位,在损伤部位周围形成一个网状结构,交织着丝状突起。反应性星形胶质细胞增生对血脑/脊髓屏障的重建也是必不可少的,阻断这一过程会加重白细胞浸润、细胞死亡、髓鞘损伤和减弱功能恢复。胶质瘢痕虽然对损伤的组织具有一定的屏蔽保护作用,却成为严重阻碍轴突再生的屏障。胶质瘢痕的细胞外基质主要以胶原蛋白、糖蛋白、硫酸软骨素蛋白多糖(chondroitin sulfate proteoglycans, CSPGs)及硫酸乙酰肝素蛋白多糖构成,这些抑制轴突生长的化学物质对轴突的再生形成化学性屏障,较机械性屏障有着更为强烈的阻碍中枢神经再生的作用。

5. 细胞死亡　细胞死亡有坏死和凋亡两种主要方式,CNS 损伤后神经元和胶质细胞大量死亡与这两种方式均有关。原发性损伤造成的神经元和胶质细胞坏死死亡,持续到继发性损伤的急性和亚急性阶段。坏死见于严重的细胞损害,是一个相对不能控制的被动过程,表现为细胞肿胀,线粒体广泛损伤,导致能量缺失,细胞膜溶解,细胞破裂并释放溶酶体酶等有害物质,引起组织严重反应。坏死由多种因素造成,包括谷氨酸兴奋性毒性和离子失衡、ATP 耗竭、中性粒细胞和淋巴细胞的促炎细胞因子释放、自由基形成。坏死通常被认为是瞬时的,与能量无关的非程序性细胞死亡。还有另一种形式的坏死,称为程序性坏死(necroptosis),是一种高度调节的不依赖半胱天冬酶、且与坏死形态特征相似的死亡。

CNS 损伤后神经元除了立即死亡(坏死)之外,还有一种迟发型神经元死亡,即凋亡。细胞凋亡是由特定基因编码调控的一种主动、程序性"自杀"过程。这个过程发生在原发性损伤后存活的细胞中,忍受足够的伤害来激活它们的凋亡路径。其形态学改变不同于坏死,表现为细胞胞体和胞核皱缩、染色质浓集、DNA 断裂以及凋亡小体形成,但细胞膜的完整性始终保留,最终被小胶质/巨噬细胞吞噬清除,这是非炎症反应诱导的。细胞凋亡通常以延迟的方式在某些区域发生,远离损伤中心的区域和少突胶质细胞影响最为严重。细胞凋亡通过外源性和内源性途径诱导。外源性途径是由死亡受体如 fas 和 TNFR1 的激活触发的,最终激活 caspase 8。内源性途径通过细胞内促凋亡蛋白和抗凋亡蛋白之间的平衡进行调节,并由线粒体释放细胞色素 C 和激活 caspase 9 触发。在脊髓损伤,凋亡主要发生在损伤诱导的 Ca^{2+} 流入,激活 caspases 和钙蛋白酶,细胞蛋白质分解酶的参与。由于损伤细胞中的钙很少到达远离损伤中心的区域,因此这些区域的神经元和少突胶质细胞的死亡可通过细胞因子介导,如 TNF－β、自由基损伤和兴奋性毒性。fas 介导的细胞调亡被认为是脊髓损伤后细胞凋亡的一个关键机制。

第二节　中枢神经系统损伤后的再生

CNS(包括脑、脊髓和视神经)损伤后难以自发再生,其相应的功能会永久丧失,主要是由于两方面的原因:一是中枢神经外部微环境不利于再生,二是中枢神经内在的再生能力低下。

一、中枢神经系统外部微环境不利于再生

(一)中枢神经系统微环境缺乏神经营养因子

CNS 和外周神经系统微环境有着很大差异:①CNS 的胶质细胞主要是星形胶质细胞、少突胶质细胞和小胶质细胞,而外周神经系统的胶质细胞主要是施万细胞;②CNS 的髓鞘是由少突胶质细胞构成,1 个细胞包绕 12 根轴突以上,而周围神经的髓鞘由施万细胞构成,且多个细胞包绕 1 根轴突;③CNS 缺少轴突生长导向的基膜,而在周围神经中存在;④相对周围神经系统,CNS 少有促进轴突生长的层粘连蛋白。施万细胞可分泌多种营养因子:脑源性神经营养因子、神经营养素－3、神经生长因子和白细胞介素 6、睫状神经营养因子(CNTF)、胶质源性神经营养因子和成纤维细胞生长因子等,这些因子对损伤的神经元修复具有促进作用。若将一段周围神经移植到损伤的中枢神经,可促进损伤的中枢神经轴突再生进入周围神经移植物。周围神经之所以适宜轴突生长,是因为:①周围神经内不存在中枢神经髓鞘内一些严重抑制神经生长的因子;②周围神经髓鞘内虽存在少量的抑制因子(如髓鞘相关糖蛋白),但在神经损伤后将与溃变的髓鞘同时被吞噬细胞所清除;③周围神经损伤后施万细胞大量分裂、增殖,在基底层 Bungner 带内形成条索状细胞管道,支持、引导轴突再生。施万细胞和成纤维细胞还可以分泌不同类型的神经营养因子,促进轴突再生;④施万细胞管的基底膜内含有多种细胞粘连分子(如 L1、J1、整联蛋白及层粘连蛋白),这些物质均有促进轴突生长的作用。

(二)中枢神经系统微环境存在抑制轴突再生的因子

CNS 微环境内存在多种与髓鞘和胶质瘢痕相关的抑制轴突生长的抑制因子。其中

与髓鞘相关的抑制因子包括 Nogo－A、髓鞘相关糖蛋白（myelin associated glycoprotein，MAG）和少突胶质细胞髓鞘糖蛋白（oligodendrocyte myelin glycoprotein，OMgp）等。Nogo－A 是由 Nogo 基因表达的一种蛋白质分子，主要分布于 CNS 白质少突胶质细胞的胞体和突起，经与分布在中枢神经元表面的 Nogo 受体（NgR）结合来介导其抑制轴突生长的作用，是最为重要的轴突再生抑制分子之一。NgR 又称 Nogo－66 受体，因能与 Nogo 的胞外结构域 Nogo－66 高亲和力而得名。它是一种广泛存在于中枢神经系统且为神经元所特有的蛋白，通过糖基化磷脂酰肌醇锚定在神经元细胞膜的表面。其氨基酸序列中不存在跨膜作用域或细胞内结构域，必须通过一个能够转换细胞外信号和细胞内起始信号的共用受体协同作用，方可向胞浆内转导 Nogo－A 的细胞生长抑制信号。因此，NgR 与细胞膜上的 p75NTR 和 LINGO－1 两种跨膜蛋白结合形成具有完整信号传递功能的复合体（NgR/LINGO－1/p75），向细胞内传递髓磷脂相关抑制因子的抑制信号。这一复合体也是 Nogo、MAG 和 OMgp 的共同受体。NgR 也可与跨膜蛋白 TROY 及 LINGO－1 结合，形成另外一种具有完整信号传递功能的复合体（NgR/LINGO－1/TROY）以向细胞内传递抑制信号。当 NgR/LINGO－1/p75 或 TROY 复合体把抑制信号传递到细胞内，激活下游的信号转导分子 RhoA 使其去磷酸化转变为活性形式的 RhoA－GTP，这是髓鞘相关蛋白信号转导机制的关键因素。RhoA－GTP 再与其主要的效应蛋白 ROCK 结合，激活其蛋白激酶活性，导致神经元轴突回缩与生长锥塌陷，从而抑制轴突的再生（图 21－3）。

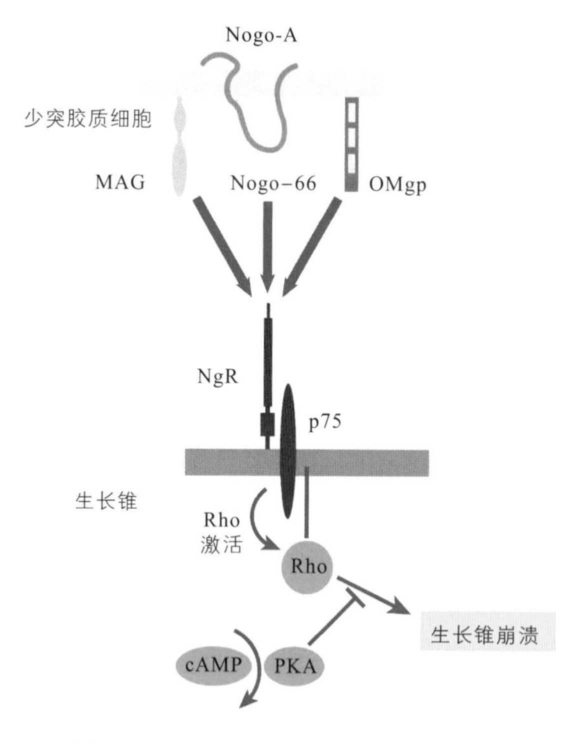

图 21－3　NgR 介导生长锥崩溃作用示意图

与胶质瘢痕相关的抑制因子主要是 CSPGs，激活的星形胶质细胞可分泌多种 CSPGs。正常情况下，CNS 的 CSPGs 表达在神经元引导和突触稳定性中起重要作用。脊髓损伤后，CSPGS 表达水平大量上调，损伤后 2 周的表达到高峰，且长期保持上调。脊髓损伤后血管破裂出血，血浆中的纤维蛋白原触发了胶质瘢痕中 CSPGs 的上调。CSPGs 在胶质瘢痕抑制轴突再生、出芽、再髓鞘中起着重要作用。

二、中枢神经系统神经元的内在再生能力低下

尽管已经发现 CNS 再生的抑制分子及其信号通路，但采用基因敲除或化学拮抗剂阻断这些抑制分子的作用，并不能使损伤中枢神经的再生修复能力达到周围神经损伤后的修复水平。CNS 损伤后再生如此困难，主要与 CNS 内在的再生能力低下有关。早在 20 世纪 90 年代，研究者发现动物胚胎视网膜节细胞的突起可在体外培养条件下长入任何年龄的靶组织上丘，但随着胎龄的增长，突起的生长数量逐渐减少。当动物出生 4 天后，视网膜节细胞突起不再生长，说明中枢神经元的再生潜能是由内在因素决定的。之后，这个研究组又发现 Bcl－2 基因在促进哺乳类动物视神经再生方面具有极为重要的作用。另外，抑癌基因类如第 10 号染色体缺失的磷酸酶及张力蛋白同源基因（PTEN）、转录因子类的哺乳动物性别决定因子相关的同源基因家族成员 11（SOX11）和控制细胞内能量代谢和轴浆运输的分子网络如 Krüppel 样转录因子等，控制细胞内细胞骨架的变化，尤其是微观稳定性的分子网络如双肾上腺皮质激素样激酶等，控制损伤相关的基因如低氧诱导因子家族成员 1α 等，都是 CNS 再生能力低下的内在因素。另外，用表观遗传学的调控手段如组蛋白去乙酰化酶、DNA 甲基化相关基因如甲基胞嘧啶双加氧酶等，还有微小 RNA 如 Micro－375 对神经再生的调控作用也逐渐引起关注。神经元再生能力的分子调控机制主要是调控神经元再生能力的基因。这些分子机制的发现，为促进 CNS 损伤后神经轴突的再生提供了重要的分子靶点。

第三节　中枢神经系统损伤后的修复

过去的几十年里，对于 CNS 损伤的研究不仅在传统的轴突再生、炎症、瘢痕形成、神经和支持细胞移植等研究领域进行，同时在 CNS 损伤后潜在的自发环路重组机制、脊髓自律性和恢复等研究方面取得了较大进展。这些发现重新定义了我们对中枢神经损伤后功能恢复的理解，改变了关于修复干预的概念。此外，工程技术的进步也引领了一个新的研究领域，利用我们对运动控制原理的理解去开发、利于未损伤和残留的神经环路，且通过训练加强重组神经环路的能力，最终能够恢复机体的功能。

一、传统策略

成功的神经再生必须达到以下条件：必须有一定数量的神经元存活；存活的神经元

轴突再生一定的距离，且穿过损伤部位；再生的轴突与靶细胞形成突触联系；最终获得功能恢复。

(一)手术治疗

手术的目的是减轻机械性损伤对 CNS 的直接压迫，阻止局部缺血坏死的恶性循环，为 CNS 的修复创造良好的条件。

(二)药物疗法

1.激素及其衍生物等配体类 皮质类固醇类如人工合成的甲泼尼龙，具有抗氧化、抗炎症、抑制免疫、减少 NO 生成、缩短细胞因子的半衰期、激活谷氨酰胺合成酶等药理作用，在动物实验中能抑制脊髓损伤后免疫细胞的激活、减少细胞因子的产生、减轻脊髓损伤区及其周边部位的炎症和水肿、减少谷氨酸等兴奋性氨基酸释放和自由基蓄积、抑制 NGF 低亲和力受体 p75 的表达而减少导致神经元死亡的细胞膜损害和细胞凋亡，有效减轻继发性损伤。然而，由于大剂量应用甲强龙可能产生副作用和并发症，其临床应用至今仍存在争议；促甲状腺激素释放激素及其类似物，能有效抑制由兴奋性氨基酸、内源性阿片多肽类以及血小板激活因子等引起的继发性损伤，同时也能降低脂类降解引发的过氧化作用，并增加血流；红细胞生成素及其衍生物，能有效降低脊髓损伤后脂质过氧化作用，降低中性粒细胞引发的炎症反应，并抑制细胞凋亡等；另外发现雌激素以及黄体酮，降低过氧化作用导致过量自由基的数量，抑制炎症细胞因子的产生，降低继发性神经损伤的兴奋性毒性并减少细胞凋亡。

2.针对继发性损伤的药物 Ca^{2+} 通道阻断剂、兴奋性毒性抑制剂及抗氧化剂在理论上均可减轻 CNS 的继发性损伤。①用于抗氧化实现神经保护的相关药物：脊髓损伤后自由基增加，除了抗坏血酸，多种自由基清除剂已在临床上得以应用，如褪黑素以及环氧合酶抑制剂如布洛芬、吲哚美辛也先后在脊髓损伤临床研究中得以应用；②抑制环氧化酶或联合应用对抗炎症反应的药物如消炎痛等可显著改善大鼠脊髓损伤后的运动功能恢复；③神经递质受体和(或)离子通道抑制剂：谷氨酸的 N－甲基－D－天冬氨酸受体拮抗剂如加环利定，能促进损伤小鼠脊髓的组织和电生理状态的修复，有效缓解脊髓损伤后继发性神经损伤，但对主要兴奋性神经递质的抑制所引起的副作用需高度关注；阿片样多肽类的受体拮抗剂如纳洛酮，能缓解脊髓损伤后内源性阿片多肽类的大量涌出导致的钠离子通道等开放引发的兴奋性毒性，从而可以反转脊髓损伤后引发的电流振荡，同时它还能增加血流供应量；④Ca^{2+} 通道阻滞剂如尼莫地平同样可增加损伤后脊髓的血流量，改善微环境，但同时具有其血流调节作用所导致的大范围低血压的潜在风险。

3.神经营养因子 脑源性神经营养因子、神经营养素－3、神经生长因子、睫状神经营养因子及成纤维细胞生长因子等多种神经营养因子均可有效减轻实验动物的中枢神经损伤，其中脑源性神经营养因子、神经营养素－3 是研究较多且对损伤脊髓轴突再生的促进作用较为明确的两种。除对损伤的神经元具有保护作用外，神经营养因子常与组织或细胞移植联合应用于动物中枢神经损伤研究。然而，神经营养因子在理论上可引起皮肤内痛觉细胞过敏及疼痛在脊髓中的传递，加剧脊髓损伤后常见的疼痛并发症，因此，临床应用神经营养因子必须解决这一棘手问题。另外，神经营养因子是难以通过血脑/脊髓屏障的大分子物质，如何保证药物在鞘内的有效剂量也是必须解决的问题。

（三）组织、细胞或人工材料移植

以组织、细胞或人工材料移植治疗 CNS 损伤，尤其是脊髓损伤的基础和临床研究有着巨大潜能。移植自体或异体组织或细胞的目的在于：替代中枢神经系统内不同类型的死亡细胞和组织，使脱髓鞘轴突重新形成髓鞘，阻止或减轻胶质瘢痕的形成，防止损伤组织及轴突溃变，提供适宜轴突再生的微环境，引导再生轴突生长至靶组织并重建突触联系和神经通路，从而促进功能的恢复。移植部位通常选在脑/脊髓损伤区内或周边，也可将细胞或组织注入静脉和蛛网膜下腔，经血液和脑脊液到达损伤处。

1. 胚胎组织　未发育成熟的胚胎组织内富含干细胞、前体细胞和许多支持神经再生的物质，对 CNS 损伤具有以下良好的修复作用：①分泌神经营养因子以促进损伤神经元的恢复及形成新的神经元，重建脊髓节段间局部神经回路；②形成新的胶质细胞使脱髓鞘轴突重新髓鞘化，并形成损伤轴突得以通过损伤区的桥梁。③成为神经传导的中继站，使损伤近端的下行神经纤维同移植物内供体神经元形成突触，并进而同远端的宿主神经元建立突触联系。④在胚胎组织与宿主脊髓组织的交界处，少有阻碍轴突生长的胶质细胞瘢痕，从而有利于轴突的再生。在成年大鼠和猫进行的胚胎组织脊髓内移植的研究，主要选用大脑、脑干和脊髓等中枢神经组织，植入急性和慢性损伤脊髓的胚胎细胞存活率可达 80% ~90%。然而，移植胚胎组织涉及棘手的道德和伦理学障碍，极大限制了胚胎组织移植的临床应用。

2. 干细胞　干细胞具有自我更新和多向分化潜能，移植后极有可能替代损伤中枢神经系统内各种类型的死亡细胞，因而是最为理想且具有临床应用价值的移植细胞。干细胞分为 3 类。①全能干细胞：来源于动物早期胚胎内的细胞团，具有与早期胚胎细胞相似的形态特征和形成完整个体的分化潜能，如胚胎干细胞（embryonic stem cells，ESCs）。②多能干细胞：具有分化多种细胞组织的潜能，但无发育成完整个体的能力，如多种组织来源的间充质干细胞（Mesenchymal cells，MSCs）。MSCs 在适当的处理和培育下能分化为星形胶质细胞和少突胶质细胞，并能产生类神经细胞和表达未成熟神经细胞的标记物。③单能干细胞：只能向一种或密切相关的两种类型的细胞分化，如神经干细胞（neural stem cells，NSCs），通过对称或不对称分裂方式进行自我复制，在不同时间和空间作用下经双潜能细胞和单潜能细胞而最终分化为终末细胞。

3. 胶质细胞

(1)周围神经系统胶质细胞　移植周围神经促进 CNS 再生的作用,很大程度上依赖于构成周围神经髓鞘的施万细胞。施万细胞具有通过自体小段周围神经的体外扩增而大量获得、植入后无免疫排斥反应发生的优点,在脊髓内可形成含大细胞核、细胞质、基膜和细胞外胶原沉积的髓鞘。这种髓鞘有别于正常髓鞘,因此重新髓鞘化轴突的传导速度较快。

(2)CNS 胶质细胞　在脊髓内移植少突胶质细胞可使脱髓鞘轴突形成新的髓鞘。取自出生后 14 天内的低分化少突胶质细胞能够分泌大量神经营养因子及生长因子,抑制胶质瘢痕的形成,表达特殊蛋白酶促进轴突的生长。少突胶质细胞与施万细胞相似,均能增强损伤轴突的发芽,但同样不能阻止或改变轴突的溃变过程,轴突再生距离有限并难以长入损伤远端,且恢复了正常形态的髓鞘并不能保证兴奋的传导,因为动作电位的发生和可靠的传导不但取决于髓鞘的形成,还依赖于新髓鞘存在适宜数量和类型的离子通道。另外,移植的胶质细胞和轴突之间必须形成成熟的连接,否则电冲动会在髓鞘下衰减而影响传导。移植活化的小胶质细胞和巨噬细胞被认为在中枢神经损伤修复中起着重要作用,但对轴突再生的作用存在争议,因其既可释放神经生长因子、层粘连蛋白等营养因子、清除细胞残骸利于轴突再生,也可释放细胞毒性物质加重轴突的损害。

(3)嗅鞘细胞　成年哺乳动物发育和再生的嗅神经能够进入嗅球,在 CNS 微环境中生长并与靶细胞建立突触联系。嗅球之所以有别于其他 CNS 组织,具有终身支持周围神经再生的能力,就在于嗅黏膜、嗅神经和嗅球中广泛分布的嗅鞘细胞。嗅鞘细胞是一种其前体细胞位于嗅黏膜内的特殊大胶质细胞,兼具施万细胞和星形胶质细胞的特性,能构成嗅神经鞘膜包绕嗅神经元的轴突,自周围神经系统主动迁移进入嗅球并与其自然整合。嗅鞘细胞还可分泌促进神经元存活和轴突生长的多种神经营养因子,表达不同亲和性的神经营养因子受体和轴突再生所必需的细胞外基质和细胞黏附分子。大多数的研究是肯定嗅鞘细胞移植具有促进脊髓再生作用的:①能够促进动物运动功能(主要是行走、姿势和呼吸功能)的恢复。②植入脊髓后具有增殖和迁移能力。③促进并伴随轴突向特定靶组织的长距离再生。嗅鞘细胞还可包绕脱髓鞘的轴突使其重新髓鞘化,并提高动作电位的传导速度。④减轻炎症反应、细胞构筑的破坏和胶质瘢痕。

4. 人工材料　将整合了细胞、导向分子、营养因子和其他物质的可吸收性人工移植物用于 CNS 损伤,可克服组织细胞移植物来源困难和多有免疫排斥反应的缺点,从而有着更为令人兴奋的临床应用前景。理想的人工移植物应由易于操控的分子构成,具有免疫耐受,拥有多孔支架为新生细胞和再生轴突的生长及通过胶质瘢痕提供导向和依附,并为损伤的胶质细胞和血管的重建提供支架。已被用于脊髓损伤研究的人工移植物有胶原蛋白、纤维蛋白、冻干的藻酸盐凝胶、泡沫凝胶、水凝胶、聚丙酯、硝化纤维膜、碳纤维丝、玻璃纤维丝、易于吸收的多聚－α－羟基、可降解的聚乳酸支架及明胶海绵、结合3D打印等新型材料，虽能为再生的轴突提供适宜的微环境，但轴突生长往往止于人工桥梁的末端，新生轴突难以重新进入宿主中枢神经组织而达到修复损伤的目的。

二、现代工程策略

近年来，随着神经外科学、机器人学、计算神经科学和神经工程领域的重大进展，一系列可穿戴和植入式神经技术在医学科学领域应用，实现和增强了机体的功能。这些方法通常分为修复疗法、更换策略和康复治疗。这些工程策略正迅速地结合在一起，形成一个前景充满希望的战略共同主题：利用未损伤的神经环路内在的能力产生运动，以及这些环路通过训练进行重组以增强机体康复。

（一）运动控制

脊髓的感觉运动环路可以将特定任务的感觉反馈到有组织的肌肉活动模式，这是运动行为的基础。脊髓损伤后这些环路通常是完整的，但缺乏使其发挥功能的脊髓以上的调节和兴奋源。因此，寻求各种神经调节试图弥补脊髓以上输入的缺失，重新激活脊髓环路。例如，大鼠部分脊髓损伤，中脑运动区的深部脑刺激网状脊髓神经元，其在损伤区仍保持连接完整。由此产生的下行驱动激活了脊髓环路，改善运动麻痹。然而，这种神经外科手术干预取决于来自网状脊髓神经元的突触输入，即脊髓损伤的严重程度限制了这种方法的使用。对于严重的脊髓损伤，药物和电神经调节疗法直接应用到脊髓区域内参与运动产生的感觉运动环路。在脊髓损伤动物和瘫痪患者应用单胺类药物和电刺激（经皮、硬膜外、硬膜下和脊髓内），腿和手的运动控制达到出乎意料的效果。严重脊髓挫伤的大鼠应用药物和神经电调节疗法可立即触发和调节运动皮质，可使瘫痪腿部运动。

脊髓损伤往往易于中断皮质脊髓束的投射，但来自皮质的指令可通过起源于腹侧巨细胞网状核的谷氨酸能神经元传递到下游。由于它们在白质中分布于脊髓的腹侧，临床上这些通路常常在脊髓损伤后保持完整。哺乳动物的网状脊髓通路的解剖结构与功能很好的保留，且网状脊髓系统可能有助于改善脊髓功能的恢复；临床上脊髓损伤的患者通常有下行投射，特别是网状脊髓通路，但这些残留的神经连接不足以主动诱发可检测到的肌肉收缩。因此需要时间和空间上的神经调节才能够精确控制实验动物和人类瘫痪肢体的运动。适合的时间和空间综合的刺激方案，能够在步行过程中对原本瘫痪的肌肉活动进行分级控制，从而在康复过程中提供治疗的机会。

（二）脑机接口

脑机接口是在人或动物脑（或者脑细胞的培养物）与计算机或其他电子设备之间建立的不依赖于常规大脑信息输出通路（外周神经和肌肉组织）的一种全新通讯和控制技

术。脑机接口从神经传感接口记录神经系统中运动或认知意图,并将这些信号解码转化为执行指令发送给驱动器。脑机接口的研究新浪潮旨在重建大脑和去神经身体部分之间的双向通信。例如,皮质信号直接与神经肌肉刺激方案联系起来,使瘫痪的肌肉重新活跃。这些神经旁路使四肢瘫痪患者获得功能性的上肢活动。而将触摸压力信息编码为体感皮质刺激方案,可使瘫痪的人能够识别机械手的单个手指中的压力感。将支配腿部运动的皮质活动与脊髓刺激无线连接,以建立一个大脑－脊柱界面,恢复啮齿动物的四肢和非人类的灵长类脊髓损伤瘫痪肢体的自然运动(图21－4)。瑞士联邦理工学院的研究团队使脊椎损伤而瘫痪的猴子再次学会了行走。这是首次使用植入技术令瘫痪的灵长类动物恢复行动的能力。该系统由四部分构成:①大脑植入物,记录猴子大脑中50～100个控制损伤后肢的神经元的活动信息;②这些活动信息将被实时地无线传输至计算机;③计算机将信号译码成活动意图,并发送至脉冲发生器;④脉冲被送至埋在猴子脊椎中的脉冲发生器,刺激脊椎神经使对应的肌群活动。大多数脊椎受伤的患者,其脊髓并没有完全断开,只是不能像以前一样自如地移动四肢。通过“脑－椎接口”让残留的神经元加强大脑与脊椎间的联系,并最终重新获得对躯体的控制功能。如果患者脊髓的受损情况不是特别严重(比如完全断裂),使用该系统进行一段时间的康复训练,就能恢复自主的运动能力。

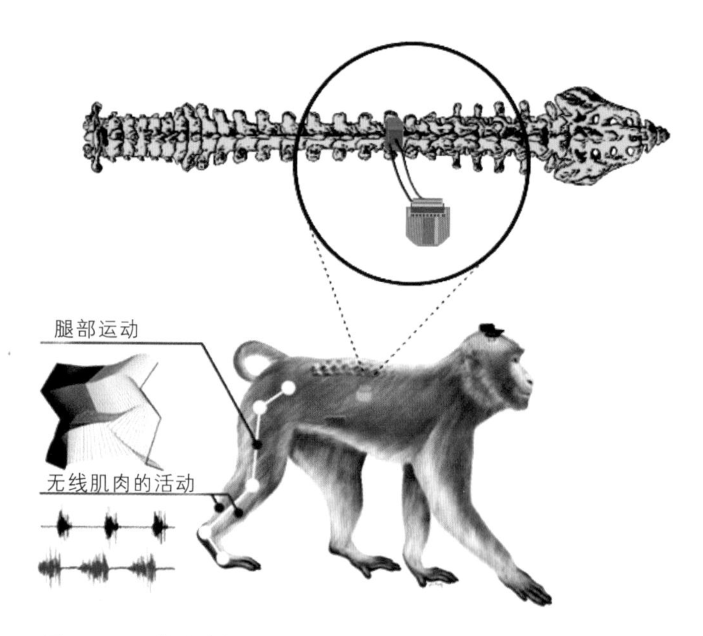

图21－4　脊髓半切的猴子通过脑－机接口重新获得行走能力

(三)康复训练

运动疗法常用于促进脊髓损伤的恢复。虽然潜在的分子机制仍不清楚,目前的认识是:感觉运动系统的重复激活,增强了未损伤环路和残留神经联系的活动依赖可塑性,导致功能改善。因此,大量的神经技术来增强脊髓损伤后的活动,从而增加可塑性。例如,电刺激运动皮质促进残留皮质脊髓束轴突的活动依赖性出芽,改善了啮齿类动物部分脊髓损伤后的熟练运动。尽管结果有矛盾,但经颅磁刺激人体负责腿部和手臂区域运动的皮质,也可增强未损伤的神经通路的传递,从而改善运动功能,减少截瘫和四肢瘫痪患者的痉挛。在人和动物的脊髓损伤,激活损伤处上下部位成对的神经结构,能促进皮质和脊髓环路的输出持久增加,电刺激单个皮质脊髓束神经元也触发了对神经连接的持久改进。这种依赖于活动的刺激通过脉冲时间相关的突触可塑性,增加了来自单个神经元的末端投射的强度。这些方法可能会增加部分脊髓损伤后的恢复,残留的皮质脊髓束投射是急性脊髓损伤后自发恢复的关键因素。动物脊髓损伤实验表明,基于活动的可塑性程度与该活动的体积和强度相关。由于脊髓环路的兴奋性降低,严重损伤的脊髓对特定任务的感觉信息没有强烈的反应,从而限制了活动疗法的优势。然而,神经调节疗法恢复了位于脊髓的运动执行中心处理感觉信息以产生运动的能力,这为高水平的运动训练提供了可能性。脊髓上中枢的积极作用对恢复有意识运动控制至关重要。动物在跑步机上进行训练,由于脊髓环路强大的活动依赖可塑性,不需要脊髓平面以上的作用,不能恢复与脊髓上中枢的功能性相互作用。而在机器人体重支持系统中,互动可以恢复有意识的运动功能。脊髓损伤导致永久性腿部瘫痪,但在机器人支持和神经调节疗法的训练下,大鼠和人类都恢复了将上下行冲动转换为特定任务运动指令的能力,这些指令可以是在一定速度范围内行走,或者根据爬楼梯的需要调整步高。在动物模型中对整个大脑和脊髓进行解剖学实验表明,这种恢复依赖于广泛和普遍存在的残余连接的可塑性,大脑皮质指令通过脑干通路和(或)脊髓内中继重新到腰椎环路。导致这种依赖活动的可塑性的机制仍然是个谜。神经活动触发生长因子合成、钙依赖性髓鞘形成、氯化物稳态调节、突触可塑性等是最有可能促进神经修复的分子机制。

知识窗

人体机械外骨骼

人体机械外骨骼系统是一种穿戴在操作者身体外部的,融入了先进控制、信息、通信等技术的人机电系统,在为操作者提供诸如保护、身体支撑等功能的基础上,通过融入传感、控制、信息耦合、移动计算等先进技术,为穿戴者提供额外的动力或能力,从而增强人体功能,能够在操作者的控制下完成一定的功能和任务,使人机融合为具有机器的力量和人的智力的超智能体,实现力量的增强和感官的延伸。人体机械外骨骼系统的研发始于20世纪60年代,最早应用于军事领域,旨在强化士兵的负荷能力,随后逐渐进入民用领域,多以医疗和工业生产为主要目的。在医疗方面,外骨骼系统主要被应用在神经康复训练领域。它用于帮助下肢功能康复训练,外骨骼被设计用来帮助截瘫患者获得站立、行走的能力,同时也用来帮助脑卒中患者再次学会如何行走,目前正在向负重能力更强、控制力和灵活性能更高的方向研发。2014 年巴西世界杯开幕式上,一位脊髓损伤后截瘫 9 年的患者应用了人类脑机双向接口系统,经过虚拟行走、踢球的训练后,通过外骨骼控制运动,成功为巴西世界杯开球。我国在外骨骼研发中也取得了进展,是继美国、以色列、日本之后,第四个成功研发外骨骼机器人的国家。

思考题

1. 阻碍中枢神经再生的抑制因素有哪些?
2. 促进中枢神经再生的方法都有哪些?

(武明媚)

参考文献

[1] He Z, Jin Y. Intrinsic control of axon regeneration. Neuron. 2016,90(3):437-451.

[2] Ahuja C S, Wilson J R, Nori S, et al. Traumatic spinal cord injury. Nat Rev Dis Primers. 2017, 27(3):17018.

[3] Alizadeh A, Dyck S M, Karimi-Abdolrezaee S. Traumatic Spinal Cord Injury: An Overview of Pathophysiology, Models and Acute Injury Mechanisms. Frontiers in Neurology, 2019, 22(10):282.

第二十二章 22 脑卒中的神经机制

脑卒中(stroke)是人类第二大致死疾病和最常见的致残原因之一,也称脑血管意外,指由于脑血流障碍引起的急性脑缺血或脑出血,分别称之为缺血性脑卒中(ischemic stroke)和出血性脑卒中(hemorrhagic stroke)。基于社区的流行病学研究,自1990年以来,中国人脑卒中的发病率高于西方白人,已成为影响中国人健康的最重要疾病之一。本章从脑的血供调节、神经细胞的氧糖代谢、脑出血及脑缺血的神经生物学机制、脑卒中的动物模型等方面进行介绍。

第一节 脑的血供调节及神经细胞的氧糖代谢

一、脑的大体血供

在大体水平,脑的血管分布在解剖学已有详细介绍,本部分主要介绍脑血供的结构及功能性特点:

(一)血供量大

在人类,脑约占体重的2%,而其血液量却占总血量的15%～20%;耗氧量也约占人体总耗氧量的20%。可见脑对氧气及营养物质需求量之大,以及良好的血供对于脑正常功能之重要,短暂的缺血即可引起严重的后果。

(二)分区供应,侧支代偿少

人脑由两套动脉系统(颈内动脉与椎动脉)供血。该两个动脉系统的分支在大脑底面吻合形成脑底动脉环(Willis环)。Willis环由大脑前动脉、颈内动脉、大脑后动脉、前交通动脉以及后交通动脉组成,是脑内血流侧支代偿调节的重要解剖学基础。事实上,大部分人的Willis环并不完整。因此,从人群角度而言,侧支代偿意义有限。大脑前、中、后动脉反复分支,最终分为两类分支:①皮质支,主要分布于大脑皮质;②中央穿动脉,从脑的底部穿行进入并分布于脑的深部结构。中央穿动脉包括大脑前、中、后动脉。大脑前、中、后动脉的脑区分布见人体解剖学教材,此处不做赘述。各动脉分布的脑区之间互不重复，呈现分区供血的特点。动静脉不伴行，小动脉为终动脉。正是因为此特点，脑缺血后缺乏有效侧支血流代偿，并且缺血所致的脑功能缺失与血供的脑区相符度较高。

（三）血压自调节

在一定的血压范围（60～150 mmHg），血压升高时，血管收缩；血压降低时，血管扩张，从而保持脑血流稳定。低于60 mmHg或高于150 mmHg时，该自调节机制丧失，容易引发脑血供不足或脑出血。

（四）二氧化碳（CO_2）自调节

在一定的动脉血CO_2分压范围（20～60 Torr），随着动脉血CO_2分压的升高，脑血管扩张，血供增加。CO_2分压下降，脑血管收缩，血供减少。

（五）血供与脑功能活动成比例

特定脑区的血管密度及血流供应与该脑区功能活动的强度成正比。这一特点是临床脑功能成像的神经生物学基础。如：PET通过检测脑内葡萄糖、氧的消耗及脑血流；功能核磁共振主要通过检测氧和血液的体积，从而反映该脑区的功能活动。

二、细胞水平的血供调节

在细胞水平，脑血供的一个重要特点是神经－血供偶联（neurovascular coupling）。脑局部的血流与其能量需求紧密相关。能量需求高的脑区（如灰质）血流较多，能量需求低的脑区（如白质）则血流较少。在脑区水平，神经活动的活跃程度与血供在时空上的动态匹配，这一现象被称为神经－血供偶联。活体动物的研究显示，神经－血供偶联可以在毫秒水平实现。

实现神经－血供偶联的解剖学基础是神经血管单元（neurovascular unit）。这一概念最早在2001年国际卒中进展会议上提出。从穿动脉到毛细血管，神经血管单元的细胞学组成略有不同。在毛细血管水平，神经血管单元由内向外，由内皮细胞、周细胞、基底膜、星形胶质细胞终足和神经元突起的终末共同形成（图22－1），是神经细胞营养成分和氧气供应的最后路径。

在机制上，参与神经血管单元的所有细胞都参与调节血管的收缩与扩张。目前认为神经元活动引起的前馈（feed forward）和反馈（feed back）机制共同调节血流供应。前馈机制主要包括：神经元活动时其胞内一氧化氮（NO）合成增加，后者弥散入血，调节血管扩张；同时，神经元活动释放的谷氨酸会结合于星形胶质细胞膜表面的代谢型谷氨酸受体，使得星形胶质细胞内钙离子浓度升高，钙离子激活星形胶质细胞内的磷脂酶A_2（PLA_2），从而产生花生四烯酸，花生四烯酸可在星形胶质细胞中产生并释放多种血管扩张因子，如前列腺素E_2，最终引起血管扩张。另外，花生四烯酸也可扩散到附近动脉的血管平滑肌细胞中,转化为具有血管收缩功能的分子,调节血液供应。反馈机制主要是神经元活动消耗氧气,局部组织氧分压降低,反馈性调节使血流升高。

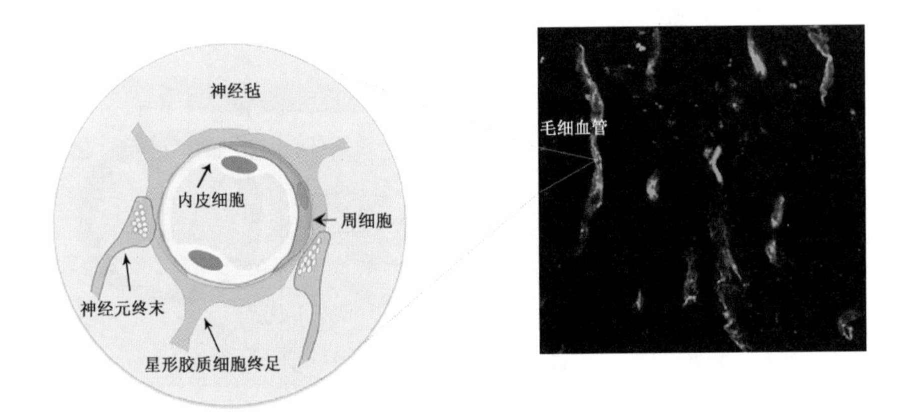

图 22-1 毛细血管水平神经血管单元模式图

注:神经毡为神经组织中由无髓鞘的轴突、树突和胶质细胞突起共同构成的富含突触的区域。

三、神经元能量代谢特点

脑消耗了全身葡萄糖的 25%。其中,神经元活动消耗的能量占大脑总能量供应的 75%~80%。因此,神经元是脑能量消耗的最主要细胞类型。这是因为神经元每时每刻都要通过动作电位和突触传递进行信息处理。为了维持神经元产生兴奋的能力,以及有效地在突触部位传递信息,需要消耗大量的 ATP 以保证神经元膜内外的离子浓度梯度的快速变化以及稳态的保持。

神经元主要采用三羧酸循环生成 ATP,丙酮酸是其能量代谢的主要底物。神经元中的丙酮酸主要由乳酸经乳酸脱氢酶-1 转化而成。由于神经元缺乏 6-磷酸果糖-2 激酶,糖酵解水平很低,自身产生的乳酸远不足以满足代谢需要。星形胶质细胞耗能仅占全脑耗能的 5%~15%,但其却摄入了远超过自身需要的葡萄糖。与神经元不同,星形胶质细胞的代谢途径以糖酵解为主,可产生大量乳酸,并将其释放于细胞外液,为神经元提供能量底物,这一过程被称为星形胶质细胞-神经元乳酸穿梭(astrocyte-neuron lactate shuttle,图 22-2)。其过程如下:突触活动时,谷氨酸大量释放,星形胶质细胞通过其膜上的兴奋性氨基酸转运体重摄取谷氨酸,这个过程需要钠钾 ATP 酶活动,消耗 ATP,从而启动了星形胶质细胞的非氧化性葡萄糖利用途径(糖酵解途径)和葡萄糖摄取。糖酵解产生的丙酮酸在星形胶质细胞内被乳酸脱氢酶-5 转化为乳酸,后者被单羧酸转运体转运给附近的神经元。因此,星形胶质细胞对于神经元的能量代谢起着至关重要的支持作用。

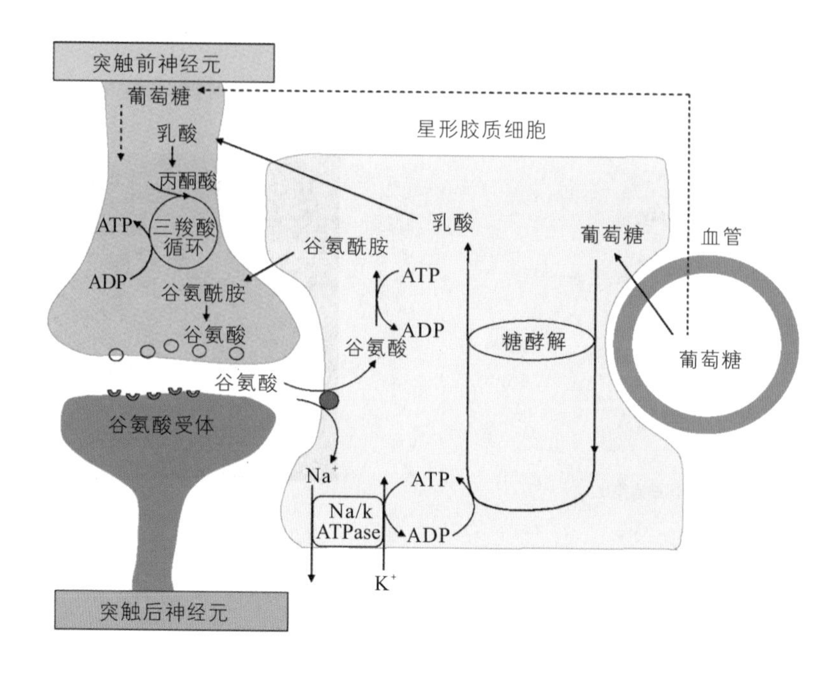

图 22-2 星形胶质细胞-神经元乳酸穿梭模式图

第二节 出血性脑卒中的神经生物学机制

按照出血部位分类，脑出血可分为硬膜外出血、硬膜下出血和脑实质出血。其中，脑实质出血的发生率高，占所有脑卒中的10%～15%，涉及直接对神经组织造成损伤，而硬膜外、硬膜下出血不直接对神经组织造成损伤，神经外科处理多可解决问题。故本节主要介绍脑实质出血。脑实质出血以动脉破裂和血管瘤破裂为主。豆纹动脉因其垂直分支，血流剪切力大，是脑实质出血最好发的部位。上节提到的 Willis 环，是动脉瘤的易形成部位。

脑实质出血对脑组织造成的损伤包括原发性损伤和继发性损伤。原发性损伤主要为血肿的机械性挤压而致的神经功能丧失。如内囊出血导致的三偏综合征。继发性损伤主要包括：①水肿(edema)及颅内压升高；②血液成分对神经细胞的毒性/刺激性作用及炎症反应；③血肿对周围脑组织挤压而造成的缺血性反应。

脑水肿可在缺血后数小时内出现，延续数天甚至数周。水肿早期为血管源性水肿，因血管破裂，大量水分进入脑组织，超过静脉回流和脑脊液回流的承载范围，从而发生水肿。后期可出现细胞毒性水肿，主要表现为神经细胞发生肿胀，严重时细胞死亡。整体而言，脑水肿可引起颅内压升高，过高的颅内压会导致脑疝，成为出血性卒中的一个重要的临床急症。下图 22-3 显示脑实质血肿及继发性脑水肿。

正常时因血脑屏障存在，血液成分与神经细胞无直接接触。出血性脑卒中时，血液外渗。血液的不同组分对神经细胞造成不同的效应，以毒性或刺激性等不良性效应为主。如，红细胞和铁离子对神经元有明显的毒性效应，会引起铁死亡(ferroptosis)。如果血液渗至白质，也会造成少突胶质细胞死亡和脱髓鞘。血液成分的另一个重要效应是炎症反应。出血性卒中的炎症反应通常重于缺血性卒中的原因也在于此。小胶质细胞和星形胶质细胞首先被激活，然后中性粒细胞，T 细胞，巨噬细胞进入脑组织。这些炎性细胞释放大量的细胞因子、趋化因子、自由基以及其他的毒性化学物质。另外，发生坏死、铁死亡和焦亡(pyroptosis)的神经细胞释放大量死亡相关模式分子(death associate molecular pattern，DAMP)，后者可引起级联反应，加重炎症损伤。

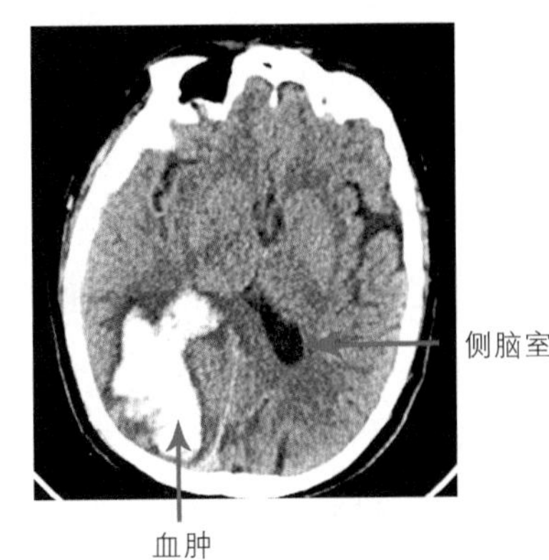

图 22－3　脑出血 CT 图像

注：可见因血肿侧脑室变形。

血肿对周围脑组织挤压而造成的缺血性反应与缺血性卒中的机制基本相似，在下一节详述。

第三节　缺血性脑卒中的神经生物学机制及保护

在中国，每年有超过 200 万的新患脑卒中病例。其中，急性缺血性脑卒中(急性脑梗死)是最常见的卒中类型，占我国脑卒中的 69.6% ～70.8%(中国急性缺血性脑卒中诊治指南，2018)。

一、缺血性脑卒中的神经生物学机制

(一)神经元的死亡

脑缺血后，缺血区中心的细胞大都发生死亡，形成一个梗死灶，一般认为不可挽救。缺血区周围的细胞由于血供没有完全被阻断，部分细胞发生凋亡，被称为半暗区，传统认为及时保护可以挽救或减少这一区域的细胞损伤。

如第一节所述，神经元具有高耗能、但缺乏能量底物储备的代谢特点，完全性脑缺血几分钟就会引起神经元不可逆性死亡。缺血后引起神经元死亡的因素主要有：①低氧低糖对神经元代谢的直接作用；②神经元胞内外离子浓度失衡。缺血后数分钟内，ATP 合成减少，维持细胞内外离子平衡的离子转运体无法工作，神经元胞外钠、钙、氯离子浓度降低，胞内钠、钙、氯离子浓度升高，钾离子浓度降低。其中，钾离子通道的激活是神经元对缺血的第一反应。大量的钠、钙离子内流导致神经元去极化，引发一系列反应，最终引起细胞凋亡或坏死。③缺血区的高浓度自由基，可直接攻击细胞中的脂质，蛋白，DNA 或核苷酸，导致相应的氧化损伤。④谷氨酸的兴奋性毒性作用。谷氨酸是哺乳动物脑内最重要和最广泛的兴奋性递质,对于正常脑功能的维持至关重要。正常脑组织中细胞外液中的谷氨酸浓度为 1 ~ 5 μmol,脑缺血后损伤区细胞外液谷氨酸的浓度可达 20 ~ 30 μmol。缺血后,谷氨酸通过以下途径释放:①神经元去极化导致的神经元末梢谷氨酸大量释放;②缺血后星形胶质细胞内钙离子浓度升高引起的谷氨酸释放;③缺血后星形胶质细胞肿胀,其膜表面的阴离子通道打开,导致谷氨酸释放;④缺血后谷氨酸转运体的转运效率下降或反转,使得细胞膜外谷氨酸浓度升高。胞外高浓度谷氨酸主要通过激活神经元膜表面的 NMDA 受体,引起大量钙离子内流,神经元胞内钙超载,激活内源性凋亡通路。

上述因素的综合结果可导致神经元死亡,其中凋亡(apoptosis)和坏死(necrosis)最为常见。凋亡细胞的胞膜完整,染色质发生固缩、聚集,主要发生于缺血周围区。坏死细胞的胞膜破坏,胞浆细胞器溶解,主要发生于缺血中心。细胞受损时,首先启动促存活的胞内信号机制。如果不能挽救存活,细胞通常会走向凋亡。当凋亡因某种因素被抑制时细胞会走向坏死。谷氨酸的兴奋性毒性作用在缺血后的神经元凋亡中起主要作用。高浓度的谷氨酸作用于神经元膜的 NMAD 受体,引起胞内钙离子浓度升高,激活内源性凋亡途径,使线粒体膜破坏,细胞色素 C 释放,激活 Caspase - 9,进而激活执行性 Caspase - 3,引起细胞凋亡。传统认为缺血后的细胞坏死不可逆转,近年的研究发现缺血后的神经元可发生一种可调节的程序性细胞坏死(programmed necrosis),被称之为 necroptosis(有人翻译为坏死性凋亡,目前尚无标准翻译)。当死亡信号存在,但凋亡途径被抑制时,胞内受体相互作用蛋白激酶(RIPK1/3)形成复合体,促使混合谱系激酶结构样蛋白(MLKL)向胞膜转位,使细胞膜破坏,细胞最终走向 necroptosis。细胞坏死的详细机制还未完全阐明。另外两种细胞死亡途径——自噬(autophagy)和焦亡,也可在脑缺血后发生。

(二)轴突变性(axon degeneration)与脱髓鞘(demyelination)

白质缺血后,轴突会发生变性,少突胶质细胞发生凋亡,包绕轴突的髓鞘松散、脱落。中枢神经系统的轴突变性与外周神经损伤后的华氏变性(Wallerian degeneration)非常相似。轴突出现串珠样改变,随后崩解。缺血后,轴浆内钙离子浓度升高,激活了钙离子依赖的蛋白酶,后者水解轴突内的骨架蛋白,最终导致轴突崩解。

少突胶质细胞表达谷氨酸受体 AMPA 和 KA 受体,对缺血后胞外高浓度的谷氨酸敏感,也会受其诱导发生凋亡。由于轴突和少突胶质细胞之间相互提供营养支持,轴突的变性可诱导少突胶质细胞凋亡。反之,少突胶质细胞的凋亡可加速轴突变性。

(三)神经环路可塑性改变

脑卒中后,丧失的脑功能可有部分自我恢复,其结构基础是缺血旁区的神经环路可塑性发生改变。由正常侧脑区,或未损伤脑区的神经元的轴突发出侧支,到达损伤区或变性的束路,从而部分恢复相关的信息传递(图 22 - 4)。皮质缺血后,表现为损伤区附近的脑区在功能上部分替代损伤脑区的功能,称之为“map shift”。在细胞分子水平,损伤后

1～2 周，损伤旁区的神经元表达与突起生长有关的基因，如生长相关蛋白（GAP－43），脑源性神经营养因子（BDNF）等；以及树突棘的生成增加等。详细的神经环路可塑性改变的机制目前仍不清楚。但是，通过康复训练可以促进代偿性皮质的可塑性，从而促进脑功能的部分恢复，是目前行之有效的治疗方法。

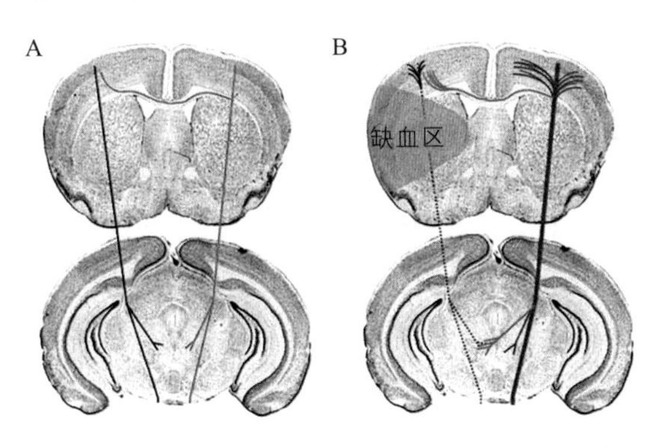

图 22－4　脑实质缺血后神经环路可塑性改变示意图

注：A. 正常脑组织及皮质脊髓束；B. 一侧纹状体缺血后，经过一段时间，相关皮质脊髓束的侧支芽生。

（四）神经干细胞反应

通常认为，成年中枢神经系统的侧脑室下区（subventricular zone, SVZ）和海马的齿状回（dentate gyrus, DG）存在 Nestin 阳性的神经干细胞，而脑内的其他区域不存在神经干细胞。在正常条件下，SVZ 区神经干细胞产生的神经元沿吻侧迁移通路迁向嗅球，海马齿状回底层的神经干细胞产生的神经元迁向颗粒层。在大脑皮质缺血后，SVZ 的神经干细胞会增殖增加，产生的子代细胞迁向损伤区。不幸的是，其子代细胞中大多数是星形胶质细胞，仅有极少数的神经元，对于缺血后的功能恢复无显著贡献。也有研究认为，在解剖位置上距离 SVZ 较近的纹状体，缺血后会有数量相对较多的来自 SVZ 的新生神经元。最近的研究发现：脑缺血后纹状体的星形胶质细胞会产生新生神经元。缺血后皮质局部能否产生新生神经元目前证据仍不充分。

（五）胶质及纤维瘢痕

缺血中心区的神经细胞虽然大都死亡，但缺血区中心可由来自血管壁外周的周细胞（pericyte）增殖而填充，形成纤维瘢痕。纤维瘢痕中周细胞的作用尚不清楚。缺血区周围的星形胶质细胞增殖增加，胞体变大，突起变长，被称为反应性星形胶质细胞。反应性星形胶质细胞与围绕在损伤区周围的周细胞、小胶质细胞、NG2 阳性细胞相互交织，形成胶质瘢痕（glial scar）。反应性星形胶质细胞在缺血损伤后起着多种作用：①通过调节糖代谢可保护神经元。星形胶质细胞由于具有糖原储备，缺血后可通过糖酵解途径，向神经元供能。②缓冲细胞外液谷氨酸浓度。缺血的早期，神经元释放大量的谷氨酸，星形胶质细胞可重摄取这些谷氨酸，减轻细胞外液中谷氨酸浓度的升高。③表达神经前体细胞的标记蛋白,可能具有干细胞的特性。④表达硫酸软骨糖蛋白,抑制轴突的生长。⑤表达多种细胞因子,调节损伤区的免疫反应。

(六)免疫反应

正常情况下,脑因血脑屏障的存在,神经细胞与免疫细胞很少接触。早期的研究发现,与身体其他组织相比,脑组织损伤后的免疫反应相对较弱。因此,大脑曾被认为是一种“免疫特赦”器官。

缺血性脑卒中会引起无菌性炎症。损伤后即刻,坏死细胞或损伤细胞释放多种损伤相关模式分子,其中一些分子作为警报分子(alarmin),如ATP、HMGB1和IL-33,激活小胶质细胞,募集单核巨噬细胞和中性粒细胞,触发炎症反应。

在损伤后数分钟至数小时,DAMP分子会引发一系列细胞分子事件,导致炎性细胞因子水平升高,免疫小体激活,从而放大免疫反应,引发以中性粒细胞浸入和巨噬/小胶质细胞激活为主的先天性免疫反应。先天性免疫反应的初期,激活的巨噬/小胶质细胞吞噬、清除损伤的组织细胞碎片、变性的轴突、脱落的髓鞘及死亡的细胞,表达细胞毒性和前炎性细胞因子,释放过氧化物自由基,呈现为前炎性的M_1型表型。在先天性免疫反应的终止期,巨噬小胶质细胞表达抗炎性细胞因子、神经保护性因子,分泌促生长/修复性因子,呈现为具有修复功能的M_2型表型。两种不同状态的巨噬/小胶质细胞群的动态转换决定了先天性免疫反应的发展与终止。

通常在免疫反应的后期,也会出现T、B细胞激活的适应性免疫反应。适应性免疫的结果依赖于参与反应的T、B细胞亚群。如,对中枢神经抗原自身反应的T细胞,被认为具有神经保护作用。

总而言之,免疫细胞的不同亚群的动态变化决定了免疫反应最终对缺血脑组织的效应。

二、缺血性脑卒中的保护

脑缺血造成的损伤目前仍缺乏有效的保护措施。上述脑缺血后的改变都可作为缺血后脑保护的靶点,相对有效、并且研究比较深入的集中于神经元的保护和预处理对脑缺血的保护。

(一)神经元保护

减少神经元死亡是脑缺血保护的首要任务。组织型纤溶酶原激活酶是目前唯一FDA批准的缺血急性期的促进血液供应的药物。目前认为,急性缺血性脑卒中发生后6小时内溶栓(或取栓),再通血管具有一定的疗效。另外,大量的动物实验研究表明凋亡信号途径的抑制剂(或分子)、谷氨酸受体的拮抗剂、钙离子通道拮抗剂、自由基清除剂都可减轻脑缺血造成的神经元凋亡,从而缩小损伤区。但遗憾的是,这些药物的临床治疗研究多数未发现显著保护效应。因此,亟需研发新型的神经元保护药物。

一种比较有效的缺血急性期的神经元保护策略是低温(hypothermia)。缺血后迅速将患者的体温降至30~35 ℃,会有效地改善患者的预后。在缺血急性期,低温可降低组织代谢率,保持能量储存,减少兴奋性氨基酸释放,降低乳酸产生和细胞酸化。在亚急性期,低温可抑制细胞凋亡,抑制炎症反应,减轻血脑屏障损伤,促进神经营养因子表达。在慢性期,低温可促进血管新生,促进前体细胞分化,促进神经元突起生长和连接形成。

(二)预处理与脑缺血保护

另一种目前研究比较广泛的脑保护策略是预处理(preconditioning),又称诱导性耐受(induced tolerance)。预处理是指一种未达到伤害阈值的轻度损伤。在预处理后一段时间内,组织会对相似的、或不同的损伤表现出更强,甚至超出伤害阈值的抵抗性。现已发现多种类型的预处理,如:交叉性预处理(cross preconditioning),预处理的损伤刺激与被保护的损伤刺激不同。远程预处理(remote preconditioning),预处理某一器官可引起其他对器官的保护作用。免疫性预处理(immunological preconditioning),预处理刺激为免疫性刺激等。

机制上,预处理会引起基因表达的重编程,从而表达更多的神经保护性和修复性基因。其中,低氧诱导因子(HIF)被认为是关键的分子之一。通过调节下游基因表达,预处理可以促进缺血区脑组织的营养物质供应,降低代谢率,拮抗兴奋性毒性损伤,并且促进血管发生和神经元发生。临床上,这种策略已用于脑血管病高危患者。当然,预处理的程度、时机等问题仍待深入研究。

第四节 脑卒中的动物模型

动物模型是阐明脑卒中病理机制,揭示干预靶点,研发相应治疗药物及干预策略的基础。本节以啮齿类动物为例,介绍最常用的脑出血和脑缺血模型。

一、脑出血模型

自体血液注射和胶原酶注射是两种最常用的脑实质出血模型。自体血液注射的优点是可以很好地模拟血肿的压迫效应以及血液成分的毒性效应;缺点是不能模拟血管破裂引起的病理改变,并易出现侧脑室破裂、针道反流和蛛网膜下腔出血。两次血液注射可以部分解决该问题。首次少量、缓慢血液注射,静置数分钟使得血液沿针道凝固,然后再进行第二次注射,可形成稳定而且可重复的血肿。脑实质胶原酶注射可以破坏毛细血管壁细胞外基质,从而使得血脑屏障破坏。该模型能够很好地模拟血管破裂引起的出血、再出血,以及后续的血肿扩大,但出血缓慢,仅损伤小血管和毛细血管床,大血管不受影响;另外,胶原酶可导致较重的炎症反应,额外增加损伤因素。

二、全脑缺血模型

四血管结扎法:永久性封闭两条椎动脉并暂时结扎两条颈总动脉。该模型造成暂时性前脑缺血，而后脑的血供完整。缺血模型分两天完成：第一天，在麻醉状态下，将大鼠的两条椎动脉用高温烧断，同时放置塑料套管以便第二天结扎颈总动脉。第二天，在大鼠处于清醒状态下，可逆性地结扎两条颈总动脉：两条颈总动脉被结扎 10 ~ 15 分钟，再灌注1 周，可致大部分海马 CA1 区锥体神经元死亡；结扎两条颈总动脉 25 ~ 30 分钟，再灌注 24 小时，可致纹状体细胞死亡。由于动物是在清醒状态下被诱发脑缺血，与临床上脑卒中的发生非常类似。正因为如此，该模型被广泛地应用于脑缺血的实验研究中。

两血管结扎和低血压法：结扎两条颈总动脉的同时抽出体内血液，使动脉血压达到 50 mmHg 左右。该法可致急促而严重的前脑缺血，其病理结果与四血管结扎模型类似，但缺血所需时间相对较短。该模型的优点是手术过程一步完成，成功率高，缺血程度高。缺点是全身性低血压易引发并发症。

三、局部缺血模型

大脑中动脉结扎法（MCAO）：是局部缺血模型中与人类中风最为相似的一种模型。通过开颅结扎大脑中动脉，或者从颈内动脉用尼龙丝线阻塞大脑中动脉。MCAO 模型会形成典型的缺血中心区和缺血半影区。缺血中心区的血流供应减少到正常的 15% 以下，常有大量的细胞死亡。缺血半影区因有侧支循环，其细胞死亡程度相对较轻。因侧支循环的不同，结扎大脑中动脉导致的缺血部位、严重程度以及神经损伤常有不同程度的差异。结扎大脑中动脉 - 豆状核纹状体支的近侧端，导致大脑皮质和纹状体损伤，而结扎其远端仅影响大脑皮质。

光化学法：利用染料玫瑰红（Rose Bengal）在光诱导下发生光化学反应，导致微血管内血小板聚集从而形成局部血栓。制备模型时，先从尾静脉注射玫瑰红，再在颅骨开窗，开窗位置和大小取决于实验要求，然后用卤素冷光源照射 10 ~ 15 分钟，即可制备开窗部位大脑皮质的缺血模型。该方法模型制备稳定，损伤程度和损伤部位易于控制。相对于 MCAO 模型，光化学法的损伤相对较轻，但没有再灌注。

知识窗

细胞死亡的分类

大量的细胞死亡是脑卒中导致功能丧失的重要原因之一。近年来细胞死亡领域研究进展迅速，多种之前比较模糊的细胞死亡方式及分子机制被确定。2018 年，国际细胞死亡命名委员会基于机制对细胞死亡的主要类型和概念做了界定，现就常见概念简要介绍如下：

调节性细胞死亡（regulated cell death，RCD）：由一种或多种信号途径激活导致的细胞死亡，可被药理学或遗传学调控。

程序性细胞死亡（programmed cell death，PCD）：仅发生在生理条件下的特定的 RCD，与机体稳态失衡无关，不会发生在机体对应激失适应的情况下。

内源性凋亡（intrinsic apoptosis）：在细胞内外环境改变的情况下，由线粒体外膜通透性改变而引起,CASP3 执行。

外源性凋亡(extrinsic apoptosis):胞外环境改变,通过胞膜受体检测传递信号,胞内通过 CASP8 放大信号而引起,CASP3 执行。

线粒体通透性转换驱动的坏死(mitochondrial permeability transition-driven necrosis):由胞内内环境改变引起的一种 RCD,依赖于 CYPD。

Necroptosis:细胞内外稳态失衡引起的一种 RCD,依赖于 MLKL 和 RIPK3(有些情况下包括 RIPK1)。

铁死亡(ferroptosis):一种由胞内微环境过氧化水平升高引起,由 GPX4 控制的 RCD,可被铁离子螯合剂及脂质抗氧化剂抑制。

焦亡(pyroptosis):一种依赖于 gasdermin 蛋白家族在胞膜穿孔的 RCD,常常是炎性 caspase 激活的结果。

思考题

1. 脑大体血供的特点有哪些?
2. 出血性脑卒中的神经生物学损伤机制有哪些?
3. 神经元为什么对缺血敏感?脑缺血后神经元死亡的机制及相应的保护措施有哪些?

(王亚周)

参考文献

[1] 韩济生. 神经科学. 3 版. 北京:北京大学出版社,2009.

[2] Attwell D, Buchan A M, Charpak S, et al. Glial and neuronal control of brain blood flow. Nature,2010 ,468(7321):232 - 243.

[3] Rossi D J, Brady J D, Mohr C. Astrocyte metabolism and signaling during brain ischemia. Nat Neurosci,2007,10(11):1377 - 1386.

[4] Iadecola C, Anrather J. Stroke research at a crossroad: asking the brain for directions. Nat Neurosci, 2011 ,14(11):1363 - 1368.

[5] Iadecola C. The Neurovascular Unit Coming of Age: A Journey through Neurovascular Coupling in Health and Disease. Neuron,2017,96(1):17 - 42.

[6] Gadani S P, Walsh J T, Lukens J R, et al. Dealing with Danger in the CNS: The Response of the Immune System to Injury. Neuron,2015 ,87(1):47 - 62.

[7] 中华医学会神经病学分会,中华医学会神经病学分会脑血管病学组. 中国急性缺血性脑卒中诊治指南 2018. 中华神经科杂志,2018,51(9):666 - 682.

第二十三章 精神疾病

23

正常人和精神病患者都具有诸如悲伤、焦虑、恐惧等表现,区别在于度。而且,这些表现非常难以量化。比如焦虑,很多学生到考试前才有所表现,有些人却一天 24 小时都在担心,而且所担心的事情是绝大数人觉得不值得担心的问题。如何量化和判定这些正常人都有的表现是否正常或不正常,是精神病学一个重要的难题——诊断;而对于精神病学的治疗而言,其目标是治愈患者“破碎的心灵”,这不是像骨折复位,或者阑尾切除可以看得见、摸得到,因此也是非常之难。要想提高和改进精神疾病的诊断和治疗,研究其发病机制、治疗手段和药物开发都是十分重要。但精神疾病的表现难以量化,发病原因尚不清楚,作用脑区广泛,缺乏典型的动物模型等因素,使得精神疾病的研究也是举步维艰。而现代生活和工作的高节奏、高压力又使得精神疾病患者人数逐年上升。我国精神疾病从诊断到治疗再到研究都远滞后于发病的增长速度,这给患者家庭和整个社会带来了巨大的压力。为此,2012 年 10 月 26 日,第十一届全国人民代表大会常务委员会审议通过了《中华人民共和国精神卫生法》,表明了国家已经意识到问题的严重性,高度重视精神疾病的预防、诊断和治疗。随着科学的进步,精神疾病的研究取得了长足的进步,本章将对目前精神疾病的概况和神经机制的研究进展进行介绍。

第一节 精神疾病概况

定义精神疾病,首先要明确什么是精神。简单地说,精神是人脑对于客观物质世界的反映。人脑又是如何认识客观物质世界的呢? 这需要人脑的一些能力。换句话说,精神又可称为产生意识、知觉、思维、判断和记忆等能力的总和。正是因为人脑有上述这些能力,才能认识客观物质世界。当这些能力出现障碍后,会导致人脑对客观世界的认识出现偏差,在偏差的认识指导下人会产生一些奇怪的行为。因此,精神疾病(mental disorder)是各种生物学、心理学及社会环境等因素影响下认知、情感、意志和行为等精神活动出现不同程度障碍的疾病。

一、精神病学的流行病学及分类

精神疾病在全球或者我国均不是患病率最高的疾病，但数字仍然惊人。据一项发表在2019年《柳叶刀》上的论文估计，2000—2017年，精神疾病的患病率为22.1%，大致相当于每5个人有1个患有一种或多种精神疾病，全球的患病总人数在16亿人左右。在我国，2017年患有精神疾病的总人数大约是1.68亿，患病率在11%左右。1993年，世界银行和世界卫生组织（WHO）提出了一种新的衡量某种疾病对人类健康影响的综合性指标——伤残调整生命年（disability adjusted life years, DALYs）。该指标综合考虑死亡、患病、伤残、疾病严重程度、年龄相对重要性和时间相对重要性等因素，客观反映疾病对社会的危害程度。而据WHO的统计，2010年十大DALYs疾病中神经精神疾病位列第三，为10.4。其中精神疾病和行为异常是7.4，神经系统疾病为3.0。在DALYs中，因残疾导致健康生命年损伤命名为Years lived with disability（YLDs）。2010年全球十大YLDs疾病之首为神经精神疾病，达到28.2。如果从具体的疾病来看，2010年十大YLDs疾病中有两项为精神疾病，分别是排名第2位的重度抑郁和排名第7位的焦虑障碍。与之相对应的是，用于精神疾病的诊断和治疗上的花费也是逐年增加。据统计，2010年全球在精神疾病上的花费高达2.5万亿美元，预计在2030年这个数字将会达到6万亿美元。而2009年全球所有健康支出也才5.1万亿美元。对于一些经济不发达的国家，全年的GDP也达不到1万亿美元。在我国，每个精神疾病患者每年的花费从2005年的1094.8美元增加到2013年的3665.4美元。而全国范围，这个数字从2005年的210亿美元增加到2013年的888亿美元。2013年精神疾病的总花费占整个医疗保健支出的15%，相当于当年GDP的1.1%，而当年国防预算也仅占我国GDP的1.6%。如果对所有精神疾病患者进行专业治疗和护理，则潜在的经济成本几乎是上述估计成本的5倍。因此，对精神疾病的诊疗和研究都迫在眉睫。

从精神疾病的定义可见，精神异常的表现可能涉及意识、知觉、思维、判断和记忆等多种能力。因此，精神异常的表现涉及多个方面。同时，精神疾病的致病因素非常复杂，同样涉及多个方面。因此，精神疾病的分类同时兼顾病因病理以及症状表现。即使这样，仍然有部分疾病的分类有较多争议。目前，国际公认的分类包括WHO指定的国际疾病分类第11版（International Classification of Diseases－11，ICD－11）和由美国精神医学学会指定的精神障碍诊断与统计手册第5版（Diagnostic and Statistical Manual of Mental Disorders－5，DSM－5）。我国于1995—2000年编写了《中国精神障碍分类与诊断标准第3版（CCMD－3）》。下表23－1比较上述三种分类标准对于精神疾病的大致分类。可见，精神疾病异常复杂，表现多样，原因多样。这也是精神疾病目前面临困境的具体体现。

表 23-1　三种精神疾病分类标准的比较

DSM-V		ICD-11		CCMD-3	
序号	名称	序号	名称	序号	名称
1	神经发育障碍	1	神经发育障碍	1	器质性精神障碍
2	精神分裂谱系障碍及其他精神病性障碍	2	精神分裂症或其他原发性精神病性障碍	2	精神活性物质或非成瘾物质所致精神障碍
3	双相情感障碍及相关疾病	3	紧张症	3	精神分裂症和其他精神病性障碍
4	抑郁障碍	4	心境障碍	4	心境障碍(情感性精神障碍)
5	焦虑障碍	5	焦虑或恐惧相关性障碍	5	癔症、应激相关障碍、神经症
6	强迫症及相关障碍	6	强迫性或相关障碍	6	心理因素相关生理障碍
7	创伤及应激相关障碍	7	应激相关障碍	7	人格障碍、习惯与冲动控制障碍、性心理障碍
8	分离障碍	8	分离障碍	8	精神发育迟滞与童年和少年时期心理发育障碍
9	躯体症状及相关障碍	9	进食障碍	9	童年和少年期的多动障碍
10	喂食及进食障碍	10	排泄障碍	10	其他精神障碍和心理卫生情况
11	排泄障碍	11	躯体不适或躯体体验障碍		
12	睡眠-觉醒障碍	12	物质使用或成瘾行为所致障碍		
13	性功能障碍	13	冲动控制障碍		
14	性别烦躁	14	破坏性行为或社交紊乱型障碍		
15	破坏性,冲动控制及品行障碍	15	人格障碍及相关人格特质		
16	物质相关和成瘾性疾病	16	性欲倒错障碍		
17	神经认知障碍	17	做作性障碍		
18	人格障碍	18	神经认知障碍		
19	性欲倒错障碍	19	与妊娠、分娩或产褥期有关的精神或行为障碍		
20	其他精神障碍	20	心理或行为因素影响分类于他处的疾患或疾病		
21	药物所致的运动障碍及其他不良反应	21	与分类于他处的障碍或疾病相关的继发性精神或行为综合征		
22	可能成为临床关注焦点的其他状况				

二、精神与精神疾病认识的进展

精神疾病是独立于脑的结构和功能改变之外还是与脑的改变密不可分，从古到今一直在不断争论和改变的过程。古希腊哲学家柏拉图认为精神和肉体是分离的，希波克拉底则更多认为人的生物学特点中精神更为重要。之后的伊比鸠鲁则从人文角度，而不是从生物体本身关注精神疾病。16 世纪西班牙人胡安·路易斯·维韦斯（Juan Luis Vives）提出了精神是大脑功能的提取和升华，将对精神的认识推进了一大步。德国精神病学家埃米尔·克雷佩林（Emil Kraepelin）主张精神病学是医学的一个分支，应当像其他自然科学一样以观察和实验为研究手段，并建立了现代精神疾病分类体系。与克雷佩林同时代的美国精神病学家弗洛伊德（Sigmund Freud）则认为，大部分心理活动是无意识的；过去的经验特别是童年的经历决定人一生的感知和反应。他认为导致精神疾病的原因是心理活动的无意识和意识产生冲突，而解决的方法是通过与患者的交谈、催眠等，从而帮助患者发现这些无意识的秘密。该理论强调了精神自身相对独立的作用。在此基础上发展起来的精神疗法仍然是目前主要的治疗手段，对部分患者也确实有效。此外，研究显示，单卵双生的孩子，如果其中一个孩子患有精神分裂症，另外一个患有精神分裂症的几率是 50%，而不是 100%。这也提示了精神疾病并不是简单的脑疾病。

但是，我们知道，大脑是我们一切感知、行为和思想的基础。很难想象精神的异常是脱离脑内结构和功能的异常而独立产生。证明精神疾病存在脑异常的一个经典案例是全身瘫痪性精神失常（general paresis of the insane），该病在 19－20 世纪早期常见，主要表现为恐惧伴有精神错乱、进行性痴呆和瘫痪。1913 年，Noguchi 和 Moore 发现该病是由梅毒螺旋体慢性脑内感染导致。之后奥地利精神病学家朱利叶斯·瓦格纳·尧雷格（Julius Wagner Jauregg）发现通过人工诱导疟疾引起高热可以杀死脑内的梅毒螺旋体，能够有效治疗该病，因此获得了 1927 年诺贝尔生理或医学奖。但高热持续时间和程度不易控制，可能带来别的风险。20 世纪 40 年代，人们发现青霉素能有效杀死梅毒螺旋体，使得该病得以诊断和治愈。但是这种由明确单一生物因素导致的精神疾病在精神病学中非常少见。大多数情况下，多种因素配合如同乐队演奏，尽管单种因素所起作用很小，但综合效应导致了精神疾病的发生。而且，在不同层面的研究中均会发现致病因素。例如，后面将要介绍的精神分裂症（Schizophrenia），研究发现有些患者有明确的家族史和易感基因，同时也有研究提示怀孕和（或）围产期的异常是导致患者成年后出现精神分裂症的重要原因。MRI 研究发现，精神分裂症患者的脑室扩大；患者出现工作记忆异常等认知功能障碍；细胞学层面提示突触联系的减少，细胞结构排列异常，以及发育相关的蛋白（如 reelin）表达异常。这些基因、环境、脑环路层面、细胞层面和蛋白质水平等多种层次的联合可能是导致大多数精神疾病的原因。

多因素和多层面致病因素和缺乏量化标准是精神疾病研究困难的重要原因。如何突破这种障碍？20世纪70年代，Gottesman和Shields针对这种情况提出了内表型的概念。内表型（endophenotype）是指可测量的神经生物学或者心理学参数，这种参数反应了精神病学某一方面的特征，但相对简单，异质性更小，更接近可量化的生物学特点。例如，工作记忆，可作为研究精神分裂症认知障碍的一种内表型。需要注意的是，不同的精神疾病可以具有共同的内表型。再如工作记忆，其损害可出现在精神分裂症和重症抑郁症中。通过内表型，研究者可将致病因素和精神疾病的表型（phenotype）建立联系，从而为发病机制以及诊断和治疗提供帮助。

人类的精神活动是脑接受外界信息进行加工处理后最终输出的结果。不同个体由于环境、遗传等因素的不同其精神活动存在各自的个性特征。脑作为精神活动产生的结构基础，其活动会对精神活动产生影响，同时精神活动本身也会对脑结构或功能造成可塑性的改变，这种改变可以是负性的，表现为精神疾病；也可以表现为正性的，表现精神疾病的好转。精神疾病涉及了躯体和精神双重因素的影响和调节。我们将选取精神病学中典型的几个疾病进行介绍，侧重于探讨相关的神经生物学研究的进展，以及这些进展如何为诊断和治疗服务。

第二节　强迫症

强迫症（obsessive-compulsive disorder，OCD）是反复发生的强迫观念（obsession）或强迫冲动（compulsion）导致患者明显的紧张，以致于严重影响其正常生活、学习以及社交活动的一种精神疾病。据统计，强迫症影响到全球1%～3%的儿童和成年人。该病可早在2～4岁发病。大约一半的成年患者在儿童或者青少年时期有过发作病史。世界卫生组织1996年的全球调查表明，该病为发达国家15～44岁人群中的第八大疾病。常见的强迫观念如对污染的过分担心、强烈要求事物的对称性、病理性怀疑、伤害自己或者他人的冲动，以及挥之不去的性或暴力的想法。如果某个特定仪式或行为不做就会非常不适：怀疑自己被病菌污染，导致反复洗手甚至将皮肤洗红或者洗破；出门前反复确认门锁是否锁牢；喜欢将书籍摆放的绝对整齐，稍有偏斜就要重新摆放。强迫冲动包括反复的肢体的动作或行为（physical behavior）以及心理特定的仪式（mental rituals）如反复祷告。反复的动作表现为程式化的行为，如反复洗手、打扫房屋、计数、检查、摆放物品、储藏等等（图23－1）。心理上的强迫冲动通常不表现出来，但可能会对患者带来更大的困扰，同时临床评价时也容易被忽视。OCD具体的症状可以随时间而改变。某个特定的强迫观念或冲动可以持续一周，然后消失，或被另外一种所替代。强迫观念和强迫冲动在成年人和儿童患者都非常常见。要达到强迫症的诊断标准，这些症状需要达到一定的强度（或）频率，并且导致明显的紧张。

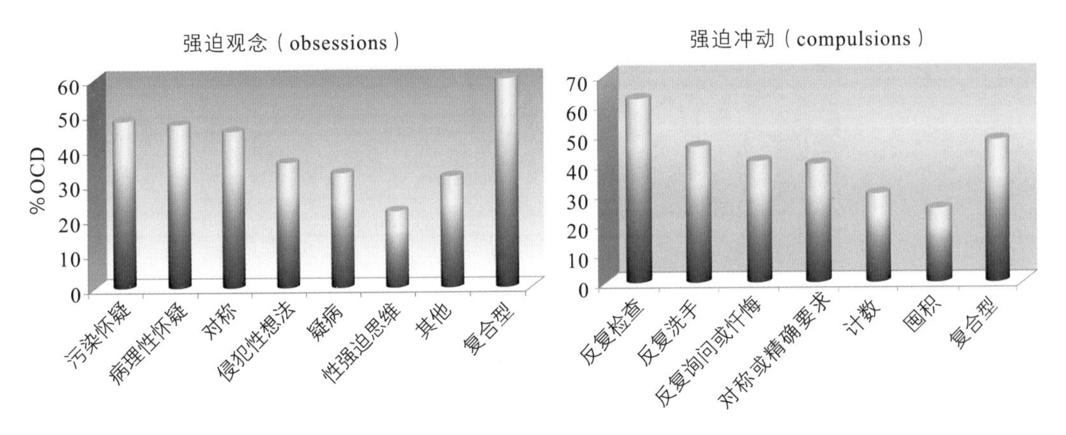

图 23－1　550 例强迫症患者强迫观念和强迫冲动表现类型

（数据来自 Allan Tasman et al. Psychiatry 3rd edition V1. *Wiley Press*. p1445）

强迫症导致的紧张是由于大多数患者事实上保留了完整的认识能力，也就是说患者是知道他们的想法和行为是过分的、没意义的，但他们无法停止。患者感觉极大的羞耻和尴尬。同时，患者知道这些想法和行为不为社会所接受，因此他们往往试图对他们的家人、朋友或同事隐瞒。这也造成了许多人即使症状非常严重了，仍然不寻求治疗帮助。有报道表明，许多患者从青少年时期出现强迫症状到成年期寻求专业医疗帮助可耽搁长达10 年。

一、OCD 的基底神经节功能异常假说

近二十年系统研究显示，强迫症与皮质－纹状体－丘脑－皮质环路（corticastriatothalamocotical circuitry）功能，尤其是在眶额叶皮质（orbitofrontal cortex）和尾状核（caudate nucleus）异常有关。图 23－2 显示该环路异常导致神经精神症状的假说模型。在该模型中，纹状体是主要受累区，其功能障碍导致纹状体到苍白球外侧核（Globus pallidus externa，GPe）的抑制减弱，由于 GPe 到底丘脑核（subthalamic nucleus，STN）也是抑制性突触，因此 GPe 到 STN 的抑制增强。STN 到苍白球内侧/黑质（Globus pallidus interna/substantia nigra，GPi/SNr）的兴奋减弱，后者对丘脑（thalamus）的抑制减弱，而丘脑对额叶皮质的刺激增强，导致患者不自主运动增加。

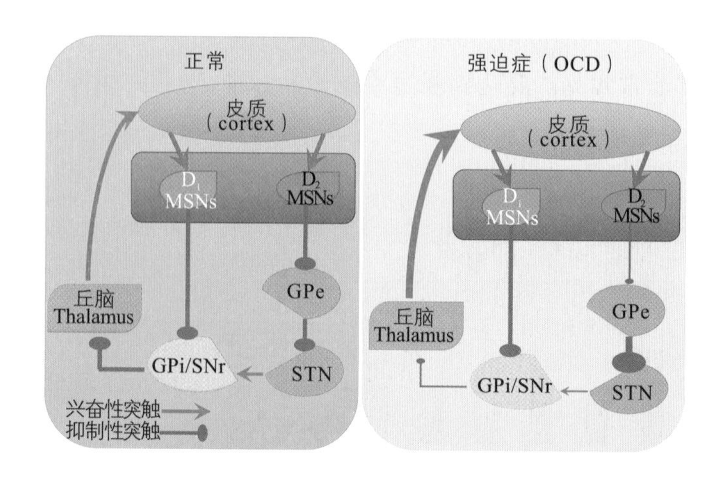

图 23-2　强迫症的皮质-纹状体-丘脑-皮质环路假说

注：D_1 MSNs. 纹状体表达多巴胺受体 1 型的神经元；D_2 MSNs. 纹状体表达多巴胺受体 2 型的神经元；GPe. 苍白球外侧核；STN. 底丘脑核；GPi/SNr. 苍白球内侧/黑质（改编自 Kurniawan IT, Guitart-Masip M, Dolan RJ. Dopamine and effort-based decision making. Front Neurosci. 2011,5:81.）。

支持该假说的证据包括影像学研究提示强迫症患者基底节功能异常。此外，Tourette syndrome，舞蹈病（Hungtington's chorea）经常表现为不自主多发抽动、发声，可伴有爆发性喉音或秽语，这些表现与强迫症症状类似。同时，强迫症儿童患者也有部分具有抽搐。而部分 Tourette syndrome 患者也有强迫症状。现已明确这两种神经疾病均涉及基底节。最早将强迫症与基底节联系的是 1931 年 Constantin von Economo 对一脑炎后 PD 患者的描述。他发现患者出现类似强迫症样的运动抽搐行为，患者称并无意识，但无法控制这种抽搐。而患者的基底节由于脑炎受到严重破坏。此外，精神外科手术损毁基底节与前额叶的联系也可以明显改善强迫症行为。新近的动物研究表明，全身敲除小鼠编码有关突触后致密体支架蛋白（scaffolding protein）的基因 SAPAP3 会导致动物出现反复的强迫症样修饰（grooming）行为，而该蛋白在纹状体有高表达。同时，电生理结果提示皮质-纹状体通路突触传递功能明显下降。该结果进一步支持了强迫症与皮质-纹状体-丘脑-皮质环路功能异常的联系（知识窗）。

知识窗

意料中的意外发现——强迫症小鼠模型的发现

强迫症使患者身心倍受摧残，却一直缺乏有效的治疗手段，其重要原因之一是缺乏很好的动物模型进行相关机制研究和药物开发。2007 年，美国杜克大学神经生物学系冯国平教授领导的课题组发现敲除小鼠神经元突触后致密体支架蛋白 SAPAP3 导致小鼠出现反复面部理毛（grooming）行为，首次显示单一基因的缺乏会导致动物出现强迫症样行为。“神经元突触后复合体不到 1 微米，却聚集着数百个蛋白质，为什么需要这些蛋白质，缺失一个会怎么样？”冯国平教授决定敲除 SAPAP3 这个基因，他们期待着动物的行为出现一些不同。他回忆当时情况说“我们预测动物会出现很严重的缺陷，但我们不知道这些缺陷会是什么。”结果发现，动物在眼睛周围，口鼻，脖子周围的皮肤出现皮损。这有什么意义？难道突变体小鼠患有皮肤病？对小鼠 24 小时录像检测发现，这些小鼠不停地用前爪抓眼、口、脖子周围的皮肤（理毛行为——正常小鼠也存在的行为），甚至到该睡觉的时间还在不行地抓，导致这些区域破损（图 23－3）。

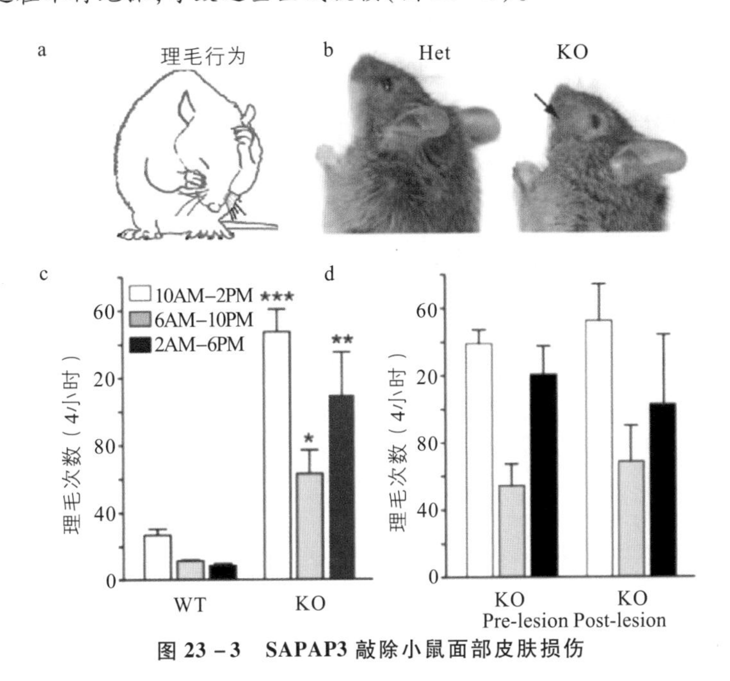

图 23－3 SAPAP3 敲除小鼠面部皮肤损伤

注：a. 典型的理毛行为包括清理面部和躯干的毛发；b. SAPAP3 杂合子（Het）和敲除（KO）小鼠面部皮肤比较，箭头所指为 KO 小鼠面部皮肤出现破损；c. 在不同时间段 KO 小鼠均显示出明显增加的理毛次数；d. KO 小鼠出现皮损前后理毛次数没有明显改变（b－d 引自 *Nature*. 2007，448：894－900）。

皮损的原因找到了，但怎么解释这个现象？负责行为学研究的 William Wetsel 小组进一步发现，与它们野生型的同窝小鼠（littermates）相比，这些小鼠更为焦虑（行为学显示这些 SAPAP3 敲除老鼠在黑暗和墙壁边呆的时间更长）。电生理结果显示，动物皮质－纹状体谷氨酸能突触功能明显降低，形态学显示 SAPAP3 的缺失导致纹状体神经元突触致密体发生改变。由于该基因在纹状体高表达，同时联系临床和以往的研究，冯国平小组提出该小鼠具有强迫症的表现。当给小鼠强迫症治疗药物 SSRI 时，小鼠的理毛行为明显减少，这也进一步支持了这个推论。当运用病毒将 SAPAP3 基因在敲除小鼠出生后 7 天时转回体内（挽救实验），小鼠在成年后过度理毛的症状明显改善。该发现不仅给强迫症提供一个很好的动物模型,同时也提示谷氨酸能突触可能也与强迫症有很重要的关系。当然,该发现仍然不能完全解释强迫症,但确实为其机制研究提供了一个很好的工具,也为药物筛选和开发提供了可能。

二、OCD 的神经递质异常假说

五羟色胺(serotonin,5 - HT)假说基于选择性改变脑内五羟色胺能神经元活动会明显加重或改善患者的强迫症状。目前,选择性 5 - HT 再摄取抑制剂(selective serotonin reuptake inhibitors,SSRIs),如 fluovoxamine,fluoxetine,sertraline 等是最有效的强迫症治疗药物。三环类抗抑郁药物氯丙咪嗪(Clomipramine)也是通过相对选择性抑制 5 - HT 的再摄取起作用(它也阻断组胺 H_2 受体、胆碱能受体等)。目前所有对强迫症有效的抗抑郁药物都影响 5 - HT。其具体机制不详,但应该与其引起细胞外 5 - HT 浓度快速升高无关,可能是与神经系统对脑内 5 - HT 浓度长期偏高的一种适应反应。有 PET(positron emission tomography)研究发现,一组 8 ~ 13 岁强迫症患者腹侧前额叶皮质和尾状核 5 - HT的合成下降。这结果将 5 - HT 假说和基底节异常联系起来。

此外,关于强迫症的发病原因还有多巴胺能的异常、神经内分泌的异常、基因水平以及神经免疫方面异常的假说。各个假说均有相关的证据,但均不足以解释所有强迫症的临床表现。

第三节　单相抑郁和双相情感障碍

情感障碍(affective disorder or mood disorder)是一大类常见的精神疾病,其主要特征是情绪和情绪调节异常、认知变化、运动活动改变、睡眠异常、食欲变化和其他自我平衡/驱动状态的紊乱。其中最主要、最常见的为单相抑郁和双相情感障碍。这两类情感障碍既有所区别、又有所联系。

单相抑郁(unipolar depression)是指持续 2 周或以上的抑郁样情绪,其特征是一种挥之不去的不愉快(烦躁)情绪,经常伴随着强烈的精神痛苦,无法体验快乐,丧失了对事物的普遍兴趣。该病可早在青年时期发病,大约一半的患者首次发病小于 25 岁,女性患病率是男性的两倍。根据 WHO 的 2010 年数据表明,单相抑郁位居十大致残病的首位,致残率高达 10.3%。单相抑郁患者有严重的自杀倾向,其自杀是普通人的 20 倍。同时,其共病焦虑和药物滥用会加重患者的抑郁程度,导致患者预期寿命减少 10 ~ 12 年。研究表明,导致单相抑郁的因素有很多:例如,重度抑郁(单相抑郁的一种)的遗传率高达 40%。此外,生活压力增大、童年生活受虐、部分性格特征(如过度焦虑、冲动和强迫性格)均是导致罹患重度抑郁的重要原因。部分单相抑郁患者随着病程或其他原因可能会转化为双相情感障碍。据估计，每年大约有1%的单相抑郁患者在出现轻度躁狂或躁狂发作时转变为双相情感障碍，在整个生命过程中占20%～40%。

双相情感障碍(bipolar disorder，BP)，又称躁狂－抑郁症(manic-depressive disorder)，指反复发作的躁狂状态与抑郁状态交替出现的一类情感障碍。双相障碍发病年龄高峰在15～19岁，首次多为抑郁发作，往往一至数次抑郁发作后再出现躁狂或轻躁狂发作。男女患病率相近。25%～50%的双相情感障碍患者有过自杀行为，11%～19%自杀身亡。年轻患者首次诊断后的第一年内尤其容易发生自杀。有资料显示，本病患者心血管疾病患病率较一般人群增加20%，约40%的患者同时合并有物质依赖，如酗酒、吸毒等。双相情感障碍分为两类，I型特点为躁狂发作，伴有或不伴有重度抑郁症。躁狂发作时表现为情感高涨，言语增多，易被激怒等。有趣的是躁狂发作时常伴有思维奔逸，联想加快，精力充沛，睡眠减少，部分患者因此文学或艺术创造力明显提高；抑郁发作时情绪低落，兴趣丧失，思维缓慢，活动减少，自我评价降低，出现自杀倾向甚至行为等。此外，患者还表现为判断力下降、出现狂欢、行为唐突或抑制能力下降，做出各种不计后果的行为。Ⅱ型表现为轻度躁狂(hypomania)，判断力或操作能力无明显受损。但Ⅱ型也总是伴有重症抑郁的发作。当轻度躁狂与抑郁交替出现，而抑郁达不到重症时，被称为循环性情感障碍(cyclothymia)。双相情感障碍一般呈发作性病程，躁狂和抑郁常反复循环或交替出现，但也可以混合方式存在，每次发作症状往往持续相当长时间(躁狂发作持续1周以上，抑郁发作持续2周以上)。

抑郁症和双相情感障碍在发病机制、病程和预后方面有很大的相似之处。目前关于单相抑郁和双向情感障碍存在神经生化、神经内分泌、神经生理和神经解剖等多个假说。每个假说对其病理某个方面有所贡献。如何整合这些假说，从而揭示其发病机制还有待新技术和新发现的出现。以下是发病机制的一些假说。

一、单相抑郁和双相情感障碍抑郁相的神经内分泌异常假说

目前认为下丘脑－垂体－肾上腺轴(hypothalamic-pituitary-adrenal axis，HPA axis)紊乱是单相抑郁和双相情感障碍抑郁相的重要原因。当人遇到生理或心理应激时，HPA轴激活，下丘脑释放两种激素，促肾上腺皮质激素释放激素(corticotropin-releasing hormone，CRH)和抗利尿激素(arginine vasopressin)。CRH促使垂体释放促肾上腺皮质激素(adrenocorticotropic hormone，ACTH)。ACTH通过血液循环到达肾上腺皮质，激活相应的受体，导致皮质醇(cortisol)的释放，皮质醇与其受体结合引起一系列外周和中枢效应。在脑内，杏仁核和海马分别正向和负向调控HPA轴的活动，即杏仁核的激活可以促进HPA轴活动增加，而海马兴奋则抑制HPA轴活动。但是，当外界刺激持续存在或者非常强烈的应激作用因素下，皮质醇的释放持续作用于海马神经元上的皮质醇受体，可以导

致海马神经元的大量死亡,从而导致海马对 HPA 轴的负反馈作用减弱,使得 HPA 轴活动进一步增强,皮质醇持续增加,海马神经元的进一步死亡,形成恶性循环。而海马本身是一个调控情绪非常重要的脑区,其神经元大量死亡会导致抑郁的发生(图 23 - 4)。与此相一致的是,抑郁症患者 CRH 过度分泌,血浆、脑脊液和尿液中皮质醇水平增高,ACTH 对 CRH 刺激反应迟钝,皮质醇对 ACTH 反应过度,垂体和肾上腺增大,这些证据提示患者的 HPA 轴活动增加,脑脊液中过度的皮质醇可引起海马神经元的死亡。但是,抑制的改善并不一定伴有 HPA 轴活动恢复正常。而症状好转期间 HPA 活动出现异常却预示着复发。此外,有研究发现,躁狂患者皮质醇对 ACTH 的反应也增强。其他证据包括如三环类抗抑郁药物影响皮质醇受体的功能,锂剂和电惊厥疗法也有类似的改变。

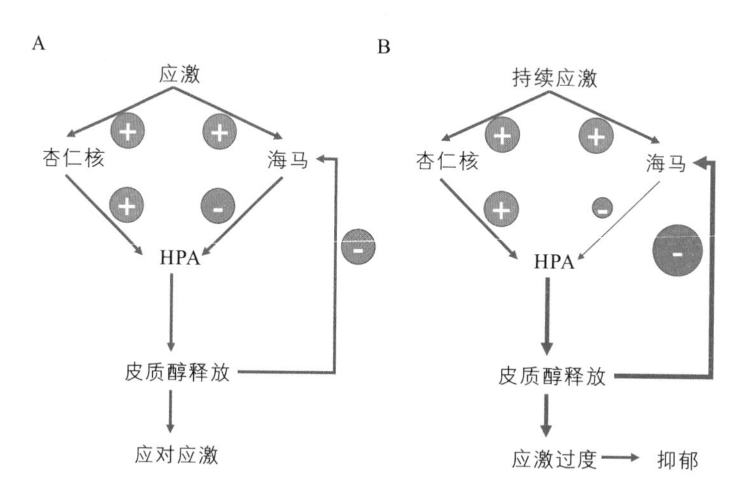

图 23 - 4　HPA 轴与单相抑郁和双相情感障碍抑郁相的关系

二、单相抑郁和双相情感障碍的神经递质及其下游的第二信使异常假说

基于对抑郁的研究和抗抑郁药物的作用机制,研究者提出了多个神经递质假说。广为接受的一个是由 Prange(1964)和 Schildkraut(1965)提出的儿茶酚胺假说,其证据为临床发现去甲肾上腺素的缺乏导致抑郁,儿茶酚胺的增高则可导致躁狂。多巴胺以往多认为与精神分裂症有关,现在躁狂中的作用也受到重视。研究发现,多巴胺与躁狂的情感高涨,活动水平改变,以及奖赏机制有关。而抗抑郁药物如诺米芬辛(nomifensine)作用于多巴胺系统使多巴胺假说更加受到关注。此外,5 - HT、乙酰胆碱、GABA 和谷氨酸能神经递质均证明与双相情感障碍有关。有意思的是,神经递质的改变不仅在神经元中可以看到,在胶质细胞中也发现有所改变。

锂是目前既可以用于治疗急性躁狂又能缓解抑郁的药物,并证明是目前唯一有效的抗自杀药物。对于锂治疗单相抑郁或双相情感障碍的机制研究有很多,但仍然不完全明确。一个比较确定的是锂以及其他对双相情感障碍治疗有效的药物都会涉及第二信使。而第二信使通路上关键的细胞膜上的鸟苷酸结合蛋白(Guanine nucleotide-binding proteins,G 蛋白)通路活动增加是导致双相障碍的重要原因。有研究发现,编码 G 蛋白受体激酶 3(G protein receptor kinases－3,GRK－3)的单核苷酸多态性与双相情感障碍有关。G 蛋白下游的腺苷酸环化酶、环磷酸腺苷(cAMP)可以通过蛋白激酶 A 影响到细胞内多种效应蛋白。锂能够抑制神经递质刺激引起的 cAMP 的堆积。此外,锂能抑制几种肌醇磷酸酶,包括肌醇单磷酸磷酸酶,后者对第二信使甘油二酯、肌醇 1,4,5－三磷酸(IP3)的合成至关重要。因此,锂可以限制神经元合成第二信使前体的能力,从而抑制神经元异常增加的兴奋性。

三、单相抑郁和双相情感障碍的其他假说

临床影像学研究发现,单相抑郁和双相情感障碍一致性的异常脑区是前扣带回皮质。前扣带回是沿着大脑半球的内侧表面弯曲的边缘叶(limbic lobe)一部分,沿腹侧、头端和背侧紧紧包绕着胼胝体。一般认为,前扣带回的吻侧和腹侧亚区与情绪和自主功能有关,它与海马体、杏仁核、前眶额叶皮质、前脑岛和伏隔核有着广泛的联系;尾部则与认知和行为控制有关,它连接前额叶皮质的背侧区域,次级运动皮质和后扣带皮质。当重度抑郁或双相情感障碍的抑郁相时可见前扣带回的吻侧(特别是临近胼胝体膝的腹侧区域)的异常,当抗抑郁药治疗有效时可见该区域活动的下降。此外,杏仁核的增大与抑郁有关。而其活动的增加则和单相抑郁、双相情感障碍均有关系。海马的体积缩小则与抑郁有密切的关系。除了以上这些生物学相关的假说,心理学和环境因素也受到重视。例如,关于双相情感障碍的心理学因素研究,目前主要集中在抑郁,认为抑郁主要产生于强烈悲观信念的情绪反应,对积极正性的强化反应过低。同时,环境因素,尤其如生长发育阶段出现的变故,父母关爱的缺乏是导致抑郁的重要原因。而且抑郁的出现会导致如 HPA 轴等活动适应性改变,从而导致相应的生物学改变。

知识窗

双相情感障碍与创造力(creativity)

双相情感障碍是比较引人注意的一类精神疾病,一个重要的原因就是人们发现很多知名的艺术家都患有该病。由于在躁狂早期,患者通常会很兴奋,思维奔逸,同时睡眠减少,不知疲倦,因此可以非常多产和创造力惊人。最著名的当属文森特·威廉·梵高(Vincent Willem van Gogh,1853—1890)。梵高为荷兰后印象派画家,是表现主义的先驱,深深影响了二十世纪的艺术,其作品现已跻身全球著名、昂贵的艺术作品行列。值得注意的是,梵高最著名的作品,多半是在他深陷精神疾病时创造的。尽管目前关于他到底

患有何种精神疾病还有争议，但结合其古怪的性格，不稳定的情绪，画作的分析，以及传记资料，他患双相情感障碍的可能性最高，这也可能是最终导致他自杀的原因之一。我们不知道如果当时有现代药物治疗手段，梵高还能否成为梵高，但其画作中表现出来对自然的洞察力，对色彩的运用，很可能与深受其经历于躁狂和抑郁不同状态之中有关（他早期作品喜爱深褐色，而知名作品则以鲜明生动著称）。

2005 年，斯坦福大学精神与行为学系科学家比较有双相情感障碍的儿童，处于双相情感障碍高风险的儿童（父母患有双相情感障碍）和正常儿童的创造力指数（creativity index）发现，患有 BP 的儿童和处于 BP 高风险的儿童的创造力指数明显比健康儿童要高。研究者之一 KiKi Chang 认为，这是令人激动的，因为这解释了为什么许多患有双相情感障碍的人取得成功，而且也让人们看到了双相情感障碍积极的方面。但是，艺术家和作家患有心境障碍（mood disorder，双相情感障碍为其中的一类）或自杀的风险是那些从事低创造力职业的人的 2 ~3 倍。与此一致的是，该研究发现，患有双相情感障碍的儿童的病程越长，其创造力指数则越低，提示尽管双相情感障碍有积极的一面，但如果不加以控制，随着病程的迁延和加重，最终会耗尽患者的创造力，甚至生命，像梵高一样。尽管研究显示了双相情感障碍和创造力之间存在着联系，但我们尚不知道原因。但是，不管是否有创造力，患者都应该寻求治疗。因为 BP 患者的自杀率很高，对患者和患者的家人而言，都不值得冒这个风险。

第四节　精神分裂症

精神分裂症（schizophrenia）是一种具有神经精神性表现的发育性疾病，起病于青壮年，但病因可追溯到围产期或者遗传因素。该病影响多达 1% 的世界人口。1990 年，世界卫生组织将其列为十大致残疾病之一。2/3 的患者发病后需要政府和社会的帮助，该病患者约占精神科住院患者的一半以上，许多患者最后无家可归，或者被家人锁在狭小的空间内，不见天日，10% ~15% 的患者自杀。

精神分裂症的表现包括幻觉、错觉、思维紊乱和行为紊乱。统计学显示，根据症状可以将其分成四组症候群：①幻觉 + 错觉；②紊乱；③阴性症状，表现为对外界刺激缺乏正常的反应；④情感症状，包括躁狂、抑郁、焦虑等。幻觉是指缺乏外界刺激的情况下患者产生的感官体验。幻觉可发生在任何感官，如幻听、幻视、幻嗅等。但幻听是最常见的形式。错觉是虚假的信念，即使有使之无效的证据也毫不动摇。思维紊乱可表现为言语含糊，不着边际，让人无法理解。行为紊乱有时会更加严重，可能对他人或者患者自身产生生命威胁。

尽管精神分裂症的世界发病率为1%,但在有家族史的可高达10倍以上,强烈提示该病的遗传倾向。研究表明,与患者血缘关系越近,患精神分裂症的几率就越高。例如,双卵双生共享50%的基因,发生精神分裂症的几率则为15%。基因100%一致的单卵双生子,其中一个患有精神分裂症,另外一个得精神分裂症的几率为45%。现在认为,精神分裂症为多基因遗传性疾病。通过比较家族内不同患者基因发现,至少有15个易感位点(loci),分布在数个染色体上,与精神分裂症有弱或中度相关。但有些位点也与其他疾病重叠。事实上,多个易感位点与精神分裂症和双相情感障碍都有关系。此外,有证据显示,部分患者染色体结构也发生如骑跨、异位等异常。

不可忽视的是,尽管精神分裂症具有家族性,但这种家族性可以是因为拥有共同的基因,也可能是因为具有共同的社会环境。有研究提示,许多非基因因素对精神分裂症的发病有重要作用。可以肯定的是,怀孕、生产、产后第一个月对至少某些类型的精神分裂症有重要影响。例如,怀孕期间营养缺乏是导致精神分裂症的危险因素之一。同时,母亲紧张性刺激,如伴侣去世、意外怀孕、怀孕期间抑郁等,都是重要的影响因素。怀孕期间病毒感染也是高风险因素之一。

一、精神分裂症的神经递质异常

尽管目前认为精神分裂症并不与脑内神经化学失衡密切相关,但脑结构的改变也会引起许多神经化学系统的改变,例如多巴胺系统。相关的证据如传统的抗精神药物均作用于多巴胺系统。如果过度激活某些皮质下区域多巴胺神经元,会导致幻觉、错觉、思维和行为紊乱等症状。PET研究显示,部分患者多巴胺功能异常。多巴胺假说的局限在于:阻断多巴胺受体并不能根除患者所有症状;有些患者即使服用很高剂量的药物,症状改善也很微小;这些药物也并不能改善患者的认知障碍。另外一个可能有关的是谷氨酸能系统。其发现源于一种药物——苯环己哌啶(phencyclidine,PCP),又称天使粉(angel dust),最初设计通过阻断NMDA受体发挥麻醉作用,但实际效果并不明显,反而使患者出现幻觉、妄想等严重副作用。有时甚至连医生都无法分辨服用PCP的正常人和精神分裂症患者,而且该药物会加重精神分裂症患者的症状。另外,2007年报道发现的一种疾病——抗NMDA受体脑炎也具有典型的精神分裂症样的临床表现。而该病的致病因素和PCP类似,都是通过阻断NMDA受体发挥作用。这些结果都强烈提示谷氨酸-NMDA受体系统可能参与了精神分裂症的发生(图23-5)。临床研究还发现,尸检可见海马和边缘皮质的Kainate谷氨酸受体功能下降,而额叶皮质AMPA和NMDA受体功能增加。此外,GABA受体和烟碱受体功能也发现有所改变。

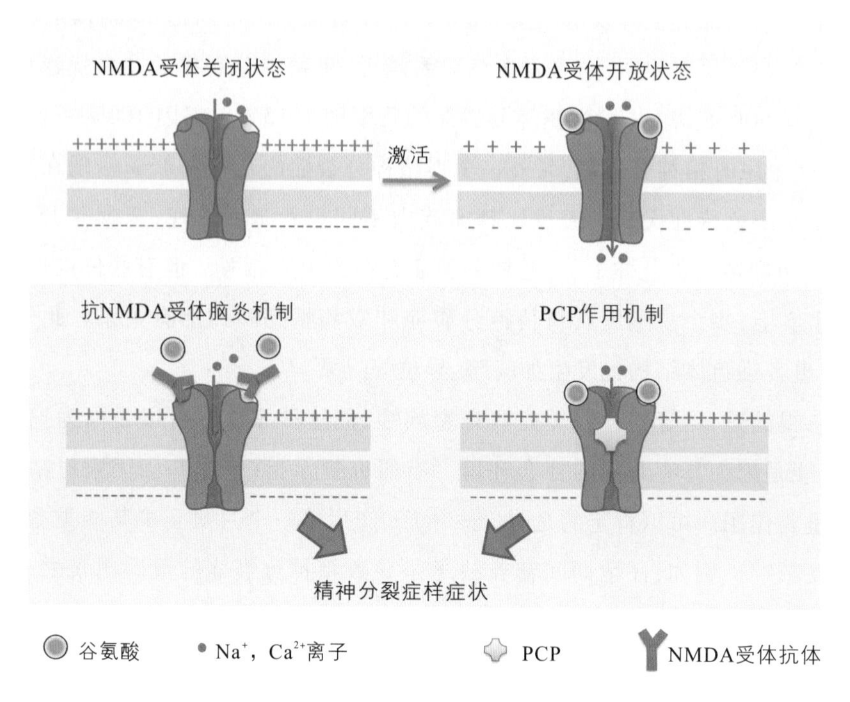

图 23-5　精神分裂症谷氨酸假说的工作原理及证据

二、精神分裂症的神经解剖异常

对精神分裂症患者死后尸检发现，其脑结构的改变是弥漫和细微的，很难找到像PD、HD等疾病典型的特定脑区改变。而且即使这些弥漫的脑区异常，也是非特异性的，往往和其他精神疾病引起的改变重叠。其中一个重复性最好的发现是，精神分裂症的患者脑室扩大明显，尤其是侧脑室和第三脑室。该发现被尸检、CT和MRI多项检测方法证实。一项MRI研究表明，精神分裂症患者脑室大于对照组40%，而且脑室扩大程度与患者预后相关，脑室越大，预后越差。对单卵双生子的研究发现，患有精神分裂症的患者通常比其精神正常的双生子有更大的脑室。由于单卵双生子拥有相同的基因，提示该病理表现直接与精神分裂症病程有关，而与相应的基因无关。目前认为，脑室的扩大可能与皮质的萎缩有关。与此相一致的是，精神分裂症患者的灰质厚度明显降低。体视学研究发现患者前额叶皮质的神经元总数并没有降低，但细胞相距更近了，密度增高，提示神经元之间的突触联系降低了。此外，皮质区域以及皮质下，如纹状体区域代谢降低，免疫组织化学显示额叶皮质轴突末梢密度下降，树突棘减少。在海马也有类似的发现。

三、精神分裂症的神经发育异常

对前额叶皮质的功能研究发现，该区域活动明显降低，同样的情况也发生在前扣带回和皮质下区域，包括海马、丘脑、基底节也发现活动改变。除了脑区萎缩，神经元活动降低、突触联系减少,相关脑区神经元排列也发生改变。例如,海马的锥体细胞通常排列整齐、层次明显;而尸检发现部分精神分裂症患者则排列混乱。有证据显示,前额叶、颞叶等皮质神经元发育中的迁移出现问题。研究者还发现,患者与神经元迁移相关的分子和蛋白也有异常。例如,Reelin 被认为是帮助神经元达到指定位置的蛋白,研究显示,精神分裂症患者 reelin 水平仅为正常的一半。其他诸如细胞黏附分子、神经营养因子如 BDNF 等均有所改变。这些发现均支持精神分裂症与神经发育异常有关。

四、新技术在精神分裂症研究中的应用

对于精神分裂症的研究和治疗目前还处在困难时期,尽管有很多数据和假说,但尚不能解决问题,而新的技术出现为其研究带来新的希望。例如,新近发展的光遗传学技术(详见本书第二十八章光遗传学技术一节)具有非常好的组织或细胞特异性调节,这对研究神经环路在生理和病理中的作用尤其重要。精神分裂症涉及多个脑区和多种类型的神经元,传统的电刺激手段和药理手段细胞特异性差,无法精确剖析某类神经元或某个神经环路在其中的作用。2009 年,斯坦福大学的 Karl Deisseroth 在 Nature 上同期连续发表两篇文章,运用光学遗传学技术,研究抑制性神经元在皮质伽玛振荡(γ Oscillation)的作用。而后者与精神分裂症有很重要的关系。这代表了未来精神分裂症研究的一个重要方向。此外,光学遗传学另外一个可能的、更为大胆的运用是对于患者的治疗方面。目前,诸如深部脑电刺激(deep brainstimulation,DBS)、迷走神经刺激、电惊厥疗法都是精神分裂症治疗的手段。这些方法对部分患者有效,但存在两个缺点:①仅部分有效;②机制不明。光遗传学技术相比以上手段,其优点就是组织和细胞的特异性。一旦研究显示某个脑区的某类神经元在精神分裂症的发作或者维持中的作用,即有可能通过光遗传学在该区域该类神经元上特异表达兴奋性或者抑制性,甚至调节光通道,实现显微外科手术式精确控制该类神经元,从而达到缓解症状甚至治疗的目的。

现代神经科学的发展为精神疾病的研究提供了巨大的支持,大量文献从精神疾病的各个层面探讨精神疾病的发病机制和治疗机制。从治疗上看,系统性、综合性运用药理学、心理学、物理方法等多种手段对许多精神疾病患者有较好的作用。但是,存在的问题仍然是显著的:精神疾病的研究结果非常凌乱,许多脑区、神经递质或调质,以及基因与精神疾病有关,而且不同精神疾病之间还有重叠或矛盾,使得研究者很难从中获得清晰的轮廓。大量新技术的涌现,可能会给未来的精神疾病研究提供新的帮助,例如高通量的基因筛选系统、高通量的药物筛选系统、数学建模及分析在精神生物学中的运用,以及以光学遗传学为代表的特异调控/观察神经环路某类神经元的方法,我们期待精神疾病的研究能够在这些方法的帮助下产生新的突破。

思考题

1. 衡量精神疾病动物模型的三大标准是什么?

2. 请简单阐述强迫症的神经环路假说?

3. 请简单阐述抑郁的神经内分泌假说?

(王文挺)

参考文献

[1] Bear M F, Connors B W, Paradiso N A. Neuroscience-exploring the brain. 4th edition. Wotter Kluwer, 2016.

[2] 舒良,江开达,沈其杰,等. 中国精神障碍防治指南(试行版),2003.

[3] Welch J M, Lu J, Rodriguiz R M, et al. Cortico-striatal synaptic defects and OCD-like behaviours in Sapap3 – mutant mice. Nature, 2007, 448:894 – 900.

[4] Mirnics K, Middleton F A, Lewis D A, et al. Analysis of complex brain disorders with gene expression microarrays: Schizophrenia as a disease of the synapse. Trends Neurosci, 2001, 24:479 – 486.

[5] Simeonova D I, Chang K D. Creativity in familial bipolar disorder. J Psychiatr Res, 2005, 39:623 – 631.

第二十四章 神经免疫调节与疾病

24

神经系统和免疫系统都具有调节生理稳态和保护机体免受威胁的作用。神经系统通过神经元网络整合生理过程，通过释放神经递质和其他调节分子，提供了一种几乎即时的稳态控制机制。免疫系统通过炎症抵御感染和损伤，炎症可以中和入侵的病原体，促进组织修复。然而，炎症也可能是有害的，例如自身免疫性疾病。这两种系统都具有完善的进化特性，可以识别不断变化的微环境中的变化和威胁，增强保护反应，并产生免疫记忆，以便在未来遇到类似的变化时促进这些保护反应。神经元和免疫细胞之间的相互作用，以及它们之间的沟通和功能合作，是体内平衡和物种生存不可或缺的。

神经系统与免疫系统之间是否存在相互作用的问题早年曾有过争论。长久以来，多数免疫学家认为免疫系统主要通过自身的辅助与抑制网络而发挥自身调节，神经系统对其影响不明显。但是越来越多的研究充分证实，免疫系统内不仅存在着神经末梢的支配，而且还表达大量的神经递质的受体，所以，免疫系统在体内绝对不是一个孤立的系统，它也像其他系统一样，受到神经系统的调节。相似的，对于神经系统，由于血－脑屏障、血－脑脊液屏障和脑脊液－脑屏障的存在，能有效地阻止循环免疫细胞（如 B 细胞和 T 细胞）的浸润，并最大限度地减少血浆蛋白以及血液中神经兴奋性和神经毒性物质的流入，所以很长一段时间中枢神经系统被认为是“免疫豁免区”。但是随着近几十年对中枢神经系统组织和细胞结构、中枢神经系统疾病和中枢神经系统内免疫细胞和分子研究的日益深入，已经明确证实，中枢神经系统不仅不是“免疫豁免区”，而恰恰是处于免疫系统的严密监视之下。

第一节 神经系统和免疫系统的相互作用及其物质基础

一、神经系统与免疫系统的相互影响

（一）神经系统对免疫系统的影响

1. 精神和情绪对免疫系统的影响 人类有关神经内分泌系统影响机体免疫系统功

能的感性认识由来已久。古希腊医生盖伦(公元129—199)曾注意到忧郁的妇女较乐观的女性易罹患癌症;麦肯齐医生1896年曾在《美国医学科学杂志》上报道,对玫瑰花粉产生过敏性哮喘的患者,见到人造玫瑰花时也出现哮喘;中医对七情(喜、怒、哀、思、悲、恐、惊)致病也早有直觉和经验性的描述,提示情绪因素至少可部分地影响机体的抗病能力特别是免疫力,从而加速或延缓疾病的发生和发展。

当今社会变化迅速,人们的心理和生活经常受到各种环境因素的剧烈冲击,精神心理因素对免疫系统的影响日益受到人们的重视。英国学者经过对250多名癌症患者的调查和统计分析,提出"精神因素有可能是引起癌症的最重要病因之一"。研究发现,某些肿瘤患者及艾滋病患者的存活期与其精神心理状态呈正相关。如今,大量的研究证实,抑郁、焦虑、情绪改变乃至各种精神病,都会导致免疫功能变化,比如实验发现,过度悲哀者的淋巴细胞对有丝分裂原的反应减弱;配偶或其他亲人的亡故可使T细胞对植物血凝素的转化反应和自然杀伤细胞(nature killer cell, NK)的活性受到抑制。而这些因素造成的免疫抑制是该人群恶性肿瘤高发病率的原因之一。

动物实验进一步证明了精神因素与免疫功能的密切关系。当动物处于应激状态下,比如每天电激小鼠以使其处于精神紧张状态,一段时间后其胸腺缩小,淋巴细胞数减少,脾脏重量减轻;或连续电休克后,动物外周血淋巴细胞数减少,植物血凝素介导的淋转率降低。

综上所述,种种证据提示,精神和情绪因素能影响健康与疾病的平衡是有生理和病理基础的。总的来说,消极、悲观的情绪产生免疫抑制;而积极、乐观的情绪则有助于免疫增强。

2. 条件性免疫反应 近年来的研究证明,免疫系统也像机体其他的系统一样,通过经典的条件反射,被激活或抑制。也就是说,免疫反应也可以形成条件反射,称为条件性免疫反应(conditional immune response),是中枢神经系统影响免疫系统的一个重要表现。

20世纪20—30年代晚期,巴甫洛夫的学生在法国巴黎巴斯德研究所进行了一系列实验性研究。他们以豚鼠和兔为实验对象,非条件刺激采用注射细菌或细菌毒素使血中白细胞计数和抗体滴度升高;条件刺激则采用搔抓皮肤或用热金属片刺激皮肤。当条件刺激与上述非条件刺激相结合(强化)后,再单独给予条件刺激时,也可引起白细胞计数和抗体滴度升高,说明免疫反应已形成了条件反射。

知识窗

条件性免疫抑制反应模型

20世纪70年代,美国心理学家罗伯特·艾德和免疫学家尼古拉斯·科恩等人以大鼠作为实验对象,喂糖水作为条件刺激,腹腔注射免疫抑制剂环磷酰胺作为非条件刺激,二者多次结合以形成条件反射。数日后,单独喂糖水即可引起免疫抑制,成功地建立了条件性免疫抑制反应。在此实验的基础上,艾德提出了心理神经免疫学的概念。继艾德这项工作之后,1985 年施梅克研究小组在小鼠建立了条件性免疫增强反应模型的报道。Poly I:C 有增强自然杀伤细胞的细胞活性的作用,他们以 Poly I:C 作为非条件刺激,以樟脑作为条件刺激,反复结合强化,最后仅仅给予樟脑的气味刺激,就可增强自然杀伤细胞的细胞活性,形成条件性免疫增强反应。条件性免疫反应过程中,体内可能产生了某些物质,比如神经肽,影响了免疫功能。这些结果表明,免疫功能受神经系统直接调控。

(二)免疫应激对中枢神经系统的影响

既往认为脑有血脑屏障的保护,缺乏淋巴回流,缺少抗原提呈细胞,缺乏主要组织相容性抗原等造成脑是“免疫豁免区”,不受或很少受免疫系统的调节。但是,近二十余年随着对脑免疫微环境的研究,这一认识发生了改变。在脑内,小胶质细胞和星形胶质细胞被发现是抵抗嗜神经病毒的特殊哨兵;同时,神经元也可以分泌免疫因子,它们共同参与脑内固有和获得性免疫应答。另外,即使在正常的脑内,也发现有 T 细胞的存在。因此,脑不是不受免疫系统的调控,只是脑内的免疫微环境与外周可能有所不同。免疫系统的变化,时刻影响着神经系统的功能。

1. 免疫应激对神经元电活动的影响 大量电生理的研究表明,外周免疫反应能够影响中枢特定部位神经元的电活动。在免疫反应的不同阶段,下丘脑神经元活动的放电频谱会出现复杂的变化,先于抗体的检出。用绵羊红细胞免疫的动物,在第 5 天,即抗体生成的高峰期,下丘脑腹内侧核放电频率增加了数倍,前下丘脑和视前区的放电频率也显著增高。用环胞菌素 A 或环磷酰胺抑制外周免疫反应后,中枢的放电变化也相应消失,提示这种下丘脑电活动变化与外周免疫反应的强弱密切相关。若将刀豆蛋白 A(concanavalin A,ConA)刺激的大鼠脾细胞培养的上清液转输给另一大鼠,则也能导致下丘脑前区放电频率增高。刀豆蛋白 A 能刺激脾细胞(主要是 T 细胞)产生淋巴因子,而正是上清液中的这些淋巴因子使下丘脑前区的放电频率发生变化。

2. 免疫应激对神经递质、激素和细胞因子的调控 中枢神经系统内存在免疫因子受体,血液和脑内的免疫因子可以影响神经元和胶质细胞的活动,影响神经递质的代谢、神经内分泌功能和脑区的活动。海马神经元有白细胞介素(interleukin,IL)-2 受体,激活后可抑制神经细胞释放乙酰胆碱。IL-1 可促进下丘脑促肾上腺皮质激素释放激素的释放。在参与神经内分泌的脑室周围结构,已发现同位素标记的胸腺素 α-1、β-4,它们引起促黄体激素释放激素的释放。细胞因子可以通过影响 5-羟色胺(5-hydroxytryptamine, 5-HT)系统,进而引起抑郁症的症状。神经系统内部产生的细胞因子以及从外周入脑的细胞因子,可以以神经递质的方式调节神经系统的功能。

多种细胞因子对星形细胞有促有丝分裂作用,这些细胞因子可能参与中枢神经系统的正常发育、损伤修复以及病理状态下的反应性神经胶质增生(如在多发性硬化)。巨噬细胞和胶质细胞来源的IL-2可通过增加mRNA转录而加速胶质细胞分化。IL-3、IL-6、肿瘤坏死因子(tumor necrosis factor, TNF)、干扰素(interferon, IFN)对神经元亦有促进增殖分化的作用。

3. 免疫应激对神经系统功能的作用 免疫性细胞因子能影响脑内部的病理性反应。某些细胞因子能直接作用于下丘脑而引起发热。TNF是一种致热原,它既能直接作用于下丘脑神经元引起发热,也可间接通过诱导产生IL-1而引起发热。细胞因子引起发热有赖于脑内合成的单胺类递质和前列腺素E等的参与。

参与免疫反应的一些细胞因子能促进睡眠,且往往出现嗜睡,在传染性疾病时尤为明显,这可能是患者由感染获得康复的一个重要因素。IL-1对人的生理性睡眠似也起作用,因为血浆的IL-1水平在慢波睡眠开始时达到峰值;猫脑脊髓液的IL-1样活性在睡眠时也比觉醒时高。外周或中枢注射细菌产物或细胞因子(IL-1、TNF、IFN-α)能加强慢波睡眠。细菌产物和细胞因子的致眠作用与致热作用是互相分离的,因为用解热药阻断细胞因子的致热作用并不影响其致眠作用。

急、慢性病理过程往往伴有摄食减少,这是因为免疫性细胞因子直接而特异地作用于下丘脑中与进食有关的脑区而引起进食抑制。电生理研究表明,IL-1和TNF-α引起的进食减少是由于抑制了下丘脑外侧部的葡萄糖敏感神经元(被认为是“饥饿中枢”)。IFN-α引起的进食减少可能牵涉下丘脑腹内侧核葡萄糖敏感神经元(被认为是“饱感中枢”)的兴奋。细胞因子也能减少胃的排空。

二、神经系统和免疫系统相互调节的物质基础

(一)神经系统调节免疫系统的物质基础

神经系统通过产生各种免疫调节因子调控免疫功能。神经细胞可以直接产生免疫调节因子,也可以通过调节内分泌系统,使后者产生免疫调节因子。免疫调节因子既可以在中枢水平发挥作用,也可通过直接影响免疫细胞在外周水平发挥作用。

神经和内分泌系统可通过释放和分泌的递质或激素与免疫细胞上的受体相结合而直接影响免疫系统。近年来采用放射自显影、放射受体分析法等已经证明大多数神经递质、调质及内分泌激素受体都可以在不同的免疫细胞上找到。同时,神经和内分泌系统还可以分泌免疫活性物质影响免疫系统的活动。既往认为免疫活性物质是免疫系统的产物,但越来越多的研究发现,神经和内分泌系统本身也可以合成和分泌细胞因子、补体等免疫活性物质,参与对神经内分泌系统和免疫系统的功能调节。

1. 神经递质和调质

(1)儿茶酚胺 儿茶酚胺类神经递质,主要包括肾上腺素(adrenalin, AD)、去甲肾上

腺素(noradrenalin,NA)和多巴胺(dopamine,DA)。去甲肾上腺素既可以由交感神经末梢和脑内肾上腺素能神经末梢合成和分泌,又可以由肾上腺髓质合成和分泌,同时,外周血淋巴细胞也能够合成去甲肾上腺素。目前研究发现其对免疫功能具有双向调节作用(图24-1)。多种来源的多巴胺对于免疫反应的发生和发展均具有影响;与不同的受体亚型结合,则产生不同的免疫增强或抑制效应。在某些神经精神疾病,如帕金森患者、精神分裂症和抑郁症患者,不仅脑内多巴胺受体的敏感性和密度发生改变,同时,外周血淋巴细胞的多巴胺含量、转运体或某些受体亚型表达均出现降低或增高的表现,还伴有免疫功能的改变。

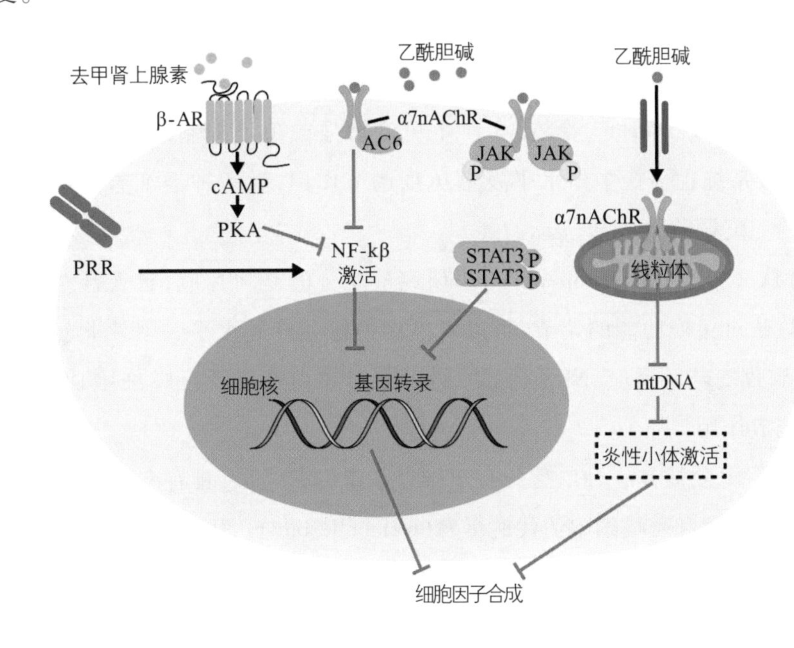

图 24-1　神经递质介导细胞因子释放的分子机制

注:α7nAChR. 烟碱型乙酰胆碱受体 α7 亚单位;mtDNA. 线粒体 DNA;β-AR. β-肾上腺素能受体;cAMP. 环磷酸腺苷;PKA. 蛋白激酶 A;AC6. 腺苷酸环化酶 6;STAT3. 信号传导与转录激活因子-3。

去甲肾上腺素与巨噬细胞和其他免疫细胞表面的 β-肾上腺素受体相结合,活化细胞内的 cAMP 和蛋白激酶 A(PKA),进而抑制 NF-κB 的活化,减少促炎细胞因子的产生。乙酰胆碱与巨噬细胞和其他免疫细胞表面的 α7 烟碱样乙酰胆碱受体(alpha-7 nicotinic acetylcholine receptors,α7nAChR)相结合,一方面可以活化腺苷酸环化酶 6,进而抑制 NF-κB 的活化,减少 TNF 和炎细胞因子的产生;另一方面可以通过引起 α7nAChR 与非受体型酪氨酸蛋白激酶 JAK2 相互作用,导致 STAT3 磷酸化。磷酸化的 STAT3 二聚体转移到胞核内,抑制促炎因子的表达。另外,细胞外的 ATP 可以引起乙酰胆碱快速涌入活化的免疫细胞胞浆,胞浆内的乙酰胆碱与线粒体 α7nAChR 结合,减少线粒体 DNA

的释放，抑制炎性小体的活化和IL－1β细胞因子的释放。

（2）乙酰胆碱　乙酰胆碱可以由副交感神经末梢和脑内胆碱能神经末梢分泌，同时，非神经组织如上皮和免疫系统也可以合成和分泌乙酰胆碱。而淋巴细胞、巨噬细胞和树突状细胞等免疫细胞表面表达乙酰胆碱受体，乙酰胆碱可以通过其受体直接调节免疫细胞的活动（图24－1）。近年来提出的胆碱能抗炎通路就是基于乙酰胆碱系统在对抗免疫反应中的重要作用而提出的。

（3）5－羟色胺　5－羟色胺是脑内的一种神经递质，调节认知、内分泌、应激反应、昼夜节律和睡眠，也与行为、情绪、焦虑、攻击、抑郁和精神分裂的改变有关，而这些改变会伴有免疫功能失常。5－羟色胺系统功能的多样性，与其受体的多样性有关，迄今已发现了至少14种受体亚型。对于免疫功能的调节，体外实验证实，作用于免疫细胞上不同的受体，比如5－HT_{1A}或5－HT_{2A}受体，会产生免疫增强或免疫抑制的不同效应。另外，脑内的5－羟色胺系统也会在中枢水平发挥免疫调节作用，激活神经细胞不同的受体亚型会产生不同的免疫调节效应。

（4）阿片肽　神经肽（neuropeptide）中研究最充分的是阿片肽，有人甚至称之为神经免疫肽。阿片肽对免疫功能的调节，可以发生在中枢和外周水平。阿片肽对淋巴细胞转化、T淋巴细胞玫瑰花环反应、NK细胞的活性、多形核白细胞及巨噬细胞功能、干扰素的产生等都有调节作用。

（5）P物质　P物质是一种广泛分布于神经系统的神经肽，具有多种生理效应，P物质能促进T细胞的增殖和巨噬细胞的代谢爆发（metabolic burst），代谢爆发亦被称为呼吸爆发（respiratory burst），是指吞噬细胞在进行吞噬时氧利用、产生H_2O_2和超氧阴离子的能力突然增加，杀菌能力增强。此外，P物质能刺激人外周血单核细胞释放IL－1、IL－6和肿瘤坏死因子（tumor necrosis factor, TNF），也可使免疫球蛋白（immunoglobulin, Ig）的合成增加。

其他神经肽，包括血管活性肠肽、生长抑素、降钙素基因相关肽等也对免疫系统有影响。

2. 内分泌激素　中枢神经系统调控免疫的一条重要途径是通过调控内分泌腺释放激素作用于免疫细胞。激素作用于靶细胞也是通过受体介导的。

糖皮质激素、促肾上腺皮质激素、生长抑素、雄激素、前列腺素等均有免疫抑制效应，生长激素、催产素、催乳素、甲状腺素、胰岛素等则增强免疫应答。

糖皮质激素具有下列作用：①稳定溶酶体，防止其释放多种酶破坏自身组织；②抑制单核－巨噬细胞功能，减少免疫应答；③一般剂量可抑制初次免疫应答，大剂量则溶解淋巴细胞；④抗炎作用，减少中性粒细胞等炎症细胞的积聚和炎性渗出；⑤抑制淋巴细胞产生IL－2、IL－4、IFN－γ等。

生长激素与糖皮质激素相反，几乎对所有免疫细胞，包括淋巴细胞、巨噬细胞、NK细胞、中性粒细胞、胸腺细胞等，都具有促进分化和加强功能的作用。生长激素能促进巨噬细胞活化，使 T 细胞增殖并产生 IL－2，还能增加抗体合成。甲状腺素也有免疫促进作用，能促进 T 细胞活化，增加腹腔渗出细胞数量。催乳素也是重要的增强免疫应答的激素，可促进巨噬细胞活化和 T 细胞产生 IL－2，也是联结中枢神经系统与免疫系统的重要介质。

3. 免疫活性物质 中枢神经系统许多部位的胶质细胞、神经元和内分泌细胞在正常或者病理情况下可生成细胞因子。目前可在中枢神经系统检出的细胞因子有 IL－1、IL－2、IL－3、IL－4、IL－5、IL－6、IL－8、TNF、IFN、巨噬细胞集落刺激因子（macrophage colony－stimulating factor，M－CSF）等。细胞因子的受体不仅表达在免疫细胞表面，脑组织也有不同的细胞因子受体的分布。细胞因子及其受体与催眠、神经细胞增殖分化、神经递质的合成和释放等有关，还可以影响下丘脑－垂体－肾上腺轴（hypothalamus－pituitary－adrenal axis，HPA axis）的活动。

（二）免疫系统调节神经系统的物质基础

1. 中枢神经系统中存在免疫功能的神经细胞 小胶质细胞是一类特殊的髓系细胞，它们一旦在中枢神经系统定居，就独立于血细胞进行自我增殖和维持。小胶质细胞表达 IL－1β，可以促进 T 细胞表达粒细胞－巨噬细胞集落刺激因子（granulocyte macrophage colony－stimulating factor，GM－CSF），小胶质细胞和 T 细胞的相互作用有利于鞘内 T 细胞的存活和效应功能。

星形胶质细胞的主要功能包括调节水分平衡，调节突触活动和血液流动。它也是中枢神经系统具有免疫效应的神经胶质细胞之一，能产生神经营养素和抗炎症细胞因子，是炎症介质的中枢神经系统来源之一。生理情况下，星形胶质细胞维持中枢神经系统的稳态，一旦发生炎症反应，星形胶质细胞的反应会加重炎症的结果。

2. 免疫系统产生的作用于神经系统的信息物质 细胞因子既可以在外周影响神经系统，进而把免疫信息传递到脑；又可以直接作用到中枢神经系统，影响神经递质的代谢等神经细胞的功能活动。

另外，免疫细胞可以产生神经肽和激素，如外周血淋巴细胞也可以通过酪氨酸羟化酶/多巴脱羧酶途径合成多巴胺，胞膜也表达多巴胺受体和多巴胺转运体。其他在免疫细胞中发现的神经肽和激素有：γ－内啡肽、甲硫脑啡肽、P 物质、神经肽 Y、血管活性多肽、生长抑素、精氨酸加压素、促肾上腺皮质激素、生长激素、催产素、催乳素、绒毛膜促性腺激素、促卵泡素、促甲状腺素、促黄体素等。免疫细胞产生的神经肽和内分泌激素可以通过内分泌、自分泌和旁分泌方式调节神经内分泌系统的功能。

既往认为属于免疫系统的补体系统分子、补体受体和补体调控分子，目前发现在脑中也广泛存在。在病理状态下，这些分子可以表达增高，参与中枢神经系统损伤和炎性疾病的发病过程，比如 PD、AD 和多发性硬化等，都有补体系统分子的参与。

免疫系统通过它们产生的细胞因子，或通过免疫细胞本身分泌的激素和神经肽将免疫信息传递到脑,进而影响中枢神经系统、内分泌系统和全身各系统的功能活动。临床发现免疫异常疾病时常伴有精神症状,如自身免疫性疾病红斑狼疮亦伴发精神分裂症或癫痫,在对相关的免疫失调进行治疗后症状消失。

第二节　神经系统和免疫系统相互影响的机制

一、神经系统调节免疫系统的途径

既然中枢神经系统可以调控免疫功能,那么,这种调控作用是通过怎样的传出途径传达到免疫系统呢?目前认为主要有以下三种途径。

(一)自主神经系统

形态学研究早已证实,人及各种动物的免疫器官和组织如胸腺、脾脏、淋巴结、扁桃体、肠系膜集合淋巴结等都有自主神经和感觉神经纤维的分布。这些神经纤维主要位于被膜和小梁中的血管周围,亦有少量纤维深入到实质性淋巴细胞区。在免疫应激状态下,胸腺、脾脏中的神经纤维数量会发生变化。自主神经系统发挥调控效应是通过神经末梢释放的神经递质作用于靶细胞膜上的相应受体而实现的。

另一方面,副交感神经系统在免疫调节中发挥着重要作用。迷走神经既包含副交感传出成分,又包含感觉神经纤维成分,因此,不论在早期监测免疫信息方面,还是在反馈性地调控免疫功能方面都发挥着有效的调节作用。迷走神经通过末梢释放乙酰胆碱来调节免疫反应,抑制细胞因子的合成和释放,因此,副交感通路近年来又被称为"胆碱能抗炎通路"(图 24 - 2)。

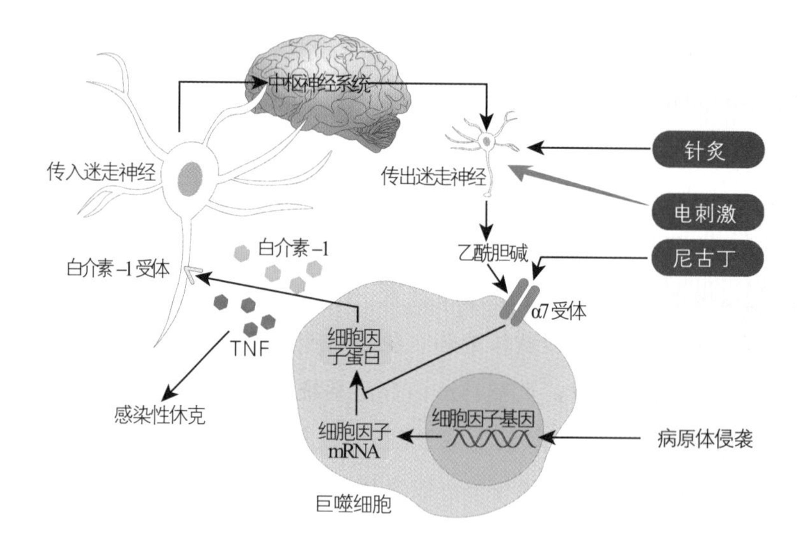

图 24 - 2　迷走神经参与神经免疫调节

(二)下丘脑－垂体－肾上腺轴

下丘脑－垂体－肾上腺轴是中枢神经系统调控免疫应答活动的主要途径之一。刺激下丘脑可通过促肾上腺皮质激素释放激素引起垂体前叶释放促肾上腺皮质激素,进而促进肾上腺皮质释放糖皮质激素,形成下丘脑－垂体－肾上腺轴。肾上腺糖皮质激素几乎对所有免疫细胞都有抑制作用,包括淋巴细胞、巨噬细胞、中性粒细胞、肥大细胞等。这也是在临床上器官移植时使用皮质激素抑制免疫排斥反应的机制所在。

(三)其他传出途径

近年来人们还注意到所谓非垂体－肾上腺轴对免疫功能的调节。切除肾上腺后,应激所引起的某些免疫功能的变化依然存在,说明还存在其他的神经内分泌调节机制。其中,下丘脑－垂体－甲状腺轴(hypothalamus-pituitary-thyroid axis,HPT axis)和下丘脑－垂体－性腺轴(hypothalamus-pituitary-gonadal axis,HPG axis)有重要的作用。同时,下丘脑－垂体轴分泌的生长激素、生乳素、阿片肽等可直接参与神经免疫调节。

二、免疫信息向脑传递的途径

激活的外周免疫细胞释放细胞因子和其他免疫分子,通过神经机制和体液机制将信息传递给中枢神经系统。

(一)免疫信息传递的体液机制

由于细胞因子分子量大,其入脑的一大障碍是血脑屏障。但是,脑内的室周器官如延髓最后区、终板血管器、穹隆下器等处无血脑屏障。另外,血脑屏障在某些状态如高血压、创伤、饮酒、发热、缺氧、妊娠、饥饿等时,可以一过性开放,因而免疫应激过程中如伴发这些状态可能为细胞因子进入脑内提供瞬时性通道。细胞因子对脑的作用还可通过血管内皮细胞上的受体,诱导内皮细胞生成前列腺素等物质,后者作为第二信号,将免疫信息传入脑内。

免疫细胞也有可能进入中枢神经系统实质。在病理情况下,如炎症,免疫细胞可以穿过脑膜血管进入蛛网膜下腔,接着通过软脑膜进入脑实质(机制仍不清楚);或者炎症条件产生梯度化学因子,诱导免疫细胞直接穿过血脑屏障进入脑实质。T淋巴细胞在被抗原激活后,能产生和分泌内皮糖苷酶,降解内皮细胞周围的基膜,并以变形的方式自内皮细胞之间逸出毛细血管至脑组织中,起免疫监视作用。

(二)免疫信息传递的神经机制

在一些免疫激发状态,中枢介导的发热等反应出现早于血液中细胞因子浓度的升高,用细胞因子的体液传递途径不能解释这些现象。有关免疫信息向脑传递的神经通路,近年来研究得较多的是迷走神经。迷走神经末梢及与迷走神经感觉纤维相关的旁神经节中，有细胞因子受体的存在，为其迅速感受外周免疫信息提供了物质基础。大量的实验通过预先切断迷走神经，观察对免疫激发状态时中枢介导的反应如发热、全身性痛觉过敏、血中皮质醇浓度等的影响，证实迷走神经在免疫信息向神经信号的转换和传递中起重要作用。

另外，属于旁神经节和外周重要的化学感受器的颈动脉体也有细胞因子受体的表达，并且可以感受细胞因子的刺激，将免疫信息经其传入神经窦神经向中枢传递。

综上所述，神经内分泌系统和免疫系统之间存在着错综复杂的相互作用，形成了神经免疫调节网络，可以通过图 24－3 进行概括性的理解。

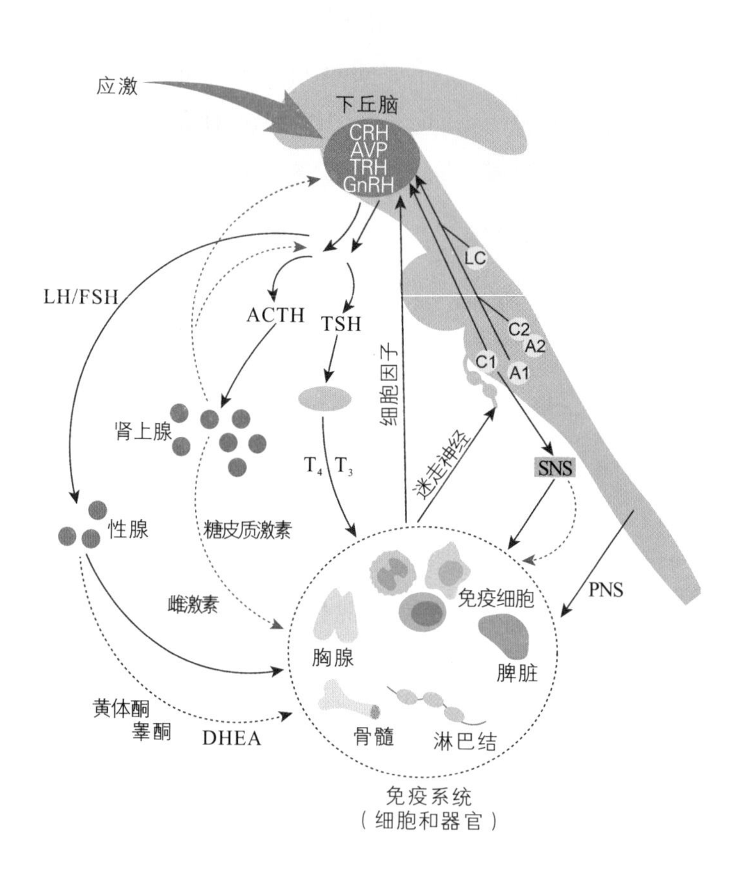

图 24－3　神经－内分泌－免疫系统相互调节及其信息分子

注：CNS. 中枢神经系统；LH/FSH. 黄体生成素/卵泡生成素；ACTH. 促肾上腺皮质激素；TSH. 促甲状腺激素；T_3. 血清总三碘甲状腺素原氨酸；T_4. 血清总甲状腺素；DHEA. 脱氢表雄酮；CRH. 促肾上腺皮质激素释放激素；AVP. 抗利尿激素；TRH. 促甲状腺激素释放激素；GnRH. 促性腺激素释放激素；LC. 蓝斑；C1，C2，A1，A2. 脑干肾上腺素能核团；SNS. 交感神经；PNS. 副交感神经。

第三节　神经系统自身免疫性疾病

神经系统自身免疫性疾病是由于自体免疫细胞和免疫分子攻击神经系统所引起神经元或轴突损伤、脱髓鞘、神经－肌肉接头破坏等病理改变的一类疾病，可以发生在中枢神经系统、周围神经系统或神经－肌肉接头处。

一、多发性硬化

多发性硬化(multiple sclerosis，MS)是由于慢性炎症导致中枢神经系统白质发生脱髓鞘病变和轴突损伤的一类疾病，临床表现多种多样。

(一)致病因素

多发性硬化的病因可能是多因素的，目前认为其病因与个体遗传因素、环境因素和病毒感染密切相关，其发病机制尚不完全清楚。这种疾病主要影响年轻女性(年龄为 20 ~40 岁)，全世界有 200 多万人受到影响。脱髓鞘斑块是多发性硬化的主要病理标志，其免疫反应以 T 细胞为主，B 细胞也参与疾病的发病过程。了解多发性硬化的发病机制对于修复髓鞘和轴突结构的治疗策略至关重要。

(二)发病机制

我们对多发性硬化免疫发病机制的许多了解都来自于对实验性自身免疫性脑脊髓炎(experimental autoimmune encephalomyelitis，EAE)的研究，EAE 是一种中枢神经系统炎症性脱髓鞘的动物模型，可由髓鞘蛋白成分的外周免疫诱导。EAE 具有多发性硬化的许多组织学特征，包括主动脱髓鞘、少突胶质细胞和轴突丢失，所有这些可能都是由髓鞘特异性 T 细胞介导的(图 24－4)。

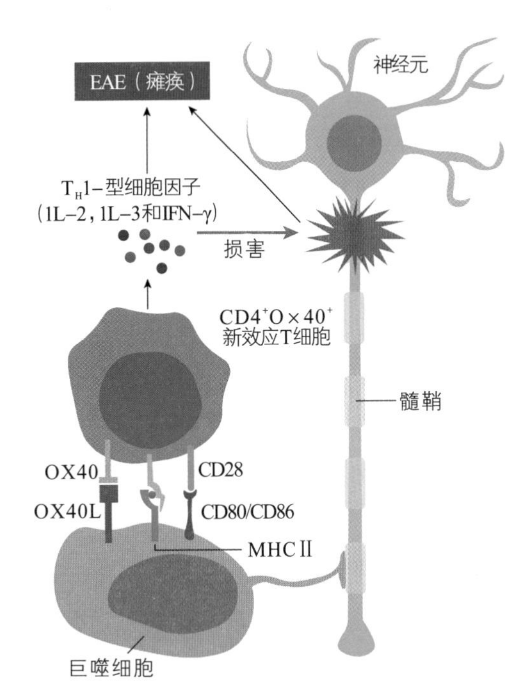

图 24－4　实验性自发性脑脊髓炎(EAE)发病机制示意图

注：EAE. 实验性自发性脑脊髓炎；T_H. 辅助性 T 细胞；MHC Ⅱ. 主要组织相容性复合体Ⅱ；CNS. 中枢神经系统。

多发性硬化的免疫机制被认为是由于对髓鞘和其他中枢神经系统抗原自我耐受性的破坏，从而导致自身反应性 T 细胞的持续外周活化。在遗传易感的个体中，这种自我耐受性的丧失可能是由一种感染因子,如病毒引起的,感染可导致 T 细胞活化,细胞损伤导致自身抗原释放,从而导致内源性蛋白(如髓鞘碱性蛋白)与致病性外源性蛋白交叉反应激活 T 细胞,这一过程称为分子拟态(molecular mimicry)。

1. **细胞免疫** 外周针对自身髓鞘碱性蛋白(meyelin basic protine,MBP)活化的 T 淋巴细胞,表达 VLA-4 分子,与表达 VCAM-1 的血管内皮细胞相互作用,穿过血脑屏障。进入中枢神经系统后,自身反应性外周活化的 T 细胞在脑实质中遇到携带自身抗原肽的抗原呈递细胞可以被重新激活,触发炎症级联反应,释放细胞因子和趋化因子,招募更多的炎症细胞包括 T 细胞,巨噬细胞,B 细胞和持续激活的小胶质细胞导致髓鞘损伤。

多发性硬化患者体内两个重要的平衡网络 Th1/Th2 和 Th17/Treg 发生了失衡。患者体内 Th1 细胞数量增加,IFN-γ 等 Th1 细胞来源的细胞因子表达增多,使疾病上调,病情加重。临床发现视神经脊髓型多发性硬化患者外周血及脑脊液 IL-17 水平升高,与病情呈正相关。实验性自身免疫性脑脊髓炎(experimental autoimmune encephalomyelitis,EAE)小鼠实验发现,Th17 细胞能破坏小鼠血脑屏障,分泌 IL-17 加重疾病病情;抑制 Th17 细胞和 IL-17 的表达,可以明显减轻残疾和脑部损伤。给 EAE 小鼠输入功能正常的异体小鼠 Treg 细胞,可以抑制发病,减轻血脑屏障损伤,抑制 T 细胞和巨噬细胞浸润,减轻残疾程度。

2. **体液免疫** 多发性硬化患者脑脊液内免疫球蛋白 IgG 增高。与血清相比,多发性硬化患者分离的脑脊液中寡克隆条带的存在和鞘内 IgG 合成增加。据报道,寡克隆条带的存在、自由轻链的增加以及脑脊液中鞘内 IgM 合成的增加被报道与更差的预后有关。

患者血清和脑脊液中存在抗 MBP 抗体、抗髓鞘少突胶质细胞糖蛋白抗体和抗蛋白脂质蛋白抗体等自身髓鞘相关蛋白的抗体。MBP 是髓鞘蛋白的主要成分之一,以 MBP 作为抗原可诱导产生 EAE 发病。

二、格林-巴利综合征

格林-巴利综合征(Guillain-Barré syndrome,GBS)是急性麻痹性神经病最常见的病因,是一种急性炎症性多发性周围神经病,其特征是急性发作、快速进展、对称肌无力、不稳定的行走和反射减弱活动消失。

(一)致病因素

格林-巴利综合征的确切病因尚不清楚,但 50%~70% 的病例出现在呼吸或胃肠道感染或其他免疫刺激后,这些免疫刺激可诱导针对周围神经及其脊髓根的异常自身免疫反应。

(二)发病机制

格林-巴利综合征(Guillain-Barré syndrome, GBS)是自身反应性白细胞浸润到周围神经系统，引起神经炎症、脱髓鞘和轴突变性，经典的GBS又称急性炎症性脱髓鞘性多发性神经病(Acute Inflammatory Demylinating Polyradiculopathy, AIDP)。实验性自身免疫性神经炎(experimental autoimmune neuritis,EAN)是Lewis大鼠T细胞介导的疾病，被认为是AIDP的动物模型，是通过注射周围神经系统髓鞘中提取的蛋白和多肽诱导AIDP相似的病理特征而发展起来的。

一种由巨噬细胞和T细胞识别的细菌交叉反应抗原，促进B细胞产生抗MBP或抗神经节苷脂抗体，这种抗体能穿透血神经屏障，和抗原结合，激活补体，引起补体介导的级联反应。活化的T细胞释放促炎细胞因子，激活巨噬细胞，使其释放细胞因子、蛋白酶和自由基(一氧化氮、氧和过氧化氢)，侵入致密的髓鞘与轴突周围空间，破坏施万细胞，最终导致轴突变性或脱髓鞘病变。

1. **细胞免疫** 巨噬细胞作为主要的抗原呈递细胞和效应细胞，通过呈递抗原和促进Th1细胞活化，在GBS的发病过程中发挥着关键作用。极化的Th1细胞反过来诱导M1型巨噬细胞的活化。M1型巨噬细胞可促进MHC-Ⅱ、黏附分子、炎性细胞因子的表达，导致炎症、血神经屏障断裂、脱髓鞘。

M1型巨噬细胞在GBS早期通过促进细胞毒性和Th1细胞因子(TNF-α、IFN-γ、IL-2、IL-1β、IL-18等)的产生与髓鞘炎症损伤相关。M2型巨噬细胞则相反，通过促进Th2细胞免疫反应以及在GBS后期分泌抗炎细胞因子(IL-4、IL-10等)，参与疾病的恢复和髓鞘与轴突的修复。越来越多的研究表明，巨噬细胞从M1向M2的转化可以有效改善GBS的严重程度。

2. **体液免疫** 体液免疫反应也参与了GBS的发病过程，主要是自身抗体和补体的参与，与细胞免疫一起在GBS发病过程中发挥协同作用。

有一些证据显示体液免疫参与了格林-巴利综合征的发病。在GBS神经活检标本中发行免疫球蛋白和补体沉积，GBS血清可以引起神经脱髓鞘病变。在GBS血清存在周围神经的抗体成分，可以检测到抗神经节苷脂和髓鞘碱性蛋白的抗体。一些GBS患者的全血或IgM抗体可产生补体依赖的周围神经脱髓鞘。在GBS中，激活的补体成分在血清和脑脊液中可以检测到。抗髓磷脂抗体在激活补体水平之前达到峰值，这为抗体介导的补体攻击周围神经髓磷脂提供了证据。血浆置换的治疗效果和静脉注射免疫球蛋白也提示体液免疫参与了病程。

思考题

1. 神经系统和免疫系统相互调节的通路有哪些？

2. 神经系统和免疫系统相互调节的物质基础是什么？

(薛 茜)

参考文献

[1] 韩济生. 神经科学. 3 版. 北京:北京大学医学出版社,2009.

[2] 鞠躬,武胜昔. 神经生物学. 西安:第四军医大学出版社,2015.

[3] Chavan S S, Pavlov V A, Tracey K J. Mechanisms and Therapeutic Relevance of Neuro-immune Communication. Immunity,2017, 46(6):927 - 942.

[4] Ishizu T, Osoegawa M, Mei F J, et al. Intrathecal activation of the IL - 17/IL - 18 axis in opticospinal multiple sclerosis. Brain,2005, 128(Pt 5):988 - 1002.

[5] Inga K, Ruth H. Myasthenia G: Pathogenic Effects of Autoantibodies on Neuromuscular Architecture. Cells,2019,8(7):671.

[6] Sophie B, Angela V, Jacqueline P. Myasthenia gravis: a clinical-immunological update. J Neurol, 2016,263(4):826 - 34.

第二十五章 25 血脑屏障与神经疾病

中枢神经系统(central nervous system, CNS)是人体最高的控制系统,其正常运行不仅消耗巨大的能量,还需要高度的稳定性。为同时满足供给和屏蔽的需求,漫长的进化过程使 CNS 拥有了一套复杂的屏障体系,包括血脑屏障、脑脊液 - 脑屏障和血 - 脑脊液屏障三种屏障。其中,血脑屏障结构最为复杂,功能也最为重要。随着技术进步带来的认识深入,人们更加意识到血脑屏障对于 CNS 健康和疾病的重要意义。本章着重从血脑屏障的结构和功能出发,介绍血脑屏障在神经疾病的发生和发展过程中的作用,并讨论促进药物通过血脑屏障的策略问题。

第一节 血脑屏障的结构和功能

血脑屏障(blood-brain barrier, BBB)是血液和脑以及脊髓实质之间的组织界面,位于脑和脊髓除了室周器官之外的毛细血管及邻近组织,由脑毛细血管及其紧密连接、周细胞、基膜和星形胶质细胞终足组成,以其严格的选择通透性维持 CNS 内环境的稳定,保证 CNS 生理功能的发挥。

早在 1885 年,德国科学家 Paul Ehrlich(图 25 - 1 左)在实验中发现,向动物外周血管内注入碱性蓝色染料使动物周身组织蓝染,但脑和脊髓都保持原色;其后,Edwin Goldmann(图 25 - 1 右)将染料从脑脊液注入,却导致中枢神经组织蓝染,而外周组织没有被染色,提示了血液与中枢神经系统之间存在阻碍染料通过的组织结构,从而拉开血脑屏障研究的序幕。

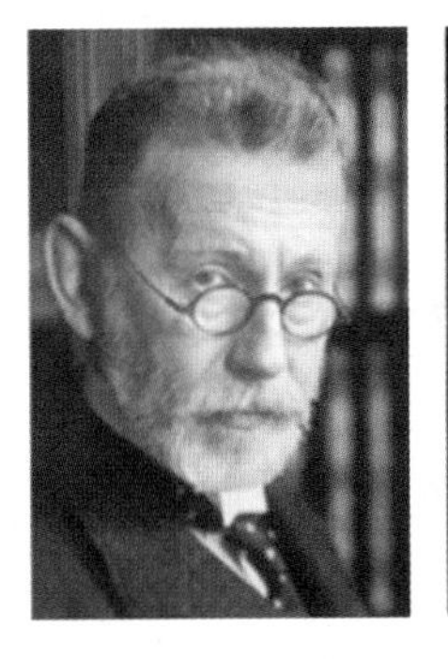
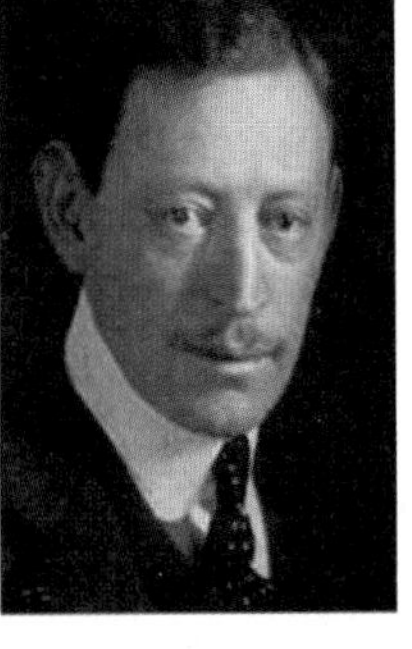

图 25 - 1 Paul Ehrlich 和 Edwin Goldmann

德国病理学家 Max Lewandovsky 于1900 年最早使用了 bluthirnschranke(德语,意为血与脑之间的界面)一词。1921 年,前苏联科学家 Lina Stern 通过一系列的药理学研究证实并正式提出 Hematoencephalic barrier(血脑屏障)的概念。但 BBB 的结构是在 20 世纪 60 年代电子显微镜出现后才被人们"看到"。

一、血脑屏障的结构

BBB 由细胞成分和非细胞成分两部分组成,细胞成分为 CNS 的毛细血管内皮细胞、周细胞、星形胶质细胞终足,非细胞成分为基膜(图 25-2A)。

以上的结构组成在透射电子显微镜下可以清晰地看到:BBB 从血管腔面到脑实质依次为毛细血管内皮细胞(图 25-2B 中的 E)、内皮细胞的紧密连接(图 25-2B 中的 Tj 内皮细胞之间或单个内皮细胞两端连接形成特殊的细胞间连接,即在电镜下所见的电子致密地带)、周细胞(图 25-2B 中的 P)、基膜和星形胶质细胞(图 25-2B 中的 A)终足。这些结构排列的次序性和方向性称为 BBB 结构的极性。通常将 BBB 的两个方向描述为血管腔面(简称腔面,luminal face)和非腔面(non-luminal face,也称脑实质面,perenchymal face)。

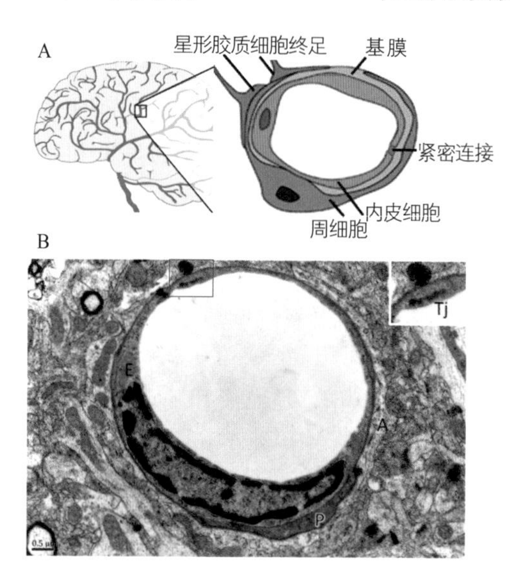

图 25-2 血脑屏障的结构

注:A. 血脑屏障结构示意图。B. 透射电镜下的血脑屏障:单个内皮细胞构成的毛细血管横截面。E. 内皮细胞;Tj. 紧密连接;P. 周细胞;A. 星形胶质细胞。

1. **毛细血管内皮细胞(capillary endothelial cell, EC)** 与外周毛细血管内皮细胞相比,组成 BBB 的毛细血管内皮细胞几乎没有窗孔,渗透性低,胞浆内也甚少有运输小泡。形成毛细血管时,内皮细胞之间或者单个细胞的两端以紧密连接相连。脑内皮细胞还合成分泌细胞外基质蛋白,其腔面黏附有阳离子蛋白,成为屏蔽功能的又一物质基础。同时,BBB 的内皮细胞在血管腔面和脑实质面的浆膜上分布有不同的转运体、载体等,对进出中枢神经系统的物质进行严格选择控制。脑内皮细胞具有较多的线粒体,对应着高耗能的转运功能,也意味着它们具有更高反应性氧簇形成的风险。

2. **紧密连接(tight junction, TJ)** 由众多的紧密连接蛋白相互连接而成的细胞连接,这些蛋白包括密封蛋白(Claudins)、闭合蛋白(Occludins)、小带闭锁蛋白(zonula occludens, ZO)、紧密连接黏附分子等家族蛋白,它们系紧密连接处的细胞膜上的跨膜蛋白,从血管腔面向脑实质面依次排列(图 25－3),与对侧相应的同源分子相互作用,像拉链的齿一样将两侧的细胞膜封接起来,致使内皮细胞层两侧的电阻骤升。靠近脑实质方向的连接还被命名为黏附连接,部分与紧密连接重叠。细胞内的衔接蛋白将紧密连接蛋白与内皮细胞胞浆内的骨架蛋白如 actin/vinculin 等连接起来,因此,细胞骨架蛋白对紧密连接的形成和维持也发挥着必不可少的作用。

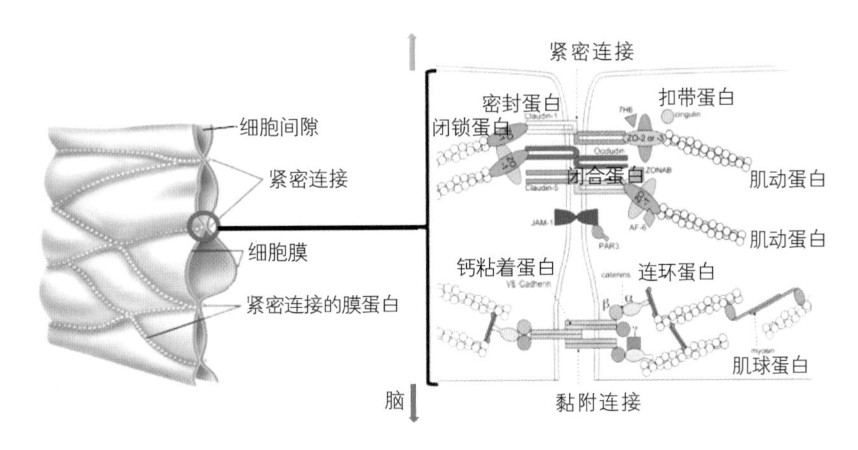

图 25－3　紧密连接与紧密连接蛋白示意图

3. **周细胞(pericyte, PC)**　属于血管平滑肌细胞系,位于内皮细胞非腔面,伸出很多突起包裹毛细血管。周细胞与内皮细胞之间存在局部连接,包括紧密连接、黏附连接和缝隙连接。周细胞覆盖了脑毛细血管表面的 30%～70%,与内皮细胞、星形胶质细胞终足共用基膜。周细胞的功能主要在于稳定脑内微血管和毛细血管。它不仅在结构上起到机械性稳定作用,更是通过基质沉积、释放激活信号等方式控制内皮细胞的静息和分化,调节血管通透性、重塑和新生。周细胞抑制内皮细胞胞饮、抑制内皮细胞表达淋巴细胞黏附因子的作用,都维护了 BBB 的低通透性。由于周细胞属于可收缩的细胞类型,其收缩程度直接调控毛细血管的直径,因此它还调节脑血管血流。

4. **基膜(basal membrane,BM 或 basement lamina,BL)**　细胞外基质蛋白组成的膜。基膜分隔了组成 BBB 内皮细胞、周细胞和星形胶质细胞终足,也是这些细胞锚定的部位和细胞之间信号交流的中心。在 BBB 中,基膜能以内皮细胞产生的基膜(内层血管基膜)与星形胶质细胞产生的基膜(脑实质基膜)两层存在,也可以融合为一层的基膜存在。基膜主要成分有层粘连蛋白、透明质酸、蛋白糖基、腱糖蛋白和少量的金属蛋白酶(matrix metalloproteinases, MMPs)等,主要来源于内皮细胞和星形胶质细胞。基膜具有调节 BBB 特性的功能,基膜中的层粘连蛋白具有促进 BBB 成熟和维护 BBB 功能的作用,而金属蛋白酶的上调则会破坏基膜,极大地增加 BBB 的通透性。

5. **星形胶质细胞终足(astrocytic end-foot)** 星形胶质细胞的突起伸向毛细血管,末端膨大,贴附于血管基膜外侧,称为终足(end-foot)或脚板。其胞膜和胞浆不仅起到进一步包裹毛细血管的作用,而且在维护 BBB 结构完整和调控 BBB 功能多个方面具有重要作用。在星形胶质细胞终足腔面,集中表达有水通道蛋白 4(Aquaporin 4, AQP4)和内向整流钾离子通道 Kir4.1,对 BBB 的水和离子浓度、转运体的功能进行调控。此外,星形胶质细胞合成、分泌的多种因子,如胶质细胞源性神经营养因子、血管生长因子、血管生成素等因子对紧密连接的形成、促进 BBB 成熟、转运体极化等功能都十分重要。星形胶质细胞产生的层粘连蛋白是基膜的重要蛋白成分。

毛细血管是组织血供的终末血管系统,而中枢神经系统的特殊需要使得毛细血管特化为血脑屏障,因此也与周围组织的毛细血管有诸多的区别。中枢神经系统和周围组织的毛细血管比较见表 25-1。

表 25-1 毛细血管的对比

	外周	血脑屏障
内皮细胞	有窗孔、多小泡	无窗孔、缺乏小泡
内皮细胞连接	有间隙	紧密连接
周细胞	很少	较多
基膜	无	有
胶质细胞	无	星形胶质细胞终足
通透性	无选择性	强选择性

二、血脑屏障的功能

(一)屏蔽作用

作为血液与脑和脊髓实质之间的界面,BBB 首先是一道坚固的物理屏障:内皮细胞几乎没有窗孔和小泡、紧密连接和多种细胞组成的特殊结构使 BBB 两侧之间存在高电阻、内皮细胞的腔面衬有带负电的糖-蛋白复合体致密层,有效地防止免疫细胞的黏附。这道物理屏障可以屏蔽血液中的细胞,包括血浆蛋白在内的大分子和毒素以及大部分合成的小分子化合物。同时,BBB 是生物屏障,其组成细胞表达多种酶类(如:氨肽酶、肽内切酶、胆碱酯酶等)用以分解那些绕过物理屏障的内源性或外源性有害分子。外排转运系统和离子交换系统等机制,主动将那些可能妨害神经细胞正常工作的物质排向血管腔,最大限度地屏蔽了循环血液中对脑和脊髓有害物质和潜在的(可能)有毒/有害物质、药物、激素和炎性细胞因子等,以此保证中枢神经系统内环境的稳定。

(二)选择性通透

BBB 并非禁止任何物质通过。毕竟,中枢神经系统所需要的养分、氧气等供应需要通过血液运输来完成。为了保证屏蔽有害物质,同时又保证必需物质进入,BBB 进化出特异的受体、转运体等转运系统,以不同的方式让不同种类的必需物质通过 BBB 进入脑内(图 25-4)。

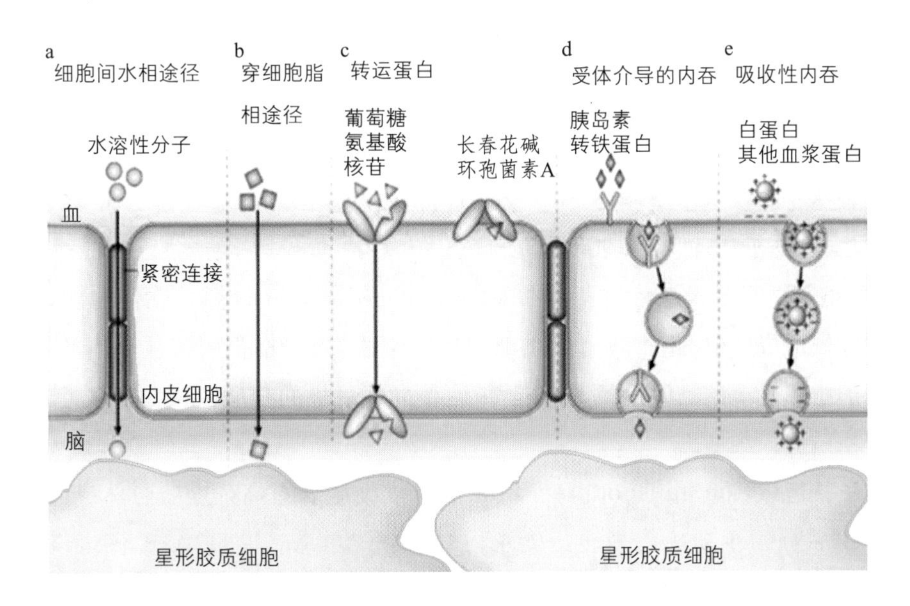

图 25-4　物质通过血脑屏障的几种主要途径

物质通过血脑屏障的几种主要途径:

1. **被动弥散(passive diffusion)**　氧气、二氧化碳等气体,分子量小于 400 D 的脂溶性物质如乙醇多以此方式通过 BBB 毛细血管内皮细胞。这些自由通过 BBB 的物质可以是呼吸和代谢产生的气体,也有不受 BBB 限制的脂溶性小分子。

2. **载体介导的转运(transporter / carrier-mediated transport)**

(1)转运蛋白(转运体)运输　也称为载体特异的转运。物质通过与内皮细胞膜上相应的转运体结合被转运至脑实质内。由此向脑内运输的营养物质有:己糖(葡萄糖、半乳糖)、氨基酸、核苷、嘌呤、一元羧酸(乳酸、丙酮酸、酮体)、胺类、维生素等维持生命必需的物质。这类转运主要由脑代谢的需要和血浆物质浓度调节。

(2)受体介导的转运 (receptor-mediated transport)　胰岛素、转铁蛋白等一些执行调节作用的多肽和蛋白可与内皮细胞膜上的相应类别的受体结合,介导细胞内吞作用,形成吞噬小泡,向内运输至脑实质面后释放。这类转运的速率远小于氨基酸的转运,这与脑内的需要量较小有关;较低的转运也限制了活性肽类在脑内的积聚。

3. 经 ATP－结合盒的转运(ATP binding cassette, ABC) 一类 ATP 酶或 ATP 结合泵作为转运体的运输方式,主要作为内皮细胞的主动外排转运体。大量向血管腔面的转运体,多为 ATP－结合盒(ATP－binding cassette)。如 P－糖蛋白(P－glycan, P－gp),就是一个重要的抗多种药物的 ATP 依赖的外排泵,它将摄入的消化了的亲脂性药物代谢产物快速地清除出 BBB,此外,还有一些多药物阻抗蛋白,如乳腺癌阻抗蛋白(breast cancer resistance protein, BCRP),主要介导阴离子化合物的外排。

4. 小泡运输(vesicular transport) 这类运输不依赖受体,介导的都是大分子转运。

(1)细胞膜穴样凹陷(caveolae)或吸收性内吞(absorptive transcytosis)。细胞膜内陷形成吞饮小泡从膜表面转移到细胞另一侧,是一种脂筏依赖的、胆固醇敏感的转运方式。小泡膜上表达有转铁蛋白受体、胰岛素受体、白蛋白受体以及酮蓝蛋白受体等,具体的作用还不清楚,可见于病理状态,如新生儿黄疸。

(2)网格蛋白介导的胞吞作用(clatherin-mediated transcytosis)。在细胞膜内侧网格蛋白包被区域形成凹陷,此凹陷出芽在细胞质中生成,由网格蛋白包被囊泡的过程。是绝大多数细胞最主要的胞吞途径,使位于细胞外局部区域的物质以及与其靠近的部分细胞膜上的物质进入细胞内。

5. 离子转运体(ion transporter) BBB 的内皮细胞含有高浓度线粒体,反映了脑对大量的 ATP 依赖的主动的离子转运需求,如钠离子泵($Na^+－K^+$ ATP 酶)。$Na^+－K^+$ ATP 酶主要分布在内皮细胞的非腔面,维持高度的 Na^+ 浓度梯度(细胞外远远大于细胞内),使 Na^+ 的转运得以发生。$Na^+－K^+－2Cl^-$ 协同转运体主要分布在内皮细胞的腔面,负责将血液中的 $Na^+－K^+－Cl^-$ 运送到脑内皮细胞中。此外,内皮细胞两侧还分布有离子交换装置,负责 $Na^+－H^+$ 交换、$Cl^-－CO_3^-$ 以及 $Na^+－Ca^{2+}$ 的交换,对于维持内皮细胞内外的 pH 值具有至关重要的作用。

(三)血－脑信息传递界面

BBB 对其两侧的变化可产生相应的反应,通过分泌细胞因子或释放活性物质的方式将血液或脑内的变化信号传递到另一侧。例如,血液促炎性细胞因子或者致热源水平升高时,BBB 可能将部分细胞因子转运到脑内,或者通过内皮细胞表达的 Toll 样受体与病原体成分结合,进而产生胞内信号途径激活,将最终产生的炎性细胞因子释放到非腔面,将周围的免疫反应信号传递到脑内。而脑可通过神经内分泌对这些信息做出反应,实现对免疫系统的调控。

外泌体使 BBB 执行血－脑信息传递成为可能。作为天然的纳米小泡,外泌体可来自各种细胞,内含其来源细胞的核酸、脂质和蛋白等成分。已知暴露于血管内皮顶端侧的外泌体可通过受体介导的胞吞作用、脂筏介导的胞吞作用或微胞饮作用进入细胞,但外泌体如何传递细胞之间的信息尚在研究中。

三、非血脑屏障区

BBB 随毛细血管走行而广泛分布在脑和脊髓组织中，但室周器官和脉络丛的毛细血管除外。脉络丛的毛细血管是血－脑脊液屏障的位置所在，而室周器官（Circumventricular Organs，CVOs）是指松果体、垂体、最后区、穹隆下器、终板血管器和正中隆起。脊椎动物的 CVOs 都紧邻脑室，位于脑的中线部位（图 25－5）。CVOs 的毛细血管密集，而且高度窗孔化，以适应其特殊的生理功能：

最后区——位于第四脑室底，延髓背侧，紧邻孤束核。感受血液中可能的有毒有害物质，引起呕吐反射，故称“呕吐中枢”；

穹隆下器——位于前连合背侧，感受血液的渗透压，调节体液；

终板血管器——位于内侧视前核的腹侧，视交叉背侧，检测血液中多肽和其他物质的化学感受器；

松果体——分泌褪黑素和神经活性肽，与生理节律调节相关；

垂体后叶——释放催产素、抗利尿激素等神经激素；

正中隆起——释放神经激素调节垂体前叶。

从其功能可以看出，CVOs 或感受循环血液内的化学物质、渗透压或分泌神经激素来参与机体对水、电解质和营养素摄入的调节，是脑和血液之间的重要窗口。但它们的毛细血管所占全脑毛细血管总面积的比例非常小，因此不影响 BBB 对 CNS 的屏蔽保护作用。

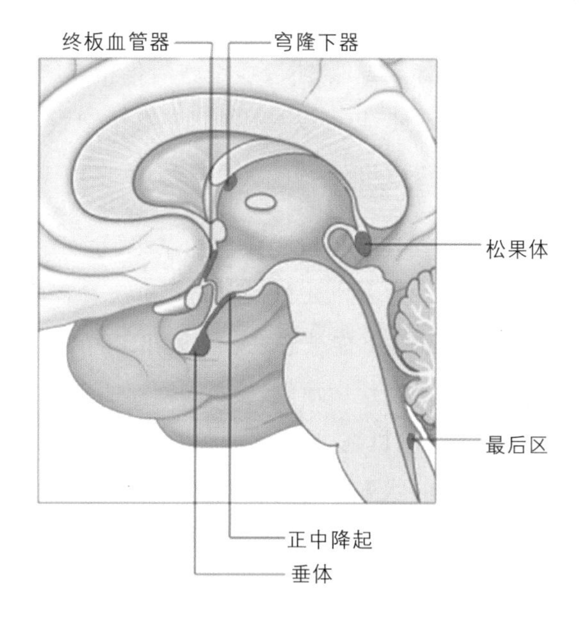

图 25－5　室周器官分布示意图

第二节 血脑屏障与神经疾病

血脑屏障有着强大的屏障保护作用,因此也被称为 CNS 疾病的门户。创伤(如脑外伤、脊髓损伤)、炎症(如脑炎)、血管性疾病(如脑卒中、动脉瘤破裂、血管性痴呆)、肿瘤、退行性疾病(如帕金森病、阿尔茨海默病)、代谢性疾病(如糖尿病)都可见到 BBB 结构和(或)功能异常,甚至有很多证据显示 BBB 的异常早于疾病临床症状的出现,提示了 BBB 结构功能的改变不仅仅是疾病的结果,而且可以是疾病发生发展重要的始动因素。在疾病过程中,BBB 不是孤立的组织结构,其功能的发挥也并非独立于脑实质。从分布上和形态结构上看,BBB 的组成各部——毛细血管内皮细胞、周细胞和星形胶质细胞等——与神经元及其他胶质细胞密不可分,其相互关系是理解 BBB 作用及疾病机制的重要基础。

一、神经血管单元

神经血管单元(Neurovascular Unit,NVU)(详见第二十二章)是脑内毛细血管与邻近的神经细胞功能上相互影响、相互依赖而形成的一个重要概念,其组成实质为 BBB 及其邻近的神经元与神经胶质细胞。NVU 调控的内容包括:神经 - 血管的偶联、微小血管的通透性、细胞外基质的相互作用、神经递质灭活、突触的功能等。

NVU 这一概念将 BBB 与 CNS 的各种细胞类型有机地联系起来,可使我们更完整地认识中枢神经系统,特别是在理解 BBB 在 CNS 疾病过程中的作用方面。以阿尔茨海默病(AD)为例,BBB 的损害早于症状发生,神经毒性的淀粉样肽 Aβ 通过 BBB 入脑并沉积的过程,也是血管功能障碍与神经元毒性、小胶质细胞活化相互作用,最终恶化的病理过程。以 NVU 的观点看 AD 的病理过程,可以更好地理解各个细胞类型的作用。

二、疾病中 BBB 异常表现及其作用

疾病中 BBB 结构和(或)功能异常可以是疾病的结果,也可以成为恶化疾病病理过程的机制。虽然目前还不清楚 BBB 为什么和怎样成为疾病过程的原因,但是 BBB 与疾病特别是 CNS 疾病的密切关系已经不能被忽视。了解 BBB 在疾病中的状态,认识 BBB 对疾病发生发展的作用,将成为神经疾病预防、诊断和治疗的重要突破口。

CNS 疾病往往具有复杂的发病机制,或者病因、病理机制不明,给诊断和治疗带来极大的困难。BBB 在 CNS 疾病中的状态和作用也是复杂的,多方面的。以下列举的 BBB 与疾病的相互作用机制(但不限于)可以存在于同一种疾病,而某一机制也可在多种疾病中发挥作用。

(一)BBB 结构破坏

典型的 CNS 血管损伤性疾病包括脑和脊髓的外伤、脑动脉瘤破裂等疾病中,损伤局

部的血管累及 BBB 结构被机械外力破坏，导致的后果主要有：

1. CNS 局部血液供应中断。因毛细血管的断裂、渗漏或血管痉挛、堵塞所致血流中断是 BBB 结构损伤导致的直接后果。在 NVU 中，血流中断意味着 NVU 所有的神经细胞失去了氧供和营养来源，而神经元短时间内缺血、缺氧即可受到损伤，甚至死亡。

2. 脑实质与血液成分接触。BBB 结构的破坏导致：①血浆蛋白进入脑实质，除了自身产生的神经毒性之外，也可激发 CNS 内的小胶质细胞等发生免疫应答；②CNS 蛋白进入外周血，即成为免疫系统的抗原，产生相应抗体和（或）致敏 T 细胞，从而为 CNS 免疫攻击埋下伏笔。目前对这一方面的研究尚未有明确结论，但可能成为 CNS 免疫疾病发生的重要原因。

（二）免疫细胞经 BBB 进入脑实质

血液中的免疫细胞进入脑实质有三个途径：穿过脉络丛进入 CSF、经毛细血管后小静脉进入蛛网膜下腔和穿越 BBB，经血管周围间隙进入脑实质。前两种途径正常情况下可见，但进入脑实质的淋巴细胞数量很少，而后一种途径多见于病理状态，且进入 CNS 的淋巴细胞较多。在 CNS 炎症（含损伤后的继发性炎症）状态，BBB 的内皮细胞表达细胞黏附因子和趋化因子上调，使血液中的免疫细胞贴壁黏附于毛细血管，进而通过细胞内和细胞间途径穿过 BBB 进入脑实质，虽然此时的 BBB 结构没有明显破坏。这些免疫细胞与脑内 NUV 的细胞一起介导免疫反应，引发 CNS 的免疫损伤。

除了损伤性疾病，血管源性痴呆、高血压、家族遗传性阿尔茨海默病、糖尿病等也可以导致脑缺血和细胞死亡，进一步引起继发性炎症，招致免疫细胞穿过 BBB。它们进入脑实质后可以释放细胞因子直接介导免疫反应、释放炎性趋化因子以招募更多的免疫细胞；或参与抗原提呈和抗原识别，或将携带的病毒释放到脑实质中（图 25－6）。

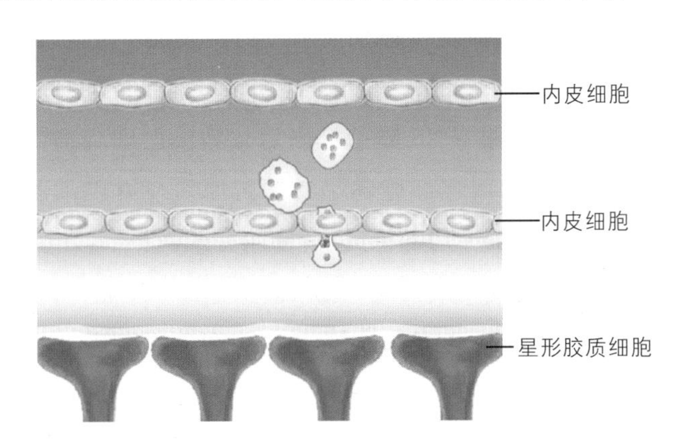

图 25－6　感染了病毒的淋巴细胞正在穿过血脑屏障的内皮细胞示意图

（三）BBB 转运功能异常

在一些疾病状态下，BBB 的结构形态尚保持完整，但其转运功能发生了改变，也可导致 CNS 内环境失稳态，引起疾病或功能紊乱。

1. 调节性分子的转运异常。比如胰岛素、瘦素，都是外周组织产生的调节性肽类激素，它们需要进入脑内，与相应的受体结合后发挥神经调节作用。而转运体的转运功能异常和(或)转运体本身表达的异常可导致相应的调节性分子转运不足，从而引起调节性疾病，例如瘦素抵抗性肥胖。

2. 离子转运异常。在多数脑水肿的发生中多伴有离子转运的异常。

3. 大分子转运异常。血浆游离胆红素的升高是新生儿黄疸的主要原因。在 BBB 转运过多的游离胆红素，使其沉积于新生儿脑内，尤其是基底神经核，就导致了新生儿核黄疸的发生。AD 患者血流中 Aβ 聚集使 BBB 的 RAGE 表达增加，促进了 Aβ 转运入脑。

4. 外排转运异常。多见于清除能力减弱的 BBB，例如在 AD 患者中对 Aβ 的外排转运是减弱的。BBB 非腔面表达的低密度脂蛋白受体相关蛋白 1(low-density lipoprotein receptor-related protein 1，LRP1)是 Aβ 的主要清除者。LRP1 与 Aβ 结合后通过跨细胞转运将后者从脑内清除。老年人和 AD 患者 LRP1 的表达降低。此外，P－gp 转运体对 Aβ 也有清除作用。清除不利是 Aβ 脑内聚集的主要原因。

三、BBB 参与的 CNS 疾病

几乎所有的 CNS 疾病都会涉及 BBB 的问题，不仅每种疾病涉及的 BBB 异常不完全相同，每一种疾病中也可能涉及不止一种 BBB 异常的机制。以下的疾病举例但不限于：

1. 脑卒中 除了脑血管因血栓或破裂出血造成的原发损伤外，淋巴细胞在损伤局部穿越 BBB，进入缺血/出血的脑组织，与星形胶质细胞、小胶质细胞等释放的炎性因子相结合，进一步扩大损伤，形成继发性损害。

2. 多发性硬化 脑和脊髓的神经髓鞘损害，因脱髓鞘部位不同可导致各种不同的症状。发病原因不明，多认为是 CNS 免疫损伤所致。但研究提示多发性硬化更可能是 BBB 导致的疾病。炎性细胞浸润是该病的常见病理现象。目前主要的理论认为，这些细胞是通过外周感染病毒，通过分子模拟 CNS 髓鞘抗原后致敏淋巴细胞，后者活化后穿越 BBB 进入 CNS；小胶质细胞和入侵的巨噬细胞递呈髓鞘抗原后使淋巴细胞攻击髓鞘，致使髓鞘瓦解，碎片被巨噬细胞吞噬，轴突局部裸露，脱髓鞘完成。

3. 艾滋病脑炎 是艾滋病晚期最常见，也是最严重的并发症，直接关系到患者生存。其发病机制不明，但多认为并非机会感染，而是患者自身 HIV 栖身于淋巴细胞内，由这些感染的淋巴细胞穿越 BBB 进入脑内，释放病毒感染临近的神经细胞。这种感染方式被形象地称为“特洛伊木马”。HIV 病毒封套蛋白 gp120 对人脑毛细血管内皮细胞具有细胞毒性作用，激活多种导致 BBB 破坏的因子；同时淋巴细胞也释放各种细胞因子、趋化因子，招募更多的炎性细胞和胶质细胞，使损伤加剧，最终导致艾滋病脑炎、神经性艾滋病或艾滋病痴呆综合征。

4. 阿尔茨海默病　以神经毒性淀粉样肽(Amyloid peptide β,Aβ)在血管和脑实质中的聚集、神经元内损害以及神经缠结为病理特征。Aβ脑内聚集是疾病发生的核心,而其进入脑内的机制与BBB的转运异常有关。另一方面,清除不利是Aβ脑内聚集的主要原因。逐渐增多的Aβ在脑内形成寡聚体,淀粉样沉淀,以活性氧化作用直接杀死神经元,还可激活小胶质细胞分泌细胞因子,加剧神经炎症反应。

5. 肌萎缩脊髓侧索硬化症　俗称渐冻症,系脑、脑干和脊髓运动神经元慢性退行性变导致进行性瘫痪。其中10%有家族史,约25%家族型SOD1基因突变。患者的脑脊液中血浆白蛋白、球蛋白和补体成分明显升高,提示BBB开放;模型动物(SOD1基因突变)更多显示BBB渗漏。血浆蛋白渗漏可产生局部脑组织水肿、缺氧,免疫球蛋白与神经元表面抗原结合产生活性氧,并启动自身免疫反应,可导致脱髓鞘、轴突传导障碍和神经元死亡;渗漏的红细胞释放血红素可直接产生神经元毒性,并与活性氧产生、脂质过氧化和细胞死亡有关。

6. 癫痫　是以脑神经元异常放电引起反复痫性发作为特征的脑功能失调综合征,主要临床表现有抽搐、短暂意识丧失、或肌张力丧失以及肌肉收缩持续时间延长等。癫痫发生的重要病理诱因之一是脑微血管的血清白蛋白渗透,即BBB的开放,进一步造成星形胶质细胞功能障碍、神经炎症、胞外基质组成变化,兴奋性突触增生,从而降低癫痫发作阈值。

BBB与疾病发生发展的机制常常是多方面的,例如在阿尔茨海默病中,既有微小血管供血不良,也有BBB转运体异常导致淀粉样蛋白在脑内的聚集和沉淀,还有NVU中胶质细胞产生的炎症反应,几个因素互相交织,推动着病情的发展。BBB参与疾病的机制仍有大量问题尚待解答。

知识窗

血脑屏障的动态性与调节因素

BBB的通透性并非一成不变,因此考虑BBB通透性时必需注意到它的动态特征及调节因素。影响BBB通透性的因素除了疾病和损伤外,其他常见的影响因素还有:①环境物理因素:体外环境中过强的微波、超声波、放射线等不同程度地增加BBB的通透性。环境温度与机体运动状态也对BBB的通透性产生影响。②循环血液因素:血浆渗透压、血压的骤然变化会导致BBB通透性的显著升高。生理状态下,机体存在各种机制对BBB的通透性进行调节。③睡眠与节律对BBB有调节作用。④脑-肠轴对BBB的作用等。由于老化影响血脑屏障的结构,对分子的渗透性随老化而改变。但目前仍不清楚衰老如何影响血脑屏障,以及影响到什么程度。

胚胎时期BBB的通透性直接关系到CNS发育环境是否稳定。过去很长时期,人们普遍认为"新生儿的BBB发育不完善,通透性高,随着个体成长逐步形成严格的选择通透性”。然而,实验研究证明,BBB 的发育起自胚胎早期,血管侵入中枢神经组织后逐渐发育完善,在妊娠前期完成结构及转运体等选择性通透功能的形成。因此,出生后的新生儿已经具备结构完整、功能完善的 BBB。

“新生儿血脑屏障发育不完善”的观念可能主要来自于“发育中的脑是脆弱的”这一事实。的确,胎儿、婴幼儿的中枢神经系统对药物或毒素更敏感。而实际上药物和毒素通过胎儿或新生儿 BBB 的数据是很难获得的。也就是说,新生儿 BBB 发育不完善是一个缺乏证据的推测。婴幼儿的脑的确对很多药物、毒素更敏感,原因可能是他们的血浆蛋白浓度低,对药物的结合少,以至于血浆游离药物含量高,相对进入脑内的药物更多;发育过程中 BBB 的转运系统功能独特(例如,因发育需要高表达葡萄糖转运体),促进某些毒素进入脑内;某些脂溶性的药物和毒素易于通过 BBB,而处于仍在发育阶段的脑内正在进行的细胞分化、迁移、突触的形成等过程对这些药物或毒素十分敏感。

目前对 BBB 的生理调节了解得还很不充分,但这是很重要的问题。一旦掌握了调节 BBB 通透性的规律,我们对 CNS 疾病的认识以及通过 BBB 治疗疾病的能力就会得到极大地提升。

第三节　血脑屏障与药物转运

BBB 保护脑和脊髓,同时也给药物治疗 CNS 疾病带来了巨大障碍:血液中的药物分子难以通过血脑屏障进入脑和脊髓实质。口服、肌内注射和静脉注射等这些常见的给药途径,都使药物进入血液循环,最终通过毛细血管渗透到达局部组织,发挥治疗作用。但是,对于 CNS 而言,多数情况下 BBB 限制了血液中的大部分药物,特别是分子极性强的化学合成药物从血液进入脑和脊髓实质。疾病状态下,BBB 存在不同程度的通透性升高和(或)结构损坏,确实可能使药物通过 BBB 有所增加,然而这种通透性增加的程度和动态性都不确定,并不一定能够满足治疗该疾病的药物通过 BBB 的条件。而且,有些疾病状态下,虽然 BBB 破坏了,血液中的药物仍难以进入脑内,例如神经胶质瘤。这种最常见的原发性脑肿瘤为了与它们的快速生长和迁移相匹配,脑瘤血管在早期与 BBB 相似,当肿瘤细胞生长到一定水平时,BBB 就会被破坏,并由新血管(脑肿瘤毛细血管)形成血脑肿瘤屏障(blood-brain tumor barrier, BBTB)。虽然脑瘤中 BBTB 的通透性在肿块区域较高,但在周围区域的通透性较低或为零。所以,治疗脑肿瘤的药物进入靶组织需要突破 BBB 和 BBTB 形成的主要障碍。

因此,为了使脑和脊髓获得足够的药物浓度,临床治疗和药物研发者都必须在药物递送策略上考虑 BBB 的问题。

一、绕过 BBB 的给药途径

当药物本身不能通过 BBB 而又需要药物在 CNS 内达到有效浓度时，依靠血液循环运送药物的口服或静脉注射途径就无能为力了，需要采用特殊的给药途径，以绕过 BBB（图 25－7）。

1. **鼻腔给药途径** 将喷剂药物喷于鼻腔，药物被鼻黏膜吸收，沿嗅神经及三叉神经鞘膜进入脑组织。适当的载药颗粒通过鼻腔黏膜吸收进入脑内，可显著提升脑内药物浓度。但是鼻腔给药的劣势是鼻腔黏膜吸收的总剂量有限，不适合大量给药。

2. **鞘内给药途径** 是指将药物通过腰穿注射到椎管鞘内（蛛网膜下腔），通过脑脊液循环将药物递送至 CNS 的组织实质。脑脊液－脑屏障是可通透的，理论上脑脊液内的药物可以直接到达脑实质。实际上，临床常用的“腰麻”就是将麻药注入腰部的椎管内实施腰段脊髓麻醉。鞘内给药的缺点是：①操作要求高；②CNS 感染风险高。

3. **脑内局部注射** 通过脑或脊髓立体定位注射，将药物直接给到靶组织。这种直接给药的方式不经过血液或脑脊液传递，给药效率最高，但同时也有很大的限制，除了有鞘内给药途径相同的缺点之外，还是一种有创的给药方式，对注射路径的脑组织有损伤。

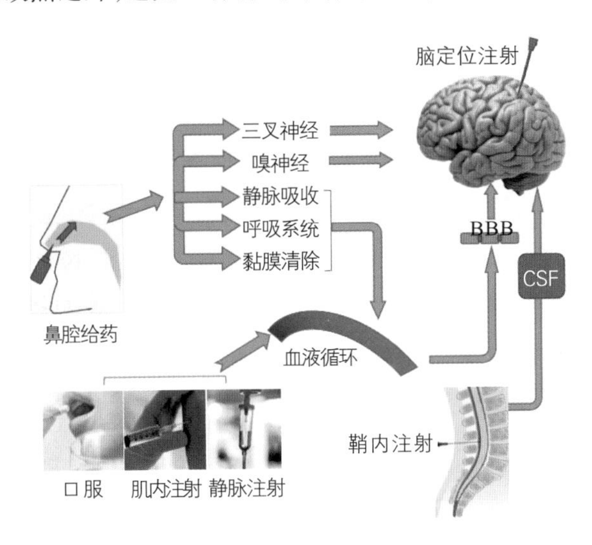

图 25－7 不同给药方式到达脑的途径

二、促进药物通过血脑屏障

采用口服或者静脉给药，通过血液循环将药物运送到 CNS，就必须采取各种策略克服 BBB 对药物的阻挡。根据 BBB 的生物学特性，研究人员采用各种方法促进药物通过 BBB，但以下大部分的技术策略都还在研究阶段。

促进药物通过血脑屏障的策略可以主要归纳为以下几个方面。

1. **利用 BBB 转运体** 通过 BBB 自身表达的转运体，将靶药或前药转入脑内。例如，治疗 PD 需要补充多巴胺，而多巴胺不可通过 BBB，但多巴胺的前体左旋多巴可由 BBB 上的 L 型氨基酸转运体 - 1(LAT - 1)转运至脑内，再经过神经元内的脱羧酶转化为多巴胺，达到治疗的目的。根据这一思路，研究人员设计了特殊的载药颗粒，使之与短肽连接，而短肽可被 BBB 的转运体或受体结合，而介导药物通过 BBB，例如将赖氨酸连接到甲氨蝶呤，可通过 BBB 的赖氨酸转运体介导甲氨蝶呤通过 BBB。这类方法比较适用于小分子的药物。

2. 可逆地开放 BBB 由于 BBB 通透性受到多种因素的影响，促进药物通过也可利用其中的某些因素。如高渗透压能够可逆地开放 BBB，历史上尝试过给患者动脉注射甘露醇，使脑血流渗透压一过性升高，开放 BBB，或者使用 RMP - 7，一种缓激肽，可逆地改变 BBB 紧密连接，促使药物进入 CNS。但是这类方法的应用受到其副作用的限制，渗透性升高的部位和程度也不易于控制。

近年来，高能聚焦超声 - 微泡造影剂技术的应用成为局部可逆开放 BBB 的一个研究热点。多束高能超声波聚焦于脑的局部(即药物的靶区，如肿瘤、病灶)，能够使血液中的微泡造影剂空化从而达到局部、可控、可逆地开放 BBB，进而促进血流中的药物进入脑内的药物靶区。在动物实验中，这个方法能够明显增加脑内靶区的药物浓度，并取得疗效，临床尝试也开始有报道。

3. 药物装载 药物本身的大小、极性等性质是影响其通过 BBB 的主要因素。使用恰当的载药颗粒，赋予载药颗粒通过 BBB 的性质，以促进药物进入脑内，是目前中枢神经药物研发的热点。

(1)纳米颗粒 目前比较广泛研究的纳米载药颗粒，是指小于 200 nm 的载体，包括多聚物、脂质体、树枝状颗粒、金颗粒等等多种类型。这些纳米颗粒具有很多优势，包括降解保护药物、增加药物溶解度并提供高载药量、延长药物在血液中循环的时间、通过引入配体分子实现靶向药物传递、广泛的表面修饰化学、均匀的尺寸分布，以及提供受控或刺激反应性药物释放行为的灵活性。需要说明的是，纳米载药颗粒其本身并不能大量地自由通过 BBB，但它可以被修饰的特性能够最大限度地提高药物通过 BBB 的可能性。

(2)“特洛伊木马” 将药物包裹在较小的脂质体中，利用其脂溶性将药物带进脑内。脂质体是一种纳米颗粒，也可以作为“特洛伊木马”携带药物通过 BBB。外泌体也是一种很有希望的“特洛伊木马”。外泌体的免疫原性低，具有融合细胞的特性，人们希望通过生物工程技术将药物装入外泌体中，应用药理学方法修改是活性化合物和(或)其配方，以赋予它们被动地进入大脑的属性。目前，外泌体的来源细胞、药物装载过程、体内的毒性以及药代动力学特征都在积极的研究之中。

以上的技术常常可以综合使用，如将纳米药物载体(特洛伊木马)结合高能聚焦超声 - 微泡技术促进药物穿过 BBB，进入指定的药物靶区。这些策略给中枢神经用药带来很大的希望，但目前有关技术仍在研发中。从促进药物穿越 BBB 进入脑内的策略上看，我们越是了解 BBB，就越能够更好地解决这个问题。

血脑屏障的研究历经一百多年且仍在继续，对其认识也从结构组成、生理功能到参与疾病和疾病的诊断治疗方向发展。目前研究的前沿集中在 BBB 完整性与物质/细胞的通透性之间的关系等方面，BBB 功能损害与疾病的发生发展之间的关系越来越清晰。因此，BBB 已然成为一个降低病理损害和促进药物通透的研究靶点。迄今为止，仍有大量的 BBB 转运体未被克隆，许多转运机制不明确，紧密连接与疾病的发病关系不清楚，这些问题不仅对现代神经科学研究提出了挑战，也提供了广阔的研究空间。

思考题

1. 血脑屏障如何平衡保护与供应的？

2. 血脑屏障参与疾病的发生机制有哪些？

3. 怎样使药物通过血脑屏障又不影响脑的内环境稳定？

（邝　芳）

参考文献

[1] Banks W A. The blood-brain barrier in neuroimmunology: Tales of separation and assimilation. Brain Behav Immun, 2014. pii: S0889 - 1591(14)00424.

[2] Ek C J, Dziegielewska K M, Habgood M D, et al. Barriers in the developing brain and Neurotoxicology. Neurotoxicology, 2012;33(3):586 - 604.

[3] Rosenberg G A. Neurological diseases in relation to the blood-brain barrier. Journal of Cerebral Blood Flow & Metabolism, 2012, 1 - 13.

[4] Zlokovic B V. The Blood-Brain Barrier in Health and Chronic Neurodegenerative Disorders. Neuron, 2008, 57, 178 - 201.

[5] Persidsky Y, Ramirez S H, Haorah J, et al. Blood-brain Barrier: Structural Components and Function Under Physiologic and Pathologic Conditions. J Neuroimmune Pharmacol, 2006, 1:223 - 236.

[6] Dietz GPH, Bähr M. Delivery of bioactive molecules into the cell: the Trojan horse approach. Mol. Cell. Neurosci, 2004, 27:85 - 131.

[7] Villarán R F, de Pablos R M, Argüelles S, et al. The intranigral injection of tissue plasminogen activator induced blood-brain barrier disruption, inflammatory process and degeneration of the dopaminergic system of the rat. NeuroToxicology, 2009, 30:403 - 413.

[8] Gras G, Kaul M. Molecular mechanisms of neuroinvasion by monocytes-macrophages in HIV - 1 infection. Retrovirology,2010, 7:30.

[9] Hawkins R A, O' Kane R L,Simpson I A,et al. Structure of the Blood - Brain Barrier and Its Role in the Transport of Amino Acids. J. Nutr, 2006,136: 218S - 226S.

[10] Hawkins B T,Davis T P. The Blood - Brain Barrier/Neurovascular Unit in Health and Disease. Pharmacol Rev,2005, 57:173 - 185.

[11] Buckner C M,Luers A J,Calderon T M,et al. Neuroimmunity and the Blood - Brain Barrier:Molecular Regulation of Leukocyte Transmigration and Viral Entry into the Nervous System with a Focus on NeuroAIDS. J Neuroimmune Pharmacol, 2006,1:160 - 181.

[12] Fry M,Hoyda T D,Ferguson A V. Making Sense of It:Roles of the Sensory Circumventricular Organs in Feeding and Regulation of Energy Homeostasis. Exp Biol Med, 2007, 232:14 - 26.

[13] Parker A, Fonseca S, Carding S R. Gut microbes and metabolites as modulators of blood-brain barrier integrity and brain health. Gut Microbes, 2020; 11(2):135 - 157.

[14] Xu L, Nirwane A, Yao Y. Basement membrane and blood-brain barrier. Stroke Vasc Neurol, 2018,4(2):78 - 82.

[15] Goasdoué K, Miller S M, Colditz P B, et al. The blood-brain barrier; protecting the developing fetal brain. Placenta, 2017,54:111 - 116.

[16] Saint-Pol J, Gosselet F, Duban-Deweer S, et al. Targeting and Crossing the Blood-Brain Barrier with Extracellular Vesicles. Cells, 2020, 9(4):851.

[17] Dong X. Current Strategies for Brain Drug Delivery. Theranostics, 2018, 8(6): 1481 - 1493.

>> 第五篇

脑科学前沿与研究技术

第二十六章 26 人工智能与神经网络

第一节 人工智能

一、人工智能的概念

人工智能(artificial intelligence,AI),最早于1956年在达特茅斯大学召开的一次会议上被提出,是对机器模拟人类智能活动的首个正式定义。人工智能是一门综合了计算机科学、控制论、信息论、神经生理学、心理学、语言学、哲学等多种学科互相渗透而发展起来的的一门交叉学科,是二十一世纪三大尖端技术(基因工程、纳米科学、人工智能)之一。但对于它的定义而言,却并不统一。来自于美国斯坦福大学人工智能研究中心的尼尔逊教授认为:“人工智能是关于知识的学科——怎样表示知识以及怎样获得知识并使用知识的科学。”麻省理工学院的温斯顿教授则认为:“人工智能就是研究如何使计算机去做过去只有人才能做的智能工作。”究其本质,人工智能就是对人类意识与思维信息过程的模拟。随着人工智能在各个领域的火热发展,它在社会发展中也扮演着越来越重要的角色。无论是在提升劳动效率、减低劳动成本,还是在优化人力资源结构及创造新的工作岗位需求方面,都带来了革命性的成果(图26-1)。

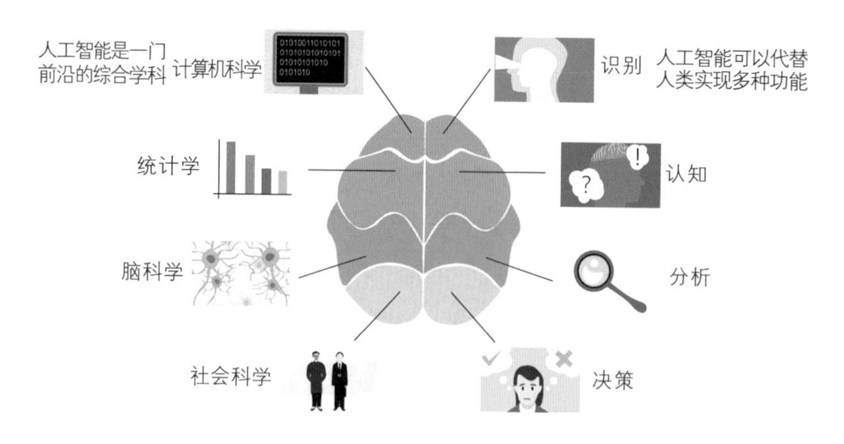

图26-1 人工智能的学科范畴

目前人工智能主要有三大学派:①符号主义,又称为逻辑主义、心理学派或计算机学派,这一学派主要认为人工智能源于数理逻辑,其原理主要为物理符号系统假设和有限合理性原理。②连接主义,又称为仿生学派或生理学派,其原理主要为神经网络及神经网络间的连接机制与学习算法,这一学派主要认为人工智能源于仿生学,特别是人脑模型的研究,代表性成果是1943年由生理学家麦卡洛克和数理逻辑学家皮茨创立的脑模型,即MP模型,开创了用电子装置模仿人脑结构和功能的新途径。③行为主义,又称进化主义或控制论学派,认为人工智能源于控制论,其原理为控制论及感知-动作控制系统,这一学派的代表成果为智能机器人系统。

一般地,人工智能的研究目标可分为近期研究目标和远期研究目标。近期研究目标是建造智能计算机以代替人类的某些智力活动,通俗地说,就是使现有的计算机更聪明,可以模拟人类的部分智能功能,解决传统方法无法处理的问题。这就是学者们通常所说的"弱人工智能"(artificial narrow intelligence, ANI)。弱人工智能在特定领域能够与人一样,甚至比人更好地执行特定任务。例如,垃圾邮件分类系统,是可以帮助我们筛选垃圾邮件的弱人工智能;Google翻译是可以帮助我们翻译英文的弱人工智能;AlphaGo是一个可以战胜世界围棋冠军的弱人工智能。人工智能的远期目标是用自动机模仿人类的思维活动和智力功能,也就是说,要建造能够实现人类思维活动和智能功能的智能系统,这就是所说的"强人工智能"(artificial general intelligence, AGI)。强人工智能的观点认为,有可能制造出真正能推理和解决问题的智能机器,并且,这样的机器能被认为是有知觉的,有自我意识的。强人工智能又可以分为两类:类人的和非类人的人工智能。类人的人工智能,即机器的思考和推理就像人的思维一样;非类人的人工智能,即机器产生了和人完全不一样的知觉和意识,使用和人完全不一样的推理方式。目前为止,强人工智能还只存在于电影和科幻小说中,关于其哲学和伦理的辩论学者们也是各执一词。要实现这一宏伟目标还任重道远,这不仅是由于当前的人工智能技术远未达到应有的高度,而且还由于人类对自身的思维活动过程和各种智力行为的机制知之甚少,我们还不知道要模仿问题的本质和机制。知名人工智能思想家Nick Bostrom把超级智能定义为"在几乎所有领域都比最聪明的人类大脑都聪明很多,包括科学创新、通识和社交技能",因此也有部分学者认为超人工智能(artificial super intelligence, ASI)未来也可能会出现,它将在各方面都比人类强百倍甚至万亿倍,真正实现人们梦想的人工智能。

二、人工智能的发展

自从达特茅斯会议上提出了"人工智能"的概念后,人工智能就一直萦绕于人们的脑海之中,并在实验室中慢慢孵化。但之后的几十年中,关于人工智能是否能真正实现的声音一直在两极反转。直到20世纪90年代,国际象棋冠军卡斯帕罗夫与"深蓝"计算机决战中"深蓝"获胜,是人工智能发展的一个重要里程碑。而2016年,谷歌的AlphaGo赢了韩国棋手李世石，再度引发 AI 热潮。

过去几年，尤其是 2015 年以来，人工智能开始大爆发。这得益于基础设施的进步和科技的发展，从 20 世纪 70 年代个人计算机的兴起到 2010 年 CPU、异构计算等硬件设施的更新，加上移动互联网的发展对数据处理能力的提升，都为人工智能的快速发展奠定了基础。另外，算法技术的更新、无限拓展的存储能力和骤然爆发的数据洪流（大数据的出现），也助力于人工智能的兴起，带动了现今人工智能发展的高潮。

对人工智能研究的本质是了解智能的实质，并生产出一种新的能以与人类智能相似的方式做出反应的智能机器，因此该领域的研究非常广泛，其中最主要的有：代替人类实现对问题的求解、效仿人类进行推理和证明、对人类自然语言进行解读、计算机专家系统、机器自主学习、人工神经网络、各种模式识别、机器视觉感知、智能控制、智能决策、智能指挥系统、大数据挖掘、新知识发现、人工生命等。目前人工智能的应用场景主要包括以下几点：计算机视觉（如无人车、人脸识别等计算机视觉系统）、自然语言的处理（如机器翻译）、语音技术（如智能音箱）、决策系统（如人机对弈、量化投资），以及大数据应用（如智慧金融、智能交通）。人工智能自诞生以来，理论和技术日益成熟，应用领域也不断扩大，可以设想，未来人工智能带来的科技产品，将会是人类智慧的"容器"。

三、人工智能的机器学习与深度学习

1. 机器学习 人工智能研究领域自正式诞生以来，已经发展成为一个庞大而复杂的研究体系，并衍生出许许多多的子领域，如计算机视觉、语音处理、自然语言处理、机器翻译、专家系统、知识推理、数据挖掘等，其中一个子领域称为机器学习（machine learning，ML）。ML 由美国计算机博弈专家 Arthur Samuel 于 1959 年提出，是一门多领域交叉学科，涉及概率论、统计学、逼近论、凸分析、算法复杂度理论等多门学科。机器学习是人工智能的核心，是使计算机具有智能的根本途径，机器学习的研究内容就是让机器（计算机）能够像人一样从外部输入的信息（数据）中学习到有用的知识（而不只是能够单纯地执行预设的程序指令），并利用这些知识来不断地优化自身的结构，从而不断地提升自己的工作表现。也就是说，机器学习领域所研究的内容是适合于机器的学习方法，它主要使用归纳、综合而不是演绎。机器学习最基本的做法，是使用算法来解析数据、从中学习，然后对真实世界中的事件做出决策和预测。

与传统的为解决特定任务、硬编码的软件程序不同，机器学习是用大量的数据来"训练"，通过各种算法从数据中学习如何完成任务。机器学习最成功的应用领域是计算机视觉，虽然也还是需要大量的手工编码来完成分类、边缘检测、形状检测等工作，但可以实现让机器高效地感知和理解图像。

机器学习按学习方式分为三类：第一类是无监督学习（unsupervised learning），即从信息出发自动寻找规律，并将其分成各种类别，有时也称"聚类问题"。例如有一篮子水果，通过不断学习和分类,将苹果、香蕉和橙子自动归类。第二类是监督学习(supervised learning),指从给定的训练数据集中学习出一个函数(模型参数),当新的数据到来时,可以根据这个函数预测结果。例如有一个水果,我们根据已知的学习信息,通过水果的形状和颜色去判断到底是香蕉还是苹果。第三类为强化学习(reinforcement learning),是指可以用来支持人们去做决策和规划的一个学习方式,它是对人的一些动作、行为产生奖励的回馈机制,通过这个回馈机制促进学习,这与人类的学习相似,所以强化学习是目前研究的重要方向之一。

2.深度学习 深度学习(deep learning, DL)是近年来一个新的热门研究方向,通常被划分为机器学习研究领域的一个分支。它被引入机器学习使其更接近于最初人工智能的目标。

深度学习是机器学习中一种基于对数据进行表征学习的方法,其目标在于建立、模拟人脑进行分析学习的神经网络,它模仿人脑的机制来解释数据,例如图像、声音和文本。深度学习的概念源于人工神经网络的研究,含多个隐藏层的多层感知器就是一种深度学习结构。因此,深度学习通常与深度神经网络(deep neural network, DNN)联系在一起,深度学习与深度神经网络的关系可简要地描述为:深度学习是深度神经网络采用的学习方法,深度神经网络是深度学习方法的基础架构。

与机器学习方法一样,深度学习方法也有监督学习与无监督学习之分,不同的学习框架下建立的学习模型截然不同。例如,卷积神经网络(convolutional neural networks,简称 CNNs)就是一种深度的监督学习下的机器学习模型,而深度置信网络(deep belief nets,简称 DBNs)就是一种无监督学习下的机器学习模型。

第二节 人工神经网络

上面提到的神经网络是指人工神经网络(artificial neural network, ANN),简单地可以归类为机器学习众多算法中的一类,是最早提出的一种人工智能算法,区别于前面章节所讲的生物神经网络(biological neural network, BNN)。人工神经网络是借鉴了生物神经网络的一些原理知识,并结合了许多数学的方法,将这些原理和方法采用编程的方式在传统计算机上进行模拟实现。人工神经网络受仿生学的启发,但又不是单纯复制生物神经网络,就如同人类受到鸟儿飞翔的启发而发明了飞机一样,我们的飞机上并没有长满羽毛,飞机的翅膀也不会上下扇动。

神经网络可以简单的分为单层、双层,以及多层网络。早期的神经网络有非常多的问题,比如层数无法深入过多、有太多的参数需要调节、样本数据量过小等,因此曾出现神经网络发展史上较长的低潮期。直到 2006 年,Hinton 在 *Science* 和相关期刊上发表了论文，首次提出了“深度信念网络”的概念，这种深度神经网络模型打破了传统神经网络对层数的限制，可根据设计者需要选择网络层数。深度学习（神经网络）由于解决了早期人工智能的一些遗留问题，在大数据和大算力的加持下，使得人工智能重新进入到大众的视野，并在视觉识别、图像识别、语音识别、棋类等 AI 中成为核心技术。

人工智能的根本在于智能，而机器学习则是部署支持人工智能的计算方法。深度学习是机器学习的一种，而机器学习是实现人工智能的必经路径。基于神经网络拓展的深度学习技术是目前最为先进的学习算法。人工智能、机器学习、深度学习和神经网络的关系可以用图 26－2 表示。

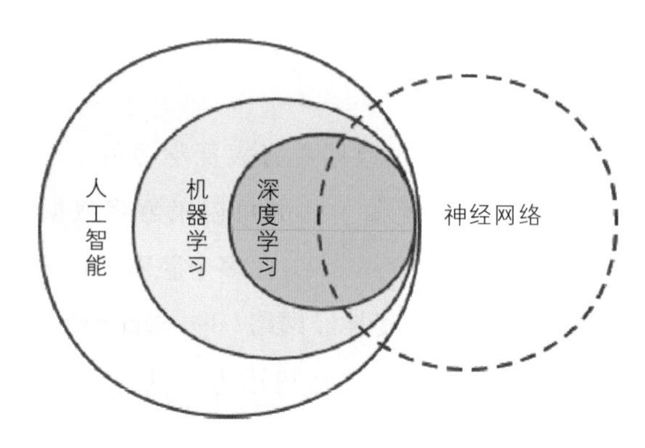

图 26－2　人工智能、机器学习、神经网络关系图

一、人工神经网络的概念

作为一门学科，生物神经网络主要研究人脑神经网络的结构、功能及其工作机制，意在探索人脑思维和智能活动的规律，它是人工神经网络的技术原型。人工智能受神经网络的启发，发展出了人工神经网络。人工神经网络是生物神经网络在某种简化意义下的技术复现，它是根植于神经科学、思维科学、数学、人工智能、统计学、物理学、计算机科学以及工程科学的一门技术。它的主要任务是根据生物神经网络的原理和实际应用的需要建造实用的人工神经网络模型，即用大量的简单计算单元（即神经元）构成的非线性系统设计相应的学习算法，模拟人脑的某种智能活动，然后在技术上实现出来用以解决实际问题。因此，生物神经网络主要研究智能的机制，而人工神经网络主要研究智能机制的实现，是对人脑神经网络的某种简化、抽象和模拟，两者相辅相成。

人工神经网络是基于生物学中神经网络的基本原理，在理解和抽象了人脑结构和外界刺激响应机制后，以网络拓扑知识为理论基础，模拟人脑的神经系统对复杂信息的处理机制的一种数学模型。该模型以并行分布的处理能力、高容错性、智能化和自学习等能力为特征，将信息的加工和存储结合在一起，以其独特的知识表示方式和智能化的自适应学习能力，引起各学科领域的关注。它实际上是一个有大量简单元件相互连接而成的复杂网络，具有高度的非线性，能够进行复杂的逻辑操作和非线性关系实现的系统。

二、人工神经网络结构

人工神经网络系统由能够处理人类大脑不同部分之间信息传递的由大量神经元连接形成的拓扑结构组成，依赖于这些庞大的神经元数目和它们之间的联系，人类的大脑能够收到输入的信息的刺激由分布式并行处理的神经元相互连接进行非线性映射处理，从而实现复杂的信息处理和推理任务。

如果把大脑视为1000多亿神经元组成的神经网络，神经元的信息传递和处理是一种电化学活动。神经元树突接受其他神经元轴突的刺激，产生突触电位，当突触电位达到一定的值则形成神经脉冲或动作电位，再通过轴突传递给其他的神经元。从控制论的观点来看，这一过程可以看作一个多输入单输出的非线性系统动态过程，树突可以看成是输入，细胞体是处理部分，轴突是输出。

人工神经网络是由大量处理单元经广泛互连而组成的人工网络，用来模拟脑神经系统的结构和功能。而这些处理单元我们把它称作人工神经元。人工神经网络可看成是以人工神经元为节点，用有向加权弧连接起来的有向图。在此有向图中，人工神经元就是对生物神经元的模拟，而有向弧则是轴突—突触—树突对的模拟。有向弧的权值表示相互连接的两个人工神经元间相互作用的强弱。人工神经网络从两个方面模拟大脑：

1. 神经网络获取的知识是从外界环境中学习得来的。

2. 内部神经元的连接强度，即突触权值，用于储存获取的知识。

人工神经元结构如图26－3所示：

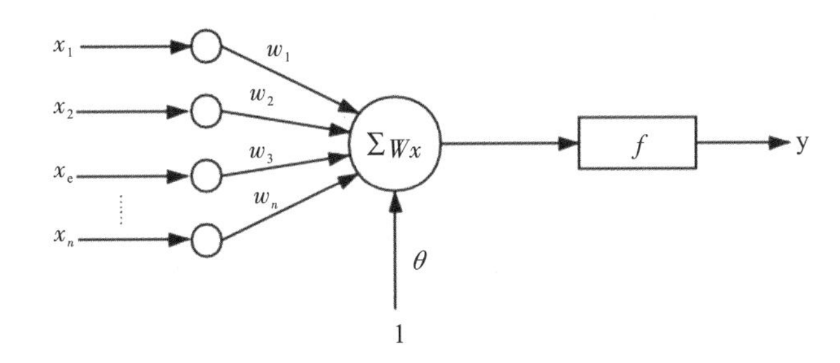

图26－3 人工神经元结构示意图

对于某个处理单元（神经元）来说，假设来自其他处理单元（神经元）i的信息为Xi，它们与本处理单元的互相作用强度即连接权值为Wi，i＝0,1,…,n－1，处理单元的内部阈值为θ。

那么，本处理单元（神经元）的输入为：

$$\sum_{i=0}^{n-1} w_i x_i \tag{1}$$

而处理单元的输出为：

$$y = f(\sum_{i=0}^{n-1} w_i x_i - \theta) \quad (2)$$

式中，xi 为第 i 个元素的输入，wi 为第 i 个处理单元与本处理单元的互联权重即神经元连接权值。f 称为激活函数或作用函数，它决定节点（神经元）的输出。θ 表示隐含层神经节点的阈值。

神经网络的主要工作是建立模型和确定权值，一般有前向型和反馈型两种网络结构。通常神经网络的学习和训练需要一组输入数据和输出数据对，选择网络模型和传递、训练函数后，神经网络计算得到输出结果，根据实际输出和期望输出之间的误差进行权值的修正，在网络进行判断的时候就只有输入数据而没有预期的输出结果。神经网络一个相当重要的能力是其网络能通过它的神经元权值和阈值的不断调整从环境中进行学习，直到网络的输出误差达到预期的结果，就认为网络训练结束。

在人工神经网络中，最重要的两个概念是神经元节点与权值。节点对应有向图中的节点，权值表示节点间相互连接的强度，人工神经网络的可塑性表现在于，其连接权值都是可调整的，它将一系列仅具有简单处理能力的节点通过权值相连，当权值调整恰当时，就能输出正确的结果。网络将知识存储在调整后的各权值中，这正是神经网络的精髓（图 26－4）。

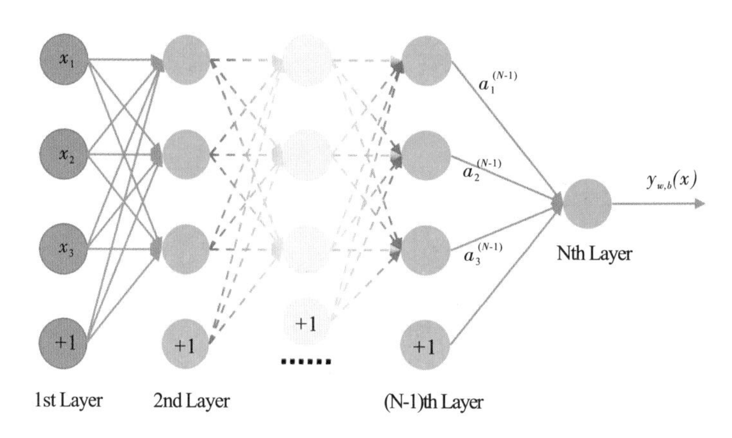

图 26－4　人工神经网络示意图

对于这样一种多输入、单输出的基本单元可以进一步从生物化学、电生物学、数学等方面给出描述其功能的模型。利用大量神经元相互连接组成的人工神经网络，将显示出人脑的若干特征，人工神经网络也具有初步的自适应与自组织能力。在学习或训练过程中改变突触权重 wij 值，以适应周围环境的要求。同一网络因学习方式及内容不同可具有不同的功能。人工神经网络是一个具有学习能力的系统，可以发展知识，以至超过设计者原有的知识水平。通常，它的学习（或训练）方式可分为两种，一种是有监督（supervised）或称有导师的学习，这时利用给定的样本标准进行分类或模仿；另一种是无监督（unsupervised）学习或称无导师学习，这时只规定学习方式或某些规则，而具体的学习内容随系统所处环境(即输入信号情况)而异,系统可以自动发现环境特征和规律性,具有更近似于人脑的功能。

人工神经网络中,神经元处理单元可表示不同的对象,例如特征、字母、概念,或者一些有意义的抽象模式。网络中处理单元的类型分为三类:输入单元、输出单元和隐单元。输入单元接受外部信号与数据;输出单元实现系统处理结果的输出;隐单元是处在输入和输出单元之间,不能由系统外部观察的单元。神经元间的连接权值反映了单元间的连接强度,信息的表示和处理体现在网络处理单元的连接关系中。人工神经网络是一种非程序化、适应性、大脑风格的信息处理过程,其本质是通过网络的变换和动力学行为得到一种并行分布式的信息处理功能,并在不同程度和层次上模仿生物神经系统的信息处理过程。

例如,我们可以把一幅图像切分成图像块,输入到人工神经网络的第一层。在第一层的每一个神经元都把数据传递到第二层。第二层的神经元也是完成类似的工作,把数据传递到第三层,以此类推,直到最后一层生成结果。每一个神经元都为它的输入分配权重,这个权重的正确与否与其执行的任务直接相关。最终的输出由这些权重加总来决定。

我们以“停止(Stop)标志牌”为例,将一个停止标志牌图像的所有元素都打碎,然后用神经元进行“检查”:八边形的外形、消防车般的红颜色、鲜明突出的字母、交通标志的典型尺寸和静止不动运动特性等等。人工神经网络的任务就是给出结论,它到底是不是一个停止标志牌。神经网络会根据所有权重,给出一个经过深思熟虑的猜测——“概率向量”。要得到准确的概率向量,神经网络需要成百上千甚至几百万张图像来训练,直到神经元的输入的权值都被调制得十分精确,无论是否有雾,晴天还是雨天,每次都能得到正确的结果,这时候我们才可以说神经网络成功地自学习到一个停止标志的样子。

三、人工神经网络的学习过程和学习规则

在人工神经网络设计及应用研究中,通常需要考虑三个方面的内容,即神经元激活函数、神经元之间的连接形式和网络的学习(训练)。

在构造神经网络时,其神经元的传递函数和转换函数就已经确定了。在网络的学习过程中是无法改变转换函数的,因此,如果想要改变网络输出的大小,只能通过改变加权求和的输入来达到。由于神经元只能对网络的输入信号进行响应处理,想要改变网络的加权输入只能修改网络神经元的权参数,因此,神经网络的学习就是改变权值矩阵的过程。

神经网络的工作过程包括离线学习和在线判断两部分。学习过程中各神经元进行规则学习,权参数调整,进行非线性映射关系拟合以达到训练精度;判断阶段则是训练好的稳定的网络读取输入信息通过计算得到输出结果。

神经网络的学习规则是修正权值的一种算法，分为联想式和非联想式学习，有监督学习和无监督学习等。常用的学习规则有：误差修正型规则、竞争型规则、Hebb 型规则和随机型规则。

四、人工神经网络的特点

神经网络是由存储在网络内部的大量神经元通过节点连接组成的一种信息响应网状拓扑结构，它采用了并行分布式的信号处理机制，因而具有较快的处理速度和较强的容错能力。

神经网络模型用于模拟生物神经元的活动过程，其中包括对信息的加工、处理、存储和搜索等过程。因此，人工神经网络具有如下基本特点：

1. **具有自学习功能** 例如实现图像识别时，只需先把许多不同的图像样板和对应的识别的结果输入人工神经网络，网络就会通过自学习功能，慢慢学会识别类似的图像。自学习功能对于预测有特别重要的意义。预期未来的人工神经网络计算机将为人类提供经济预测、市场预测、效益预测，其应用前途是很远大的。

2. **高度的并行性** 人工神经网络有许多相同的简单处理单元并联组合而成，虽然每一个神经元的功能简单，但大量简单神经元并行处理能力和效果却十分惊人。人工神经网络和人类的大脑类似，不但结构上是并行的，它的处理顺序也是并行和同时的。在同一层内的处理单元都是同时操作的，即神经网络的计算功能分布在多个处理单元上，而一般计算机通常有一个处理单元，其处理顺序是串行的。

人脑神经元之间传递脉冲信号的速度远低于冯·诺依曼计算机的工作速度，前者为毫秒量级，后者的时钟频率通常可达 108 Hz 或更高的速率。但是，由于人脑是一个大规模并行与串行组合处理系统，因而在许多问题上可以做出快速判断、决策和处理，其速度可以远高于串行结构的冯·诺依曼计算机。人工神经网络的基本结构模仿人脑，具有并行处理的特征，可以大大提高工作速度。

3. **高度的非线性及全局作用** 人工神经网络每个神经元接受大量其他神经元的输入，并通过并行网络产生输出，影响其他神经元，网络之间的这种互相制约和互相影响，实现了从输入状态到输出状态空间的非线性映射，从全局的观点来看，网络整体性能不是网络局部性能的叠加，而表现出某种集体性的行为。

非线性关系是自然界的普遍特性。智慧就是一种非线性现象。人工神经元处于激活或抑制两种不同的状态，这种行为在数学上表现为一种非线性人工神经网络。具有阈值的神经元构成的网络具有更好的性能，可以提高容错性和存储容量。

4. **联想记忆功能和良好的容错性** 人工神经网络通过自身的特有网络结构将处理的数据信息存储在神经元之间的权值中，具有联想记忆功能，从单一的某个权值不能看出其所记忆的信息内容。由于其分布式的存储形式，使得网络有很好的容错性，既可以进行特征提取、缺损模式复原、聚类分析等模式信息处理工作,又可以进行模式联想、分类、识别工作。它可以从不完善的数据和图形中进行学习并做出决定。由于知识存在于整个系统中,而不只是一个存储单元中,预定比例的结点不参与运算,对整个系统的性能不会产生重大的影响。能够处理那些有噪声或不完全的数据,具有泛化功能和很强的容错能力。

一个神经网络通常由多个神经元广泛连接而成。一个系统的整体行为不仅取决于单个神经元的特征,而且可能主要由神经元之间的相互作用、相互连接所决定。通过神经元之间的大量连接模拟大脑的非局限性。联想记忆是非局限性的典型例子。

正是神经网络所具有的这种学习和适应能力、自组织、非线性和运算高度并行的能力,解决了传统人工智能对于直觉处理方面的缺陷,例如对非结构化信息、语音模式识别等的处理,使之成功应用于神经专家系统、组合优化、智能控制、预测、模式识别等领域。并且,人工神经网络是一种旨在模仿人脑结构及其功能的信息处理系统。因此,它在功能上还具有某些智能的特点,主要包括以下几点:

第一,联想记忆功能。由于神经网络具有分布存储信息和并行计算的性能,因此它具有对外界刺激和输入信息进行联想记忆的能力。这种能力是通过神经元之间的协同结构及信息处理的集体行为而实现的。神经网络通过预先存储信息和学习机制进行自适应训练,可以从不完整的信息和噪声干扰中恢复原始信息。这一功能使神经网络在图像复原、语音处理、模式识别与分类方面具有重要的应用前景。联想记忆又分自联想记忆和异联想记忆两种。

第二,分类与识别功能。神经网络对外界输入样本有很强的识别与分类能力。对输入样本的分类实际上是在样本空间找出符合分类要求的分割区域,每个区域内的样本属于一类。

第三,高速寻找优化解的能力。寻找一个复杂问题的优化解,往往需要很大的计算量,利用一个针对某问题而设计的反馈型人工神经网络,发挥计算机的高速运算能力,会很快找到优化解。

五、人工神经网络模型

人工神经网络与大脑中神经元可以连接一定距离内的任意神经元不同,人工神经网络具有离散的层、连接和数据传播的方向。根据网络中神经元的互连方式,常见的人工神经网络结构主要可以分为以下几类:

1. **前馈神经网络**　前馈神经网络也称前向网络。之所以称其为前馈网络,是因为这种网络只在训练过程中会有反馈信号,而在分类过程中数据只能向前传送,直至到达输出层,中层间没有向后的反馈信号。BP 神经网络就属于前馈网络。

2. **反馈神经网络**　反馈神经网络是种从输出到输入具有反馈连接的神经网络,其结构比前馈网络要复杂得多。典型的反馈型神经网络有 Elman 网络和 Hopfield 网络。

3. **自组织神经网络** 自组织神经网络是一种非监督学习网络。它通过自动寻找样本中的内在规律和本质属性,自组织、自适应地改变网络参数与结构,如聚类分析等。

六、人工神经网络的未来发展

近半个世纪来,许多具备不同信息处理能力的神经网络已被提出来,并应用于许多信息处理领域,如模式识别、自动控制、信号处理、辅助决策、土木工程领域等方面。人工神经网络的发展是非常曲折的,从诞生到现在,几经兴衰。20 世纪 70 年代随着人们对感知机兴趣的衰退,神经网络的研究沉寂了相当长的时间。直到 80 年代初,Hopfield 在 Hopfield 网络中引入随机机制、Rumelhart 和 Hinton 等研究者提出反向传播 BP 算法,较好地解决了多层网络的学习问题,自 80 年代中期以来又形成了人工神经网络的研究热潮,并且考虑将神经网络付诸应用的现实性。随着 Hinton 等人对深度学习概念(多层神经网络)的提出,并且将深层神经网络在语音识别领域的成功应用,近几年深度学习在图像识别、自动驾驶等多领域全面爆发。

2012 年吴恩达(Andrew Ng)在 Google 实现了神经网络学习到猫的样子,这里主要应用了深度神经网络,即人工神经网络的层数非常多,神经元也非常多,然后给系统输入海量的数据,来训练网络。在本次实验中吴教授大约用了一千万 YouTube 视频中的图像作为训练数据。这个深度学习结合人工神经网络的例子明显解释了“深度”(deep)的含义,即人工神经网络中众多的层。现在,经过深度学习训练的图像识别,在一些场景中甚至可以比人做得更好,从识别猫,到辨别血液中癌症的早期成分、识别核磁共振成像中的肿瘤等等。而我们熟知的谷歌的 AlphaGo 先是学会了如何下围棋,然后与它自己下棋训练。它训练自己神经网络的方法,就是不断地与自己下棋,反复地下,永不停歇。科大讯飞的智能语音系统识别正确率高达 97% 以上;百度推出的无人驾驶体统 Apollo 也顺利上路完成公测,使得共享汽车离我们越来越近。

深度学习可以在不了解猫是什么的情况下从上万张图片中识别出猫,这是令人瞩目的进步,但深度学习并不能解释为什么照片显示一只猫。深度学习的限制在于仅仅认为真理是数据中频繁出现的地方,它只相信人类选择并准备的训练数据,并不理解对与错,现实与虚幻,或是否公平。以深度学习为代表的“黑箱”规则决定了人工智能行为的不可解释性,即准确合理地解释如何在大数据的基础上进行算法决策的。实际上,不具有可解释性的人工智能无法实现法律责任的预防目的。未来或许开发出崭新的不含深度学习的 AI 系统能为自己作出的决策所辩护,这些 AI 系统将作为变革性技术释放出巨大的科技革命和产业革命变革能量,深刻地改变人类的生产生活方式和思维方式。

思考题

1. 什么是人工智能,它与脑神经科学的关系?

2. 脑科学的研究成果可以激发新的深度学习模型,如使用显微镜发现的生物大脑的神经连接启发了人工神经网络的研究,使用功能磁共振成像(fMRI)技术发现的工作记忆启发了人们对机器学习模型记忆模块的研究,并最终发展成为对长短期记忆模型(LSTM)的研究,谈谈你熟悉的脑神经研究领域中还有哪些成果可以转化成机器学习的模式?

3. 如何通过一个具体实例阐述人工神经网络学习的过程,说明与生物神经网络的区别?

(缪燕子)

参考文献

[1] 王志宏,杨震. 人工智能技术研究及未来智能化信息服务体系的思考. 电信科学, 2017,33(5):1 - 11.

[2] 杨晓哲. 人与人工智能的新关系. 中国信息技术教育,2017(7):84 - 86.

[3] 蔡自兴,刘丽珏,蔡竞峰,等. 人工智能及其应用. 5 版. 北京:清华大学出版社,2016.

[4] 栾正禧. 中国邮电百科全书:电信卷. 北京:人民邮电出版社, 1993.

第二十七章 27 脑机接口

通过解码人类思维活动过程中的脑神经活动信息,计算机是否可以与人脑连接,构建人脑与外部世界的直接信息传输通路? 近二十年来,脑机接口领域迎来了快速发展,取得了一系列重要研究与应用成果。本章我们介绍脑机接口的概念和主要应用,从信息交流与控制、功能康复与增强、状态识别与监测三个主要发展方向介绍脑机接口的研究现状,并对脑机接口的发展所面临的机遇和挑战进行展望。

第一节 脑机接口的概念

用思维直接交流或操纵工具,是人类的一个梦想,因而长久以来都是科幻作品青睐的话题。在电影《黑客帝国》中,人们在虚拟世界中通过思维进行媲美真实世界的直接交流;在电影《复仇者联盟》中,绯红女巫通过她的思维活动控制现实世界,她所有的心想,都能事成……随着人类对大脑的了解日益深入,这些科幻作品中的设想开始逐渐走向现实。脑机接口(brain-computer interface, BCI)正是解读人类思维奥秘的重要研究工具。

一、脑机接口研究的起源

脑机接口是一个年轻的交叉学科研究领域,涉及神经科学、心理学、计算机科学、生物医学工程、临床医学等多个学科。首篇脑机接口的研究论文发表于1973年,美国加州大学洛杉矶分校的Vidal等首次使用brain-computer interface一词来表述脑与外界的直接信息传输通路,并提出了脑机接口的系统框架雏形。该雏形提出了脑机接口实现需要三个模块的共同参与:控制模块、计算模块和呈现模块。其中,控制模块负责脑电记录和视觉形象展示,计算模块负责处理采集到的脑电信号,而呈现部分则包括了输入的视觉刺激和由脑电控制的输出动作。这与当前流行的脑机接口实现方式高度一致。然而,受限于信号处理理论与方法、生物信号采集放大硬件技术、计算机性能等因素,脑机接口技术直到20世纪末才真正开始快速发展(图27-1A)。

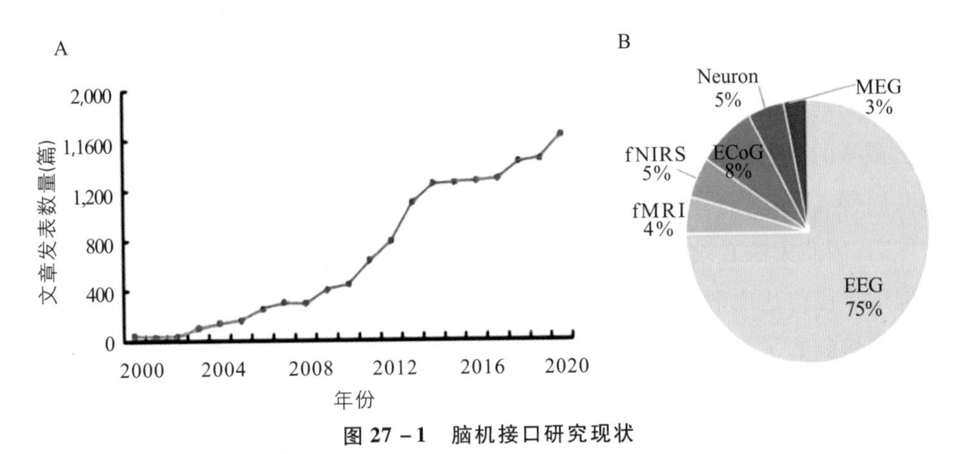

图 27－1 脑机接口研究现状

注：A. 年度文献发表情况（来源：PubMed 生物医学文献数据库，以“brain-computer interface”或“brain-machine interface”为关键词）；B. 2010 年以后发表的脑机接口文献中，运用不同脑成像技术所开展的研究文献比例（来源：PubMed）。

二、脑机接口的定义

什么是脑机接口？概括地说，脑机接口是不依赖脑的正常输出通路（即外周神经和肌肉组织），构建脑与外部世界的直接信息传输通路。脑机接口系统通常主要包含 3 个模块：

1. 神经信号采集模块，负责通过电、磁、光等各种物理学原理将脑神经活动采集并实时传输出来。

2. 神经信号分析处理模块，综合运用各类信号处理方法与机器学习算法，从神经信号中提取特定思维活动的关键特征，并将人的不同思维活动状态实时识别出来。

3. 应用模块，将所识别到的思维活动状态翻译为机器指令，最终实现脑机接口应用。

目前，在脑机接口中用于采集神经信号的技术统称为脑成像技术，主要包括无创的脑电（electroencephalogram，EEG）、脑磁（magnetoencephalogram，MEG）、功能磁共振（functional magnetic resonance imaging，fMRI）、功能性近红外光谱（functional near-infrared spectroscopy，fNIRS），以及有创的皮质脑电（electrocorticogram，ECoG）、神经元群体记录等。因为脑电设备便携、运行成本低、操作便捷、适用人群广，该设备在脑机接口中应用最为广泛（图 27－1B）。

第二节 脑机接口的应用

在脑机接口技术发展迅速的今天，脑机接口的应用领域广泛多样。这里我们从信息交流与控制、功能恢复与增强、状态识别与监测三个方向介绍脑机接口的研究现状和前沿动态，特别是与临床医学领域密切相关的领域，脑机接口具有巨大的应用价值。

一、信息交流与控制

以著名物理学家霍金为代表的脊髓侧索硬化症患者，以及重症肌无力患者、因事故导致高位截瘫的患者等重度运动障碍患者群体，是脑机接口研究的重要应用对象。这些患者的共同特点是，他们有相对完整的思维能力，但丧失了对肌肉和外周神经系统的自主控制能力，因此无法有效地向外界表达自己的需求和想法。将自己脑中所想的信息通过某种辅助手段传达出来是这一患者群体最基本且最重要的需求。然而，由于人类目前对大脑工作机制的了解还比较有限，直接提取脑的高级思维活动意图尚存在较大的困难，当前脑成像技术仅可识别大脑的部分简单思维活动状态。研究者因此构想了一个巧妙的替代解决思路：将脑成像技术手段可识别的有限简单思维活动状态与待表达的高级思维活动意图建立一一对应关系。当需要表达某特定意图时，让人执行与该意图对应的思维活动。这一间接的思维解读方法是脑机接口在信息交流与控制方向的主要实现方式。根据可用的简单思维活动状态特性，这一方向的脑机接口可分为以下两类。

1. 基于自发脑活动（spontaneous brain activity）的脑机接口 人通过执行不同的肢体运动想象、音乐想象、心算等思维活动任务以产生具有可区分度的神经响应。想象运动（motor imagery）脑机接口是其中的典型代表，可以实现 2～8 种不同肢体运动想象思维活动任务的区分，不同的肢体运动想象引起相应肢体感觉运动皮质区域 mu 节律（8～13 Hz）脑电能量的下降。通过识别脑电 mu 节律能量下降最显著的脑区可以实现对具体运动想象肢体的判断。运动想象脑机接口最常见的应用是控制轮椅、电视、假肢等家用电器或辅助装置。以控制轮椅为例，人可以通过执行左手、右手或脚的想象运动，来实现轮椅左转、右转或前进的意图。解读自发脑活动是最接近科幻作品的脑机接口形态，但由于自发脑活动的信噪比往往较低，这类脑机接口的信息传输速率相对较慢，识别一次运动想象通常需要数秒钟时间。

2. 基于诱发脑活动（evoked brain activity）的脑机接口 为了提高信息传输速率，研究者提出的第二类的脑机接口。这类脑机接口中，待表达的高级思维活动意图分别用不同的外部事件（如不同空间位置呈现的图形、不同频率的声音等）进行表示，人通过注意特定的外部事件序列以实现意图的表达。这些外部事件都将多次重复出现，通过叠加平均单次事件诱发的脑电响应，从而分别得到对应不同事件的大脑事件相关响应（event-related response）。根据注意与非注意的事件所对应的大脑事件相关响应的差别，即可实现脑机信息交流。以该类最经典的基于空间注意的 P300 字符输入脑机接口应用为例：不同的字符按不同的时序进行快速闪烁，人将注意力集中在希望选择的目标字符上；相比非注意目标字符，注意目标字符的闪烁这一事件得到大脑更加充分的信息加工处理，在脑电上体现为目标字符闪烁后 300 毫秒左右在大脑顶区出现的脑电事件相关响应正峰 P300。因此，识别该正峰 P300 并定位其发生时刻所对应的闪烁字符，即可实现对人的注意目标的判断,这正是 P300 脑机接口得名的原因。除了上述时序策略外,将不同字符用不同的频率进行闪烁是另一种常用的策略。类似地,被注意的目标字符也对应更强的事件相关响应,体现为脑电响应在相应字符的闪烁频率处的频谱幅度更大。通过在脑电频谱中识别最显著的响应频率并定位其对应的字符,即可判断人的注意目标。与自发脑活动相比,引入外界事件诱发所得的事件相关响应往往具有更高的信噪比,从而可以实现更快的思维活动状态识别。运用前沿的信号处理算法,最新的诱发脑活动脑机接口研究展示了每 1 秒完成一次字符输入的应用演示,对应 5.32 bit/s 的信息传输速率,已经接近实用水平,这也是目前有报道的最快脑机接口。

二、功能康复与增强

思维活动状态的实时识别可应用于更丰富的临床情境,辅助患者进行脑功能的康复。其核心思想是通过构建脑机接口闭环神经反馈调节系统,让患者主动参与到自身的康复过程中来。以研究最多的中风康复为例,脑机接口系统连续监测患者用运动想象方式表达的患侧肢体运动意图,在识别到主观运动意图时启动相应的功能性肌肉电刺激器或机械式康复仪等设备进行患侧肢体的运动锻炼。基于脑机接口的康复治疗方案有别于传统依赖理疗师的、患者被动参与的治疗方案,被称为“主动式康复”,并正在得到临床医学领域越来越多的重视。

这一主动式康复的思路也正在应用于精神类疾病治疗的探索中。运动想象脑机接口在针对自闭症儿童的康复训练中正在承担重要的角色:与正常儿童相比,自闭症儿童在观看他人运动情景时模仿动机弱,相应的感觉运动皮质激活程度较低;通过让这些儿童参与自身感觉运动皮质激活程度强弱实时反馈的游戏项目,可以提升他们对感觉运动皮质激活程度的自我控制能力,从而改善自闭症的症状。类似的脑机接口神经反馈训练范式也有望在多动症、抑郁症等治疗中发挥积极作用。

此外,脑机接口技术在感官重建方面也有望发挥重要作用。基于功能磁共振的研究发现,可以从视觉皮质的神经信号中一定程度上重建出人所感知到的视觉图像信息,可用于构建帮助盲人恢复视力的视觉假体。基于颞区脑电的研究表明,在存在多个语音源时,可以通过颞区听觉皮质相关脑电活动进行人的听觉注意目标的实时判别。这一技术有望与电子耳蜗相结合,实现更加智能的聋人听力辅助,增强电子耳蜗植入者的听力水平。

三、状态识别与监测

以上所介绍的情境中的脑机接口(视听觉感官重建除外)大多依赖人主动发起特定的思维活动任务,被称为“主动式”脑机接口(active BCI)。虽然主动式脑机接口是最广泛研究和应用的脑机接口,与之相对的“被动式”脑机接口(passive BCI)在近十年来开始得到快速发展。被动式脑机接口的发展得益于主动式脑机接口研究过程中所积累的一系列准确、可靠的实时思维活动状态识别算法。这些算法不仅可以用于识别人主动发起的特定思维活动,也可以用于识别和连续监测人的各项基础认知功能状态,如注意水平、认知负荷、疲劳程度、情绪状态等。

基础认知功能状态的识别有广泛的应用需求。在工程心理学领域,机动车驾驶员、飞行员、航空空中交通管制员等特殊作业岗位人员的认知负荷、疲劳程度等状态对于作业绩效、工作安全都十分重要,脑机接口所提供的实时监测数据为工作管理提供了重要的客观依据,能够更好地保证人员安全和工作绩效。在教育领域,脑机接口可以对学生的注意水平进行实时评测,为教师教学安排提供参考。在市场营销领域,脑机接口技术可以用于评价观看广告、电影、电视等媒体内容的观众情绪体验,以及更加广义的人机交互情景下的用户体验。在游戏娱乐领域,脑机接口为游戏玩家提供了独立于传统游戏控制方式之外的新的操作维度,丰富了游戏内涵并提升了游戏体验。

第三节 脑机接口发展的挑战与机遇

虽然目前主流的脑机接口研究主要运用无创的脑电技术开展,有创、侵入式的皮质脑电或神经元群体记录等技术也正在得到越来越多的关注。虽然侵入式记录目前依然面临手术感染、长时间使用的生物兼容性等问题,但有创脑机接口有望获取更高的信号质量,解码更加丰富的神经活动信号,从而支持更高的识别速度或准确率。有创脑机接口的这些特点提供了实现全新范式的可能性,如基于言语输出运动控制脑区的语音合成输出、利用运动皮质神经元群体活动的多自由度机械手臂精细控制等。有创脑机接口有望在不久的将来真正服务于重度运动障碍的患者群体,通过长期或永久植入的脑神经信号传感器解读他们的思维活动意图,帮助他们与外界进行有效交流。

无创脑机接口离形成稳定可靠的实用产品依然还有一定的距离。以最接近实用阶段的脑电为例,可满足脑机接口应用需求的高性能科研级设备成本较高、体积较大,不利于大规模普及;脑电设备佩戴的操作较复杂,往往需要专业人员进行参与,佩戴的舒适性以及长时间记录的可靠性还有待提高。其他无创成像技术也面临各自的局限:脑磁、功能磁共振设备过于庞大且昂贵,功能性近红外光谱技术的发展时间还相对较短等。为推进实用化进程,科研人员已经进行了多方面的努力:脑电等各类无创成像技术都在或快或慢地走向便携化、可穿戴化,其各项操作也在逐步减少对专业人员的依赖;脑机接口中的信号分析处理方法也正在走向更加智能化。更前沿的,中国科学家已经开始探索脑机接口“意念控制”用于太空任务的可行性。此外,不同类型脑机接口系统之间的结合,以及脑机接口与眼动、肌电、加速度等其他生理或行为信号的深度融合,有望帮助人们对人类思维活动状态进行更加全面、准确的解读。特别需要指出的是，脑机接口基于个体化的脑神经活动构建脑机信息传输通路，充分的考虑了每个人的个体神经活动特点，有望向各行业提供更有效的、有针对性的应用解决方案。

无论是何种脑机接口应用，其当前可实现的性能距离人们在科幻作品中的设想还有很长的路要走。除了上述传感技术上的局限外，更关键的挑战在于我们对大脑工作机制的了解还十分有限。神经科学领域学者对大脑工作机制的持续探索发现是脑机接口系统实现的核心基础，而神经工程领域这些探索发现所提出的大脑计算神经模型、神经编码与解码方法，则为脑机接口实践应用提供关键技术方法支撑。随着近年来世界各国纷纷启动“脑计划”，如欧盟的 Human Brain Project、美国的 BRAIN Initiative、日本 Brain/Minds Project 等，有望在不久的将来在脑研究方面取得突破性的进展，从而为脑机接口技术的进一步发展带来全新的机遇。特别的，中国脑计划的“脑科学与类脑智能”这一重点发展方向强调脑研究与人工智能研究的结合，可能为脑机接口提供新的突破口。

脑机接口技术不仅可以服务于上述 3 个以人为中心的应用方向，还可以应用到更广阔的脑机融合领域。脑机接口技术对人的思维活动状态的实时准确识别，一方面可以提供更多的人类大脑活动特征以指导计算机更好的模仿人脑，另一方面可以让计算机更好的与人协同工作。正如著名科学家钱学森在 1992 年 3 月给国家高技术研究发展计划（863 计划）智能计算机主题（306 主题）专家组负责人的信中讲道：“……，我只想说一点：我不以为能造出没有人实时参与的智能计算机。所以，奋斗目标不是中国智能计算机，而是人、机结合的智能计算机体系”。随着学界对脑机接口研究的持续关注与投入，脑机接口技术将继续保持快速发展，并有望对人类社会带来全方位的积极影响。

思考题

1. 目前的脑机接口主要的实现方式包括哪两种？它们主要的原理是什么？
2. 有创脑机接口有什么独有的优势？有什么应用前景？

（张　丹　李佳蔚）

参考文献

[1] Vidal J J. Toward Direct Brain-Computer Communication[J]. Annual Review of Biophysics & Bioengineering, 1973, 2(1):157.

[2] Lebedev M A, Nicolelis M A. Brain-machine interfaces: Past, present and future[J]. Trends in Neurosciences, 2006, 29(9): 536 - 546.

[3] Gao S, Wang Y, Gao X, et al. Visual and Auditory Brain-Computer Interfaces[J].

IEEE Transactions on Biomedical Engineering, 2014, 61(5):1436 - 1447.

[4] Wolpaw J R, Birbaumer N, Mcfarland D J, et al. Brain-computer interfaces for communication and control[J]. Clinical Neurophysiology, 2002, 113(6): 767 - 791.

[5] Paraplegic man in mind-controlled robotic suit kicks off World Cup 2014[EB/OL]. (2014 - 06 - 13)[2017 - 03 - 01]. http://neurogadget.net/2014/06/13/paraplegic-man-mind-controlled-robotic-suit-kicks-world-cup-2014-video/10434.

[6] Hochberg L R, Bacher D, Jarosiewicz B, et al. Reach and grasp by people with tetraplegia using a neurally controlled robotic arm[J]. Nature, 2012, 485(7398): 372 - 375.

[7] Wang Y, Wang Y T, Jung T P. Translation of EEG Spatial Filters from Resting to Motor Imagery Using Independent Component Analysis[J]. Plos One, 2012, 7(5): e37665.

[8] Carlson T, Millan J D R. Brain-controlled wheelchairs: A robotic architecture[J]. IEEE Robotics & Automation Magazine, 2013, 20(1):65 - 73.

[9] 张丹, 李佳蔚. 探索思维的力量:脑机接口研究现状与展望[J]. 科技导报, 2017, 35(9): 62 - 67.

第二十八章 28 神经生物学研究方法概述

第一节 免疫组织化学技术

免疫组织化学(immunohistochemistry,IHC)是在组织化学的基础上,吸收了免疫学理论和技术而发展起来的一门重要的方法学,同时也是显微镜技术与免疫学相结合的产物。此方法经过不断改进和发展已经日趋成熟,目前该技术广泛用于神经科学、免疫学、生物学、临床病理诊断等领域。相同的技术而针对细胞的相同的染色技术也称为免疫细胞化学(immunocytochemistry,ICC)。

一、免疫组织化学技术的原理

免疫组织化学技术应用抗原与抗体之间特异性结合的免疫学原理,先将组织或细胞中的某种化学物质提取或暴露,然后用特异性抗体探测组织或细胞中同类的抗原物质,由于抗原抗体结合的复合物是无色的,因此借助荧光染料、酶、金属离子、同位素等显色剂进行标记,对其进行定位、定性和定量的检测,最终借助光学显微镜、荧光显微镜或电子显微镜进行观察。

按照标记物的不同可分为免疫荧光技术(荧光染料)、免疫酶标法(辣根过氧化物酶)、免疫金银法(胶体金)、免疫铁蛋白技术、亲和免疫细胞化学技术、免疫电子显微镜技术等。免疫荧光技术利用带有荧光基团的第二抗体与第一抗体结合,检测细胞或组织内的相应抗原的定位。此方法目前运用较为广泛,通过不同波长的荧光素进行双重或多重免疫标记,即在同一张切片可观察到两种或两种以上抗原成分,结果图片展示也非常漂亮(图 28 - 1 右)。

按染色步骤可分为直接法和间接法,其原理如图 28 - 1 左图所示。直接法即标记的抗体或荧光素直接与抗原反应。间接法如检测未知抗原,先用已知抗体与抗原标本反应,随之用第二抗体与抗原结合,形成抗原 - 抗体 - 抗体复合物后进行观察。间接法与直接法相比灵敏度更高。

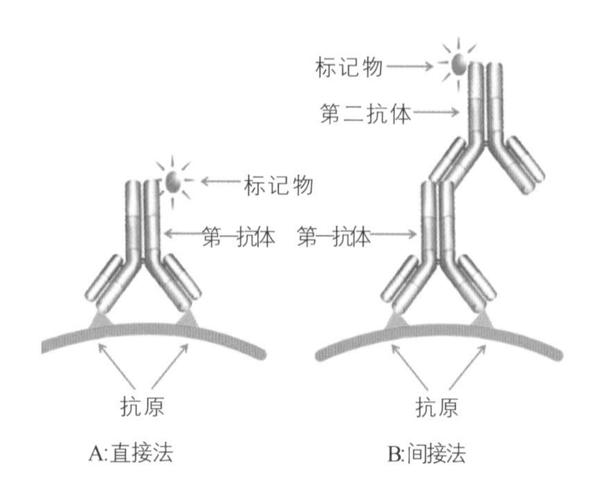

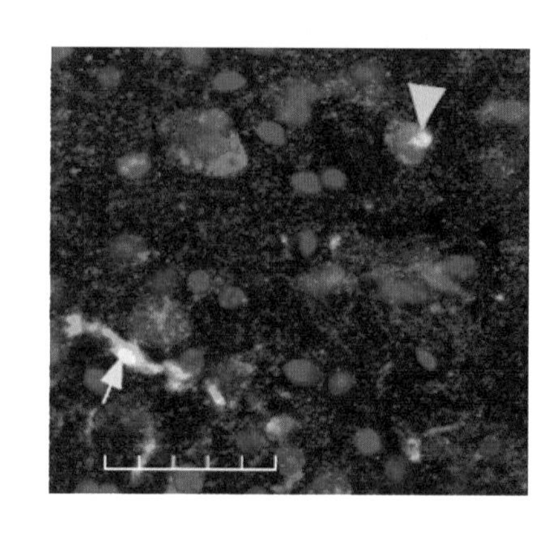

图 28-1 直接法与间接法原理与荧光双标的小鼠脊髓组织局部

用不同种属来源的抗体标记不同的抗原,并使用不同颜色的荧光素标记相应的抗体,可同时显示组织切片上不同抗原的标记(箭头:单标的细胞;箭:双标的细胞)。

按照结合方式分为抗原-抗体连接如过氧化物酶-抗过氧化物酶法(peroxidase antiperoxidase staining,PAP 法),亲和连接如链霉菌抗生物素蛋白-过氧化物酶连结法(streptavidin-perosidase,SP 法)和卵白素-生物素-过氧化物酶复合物染色法(avidin-biotin complex,ABC 法)等。

其中,卵白素-生物素-过氧化酶复合物染色法,简称 ABC 法。其基本原理是将特异性抗体与组织相应抗原结合后,通过相应种属的生物素与抗体结合,借助卵白素(Avidin)与生物素(Biotin)的高亲和力,最后通过显色反应定位。即由于一个卵白素分子具有可与生物素结合的 4 个活性位点,其中一部分与生物素标记的过氧化物酶结合,另一部分可与生物素标记的免疫球蛋白结合。生物素通过氨基与抗体或过氧化物酶分子相结合,一个过氧化物酶或免疫球蛋白分子可以结合多个生物素分子,从而增强了免疫球蛋白或过氧化物酶结合卵白素的能力,这样在反应中卵白素作为桥连接于生物素标记的酶和生物素标记的抗体之间,同时生物素标记的过氧化物酶分子有作为桥连接于卵白素分子之间,形成了一个含有 3 个以上过氧化物酶分子的网格状复合物,具有敏感性高和特异性强的特点。

二、免疫组织化学技术的应用

根据免疫组织化学染色基本原理决定了免疫组织化学具有以下几个优点:抗原-抗体具有高度的识别能力,特异性强,在抗原识别上可达到单个氨基酸水平;灵敏度高;操作简单,操作流程相对较稳定;可以将形态与功能有机的结合。这门技术方法经不断改进和发展已日趋成熟,应用范围也极其广泛。免疫组织化学不仅适用于基础科学的研究,更广泛地应用于临床疾病研究和诊断。主要有以下几个方面:

一、认识神经细胞、证实神经组织内特殊化学物质

利用免疫组织化学技术，认识各类型神经元，区分不同神经胶质细胞如星形胶质细胞、小胶质细胞、寡突胶质细胞，进一步研究体内、外神经元分化、发育过程，神经组织成分的特殊化学性质，透过其结合抗体的表达变化，了解变化的意义。

二、确定神经递质的性质、定位、分布

早期神经科学工作者应用传统的神经解剖方法如甲基蓝染色法、镀银染色法等方法进行中枢及外周神经系统的研究，由于技术受限无法进行神经递质性质的确定，后来借助免疫组织化学技术，发现了脑啡肽（ENK）、生长抑素（SOM）、血管活性肠肽（VIP）等40多种以上的神经肽分布于中枢神经、下丘脑、脊髓及外轴神经系统特定的神经元中。并可结合免疫电镜技术，显示抗原在神经细胞内的超微结构定位及在突触水平神经元间的联系。

三、神经系统功能及疾病的研究

免疫组织化学技术在神经科学的应用中已经是形态学及功能研究、应用研究相结合的一门学科。神经系统疾病如帕金森病、阿尔茨海默症、三叉神经痛，以及抑郁等精神类疾病，神经细胞内神经物质均发生了不同程度的变化，通过免疫组织化学技术的方法研究脑内某类物质变化规律、性质的改变，为研究及疾病治疗提供有力依据。

四、临床研究的应用

在临床病理学、肿瘤学等方面，免疫组织化学技术可用于恶性肿瘤的诊断或鉴别诊断，为临床提供治疗方案的选择等。在微生物学方面，主要用于菌种鉴定和抗原结构的研究。在自身免疫性疾病中可检测自身免疫疾病患者血液中的自身抗体等。

第二节　荧光原位杂交技术

荧光原位杂交技术（fluorescence *in situ* hybridization，FISH）是在已有的放射性原位杂交技术的基础上发展起来的一种非放射性分子的原位杂交技术。这一技术为研究单一神经元中编码各种蛋白质、多肽的相应mRNA的定位提供了手段，为从分子水平研究神经元内基因表达及有关因素的调控提供了有效的工具。目前该技术已广泛应用于神经科学、细胞遗传学、肿瘤生物学等领域。

一、荧光原位杂交技术的原理

原位杂交组织化学技术是通过应用已知碱基序列并带有标记物的探针与组织、细胞

中待测的 mRNA 进行特异性结合，形成杂交体，然后再应用与标记物相应的检测系统，在核酸原有位置对其进行定位的方法。每条单链核酸分子(DNA 或 RNA)都有一条与之相互补的链。杂交即是指这两条原本无关联的单链核酸分子以互补碱基对之间的氢键相互结合形成双链的一种反应。荧光原位杂交技术基本原理是：如果被检测的染色体或 DNA 纤维切片上的靶 DNA 与所用的核酸探针是同源互补的，二者经变性—退火—复性，即可形成靶 DNA 与核酸探针的杂交体。将核酸探针的某一种核苷酸标记上报告分子如生物素、地高辛，可利用该报告分子与荧光素标记的特异亲和素之间的免疫化学反应，经荧光检测体系在镜下对待测 DNA 进行定性、定量或相对定位分析。荧光标记探针不对环境构成污染，灵敏度能得到保障，可进行多色观察分析，因而可同时使用多个探针，缩短因单个探针分开使用导致的周期过程和技术障碍。因此，FISH 在近年来应用越来越广泛。

二、荧光原位杂交技术的应用

FISH 技术作为非放射性检测体系，具有以下优点：荧光试剂和探针经济、安全；探针稳定；实验周期短、能迅速得到结果、特异性好、定位准确；FISH 可定位长度在 1 kb 的 DNA 序列，其灵敏度与放射性探针相当；FISH 可与免疫荧光染色技术综合运用，可同时观察两种或三种物质的共存和定位。随着技术的不断改进和完善，以及与其他方法的结合，FISH 在神经科学领域应用越来越广泛，主要有以下几个方面：

1. 观察单一神经元内 mRNA 的表达

荧光原位杂交技术一个主要应用就是显示脑内各种 mRNA 的分布特点和不同发育期的动态表达变化。与免疫荧光组织化学染色技术相比，FISH 可以确定神经活性物质的合成部位。FISH 可以确定蛋白质合成过程中传递基因信息的 mRNA 在单个神经元的定位，mRNA 的部位可代表蛋白质合成的真正部位。另一方面，FISH 探针容易制备，脑内许多蛋白质及多肽的氨基酸序列相似程度较高，对于这些物质，难于制备特异性抗体，却易于制备针对不同亚单位的 mRNA 探针，可进行各亚单位在脑内的定位。比如运用脑啡肽的抗体在脊髓背角和延髓背角很难染出胞体，可制备前源脑啡肽(preproenkephalin，PPE)的 cRNA 探针，运用 FISH 技术，观察 PPEmRNA 阳性神经元的分布(图 28－2)。

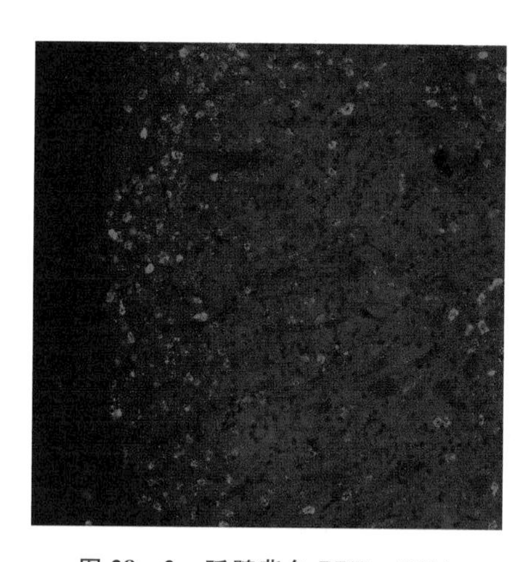

图 28－2 延髓背角 PPE mRNA 阳性杂交信号的分布

2. 观察发育过程中基因表达的发生和发展规律 在神经系统发育过程中，机体通过控制各种基因的开启与关闭而合成不同的蛋白质或多肽。由于在早期胚胎中这些活性物质的含量较低，难以用免疫组织化学染色方法进行定位，常用荧光原位杂交技术观察其基因表达的发生和发展状况。

3. 研究人类神经系统疾病　许多神经系统疾病，如帕金森病、阿尔茨海默症及一些精神疾病，均伴有脑内不同程度活性物质合成的改变，通过对比正常及疾病组织中 mRNA 分布含量的变化，可明确与疾病有关的基因表达变化规律。

4. FISH 与其他形态学方法的综合运用　FISH 可与免疫荧光染色技术综合运用，可同时观察两种或三种物质的共存和定位，也可以制备不同标记方法的探针运用 double FISH 观察两个分子 mRNA 的共定位。

第三节　电子显微镜技术

电子显微镜（electron microscope，EM），简称电镜，是光学和电子学发展的产物，是根据电子光学原理，利用电子散射过程产生的电信号进行显微成像的仪器设备。与光学显微镜的光束和光学透镜成像原理不同，电镜则是利用电子束和电子透镜成像。近年来，生命科学的研究向着高分辨率的方向发展，电镜作为科研人员了解微观世界的利器，越来越多的被用于生命科学研究领域，它的应用在阐明组织细胞的结构和功能起了巨大的作用，为生命科学研究提供新视角。本节主要包括电子显微镜原理、电子显微镜技术以及电子显微镜在神经科学中的应用三部分内容。

一、电子显微镜原理

在生命科学领域内主要应用的电镜有透射电镜（transmission electron microscopy，TEM）、扫描电镜（scanning electron microscopy，SEM）。电镜主要有三个系统：电镜照明系统、电镜成像系统和电镜真空系统，其中照明系统包括电子枪和聚光镜，成像系统包括物镜、中间镜和投影镜，真空系统包括机械泵、油扩散泵、离子泵和真空检测系统等。TEM 是利用电子枪阴极发射出电子束，由聚光镜（第一聚光镜、第二聚光镜）使电子束聚焦，电子束穿过样品（切片厚度 <100 nm，颗粒 <2 μm），再由物镜汇聚成像，并放大于中间镜上，通过中间镜和投影镜逐级放大，成像于荧光屏或 CCD 上，当电子束穿过样品时，电子与样品中的原子碰撞而改变方向，从而产生立体角散射，散射角的大小与样品的密度、厚度相关，因此可以形成明暗不同的影像。SEM 是通过电子枪发射电子束，电子束经电磁透镜聚光后，形成有较大束流密度的电子探针，利用偏转扫描系统在样品表面作光栅状扫描，电子束轰击样品，与样品的原子相互作用产生各种信号如二次电子信号或背散射电子等，使用不同检测器检测，经放大、转换、再放大处理变为电压信号，分别传送到显示和照相显像管成像，SEM 中一般采用二次电子成像，观察样品表面形貌。

二、电子显微镜技术

电子显微镜技术是研究细胞超微结构的重要手段，是一门技术性很强的综合性学科，就电镜技术而言属现代物理学范畴，就组织和细胞的超微结构而言，属细胞生物学和形态学范畴。主要包括超薄切片技术、免疫电镜技术、冷冻电镜技术和扫描电镜技术等。

（一）超薄切片技术

由于受到电子波长的限制，TEM 电子束的穿透力很弱，因此，用于 TEM 观察的标本须制成厚度薄于 100 nm 的超薄切片。它的制作流程包括取材、化学固定、脱水、浸透、树脂包埋、切片和铀、铅染色等步骤。组织固定是生物电镜技术的重要环节，目前常用的固定剂有戊二醛、四氧化锇等，戊二醛是五碳的双醛，它的两个醛基与蛋白质的氨基反应，对细胞内的微细结构有更强的亲和能力。四氧化锇通称锇酸，呈淡黄色结晶体，其水溶液为中性的，是一种强氧化剂，有极大毒性，但因其对氮有很强的亲和力，与含有蛋白质的各种成分形成交链化合物，有良好的固定作用，且其质量密度大，有电子染色作用，能增加电子反差，是超微结构研究中经典的固定剂。一张好的超薄切片应厚度均匀、结构完整，无污染、颤痕、褶皱和空洞，适合电镜观察，如果制片不好，会造成各种形态假象，对观察结果做出错误的解释甚至误诊误判。

（二）免疫电镜技术

免疫电镜技术是免疫组织化学技术与电镜技术的结合，即运用免疫组织化学的基本原理，利用电子显微镜，在超微水平上定位、定性以及半定量抗原的技术方法，能够更有效更准确地观察神经肽与蛋白等的定位以及神经递质和神经肽及其受体系统的关系。根据样品制备技术的不同可分为包埋前免疫电镜技术和包埋后免疫电镜技术。包埋前免疫电镜技术是指先进行免疫组织化学染色，再进行常规电镜方法处理。包埋后免疫电镜技术是指组织经过固定和树脂包埋，做成超薄切片后，再进行免疫组化染色。常用的是纳米金或 DAB 标记技术进行包埋前免疫电镜标记。纳米金（1.4 nm）-银加强原理：一抗与抗原结合后，与带金颗粒的二抗结合，银离子通过物理吸附作用，聚集在金颗粒周围，使得纳米金颗粒变大，电镜下的形态是圆形电子密度较高的颗粒状物质。DAB 标记法原理：一抗与抗原结合后，HRP 标记二抗与一抗结合，在过氧化氢（H_2O_2）存在的条件下，氧化反应后形成棕色反应产物，经锇酸作用后，在电镜下呈高电子密度的絮状或团块状物质。由于纳米金和 DAB 在电镜下反应产物形态不同，因此可用于做双标记（图28-3）。

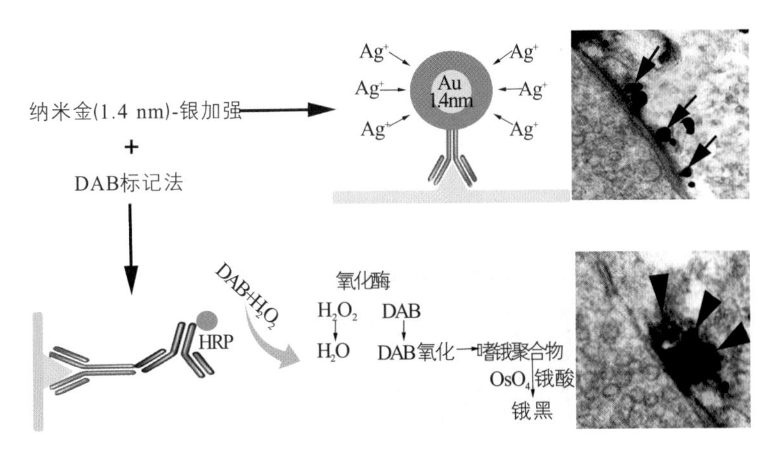

图 28－3　免疫电镜技术原理

（三）冷冻电镜技术

冷冻电镜（cryo-electron microscopy，cryo－EM）技术是应用冷冻固定术在低温下应用电子显微镜观察样品微细结构的技术，是解析生物分子或细胞结构的方法，在生物样品应用的主要技术方法有冷冻固定、单颗粒冷冻技术以及冷冻电子断层术等。目前冷冻电镜常用的固定方法是冷冻固定和高压冷冻固定技术，冷冻固定是瞬间将样品中每一个分子都迅速冷冻达到玻璃态来固定样品，不产生损伤超微结构的冰晶，可以使细胞结构和生物活性得到良好保存，一般常压冷冻固定样品厚度 $<20\ \mu m$。高压冷冻固定法是指当压力达到 2 kPa 时，玻璃化深度则可达到常压下的 10 倍，样品玻璃化深度可以达到 200 μm，其特点是：仅需瞬时即可完成冷冻固定过程；能够保证同时固定所有大分子复合物，运用这些技术能够保持超微结构的良好形态，便于动态过程的研究工作。单颗粒冷冻电镜技术是指基于分子结构同一性的假设，对分散的生物大分子分别成像，再对图像进行统计分析，确认二维图像之间的空间投影关系后，经过三维重构获得生物大分子三维结构。冷冻电子断层术（cryo-electron tomography，cryo－ET）是指通过倾转样品收集样品多角度的电镜图像，并对这些图像进行重构的方法，该方法主要观察细胞、亚细胞器以及没有固定结构的生物大分子复合物。

（四）SEM 样品制备技术

常规 SEM 样品制备较为简单，其主要包括固定、脱水、冷冻干燥、导电处理等步骤。在神经科学的研究中，观察神经组织超微结构多应用 TEM，但 TEM 成像是二维的，成像区域较小，很难进行三维重构。近年来，研究者应用系列块表面扫描电镜（serial block-face SEM，SBF－SEM）、聚焦离子束扫描电镜（focused ion beam SEM，FIB－SEM）和自动带式收集超薄切片技术，对神经组织进行三维重构。SBF－SEM 能长时间稳定地提供高电流下的微细探针与 View © 2XP 结合使用，样品室内的钻石刀自动、反复地切割样品，并自动获取大量切片的背散射电子像，通过软件进行堆叠、调节、生成三维图像。FIB－SEM则是在SEM样品仓内加装聚焦离子束装置，推动镓离子朝向感兴趣的微小区域，离子束磨碎表面组织，获取新暴露表面的背散射电子像，不断重复这个过程，样品在研磨过程中会汽化，因此无法反复成像。自动带式收集超薄切片技术是指在传统超薄切片机的钻石刀架中放置一个用于收集连续超薄切片的卷带装置，可以收集数千个切面，将收集好的切片带粘贴到硅片上后，喷碳使其导电，应用扫描电镜中背散射电子成像，该方法已用于小鼠脑的连接组学项目，也适用于组织、细胞和生物体的研究。

三、电子显微镜在神经科学中的应用

（一）观察细胞超微结构变化

神经元是由胞体和突起组成，其中胞体包括细胞核、胞质及突起起始部位，胞核位于胞体中央，核大而圆、异染色质少，核仁明显，胞质中有较为发达的粗面内质网、游离核糖体、高尔基体、线粒体、神经丝和微管等，突起包括树突和轴突，树突的轮廓不规则，在树突起始部其内成分与核周体相同，在树突末梢，有棘刺样结构突出，内含线粒体和大量微管，出现突触后特化结构，轴突较细，表面光滑，直径恒定，分支通常在距胞体较远或近终末处分出，轴突终末呈球状膨大，轴膜增厚形成突触前膜，在突触前部含有突触小泡、线粒体和微管等结构。突触是两个神经元之间或者神经元与效应器细胞之间相互接触，并借以传递信息的部位，可根据电镜下特点鉴别突触类型，兴奋性突触后膜比前膜厚，突触小泡呈球形，突触间隙较宽，而抑制性突触前后膜致密物较少，厚度近似，突触小泡呈扁平形，突触间隙较窄。星形胶质细胞胞核呈肾形或不规则形，核膜多褶皱，核质密度均匀，胞质中有线粒体、内质网、高尔基体、核糖体以及大量纤维和细丝，呈平行排列，突起在毛细血管表面膨大形成终足。少突胶质细胞核圆形、椭圆形或不规则形，多偏心分布，染色质成团块状，胞质内粗面内质网和高尔基体发达，有很多核糖体，但由于胞质基质的特殊密度，使得线粒体不明显，可见微管，但很少含有纤维和糖原颗粒。小胶质细胞较小，核多为长椭圆形，核大，染色质在核膜下呈团块状分布，胞质仅围绕核一小圈，却有宽大的突起，胞质内粗面内质网囊腔长而狭窄，布满胞质，不含有微管、糖原颗粒和纤维束。

（二）观察神经肽和蛋白等的定位

随着技术的发展，为了更有效更准确地观察神经肽与蛋白等的定位以及神经递质和神经肽及其受体系统的关系，免疫电镜技术得到了广泛的应用，它使得神经科学研究从单一形态到形态与蛋白结合，从而使得形态与功能结合。应用免疫电镜技术可以在特定细胞内定位目的蛋白并观察其表达，以我们的研究成果为例，大鼠脑干呼吸相关核团 pre－BötC，是呼吸节律产生的中枢，其典型的标记物为神经激肽 1 受体（neurokinin－1 receptor，NK1R），应用免疫电镜双标法观察大鼠 NK1R 免疫反应阳性神经元内 CaMKⅡ的分布及突触特征,发现 CaMKⅡ主要分布于兴奋性突触后膜,感知和监测突触后 Ca^{2+} 活性,这提示我们突触后蛋白的磷酸化可以调节兴奋性突触传递,有助于突触可塑性的调节。还可以观察两种蛋白或者两种细胞之间的相互关系,我们应用免疫电镜双标记法观察大鼠延髓腹外侧心血管相关的儿茶酚胺能神经元和呼吸相关的 pre－BötC 神经元之间的关系,应用多巴胺β羟化酶作为儿茶酚胺能神经元的免疫反应标记物,应用 NK1R 来标记 pre－BötC 神经元,发现它们之间形成兴奋性突触联系,为功能学研究提供形态学证据。因此,该方法为精确定位各种抗原的存在部位、研究细胞结构与功能的关系,以及其在病理情况下所发生的变化提供了有效手段。

(三)突触等精细结构的三维重构

突触是大脑行为、意识、学习与记忆等功能的最基本结构与功能单元,不同类型的神经元突触在脑信息处理、学习和记忆中起着不同的作用,精确解析突触的分子结构及其在神经活动过程中的变化被认为是解密大脑最直接有效的方法,也是神经科学中最基础的研究工作之一。应用 cryo－ET 结合冷冻光电关联显微成像技术获得了培养的大鼠海马神经元近生理状态下完整兴奋性和抑制性突触的 3D 超微结构,以及突触在分子水平的精细组织架构,这为突触分子结构的解析提供了契机。应用自动化三维 SEM 技术,对生物大样品进行连续断层扫描及高分辨电子成像,并利用专业的三维软件对数据重构,为科学家获得更多、更大样品的高分辨三维电镜数据提供新的方案。因此,通过电镜观察神经组织整体成像,重建完整的包含化学和电突触的神经元连接图谱,可能是目前唯一可行的方法。

总之,随着科技的发展,电镜及其相关技术已经广泛应用于神经科学研究中,对神经系统结构与功能的解密有着重要作用,是结构与功能之间的桥梁。随着冷冻电镜、光电关联的应用,为在复杂细胞体系中原位解析生物大分子复合物的组织结构奠定了基础。

第四节　膜片钳技术

一、基本原理

膜片钳技术(patch－clamp techniques)是由德国马普生物物理化学研究所 Erwin Neher和 Bert Sakmann 博士于 1976 年创建,这是一种通过记录细胞膜离子通道电流(可达到单通道分辨率)来研究离子通道活动的技术,由此为电生理学和细胞生物学的发展乃至整个生物学研究带来了一场革命,使人们对于生命科学的研究和探索发生了一个质的飞跃。

膜片钳技术是指通过插入细胞内的电压电极记录细胞的电压变化,记录到的电压与电压放大器的指令电压进行比较，反馈放大器可以检测到细胞膜上的电流变化，通过电流电极向细胞内注入电流来补偿指令电压和电压变化的差值，如图 28－4 所示。这时，补偿的电流正好等于跨膜流出的离子流(形成的电压变化)，大小相等，方向相反，从而能够反应细胞膜离子通道的通透性改变过程。因此，可以测定细胞产生动作电位时的离子电流。

简而言之，电压钳技术是通过一个反馈电路向细胞膜内注入电流，使膜电位始终与指令电位保持一致，确保膜电位被钳制于任何一个给定水平的状态下记录膜电流的变化。电流钳是向细胞内注入恒定或是变化的电流刺激，记录由此引起的膜电位的变化。

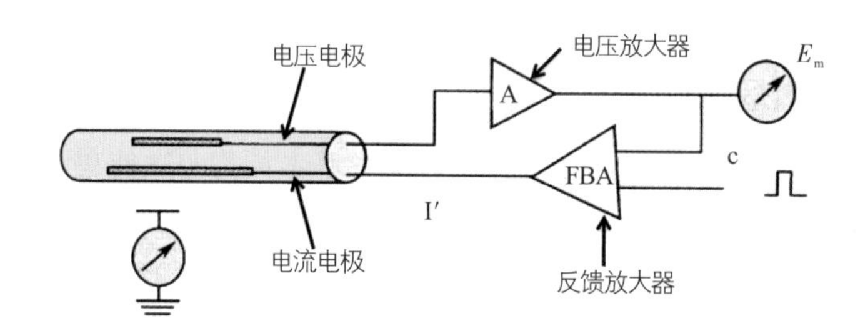

图 28－4　膜片钳技术的反馈电路模式图

二、主要应用

膜片钳技术已经渗透到生物学领域的多个学科，成为生物学研究的一种重要技术手段。膜片钳技术可以从分子水平研究细胞膜离子通道的“开启”和“关闭”，从而对离子通道的电导及其动力学特性、药理学特性，以及通道的调节机制开展深入研究，对离子通道的功能及细胞功能调控研究起到了巨大的推动作用，为阐明离子通道病的发病机制并寻找治疗新途径提供了有效的研究方法；该技术还可以用来测量膜电位的绝对值，包括静息电位和动作电位，兴奋性和抑制性突触电位、兴奋性和抑制性突触后电流等。此外，膜片钳技术可以和其他技术结合，比如膜片钳技术和钙成像技术的联合应用可以测定单个活细胞的细胞内钙浓度变化。

(一)膜片钳技术在离子通道功能研究中的作用

膜片钳技术可以直接观察和分辨单离子通道电流及其开闭状态和时程、区分离子通道的离子选择性、同时可发现新的离子通道及亚型，并能在记录单细胞电流和全细胞电流的基础上进一步计算出细胞膜上的通道数目和开放概率，还可以用以研究某些胞内或胞外物质对离子通道开闭及通道电流的影响等。结合分子克隆和定点突变技术，膜片钳技术可用于离子通道分子结构与生物学功能关系的研究。此外，还可以利用膜片钳技术对通道、G 蛋白、第二信使和其他调节蛋白相互作用的复杂性进行分析。

膜片钳技术还可以用于药物在其靶受体上作用位点的分析。如神经元胆碱受体为配体门控性离子通道，膜片钳全细胞记录技术通过记录胆碱诱发电流，可直观地反映出神经元胆碱受体活动的全过程,包括受体与其激动剂和拮抗剂的亲和力、离子通道开放和关闭的动力学特征及受体的失敏等活动。使用膜片钳全细胞记录技术观察拮抗剂对胆碱受体激动剂量效曲线的影响,来确定其作用的动力学特征。然后根据分析拮抗剂对受体失敏的影响,拮抗剂的作用是否有电压依赖性、浓度依赖性等特点,可从功能上区分拮抗剂在胆碱受体上的不同作用位点,即判断拮抗剂是作用在受体的激动剂识别位点、离子通道抑或是其他的变构位点上。

(二)膜片钳技术在细胞电生理特征研究中的应用

细胞电生理特征的研究是膜片钳技术最常见的应用。可以通过该技术了解某种神经元的细胞电生理特性,包括细胞的被动膜特性、主动膜特性和放电模式以及离子通道特性等。例如,利用培养胚胎大鼠海马神经干细胞探索分化早期神经干细胞的生理特征时,应用膜片钳全细胞记录技术检测神经干细胞和分化早期(1 ~ 3 天)神经细胞的电压门控离子电流,结果显示神经干细胞和分化早期的神经细胞均表达两种类型的外向钾离子电流,并表达内向 T - 型钙电流,且钠离子电流的功能性表达是神经干细胞退出细胞周期开始分化的标志,提示分化早期是神经干细胞离子通道发育过程的重要阶段。

此外,膜片钳技术还可以用于研究细胞信号的跨膜转导和细胞分泌机制。采用膜片钳技术通过对膜电容变化的细微测量,可以检测到单个分泌囊泡与细胞膜融合时引起膜电容增加的胞吐过程。另外,还可以研究细胞对某些物质进行吞噬的胞吞过程。即膜片钳技术可以准确监测出微小的细胞分泌相关的膜电容变化,是一种研究细胞分泌机制的电生理方法。

(三)膜片钳技术在神经系统疾病相关机制中的应用

神经系统疾病相关机制的研究是疾病诊断和治疗的前提,膜片钳技术通过对各种生理或病理情况下细胞电学特性以及其细胞膜某种离子通道特性的研究,了解该离子通道的生理意义及其在疾病过程中的改变作用机制,为神经系统疾病的研究提供了丰富的手段。比如利用膜片钳技术系统研究慢性痛情况下痛觉传导通路中背根节和脊髓背角神经元电生理异常特征,发现上述神经元在慢性痛情况下出现超兴奋性以及突触传递长时程可塑性的变化及其内在机制,为慢性痛的治疗新策略的研发奠定了基础。利用膜片钳技术证实了一种自闭症谱系障碍(ASD)小鼠模型——*Shank* 3 敲除小鼠扣带回前皮质锥体神经元的谷氨酸能突触功能和可塑性损伤。条件敲除 *Shank* 3 足以引起兴奋性突触功能障碍和社会互动障碍,恢复 *Shank* 3 在 ACC 中的表达,或全身注射 α - 氨基 -3 - 羟基 -5 - 甲基 -4 - 异噁唑丙酸受体阳性调节剂可改善 *Shank* 3 突变小鼠 ACC 锥体神经元的兴奋性突触功能。该研究利用膜片钳结合其他研究方法证明了 ACC 锥体神经元兴奋性突触在调节小鼠社会行为方面的作用,并表明 ACC 功能障碍可能与 ASD 的社会损害有关。此外,利用膜片钳结合钙离子浓度测定技术,对钙离子在脑缺血神经细胞损害中作用机制的研究表明，缺血性脑损伤过程中，Ca^{2+}介导Ca^{2+}超载现象起非常重要的作用，缺血缺氧使Ca^{2+}通道开放，过多的Ca^{2+}进入细胞内就出现Ca^{2+}超载，导致神经元及细胞膜损害，膜转运功能障碍，严重的可使神经元坏死。

（四）膜片钳技术在药物筛选中的应用

膜片钳技术在药物筛选中发挥重要的作用。在通道电流记录中，可分别于不同时间、不同部位（膜内或膜外）施加各种浓度的药物，研究它们对通道功能的可能影响，了解那些选择性作用于通道的药物影响细胞生理功能的分子机制。这是目前膜片钳技术应用最广泛的领域，既有对新药筛选的探索，也广泛用在药理机制的研究上。有研究将多能干细胞诱导和膜片钳技术结合，进行心脏毒性的药物筛选。通过利用全细胞动作电位检测，对比动作电位时程长短，指出健康和患病个体对药物表现出不同的心脏毒性敏感性，可用来预测药物对心脏的不良反应。Methyl B12作为辅助药物在临床上广泛使用，但其镇痛作用及机制不清，我们利用膜片钳技术研究证实Methyl B12通过调节背根节中小型细胞的兴奋性以及超极化激活的非选择性阳离子流（I_h电流）来发挥镇痛作用。此外，我们利用膜片钳技术还发现天麻素在糖尿病神经病理痛和炎性痛中发挥重要的作用，并且揭示出天麻素通过抑制脊髓突触传递增强作用来发挥镇痛作用。

膜片钳技术在离子通道高通量筛选中的应用主要是进行样品量大、筛选速度占优势、信息量要求不太高的初级筛选。最近几年，分别形成了以膜片钳和荧光探针为基础的两大主流技术市场。将电生理研究信息量大、灵敏度高等特点与自动化、微量化技术相结合，产生了自动化膜片钳等一些新技术，为药物的筛选开拓美好前景。

（五）膜片钳技术在细胞相互作用中的应用

膜片钳技术与离体脑片技术结合，可以定位研究神经元离子通道，还可以进行神经元突触联系的研究，以及细胞间相互作用的研究。比如神经元细胞和胶质细胞具有不同的生理特性，膜片钳技术可用来检测、鉴定脑片中神经元和胶质细胞的异质性。Mayumi等发现在脊髓背角神经元中干扰素-γ（interferon-gamma，IFN-γ）介导的神经疼痛是通过胶质细胞和神经元的相互作用实现的。该研究采用全细胞膜片钳技术记录大鼠脊髓切片中胶质神经元的突触后谷氨酸诱导电流，发现IFN-γ可以显著增强NMDA诱导的内向电流的幅值，且该作用可以被小胶质细胞抑制剂米诺环素抑制，表明IFN-γ介导的神经疼痛可通过其与神经胶质细胞中IFN-γ受体结合，从而增强胶质神经元中NMDA受体的活性来实现。

（六）膜片钳技术与其他技术的结合：与RT-PCR、钙成像以及光遗传技术的结合

PCR是一种核酸分析检测技术，能快速、特异地扩增目的基因片段。Eberwine和Yeh等人将膜片钳技术和PCR技术结合应用，利用全细胞膜片钳技术记录细胞的生理或病理

特性,然后将细胞胞浆内容物或整个细胞(包括细胞膜)收集入膜片钳电极的微吸管尖内,将细胞内存在的各种 mRNA 全部快速逆转录成 cDNA,再经常规 PCR 扩增及待检的特异 mRNA 的检测,分析单个细胞的基因表达水平,为同一结构中形态非常相似但功能不同的细胞活动提供分子水平的解释,从而揭示电活动不同的神经元在分子水平的物质基础。

神经元的功能活动及其相互联系是大脑复杂的行为学基础,神经元的活动与其内部的钙离子浓度密切相关,神经元在放电的时候会爆发出一个短暂的钙离子浓度高峰,利用这种特定对应的相关关系,将神经元当中的钙离子浓度通过荧光强度表现出来,从而达到检测神经元活动的目的,这就是钙成像技术。荧光染料 fura－2 等以及转基因荧光指示剂 GECIs 均可以选择性的结合钙离子,与钙离子结合的荧光指示剂或染料越多,以相同强度的激发光激发的荧光就越强,因此可根据荧光强度的变化计算出钙离子浓度的变化。在膜片钳全细胞记录之前,以孵育或注射病毒的方法使荧光蛋白或染料进入细胞,然后对细胞膜离子通道电流以及膜电容、荧光强度等指标变化进行观测并分析其间的相互关系。

光遗传通常是指结合光学与遗传学手段,精确控制特定神经元活动的技术。该技术利用分子生物学、病毒生物学等手段,通过控制光敏感蛋白的激活和关闭,从而可控制细胞膜上离子通道的打开与关闭,进而改变细胞膜电压的变化,如膜的去极化与超极化。当膜电压去极化超过一定阈值时就会诱发神经元产生可传导的电信号,即神经元的激活;相反,当膜电压超极化到一定水平时,就会抑制神经元动作电位的产生,即神经元的抑制。神经元生物学家经常运用这种技术,通过光学方法无损伤或低损伤地控制特异神经元的活动来研究该神经网络功能,特别适用于在体,甚至清醒动物行为学实验。比如在某些神经元中表达对光敏感的通道蛋白,在光的刺激下通过膜片钳技术可以看到被激活的神经元的活动,若是整体实验,还可以观察到动物整体行为的变化。

第五节　神经细胞培养技术

一、细胞培养的基本概念

细胞是一切生命活动的基本单位,细胞培养是指模拟体内生理条件,在无菌条件下,给予一定营养物质、适宜的 pH 值及温度和合适的生长介质,使组织中分离出来的细胞在体外生长、增殖、分化并维持其结构和功能的一种技术。

从体内分离出来的细胞进行的首次培养称为原代培养,原代培养的细胞生长到一定程度之后,需要转移到新的生长介质上,这种培养称为传代培养。细胞培养已成为生物学研究和医学研究广泛采用的技术方法。

二、神经细胞的原代培养

（一）神经细胞原代培养的基本原理

从动物（大鼠或小鼠等）的胚胎或新生动物的脑组织或其他神经组织中取下某一局部区域，分离出细胞进行培养，称为神经细胞的原代培养。神经细胞的原代培养包括神经元、神经胶质细胞和神经干细胞的培养。神经细胞的原代培养是尽量创造最适合于各类神经细胞生长的体外环境，获得状态良好、纯度较高细胞的方法。实验对象多选用小鼠和大鼠，根据培养的目的和培养的部位不同而选择不同年龄的动物，多为胚胎后期组织，亦可为出生后数日内的新生仔鼠。如皮质、海马神经元细胞和小脑浦肯野细胞取自胎鼠，胶质细胞和小脑颗粒细胞培养则应取自新生仔鼠。

（二）神经细胞原代培养的一般过程

神经细胞的培养过程包括取材、酶消化或机械分离、制备细胞悬液、接种（图 28－5）。不同来源的各类神经细胞的培养在取材和培养条件上具有共通之处，以皮质神经元为例。

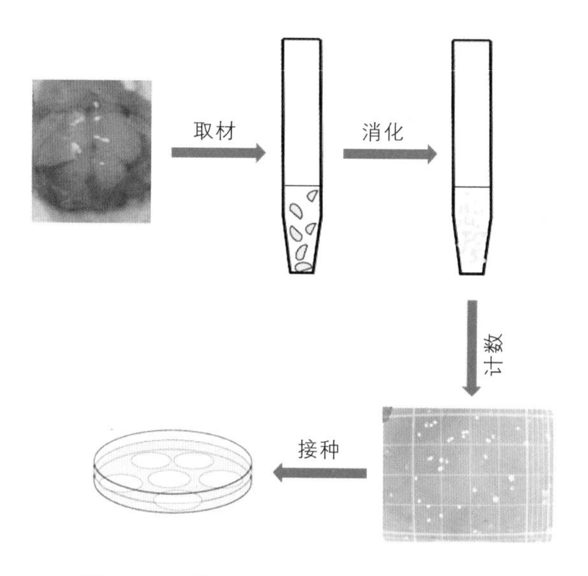

图 28－5　神经细胞原代培养的一般过程

1. **取材**　孕鼠麻醉后，首先打开腹腔、分离子宫并剥离出胎鼠，在体式显微镜下利用精细器械剥除皮肤、颅骨，取出大脑，分离出皮质，并去除脑膜，整个过程需要保持低温。

2. **酶消化**　用虹膜剪将组织均匀剪成 1 mm^3 的大小，加入合适体积的消化液，并均匀分散组织，放入 37 度孵箱中消化约 15 分钟，每间隔 3～5 分钟用手轻轻摇晃一次。

3. **制备单细胞悬液**　用口径较粗的弯头滴管吹打组织，静置 5 分钟，转移上清至另一个离心管中；再次吹打组织，静置片刻后转移上清，并重复上述过程；反复吹打几次后，全部上清过 200 目筛网并计数，离心（900 rpm，5 分钟），将细胞重悬至合适的体积备用。

4.**接种**　根据细胞计数的结果，先用少量神经元维持培养基（Neurobasal + B27）重悬细胞，补加液体至合适体积，按照实验需求以$(2\sim10)\times10^4/cm^2$的密度在培养板、玻片等介质上接种细胞，并置于37℃孵箱培养；3天后1/3换液，并可鉴定纯度（图28－6）；5天起每隔2天半量换液，并可以根据神经元的成熟程度用于实验。

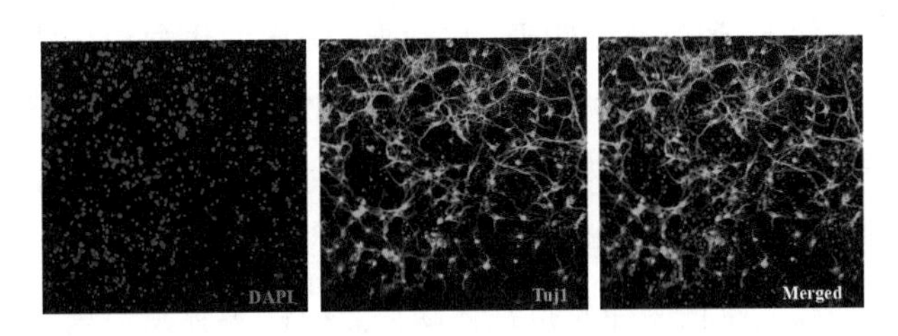

图28－6　神经元标记物Tuj1（Neuronal Class III β－Tubulin）免疫荧光染色结果

注：绿色Tuj1，蓝色DAPI（4′,6－diamidino－2－phenylindole）。

（三）神经细胞原代培养的应用

神经元、神经胶质细胞和神经干细胞是构成神经系统的重要组成部分，对其结构和功能的深入了解有助于神经科学研究。神经细胞原代培养可解决体内实验所不能或极难解决的问题：

1.原代培养的最大优点是可以选择特定的区域如皮质、海马、脊髓等，以及培养细胞的类型，如神经干细胞、神经元、星形胶质细胞、小胶质细胞和少突胶质细胞等。

体外培养的神经干细胞移植到脑内后能够迁移到特定部位，在特定环境和因子的诱导下能定向分化成不同的神经细胞类型，从而为脑损伤修复及神经性疾病的治疗提供了新的途径。给缺血性脑梗死大鼠注射外源性神经干细胞，能够表现出行为功能的明显改善；将处理后的神经干细胞移植入成年鼠脑内，在局部胆碱能神经元通路区域神经干细胞可被诱导分化为胆碱能神经元表型；在脊髓损伤模型中，移植到损伤部位的神经干细胞可分化成神经元和胶质细胞，分泌多种神经营养因子，改善脊髓局部微环境并促使损伤轴突的再生。

2.通过原代培养能在较长时间内直接观察细胞的生长、分化、形态和功能变化，并使用各种不同的技术手段如分子生物学、免疫组化和电生理等技术进行研究。

原代培养的神经元或胶质细胞，可通过转染或病毒感染的方式敲入/敲低（knock in/knock down）某种基因后观察细胞的生长、分化、形态和功能变化。在神经科学研究中，时常需要观察细胞之间的交互作用和影响，这可以结合细胞共培养技术，即是将来源于同一组织或不同组织的两种细胞同时或先后培养在同一体系中，并维持较长的时间，用于观察细胞之间的相互作用。如将经脂多糖（lipopolysaccharide，LPS）刺激得到的小胶质细胞培养上清作用于神经元，研究炎症刺激下的小胶质细胞分泌的细胞因子对神经元的影响。或将插入式细胞培养小室（transwell小室）放入培养板中，其中一种细胞接种到培养板上，另一种细胞接种到小室的膜上，从而可以研究培养板中的细胞分泌的物质对小室中细胞生长、运动和迁移的影响。神经元细胞和星形胶质细胞按比例混合的混合共培养，可模拟体内神经元与胶质细胞共生状态，研究神经系统疾病的发病机制和相关药物研究中细胞之间的相互作用。

3. 原代培养的条件下，通过改变物理（如缺血、缺氧）、化学和生物因子（如神经营养因子）等实验条件，观察条件变更对神经细胞的直接或间接作用。便于从细胞和分子水平探讨某些神经疾病的发病机制，药物或各种因素对胚胎或新生动物神经细胞在生长、发育、分化和基因表达等各方面的影响。

在离体培养的基础上氧糖剥夺模拟在体缺血，又称“离体缺血模型”。它包括化学性缺血模型和氧糖直接剥夺模型。化学性缺血模型是指通过药物阻止能量的产生，如氰化物可通过与细胞色素氧化酶紧密结合抑制氧化磷酸化过程，阻止线粒体产生三磷酸腺苷（adenosine triphosphate，ATP）。此模型的优势在于无需特殊设备，制备迅速，可在正常空气环境下检测培养细胞，缺点为它不能很好地模拟在体急性脑缺血和再灌注。氧糖剥夺模型可通过直接通入不同浓度的氮气和二氧化碳的混合气体或其他隋性气体造成低氧或缺氧环境，同时使用无糖培养基进行细胞培养来完成。

此外，还可利用兴奋性氨基酸和自由基等药物致损伤模型研究某些神经疾病。如多巴胺神经毒素1－甲基－4－苯基－1,2,3,6－四氢吡啶（1－methyl－4－phenyl－1,2,3,6－tetrahydropyridine，MPTP）常用于建立体外帕金森病细胞模型（多巴胺能神经元损伤模型），MPTP在单胺氧化酶B的作用下代谢成甲基－苯基吡啶（1－methyl－4－phenylpyridinium iodide，MPP^+）后被多巴胺能神经元摄取后形成自由基，从而引起氧化应激增强和线粒体功能损伤，造成细胞死亡。

4. 体外培养的神经细胞在生长成熟后，仍能保持结构和功能上的某些特点，利用三维细胞培养技术，通过长期培养形成髓鞘和建立突触联系，可在体外重现体内生长过程。

神经发育和突触连接受到细胞与细胞之间以及细胞分泌的配体－受体相互作用精密调控，而特定脑区精确的突触连接模式是高级脑功能的基础，传统的二维培养难以在体外模拟这些生理过程。此外，很多阶段的神经元成熟发生所需要的时间很长，如胶质细胞再生和轴突髓鞘化，神经元的体外二维培养则难以维持长期培养。三维细胞培养可为神经元生长提供支架，神经元在其中可以自由地向各个方向生长，形成神经元网络，这为神经细胞再生的研究提供了更好的方法，并为神经退行性疾病的治疗提供了前景。

类器官（organoid）是体外三维培养构建出的多细胞团，具有自我更新和自我组织能力，并且维持了其来源组织的生理结构和功能的特点。诱导性多能干细胞（induced pluripotent stem cells，iPS cells）和胚胎干细胞（embryonic stem cell，ESCs）通过三维培养均能受诱导生长分化形成具有类似于发育中大脑的结构特征的大脑类器官，大脑类器官能更好地模拟生理状态下相关细胞之间的相互作用、神经环路的形成以及大脑的结构和组织特性。

类器官技术还可以结合其他各种技术进行研究，是研究大脑发育和功能十分有效的模型。类器官在生长早期能形成脑室区（ventricular zone，vz）样的细胞层，其中有放射状胶质细胞，中间祖细胞和外层放射状胶质细胞，类器官模型结合免疫荧光、光透明、活体成像等技术可用于研究皮质发育。利用光遗传学、膜片钳、单电极或多电极阵列技术可对成熟的大脑类器官中神经元网络的电生理特性进行检测。此外，还可结合共培养技术，将大脑类器官同小胶质细胞共培养模拟神经病理学过程，形成的聚集体可用于研究神经免疫的破坏和保护作用。

因此，通过神经细胞的体外培养，精确控制其理化环境并结合其他技术手段，可以在较长时间对神经细胞的生长、发育和分化、神经再生、突触建立、神经免疫、神经调节、神经递质分泌、离子通道的变化等进行观察研究，并广泛用于多种神经系统疾病的研究和治疗药物的筛选。

第六节　光遗传学技术

一、光遗传学简介

光遗传学（optogenetics）是将光学手段和遗传学技术结合实现靶向（特定的细胞类型）、快速（毫秒级）、双向（激活或抑制）调控活体组织中可兴奋细胞功能的一项新兴技术。该项技术荣获2010年《Nature Methods》年度生命科学技术，促使神经科学研究发生了变革性发展，同时也催生和推动了众多辅助技术的进步，如让光敏蛋白进入被研究细胞的病毒改造和包装技术等。

二、光遗传学基本原理

光遗传学实现分为两部分：第一，采用病毒表达或转基因等遗传学方法将外源光敏感蛋白或离子通道表达在特定细胞里；第二，采用特定波长的光照射这些组织，使表达的光敏蛋白开放，特异性激活或抑制这一类细胞。

光遗传最突出也是最常用的工具是改变细胞膜电位（去极化或超极化）的视蛋白。神经元的信息交流依赖于动作电位的产生，而动作电位的产生和细胞膜上电压敏感的离子通道密切相关。视蛋白可以在特定波长的光照下开放，引起离子的跨膜流动，从而使神经元膜电位去极化或超极化，影响膜上电压敏感离子通道调控神经元的兴奋性。目前可供使用的视蛋白类型很多，需要根据实验目的、细胞类型、视蛋白的失活时间常数（deactivation time constants，τ_{off}）、激活波长等参数等进行选择（图28－7）。例如，在中枢神经系统中,为了与动作电位这种神经活动保持反应同步,光遗传学技术毫秒级的精准反应是非常必要的。单组份光遗传学视蛋白工具依据效能主要分为以下四类:快速兴奋、快速抑制、双稳态调制和胞内生化信号的控制。人们开发了各种视蛋白的突变体,各有其特点。比如 ChETA 突变体是一种快反应 ChR(channelrhodopsin),它能以较高频率(>40 Hz)激活神经细胞。有研究发现将细菌视紫红质中的 Cys128 突变为 Ala 或 Val 可以使光循环的动力学变慢,在此发现的基础上得到了一些比野生型 ChR2 失活时间慢了 3 ~4个数量级的突变体,比如 *ChR2 - C128T*,*ChR2 - C128A* 和 *ChR2 - C128S* 的失活时间常数延长到了 2 秒,52 秒和 106 秒,将这些视蛋白定义为持续激活视蛋白(step-function opsin,SFO)。这种突变体在蓝光照射激活的情况下可以使神经元长时间处于持续激活状态,而绿光照射则产生相反的作用,这样就可以通过在同一个神经元上进行不同光照刺激实现可逆的兴奋性调控。VChR1 蛋白的作用与 ChR2 相似,不同的是 VChR1 蛋白被红光激活。NpHR(halorhodopsin)蛋白的两种突变体 eNpHR2.0 和 eNpHR3.0 对哺乳动物细胞的膜靶向性更好,因此也表现出了更好的光电流效应,产生更明显的抑制作用。

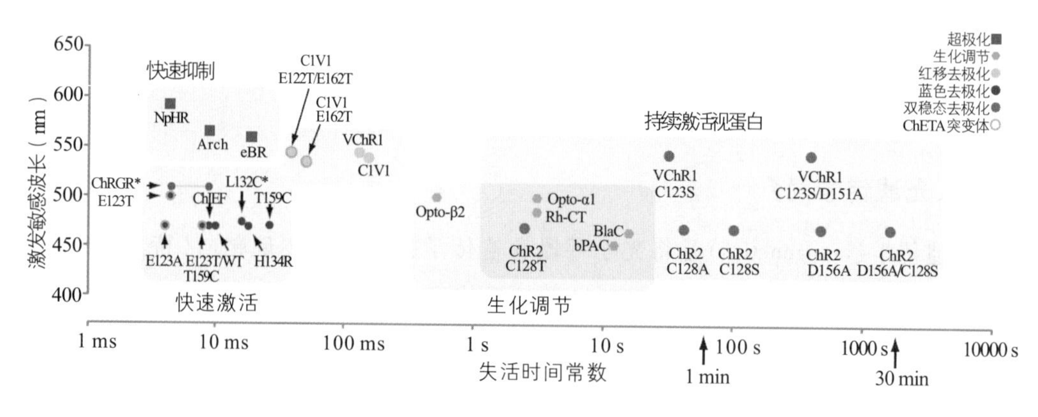

图 28 -7 光遗传学工具突变体的动力学和光谱属性

(改编自 Ofer Yizhar*et al*, *Neuron*, 2011)

视蛋白家族成员依据蛋白特性分类,主要包含以下四类(图 28 -8):①细菌视紫红质(bacteriorhodopsin),它被黄光激活后会将胞浆中的质子泵到细胞外基质中,使宿主细胞发生超极化,起到快速抑制细胞活动的作用。②嗜盐菌视紫红质(halorhodopsin)被黄光快速激活后会将胞外的 Cl^- 转运进胞浆中,使细胞发生超极化,起到快速抑制细胞活动的作用。③在感觉视紫红质(sensory rhodopsins)中,被激活后其内部的质子运动转换成构象的改变,从而驱动信号级联反应。④ChR 是非选择性的阳离子通道,其中 ChR1 和 ChR2 是在衣藻(*chlamydomonas reinhardtii*)中被发现的,VChR1 和 VChR2 是在团藻(*volvox carteri*)中被发现的。被蓝光激活后会诱导阳离子通道打开,促使神经元发生去极化,进而产生动作电位,激活神经元活动。

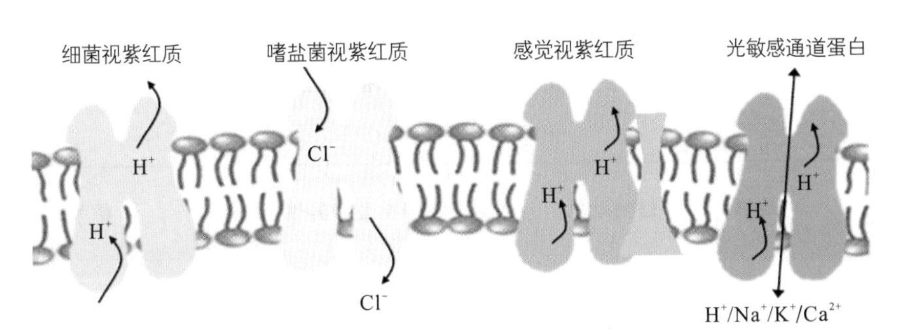

视蛋白家族	离子转运	转运方式	激发敏感波长(nm)
细菌视紫红质	H^+	泵	568
嗜盐菌视紫红质	Cl^-	泵	580
感觉视紫红质I/II	-	-	587/487
光敏感通道蛋白(ChR1/ChR2/VChR1/ChR2)	$H^+>Na^+>K^+>Ca^{2+}$	通道	500/470/540/470

图 28－8 视蛋白家族工作原理示意图

(改编自 Ofer Yizhar *et al*, *Cold Spring Harb Protoc*, 2011)

光遗传学技术实现方式不局限于一种，各有优缺点，常用的手段比较如下(表 28－1)：

表 28－1 光遗传学技术的实施方法

		优势	劣势
表达光敏蛋白的方式	病毒转染	周期短、转染范围局限、特异性好	有毒性、转染不均一
	转基因动物	毒性小、转染较均匀	周期长、转染范围广泛、特异性差
激活光敏蛋白的方式	激光	功率大、单色性好	技术难度高、成本高、结合光纤
	LED	技术难度小、成本低、可无线	功率小、单色性差

光遗传学技术应用于神经科学研究中，除了选择合适的视蛋白，以病毒作为载体将光敏感蛋白转染进目的细胞时，选择恰当的启动子是保证光遗传学特异性的关键。常用的病毒载体有慢病毒(lentivirus，LV)和腺相关病毒(adeno associated virus，AAV)。在神经科学研究中，相较于 LV 随机整合进宿主基因组且感染细胞的类型广泛、扩散能力一般等特点，AAV 具有位点特异性整合、不同血清型 AAV 感染具有一定的器官靶向特异性、扩散能力强等优势，故 AAV 使用更普遍。但是 AAV 可包装元件大小更局限一些(<4.7 k bp)，LV 可包装的元件可达 10 k bp。常用的光遗传学靶向作用的启动子的细胞特异性如下表所示(表 28－2)：

表 28－2 用于光遗传学靶向作用的病毒启动子特征

（引自 Ofer Yizhar *et al*, *Neuron*, 2011）

启动子（血清型）	规格	适用动物	细胞类型特异性	参考文献
慢病毒				
EF1α	1.2 kb	大鼠，小鼠	神经元特异（仅在 LV 中）	Jakobsson 等，2003
CMV	0.6 kb	大鼠，小鼠	非特异（8.6% 胶质细胞表达转基因）	Blömer 等，1997；Jakobsson 等，2003；Dittgen 等，2004
Human Synapsinl（hSynl）	0.5 kb	大鼠，小鼠	泛神经元，但在 LV 中趋兴奋细胞	Dittgen 等，2004；Nathanson 等，2009b；Diester 等，2011
CamkIIα	1.3 kb	猕猴，大鼠，小鼠	皮质和海马中的兴奋性神经元	Mayford 等，1996；Dittgen 等，2004；Aravanis 等，2007
hGFAP	2.2 kb	大鼠，小鼠	星形胶质细胞	Brenner 等，1994；Jakobsson 等，2003；Gradinaru 等，2009；Gourine 等，2010
TPH－2	2 kb	大鼠	中缝 5－羟色胺能神经元	Benzekhroufa 等，2009b
腺相关病毒				
CamkIIα（AAV5）	1.3 kb	猕猴，大鼠，小鼠	皮质，杏仁核的 CamkIIα 神经元	Lee 等，2010 Tye 等，2011
hSynl（AAV2）	0.5 kb	猕猴，大鼠，小鼠	泛神经元，但在低滴度趋抑制细胞	Nathanson 等，2009b；Diester 等，2011
hThy1（AAV5）	5 kb	猕猴	泛神经元	Diester 等，2011
fSST（AAV1）	2.6 kb	猕猴，大鼠，小鼠	抑制性神经元（无亚型特异性）	Nathanson 等，2009a
hGFAP（AAV5，AAV8）	2.2 kb	大鼠	星形胶质细胞	Lawlor 等，2009；Lee 等，2010
MBP（AAV8）	1.35 kb	大鼠	少突胶质细胞	Lawlor 等，2009
SST（AAV2）	2 kb	大鼠	生长抑素神经元	Tan 等，2008

三、光遗传学技术的发展

早在1979年,诺奖得主Francis Crick就在《Thinking about the brain》一文中提出,希望在不影响其他神经元的情况下调控大脑里的某种类型神经元,由于电刺激技术无法对细胞进行精准的靶向刺激,而药物干预的方法起效太慢,于是Crick提出是否可以利用光来实现这一愿望。遗憾的是,当时没人知道让某种类型细胞对光刺激作出反应的方法。

1971年,Walther Stoeckenius和Dieter Oesterhelt发现了细菌质子泵蛋白——细菌视紫红质蛋白(bacteriorhodopsin)可以被可见光子快速激活。它是一种单组分光控蛋白,可以直接调控跨膜离子转运。但是经过超过30年的探索人们才真正将光控技术和遗传学技术结合起来。造成这一曲折历程很大程度归因于以往研究认为微生物视蛋白需要借助化学辅助因子全反式视黄醛(all-*trans* retinal)才能吸收光子。众多研究侧重开发多组分控制工具,这种方法不需要借助微生物视蛋白基因,而是采用不同基因级联或人工合成化学制剂结合多种基因的方式来实现光控开关。但是,外源性膜蛋白大量表达很可能会对神经元产生毒害作用,产生的光子流信号也太慢太弱。直到2005年Ed Boyden和Feng Zhang发现:神经元只要表达了微生物视蛋白,不需要借助其他化学分子就能够对光刺激做出精确的反应,预示着真正意义上的光遗传学技术实现了——因为脊椎动物组织中包含天然的全反式视黄醛。从此单组分控制工具——微生物视蛋白基因(microbial opsin gene)众多家族成员被相继发现,由于这一工具操作简单并且安全等特点,很快在光遗传学技术中被广泛应用。同样地,光遗传学技术的发展离不开多个环节技术,包括开发视蛋白,将视蛋白编码基因转入目的细胞,定向光控技术以及细胞、组织或活体动物行为的改变等各种输出信号的检测和采集(图28-9)。

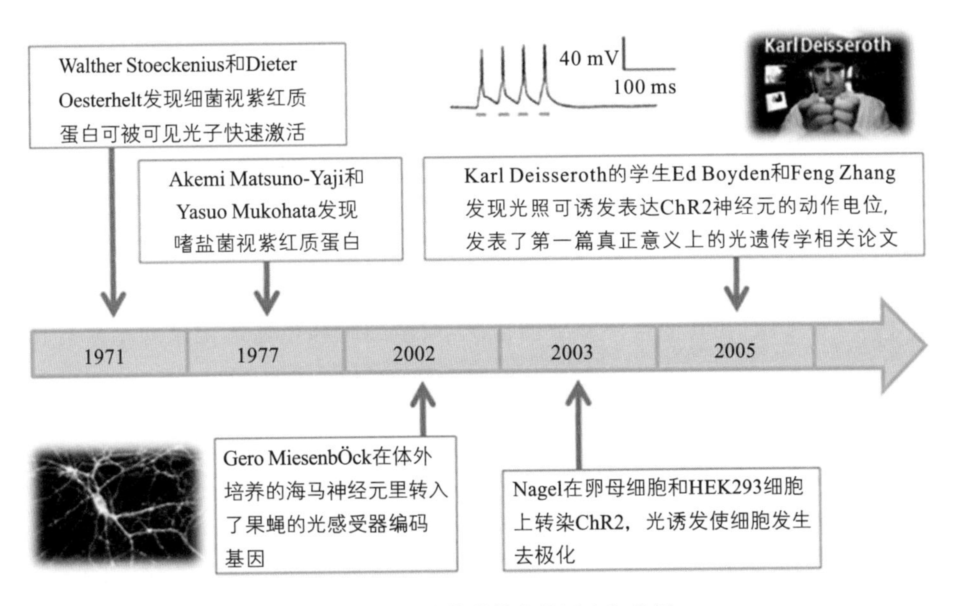

图28-9 光遗传学技术的诞生和发展

四、光遗传学在神经科学领域的应用

（一）光遗传学在动物行为学方面的研究

有大量研究表明，通过光遗传学技术可以实现对动物行为进行调控，如动物的社会交往行为、摄食行为、睡眠与觉醒等。比如利用 ChR2 激活前扣带回皮质（anterior cingulate cortex，ACC）的投射神经元可以很大程度缓解一种自闭症小鼠模型（*Shank3* 敲除小鼠）的社交偏好障碍。也有报道证明，光遗传激活动物的记忆痕迹细胞可以缓解老年痴呆症的早期症状。

（二）光遗传学在解析神经环路方面的应用

将光遗传学技术与病毒示踪和电生理等研究手段相结合，能够解析复杂的大脑环路中各个脑区之间的解剖学连接的同时验证其功能连接。由于病毒注射位点局限在了通路的上游脑区，而且激光照射位点可以局限在通路的下游脑区，所以可以验证特异的环路功能。

光遗传学起源于神经科学，但它的发展已不局限于神经领域，在肿瘤研究、肌肉、心脏和胚胎干细胞等方面的研究也发挥了越来越重要的作用。虽然光遗传学在最近十几年飞速发展，但是也存在一些问题，如目前主要的光纤控制方法在实施的过程中还是限制颇多，视蛋白的表达和光纤植入是有创手术，光纤会影响自由活动的动物某些行为表现，还有动物的一些组织器官很难埋置光纤。相信随着各个学科技术的发展进步，这些壁垒终将逐步打破。光遗传学在各个领域取得的成就和发展将相互促进，交叉发展，为生命科学的研究和问题解决做出重要贡献。

（段 丽　黄 静　亢君君　刘芳芳　韩文娟　任可可）

思考题

1. 免疫组织化学、原位分子杂交、免疫电镜技术分别可以应用在什么场景？其原理是什么？

2. 对同一种细胞，在其他条件一致的情况下，全细胞和单通道记录的结果有什么相互关系？

3. 细胞三维培养较之传统的二维培养的优势有哪些？

4. 光遗传操作适合对特定类型细胞进行长时程调控吗？为什么？

5. 如何避免光遗传操作产生的热效应对调控效果的影响？

参考文献

[1] Adrian Z. Fluorescence in situ hybridization on formalin-fixed, paraffin-embedded tissue sections. Methods Mol Biol, 2011; 730: 189 - 202.

[2] Kremer A, Lippens S, Bartunkova S, et al. Developing 3D SEM in a broad biological context. J Microsc, 2015, 259(2): 80 - 96.

[3] Kang J J, Liang W H, Lam C S, et al. Catecholaminergic neurons in synaptic connections with pre - Bötzinger complex neurons in the rostral ventrolateral medulla in normoxic and daily acute intermittent hypoxic rats. Exp Neurol, 2017, 287: 165 - 175.

[4] Tao C L, Liu Y T, Sun R, et al. Differentiation and characterization of excitatory and inhibitory synapses by cryo-electron tomography and correlative microscopy. J Neurosci, 2018, 38(6): 1493 - 1510.

[5] Kim S C, Clark I C, Shahi P, Abate AR1Single-Cell RT - PCR in Microfluidic Droplets with Integrated Chemical Lysis. Anal Chem, 2018, 90(2):1273 - 1279. .

[6] Masatoshi I, Atsuya T, Satoshi M, et al. Rational Engineering of XCaMPs, a Multicolor GECI Suite for In Vivo Imaging of Complex Brain Circuit. Cell, 2019,177:1 - 15.

[7] Zhang F. The microbial opsin family of optogenetic tools. *Cell*, 2011,147:1446 - 1457.

[8] Maddaly R, Paramesh V, Kaviya S R, et al. 3D cell culture systems: advantages and applications. J Cell Physiol, 2015 Jan; 230(1):16 - 26.

[9] Baldassari S, Musante I, Iacomino M, et al. Brain Organoids as Model Systems for Genetic Neurodevelopmental Disorders. Front Cell Dev Biol, 2020,12,8:590119.

[10] Zhang F. Multimodal fast optical interrogation of neural circuitry. Nature, 2007,446: 633 - 639.

[11] Guo B. Anterior cingulate cortex dysfunction underlies social deficits in Shank3 mutant mice. Nat Neurosci, 2019,22:1223 - 1234.

[12] Boyden E S, Zhang F, Bamberg E, et al. Millisecond-timescale, genetically targeted optical control of neural activity. Nat Neurosci, 2005,8:1263 - 1268.